高等职业教育规划教材

人体解剖生理学

第二版

王光亮　聂利华　焦海山　主编
宋悦宁　主审

化学工业出版社
·北京·

内 容 简 介

《人体解剖生理学》根据职业教育的特点，将人体解剖学、人体组织学和人体生理学等学科的知识进行了有机的结合，体现了“局部与整体的统一”“形态结构与功能的统一”“宏观与微观的统一”。本书共分十五章，主要包括绪论、细胞、基本组织、血液、能量代谢和体温、运动系统、脉管系统、消化系统、呼吸系统、泌尿系统、感觉器、神经系统、内分泌系统、生殖系统和项目实践等内容。在知识点上，通过前后呼应、上下联系等方式，帮助学生构建正常人体结构和生命活动调节的基本知识框架，为其将来学习专业知识打下基础；将一些必要的基础或扩展知识等以知识链接的形式插入到教材的各章节中，对每章内容以思维导图的形式进行小结，并通过扫描二维码查看，每章末设有目标练习题，使学生在有限的时间内尽可能多掌握人体解剖生理学的基础理论和基础知识，为后续的课程打下良好的基础。

本教材主要供高职高专药学、医学检验技术、护理、中药、中医养生保健等专业师生使用，也可供其他专业及在职卫生技术人员和有关人员学习参考。

图书在版编目（CIP）数据

人体解剖生理学/王光亮，聂利华，焦海山主编.
—2版.—北京：化学工业出版社，2021.1（2023.9重印）
ISBN 978-7-122-37872-9

Ⅰ.①人… Ⅱ.①王…②聂…③焦… Ⅲ.①人体解剖学-人体生理学-高等职业教育-教材 Ⅳ.①R324

中国版本图书馆CIP数据核字（2020）第191119号

责任编辑：旷英姿　王　芳　　装帧设计：史利平
责任校对：李　爽

出版发行：化学工业出版社（北京市东城区青年湖南街13号　邮政编码100011）
印　　装：天津盛通数码科技有限公司
787mm×1092mm　1/16　印张23½　字数618千字　2023年9月北京第2版第3次印刷

购书咨询：010-64518888　　售后服务：010-64518899
网　　址：http://www.cip.com.cn
凡购买本书，如有缺损质量问题，本社销售中心负责调换。

定　　价：58.00元

《人体解剖生理学》第二版编审人员

主　　编　王光亮　聂利华　焦海山

副 主 编　宋瑞佳　何叶成　王　涛

主　　审　宋悦宁　苏州卫生职业技术学院

编写人员　（以姓名笔画为序）

王　刚　邢台医学高等专科学校

王　涛　邢台医学高等专科学校

王光亮　邢台医学高等专科学校

孔凡琳　徐州医药高等专科学校

李　琳　邢台医学高等专科学校

李　超　邢台医学高等专科学校

何叶成　苏州卫生职业技术学院

宋鸣子　江苏卫生健康职业学院

宋瑞佳　邢台医学高等专科学校

周　敏　江苏食品药品职业技术学院

聂利华　揭阳职业技术学院

焦海山　苏州卫生职业技术学院

前言

《人体解剖生理学》自2013年出版以来，受到了使用教材的学校师生的一致好评。应广大师生的要求，在化学工业出版社的统一组织下于2019年开始修订编写工作。

《人体解剖生理学》以阐述正常人体结构和生命活动及其规律为基础，力求帮助学生掌握人体组成、各重要器官的形态结构和主要功能，从而理解该课程的基本概念、基本理论、专业的基本描述语言和基本的思维方式方法，通过“写实”而“写意”，帮助学生“会”人体解剖生理学之“意”，为其将来的学习和发展做好准备。

在内容选择和组织上，以构建人体解剖生理学知识体系总体框架和药学专业后期课程所需基础知识为主要依据，关注知识点之间的联系和承启。在知识点上，通过前后呼应、上下联系等方式，帮助学生构建正常人体结构和生命活动调节的基本知识框架，为其将来学习专业知识打下基础；在学生能力培养上，通过知识链接、目标练习和项目实践等形式，培养学生自觉将理论知识运用于实践的能力、观察分析的能力、自主学习的能力和辩证思维的能力。

在编写过程中，在尽量保持本学科系统性、完整性、科学性的基础上，将人文素质教育的基本要求列入培养目标，以基本理论和基本知识为重点，体现“适用、实用、够用”的特点，加强人文素质、临床实践能力的培养，既要突出高等职业教育专业教材的特色和教学特点，又要突出通俗性、趣味性和实用性，各章内容以国家药师、护士等资格证考试大纲规定的医学专业学生必须具备的知识点为主，兼顾其他相关医学专业，以适应实用型医学人才的需求。本着“质量第一，实用为主”的原则，既注重学生技能培养，教学与生产实际相结合，体现教材建设与改革的要求，又符合当前绝大多数高职高专学校药学类等专业教育教学实际，充分体现先进性与适用性的统一。为提高学生的学习兴趣，开阔学生的知识视野，我们将一些必要的基础或扩展知识等以知识链接的形式插入到教材的各章节中。此外，我们对每章内容以思维导图的形式进行小结，章末设有目标练习题，使学生在有限的时间内尽可能多地掌握人体解剖生理学的基础理论和基础知识，为后续的课程打下良好的基础。

本教材在编写过程中，苏州卫生职业技术学院宋悦宁教授在百忙中对书稿进行审阅，在此表示衷心的感谢。同时得到了化学工业出版社和编委所在单位的大力支持和帮助，在此一并致以衷心的感谢。

本书第二次印刷通过“知识链接”将党的二十大报告中“推进健康中国建设”的新思想、新理念与专业知识有机融合，将“健康中国”的思政元素和课程教学有机统一，使学生自觉将理论知识运用于开展健康中国行动中，提高职业道德修养、团队协作精神、实践观察分析的能力和辩证思维的能力。

由于笔者水平所限，加之编写时间仓促，书中不足之处在所难免，恳望兄弟院校和广大读者在使用本书的过程中，不吝批评指正，提出宝贵建议和意见，以求日臻完善。

编者

第一版前言

《人体解剖生理学》教材以阐述正常人体结构和生命活动及其规律为基础，力求帮助学生掌握人体组成、各重要器官的形态结构和主要功能，从而理解该课程的基本概念、基本理论、专业的基本描述语言和基本的思维方式方法，通过“写实”而“写意”，帮助学生“会”人体解剖生理学之“意”，为其将来的学习和发展做好准备。因此，在内容选择和组织上，以构建人体解剖生理学知识体系总体框架和药学专业后期课程所需基础知识为主体，关注知识点之间的联系和承启。通过前后呼应、上下联系等方式，帮助学生构建正常人体结构和生命活动调节的基本知识框架，为其将来学习专业知识打下基础；在能力维度上，通过小贴士、实验指导和目标练习等形式，培养学生自觉将理论知识运用于实践的能力、观察分析的能力、自主学习的能力和辩证思维的能力。

本着“质量第一，实用为主”的原则，既注重学生技能培养，教学与生产实际相结合，编写组力求体现教材建设与改革的要求，又符合当前绝大多数高职高专学校药学等专业教育教学实际，充分体现先进性与实用性的统一。尽力将知识面加以拓展，同时降低理论难度，体现理论与实践的结合，并采取“小贴士”等形式，拓展内容。

本书由苏州卫生职业技术学院宋悦宁、邢台医学高等专科学校王光亮主编，宋悦宁负责全书统稿。本书具体编写分工在每章最后列出。

本教材在编写过程中，参考引用大量文献资料，在此向原作者深表谢意和敬意。同时，也向化学工业出版社和编委所在单位给予的大力支持和帮助，致以衷心的感谢。

本教材主要供三年制高职高专药学、医学技术、护理等专业师生使用，也可供其他专业及在职卫生技术人员和有关人员学习参考。

探索高等职业教育专业基础课程教学改革之路是光明而艰辛的，本教材做了一次努力和尝试，由于笔者水平所限，加之编写时间仓促，书中不足之处在所难免，恳望兄弟院校和广大读者在使用本书的过程中，不吝批评指正，提出宝贵建议和意见，以求日臻完善，鞭策我们不断前进！

编者

2013年2月

目录

◎ 第一章　绪论　1

◎ 第二章　细胞　12

◎ 第六章 运动系统 86

◎ 第七章 脉管系统 120

◎ 第十二章 神经系统 261

第一章 绪论

第一节　概　述

思维导图扫一扫

一、人体解剖生理学的定义及其在药学等专业和学科中的地位

人体解剖生理学是研究正常人体形态结构和生命活动过程及其规律的科学，它主要由人体解剖学、组织学和人体生理学等学科有机组合而成。人体解剖生理学描述了人体从亚细胞、细胞、组织、器官、系统到整体各个不同层次的形态结构，阐述了正常人体各层次、各系统生命活动的过程及其内在规律，这些知识也是了解、掌握和治疗人体疾病知识的基础。

药物的作用对象是人体，其作用途径、机制以及效果等无不与人体的形态结构，尤其是人体生命活动的各种过程密切相关。人体解剖生理学科学、系统地介绍了药物作用的对象，为药物的运用、新药开发、防病治病、增进人类健康提供科学的理论根据。

二、学习人体解剖生理学的基本观点与方法

学习人体解剖生理学必须以唯物、辩证的观点去认识结构与功能、局部与整体、人体与环境的统一关系，采用理论联系实际的方法去理解和掌握相关知识并熟练运用。

1. 结构与功能相联系的观点

人体的形态结构和功能是密切相关的，一定的形态结构决定了相应的功能。例如，骨骼肌细胞具有收缩的结构，因而以骨骼肌细胞为主组成的肌与人体运动密切相关。功能的改变也可影响形态结构的发展和变化，如加强体育锻炼，可使骨骼肌细胞变粗、肌发达；长期卧床，可导致骨骼肌细胞细弱和肌萎缩。从种系进化上看，四足动物的前后肢功能相似，形态结构相仿，但从古猿到人长期进化过程中前后肢功能逐渐分化，使形态结构也发生了变化。在劳动过程中，上肢及手的形态结构与精细活动这一功能相适应，下肢及足的形态结构则与直立和行走的负重功能相适应。形态结构与功能相联系的观点是科学、系统地认识和理解人体的要旨。

2. 局部和整体统一的观点

人体全身细胞有机地组成一个统一的整体。在神经、体液的调节下，相互影响，彼此协调，各个局部不能离开整体而独立存在。人体解剖生理学虽然主要按照系统，介绍各个器官，但这仅仅是为了描述、理解和记忆的方便，必须注意各个器官系统的功能并不是孤立的局部活

动，而是整体活动的有机组成部分，相互之间存在着密切而又复杂的联系，整体的功能也绝不是各组成部分功能的简单加减。因此，应确立局部与整体统一的观点，从整体的角度更好地理解器官、局部的形态结构，认识系统之间、器官之间、细胞之间以及微观与宏观之间复杂的功能联系。

3. 进化发展与环境统一的观点

人类是由数百万年前的灵长类古猿进化而来的。虽然现代人与动物有着本质的区别，如第二信号系统的建立、有交流思维活动的语言、有用于劳动的双手、可制造工具等。但在形态结构上还保留着灵长类哺乳动物的基本特征，如两侧对称的身体、体腔被分剖成胸腔和腹腔等。而且现代人类的形态结构仍然在不断地发展和变化。人体的结构和功能是长期进化而适应环境变化发展的结果。就个体而言，人体的细胞、组织和器官一直处于新陈代谢、分化发育的动态变化发展之中。人生活在自然和社会的环境中，与外界环境进行物质和能量的交换，不可避免地受到外界环境的影响；同时，人体又通过一系列调控不断地统一人体内部的功能活动，以适应周围环境，进而改造环境，使之符合人类的需要。

4. 理论联系实际的方法

学习人体解剖生理学是为了实际应用，学以致用，用以促学。通过观察挂图、模型和标本，并在活体上反复对照，在显微镜下认真观察组织切片，通过各种途径获取知识，反复比较，综合分析，鉴别对比，从而建立人体的整体概念。学习人体功能应重视实验，在培养动手能力的同时，自觉地将所学的知识运用到实践中，同时在实践中发现问题，主动地通过各种途径寻求答案。

第二节 人体的组成、分部及其描述术语

一、人体的组成

细胞是人体结构和功能的基本单位，细胞之间存在着细胞间质。众多形态相似、功能相近的细胞借细胞间质结合在一起形成组织。人体的组织分为上皮组织、结缔组织、肌组织和神经组织四种，它们是构成人体各种器官的基础，也被称为基本组织。几种不同的组织有机地结合在一起，构成具有一定形态、能够完成一定功能的器官。结构功能密切相关的器官联系在一起，完成一系列连续的生理功能，称为系统。人体可分为九大系统：运动系统、消化系统、呼吸系统、泌尿系统、生殖系统、脉管系统、神经系统、内分泌系统和感觉器。

二、人体的分部

根据人体的外部形态，人体可区分为头、颈、躯干和四肢四部分。头的前部称面，颈的后部称项。躯干前面是胸和腹；后面是背和腰；下部为盆和会阴。四肢分为上肢和下肢，上肢又分肩、臂、前臂和手；下肢又分臀、大腿、小腿和足。

组成人体的细胞、组织、器官和系统以及人体的各个部分虽然各有相对独立的形态结构和特定的功能，但它们是互相联系和互相影响的，并在神经及体液的调节下形成一个完整统一的人体，实现正常的生命活动。

三、解剖学姿势

解剖学姿势又称标准姿势，即身体直立，两眼平视正前方；上肢下垂于躯干两侧，手掌向

前；双下肢及足尖并拢。解剖学姿势是作为描述人体以及各组成部分之间位置关系的基准。不论描述对象是标本、模型、局部甚或患者，是整体或局部，也不论描述对象摆放于任何位置，都必须在解剖学姿势的基础上进行描述。

四、轴

任何立体或空间，均可用三条互相垂直的轴在坐标上确定其外部和内部各结构的形态和位置。以解剖学姿势为标准，人体也有三个互相垂直的轴，即垂直轴、矢状轴和冠状轴（图 1-1）。

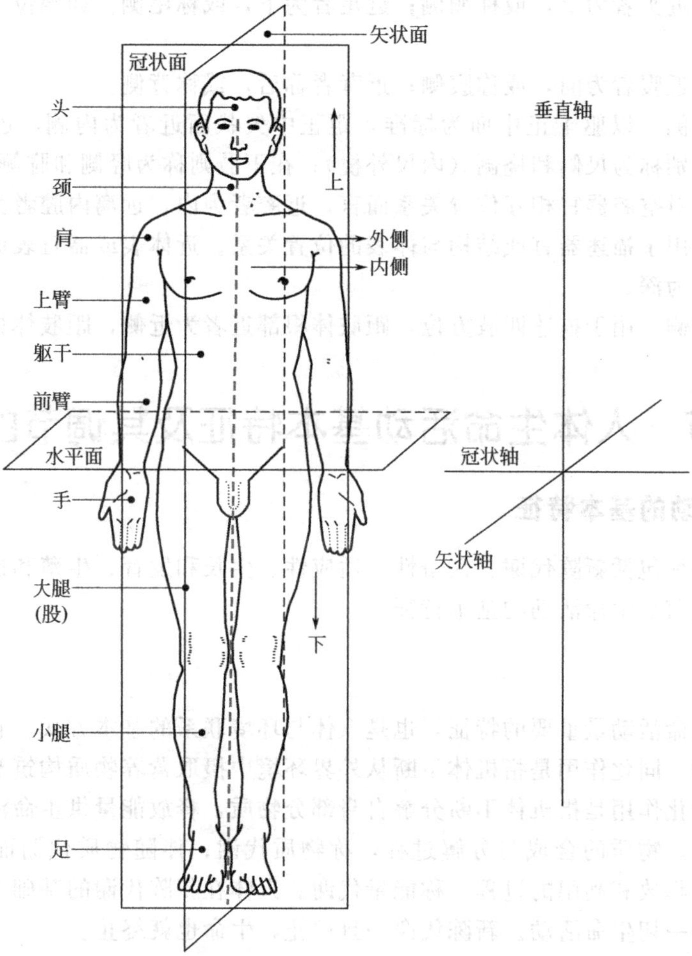

图 1-1 解剖学姿势、人体分部和部分方位术语

（1）垂直轴 上下方向并与地面垂直的轴，也称纵轴。

（2）矢状轴 前后方向并与地面平行的轴。

（3）冠状轴 又称额状轴，左右方向并与地面平行的轴。

五、面

在解剖学标准姿势基础上，人体的轴可形成三个互相垂直的切面，即矢状面、冠状面和水平面。

（1）矢状面 在前后方向上，沿矢状轴将人体分成左、右两部的纵切面。其中经过人体正中的矢状面称正中矢状面。

(2) 冠状面 又称额状面。在左右方向上沿冠状轴将人体分成前、后两部分的纵切面。

(3) 水平面 又称横断面，与上述两面相垂直，将人体横断为上下两部分的切面。

对内脏器官而言，其垂直轴常以本身的长轴为准，所以垂直其长轴的切面称横切面，与长轴平行的切面则称纵切面，与人体的轴和面并不完全一致。

六、常用方位术语

以解剖学姿势为标准，统一规定了一些描述方位的术语。

(1) 上和下 近头者为上，或称颅侧；近足者为下，或称尾侧。如眼位于鼻之上，口位于鼻之下。

(2) 前和后 近腹者为前，或称腹侧；近背者称后，或称背侧。

(3) 内侧和外侧 以躯干正中面为标准，距正中矢状面近者为内侧，远者为外侧。在上肢，常将内外侧分别称为尺侧和桡侧（内尺外桡）；在下肢则称为胫侧和腓侧（内胫外腓）。

(4) 内和外 对空腔器官相互位置关系而言，近腔者为内，远离内腔者为外。

(5) 浅和深 用于描述器官或结构与体表的位置关系。近体表或器官表面者称浅，而远离体表或器官表面者为深。

(6) 近侧与远侧 用于描述四肢方位，距肢体根部近者为近侧，距肢体根部远者为远侧。

第三节 人体生命活动基本特征及其调节的概述

一、生命活动的基本特征

生命活动的特征包括新陈代谢、兴奋性、适应性、生长和发育、生殖和遗传等，其中新陈代谢、兴奋性和生殖是生命活动的基本特征。

1. 新陈代谢

新陈代谢是生命活动最重要的特征，也是人体与环境联系的基本方式。它包括同化作用和异化作用两个方面。同化作用是指机体不断从外界环境中摄取营养物质构筑和更新自身，并贮存能量的过程。异化作用是指机体不断分解自身部分物质，释放能量供生命活动需要，并将废物排出体外的过程。物质的合成与分解过程，称物质代谢；伴随物质代谢而进行的能量的贮存、转移、转变、释放和利用的过程，称能量代谢。人体在新陈代谢的基础上表现出生长、发育、生殖、运动等一切生命活动。新陈代谢一旦停止，生命也就终止。

2. 兴奋性

兴奋性是指机体或组织对刺激发生反应的能力或特性。兴奋性是一切有生命的机体普遍具有的功能。为了正确理解兴奋性，我们首先来了解刺激与反应。

(1) 刺激与反应

① 刺激 引起机体或细胞发生反应的各种内、外环境的变化称为刺激。刺激的种类很多，按刺激的性质可分为：物理性刺激（如声、光、电、温度、机械、射线等)、化学性刺激（如酸、碱、盐、药物等)、生物性刺激（如细菌、病毒、抗体等）和社会心理刺激（如社会变更、情绪波动）等。由于电刺激容易控制，且不易损伤组织，因此在生理学实验中最常使用。

② 反应 反应是指机体或细胞接受刺激后所出现的理化过程和生理功能的变化。反应有两种表现形式。一种是机体受刺激后由相对静止状态转变为活动状态或活动由弱变强，称为兴

奋，例如，处于静息状态的肌肉受到刺激发生收缩活动；肾上腺素作用于心脏，使心跳加快、加强等，都是发生了兴奋。另一种是机体受刺激后由活动状态转变为相对静止状态或活动由强变弱，称为抑制，例如，吸入过多的二氧化碳可致呼吸暂停；乙酰胆碱作用于心脏，可使心跳减弱、减慢等，都是发生了抑制。兴奋与抑制互为前提，对立统一，并可在一定条件下相互转化。兴奋性、刺激、反应、兴奋和抑制之间的关系见图 1-2。

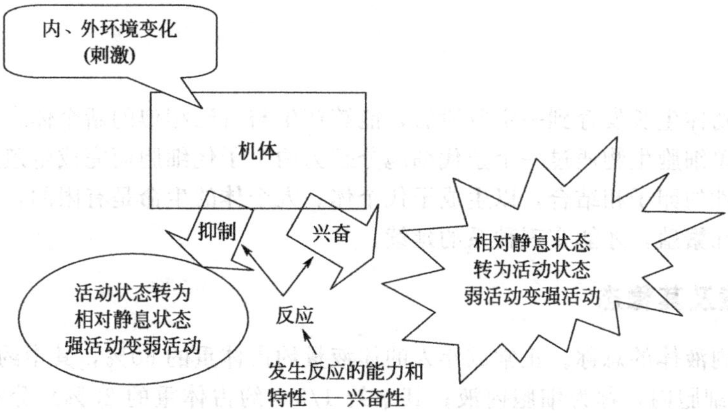

图 1-2 兴奋性、刺激、反应、兴奋和抑制之间的关系

并非所有刺激都能引起机体组织发生反应。实验表明，作为能引起机体或组织产生反应的刺激一般具备三个基本条件（刺激三要素），即刺激的强度、刺激的持续时间和刺激强度对时间的变化率。刺激只有达到一定的强度、时间和变化率才能引起机体发生反应。例如，寒冷刺激可使交感神经紧张活动增强，肌肉颤抖，产热量增加，皮肤血管收缩，皮肤血流量减少，散热减少等，这就是机体对寒冷刺激的反应。

知识链接

护士在做肌内注射时，为何要“两快一慢”？

刺激要引起机体发生反应必须具备三个基本条件，即刺激的强度、刺激的持续时间和刺激强度对时间的变化率。一般来说，这三个变量的值越大，刺激越强，反之刺激越弱。临床上，护士在给患者做肌内注射时，常遵循“两快一慢”的原则，即进针快、拔针快、推药慢。这是因为进针快和拔针快可以缩短刺激的持续时间；推药慢则可以减小刺激强度对时间的变化率，两者均可减弱刺激作用，从而减轻患者的疼痛反应。

（2）衡量兴奋性的指标——阈值 各种组织兴奋性的高低不同，即使同一组织处于不同的功能状态时，其兴奋性也不相同。如将刺激的时间和刺激强度时间变化率保持不变，我们将刚能引起组织发生反应的最小刺激强度称为阈强度（刺激阈或阈值）。强度等于阈值的刺激称为阈刺激；强度高于阈值的刺激称为阈上刺激；强度低于阈值的刺激称为阈下刺激。阈刺激和阈上刺激都能引起组织发生反应，所以是有效刺激，而单个阈下刺激则不能引起组织的反应。

阈值可作为衡量组织兴奋性的指标，两者呈反变关系（兴奋性∝1/阈值），即阈值越小，表明组织的兴奋性越高；反之，阈值越大，则表明组织的兴奋性越低。在机体组织中，由于神经、肌肉和腺体的兴奋性较高，受到刺激后反应迅速而明显，故将这些组织称为可兴奋组织，而将神经细胞、肌细胞和腺细胞称为可兴奋细胞。

可兴奋细胞在接受刺激产生兴奋时，对刺激的反应形式各异，神经组织兴奋的表现为神经冲动；肌肉组织的兴奋表现为肌纤维收缩；腺体的兴奋表现为腺细胞分泌。但它们受刺激后首先发生的共同反应就是产生动作电位。因此，在现代生理学中，兴奋已被看作是动作电位的同义词或动作电位的产生过程，而将可兴奋细胞受刺激后产生动作电位的能力称为兴奋性。

3. 生殖

生殖是指生物体生长发育到一定阶段后，能够产生与自己相似的新个体，以延续种系的生命活动的过程。单细胞生物通过一个亲代细胞分裂为两个子代细胞而完成生殖过程。人体则由男性的精子与女性的卵子相结合，以生成子代个体。人个体的生命是有限的，只有通过生殖过程进行自我复制和繁殖，才能实现种系的延续。

二、内环境及其稳态

体液是人体内液体的总称。正常成年人的体液量约占体重的60%，其中约2/3（约占体重的40%）分布在细胞内，称为细胞内液；其余约1/3（约占体重的20%）分布在细胞外，称为细胞外液，包括血浆、组织液、淋巴液、脑脊液、房水、体腔液（胸膜腔液、滑膜液、心包液）等。细胞外液中，血浆约占1/4（约占体重的5%），组织液约占3/4（约占体重的15%）（图1-3）。体液的各部分彼此隔开而又互相沟通。在细胞内液与细胞外液之间通过细胞膜进行物质交换；而在组织液与血浆之间则通过毛细血管壁进行物质交换。血浆的组成与性质不仅可反映机体与外环境之间物质交换情况，而且成为沟通各部分体液与外界环境进行物质交换的媒介，并能反映组织代谢与内环境各部分之间的物质交换情况。

体液
- 细胞内液（约2/3，体重的40%）
- 细胞外液（约1/3，体重的20%）
  - 组织液：约3/4，约占体重15%
  - 血浆：约1/4，约占体重5%
  - 淋巴液：少量
  - 胸膜腔、脑脊腔及关节腔内液体

图1-3　体液的分布与相互关系示意图

构成人体的细胞绝大多数不与外界环境直接接触，而是直接生存在细胞外液之中。人体的细胞从细胞外液中摄取O_2和其他营养物质，同时将CO_2和其他代谢产物直接排到细胞外液中。因此，细胞外液是细胞生存和活动的直接环境，称为机体的内环境，以区别于整个机体赖以生存的外环境。内环境是细胞生命活动全过程直接进行新陈代谢的场所，是细胞直接生活的环境。细胞代谢所需要的氧气和各种营养物质只能从内环境中摄取，而细胞代谢产生的二氧化碳等和代谢终末产物也需要直接排到细胞外液中，然后通过血液循环运输，由呼吸和排泄器官排出体外。可见，人体内环境对于细胞及其构成的组织器官乃至人的整体的正常生命活动具有极其重要的意义。

内环境的理化状态，诸如温度、各种分子离子的浓度、渗透压等，无不影响着细胞的生命活动。细胞正常的生命活动依赖于内环境保持稳态，即内环境的理化状态保持相对稳定的动态平衡状态。

人体所处的外环境不断变化，直接或间接地影响着内环境；同时，人体自身的生命活动也无时无刻地影响着内环境。从整体而言，人体自身通过神经、体液等各种调节途径，借助反馈、前馈等各种调节机制，调节身体各部的活动，以适应外环境的变化，维持内环境的稳态。

见图 1-4。

例如：细胞正常生命活动有赖于内环境温度稳定于 37～38℃，外界环境温度变化以及细胞代谢状态的变化都会持续性地对内环境温度造成扰动，人体能够通过负反馈等机制，通过神经调节等途径，改变机体的产热和散热量，实现体温在目标范围内的动态平衡。

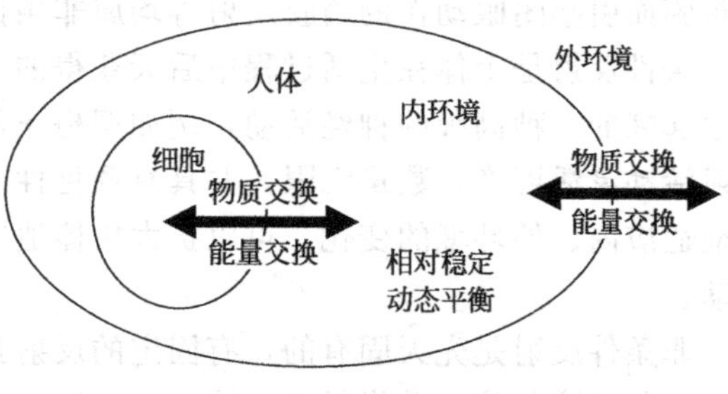

图 1-4 外环境-人体-内环境-细胞关系图

各种药物作用于人体，必然直接或间接地影响内环境稳态及其调节过程，这是药学研究和临床工作的核心任务之一。

三、人体生命活动的调节方式

人体的结构极为复杂，由不同结构和功能的细胞组成不同的组织、器官和系统。尽管为了研究和描述各种细胞、各器官系统的形态结构和功能，将其分门别类，但它们相互联系、相互协调，组成一个完整的统一体，才可能适应不断变化的周围环境，维持内环境的稳态而得以生存。人体各组成部分之间是通过复杂的生理调节过程实现的。人体生命活动的调节方式有神经调节、体液调节和自身调节三条途径。

1. 神经调节

神经调节是通过神经系统的活动对人体生命活动进行的调节，是人生命活动调节的最主要的方式。神经调节是通过反射活动来实现的。反射指在中枢神经系统的参与下，机体对刺激所做的规律性反应。例如，食物进入口腔，引起唾液分泌；手指触及火焰，立即缩回；环境温度升高，引起皮肤血管扩张和出汗等。反射活动的结构基础称反射弧，由以下五个环节组成：感受器→传入神经→中枢→传出神经→效应器。

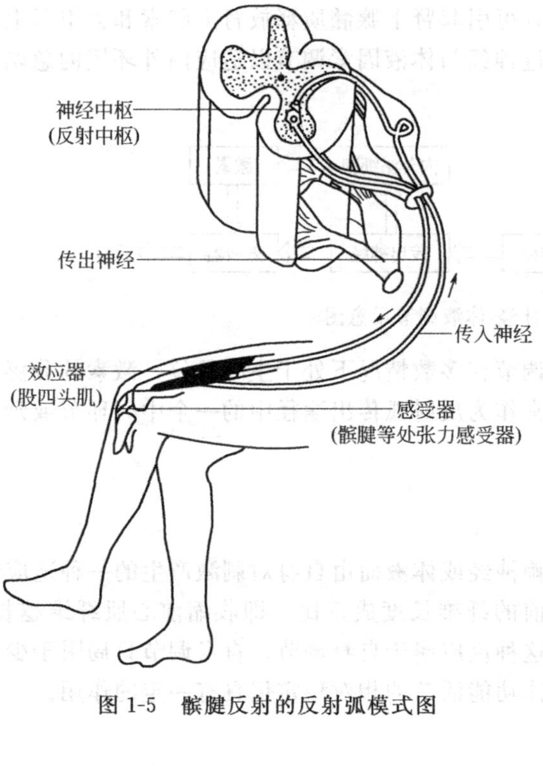

图 1-5 髌腱反射的反射弧模式图

每一反射，都有其特定的反射弧。髌腱反射（又称膝跳反射）的反射弧模式见图 1-5。反射弧结构和功能的完整性是反射得以顺利进行的基础。反射弧任何一部分的损害，都将使经该反射弧的反射活动不能正常进行。反射弧的任何一个环节被破坏，都将造成相应反射消失。反射种类很多，按其形成过程和条件不同，可分为非条件反射和条件反射两种类型。

非条件反射是先天遗传的，结构比较简单，其反射弧和反射活动较为固定，数量有限，是一种较低级的神经活动，多与维持生命的本能活动有关，其生理意义是使机体具有基本的适应能力，以维持个体生存和种族延续，是形成条件反射的基础。如食物进入口腔引起唾液分泌的分泌反射；光照眼睛引起瞳孔缩小的瞳孔对光反射；物体触及婴儿唇部引起婴儿吸吮动作的吮吸反射；异物触及角膜而引起闭眼动作的角膜反射等均属非条件反射。

条件反射是个体在生活过程中后天获得的，是在非条件反射的基础上根据个体生活实践而建立起来的一种高级的神经活动，例如望梅止渴、谈虎色变等。条件反射具有极大的易变性，反射活动灵活可变，数量无限，并具有预见性。能随环境变化不断建立新的反射，能更高度精确地适应内、外环境的变化，可以扩大机体适应环境变化的能力。条件反射能控制非条件反射活动。

非条件反射是先天固有的，有固定的反射弧，是机体适应环境的基本反射。例如食物进入口腔引起唾液分泌，手指触及火焰引起的缩回动作等，都是非条件反射。

条件反射，是在非条件反射的基础之上，人或高等动物个体在生活过程中根据个体所处的环境及其变化而“建立”起来的反射活动。这种反射活动不是一成不变的，而是灵活可变的，因此其反射弧也是不固定的。条件反射是一种高级的调节活动。正常情况下两种类型的反射经常起协调作用，共同实现神经调节。

神经调节具有迅速、精确和短暂的特点，常见于快速变化的生理过程，如对躯体运动和内脏活动的调节。

2. 体液调节

体液调节是指体液因素（如激素、代谢产物等），通过体液途径（血液和组织液）对人体的生命活动进行的调节。

体液调节具有缓慢、广泛而持久的特点，常见于那些持续进行着的缓慢生理过程，如各类激素对新陈代谢、生长发育和生殖等生理过程的调节。

在完整机体内，神经调节和体液调节相辅相成，密切相关。人体内多数内分泌腺或内分泌细胞直接或间接地接受中枢神经系统的控制，在这种情况下，体液调节成为神经调节反射弧的传出部分，这种调节称为神经-体液调节（图 1-6）。例如，人体在遇到恐惧、焦虑、失血、缺氧、剧痛等紧急情况时，中枢神经系统通过交感神经直接调节有关器官功能的同时，还可通过交感神经支配肾上腺髓质，当交感神经兴奋时，可引起肾上腺髓质释放肾上腺素和去甲肾上腺素，间接调节有关器官的功能，从而使机体通过神经与体液因素调节以适应内外环境的急剧变化。前者为神经调节，后者为神经-体液调节。

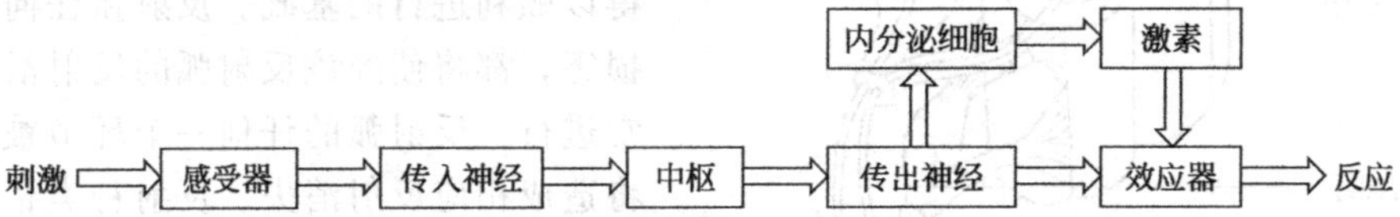

图 1-6　神经调节和神经-体液调节示意图

神经调节与体液调节是密切联系的，神经调节在多数情况下处于主导地位，激素的分泌常直接或间接地受神经系统的控制，即体液调节常作为反射弧传出途径中的一个中间环节或延长部分而发挥作用，称为神经-体液调节。

3. 自身调节

自身调节是指某些细胞、组织或器官不依赖神经或体液而由自身对刺激产生的一种适应性反应。例如，心肌收缩力在一定限度内与收缩前的纤维长度成正比，即收缩前心肌纤维越长，其收缩力越强，收缩时释放的能量也就越多。这种反应属于自身调节。自身调节只局限于少部分器官或组织内，虽不十分灵敏，但对保持人体功能活动的相对稳定仍具有一定的作用。

机体通过上述各种途径，对生命活动进行调节，使之适应环境的变化，保持体内各部各种理化和生物条件的相对稳定及动态平衡状态。

四、人体功能调节的反馈控制

对众多具体的调节途径进行抽象研究发现，尽管生命活动调节的各种途径在组成环节、作用过程和目标等方面大相径庭，但绝大多数都有反馈机制发挥调节作用。在各种途径中，受调节部分的活动持续地受到调节部分的支配和控制，而受调节部分对调节部分也有持续的返回性影响。

例如神经调节中，神经中枢经传出神经支配效应器的活动，而效应器的活动往往又通过各种感受器经传入神经传入神经中枢影响神经中枢的活动，而进一步调节效应器活动，如此循环。这种受控制部分对控制部分的作用，称为反馈作用（图 1-7）。由控制部分发出的信息称为控制信息，由受控制部分向控制部分发回的信息称为反馈信息。根据反馈信息与控制信息的作用，可分为正反馈和负反馈两种。

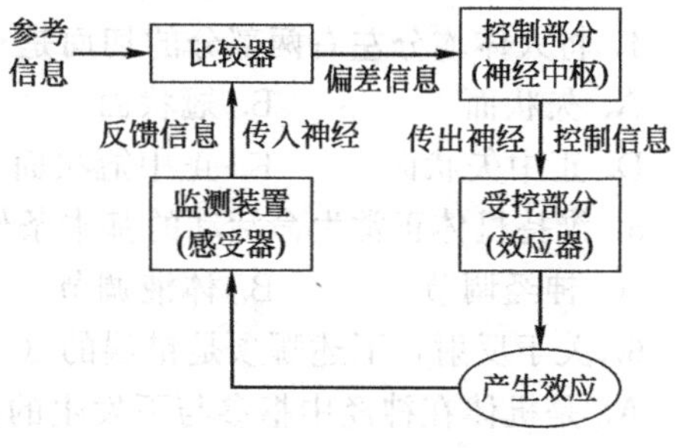

图 1-7　反馈控制模式图

1. 正反馈

正反馈指反馈作用使调节部分发出的控制作用，与使受控部分产生反馈作用的原控制作用性质相同的反馈。其效应是使某一生理过程逐步加强直至完成。如人体内的血液凝固、排尿过程、分娩过程都是正反馈的例子。

2. 负反馈

负反馈指反馈作用使调节部分发出的控制作用，与使受控部分产生反馈作用的原控制作用性质相反的反馈。其效应是使某一生理过程减弱或加强。负反馈在人体功能调节中最为常见，可使某种生理功能保持相对的稳定水平。如腺垂体分泌的促甲状腺素对甲状腺的调节及体内的甲状腺激素的浓度改变对腺垂体的调节作用等。反馈作用反映了机体活动调节的自动化，使机体对刺激的反应能足量、及时、适度地达到某种生理需要的状态，从而对内、外环境变化的适应更加完美。

3. 前馈

调节部分支配受控部分活动的同时，又通过另一快捷途径向受控部分发出前馈信号，受控部分在接受控制部分的指令进行活动时，及时地受到前馈信号的调控，使调节更为迅速精确。例如进食后迷走神经兴奋，前馈性地促进胰岛素分泌，而不必等到血糖升高后机体调节性地分泌胰岛素来降低血糖，从而有助于避免在反馈机制作用下的血糖大幅波动。

目标练习

一、选择题

（一）单项选择题

1. 人体的基本单位和功能单位是（　　）。

A. 细胞　B. 组织　C. 器官　D. 系统　E. 细胞间质

2. 用于描述四肢各部位关系的术语是（　　）。

A. 上和下　B. 近侧和远侧　C. 内侧和外侧　D. 内和外　E. 深和浅

3. 表示某结构与体腔关系的术语是（　　）。

A. 上和下　B. 内和外　C. 深和浅

D. 近侧和远侧　E. 内侧和外侧

4. 将人体均分左右两部分的切面是（　　）。

A. 矢状面　B. 冠状面　C. 水平面

D. 正中矢状面　E. 正中冠状面

5. 维持机体正常生命活动的基本条件是（　　）。

A. 神经调节　B. 体液调节　C. 内环境稳态　D. 正反馈　E. 负反馈

6. 关于反射，下述哪项是错误的（　　）。

A. 是机体在神经中枢参与下发生的反应

B. 可分为条件反射和非条件反射两种

C. 机体通过反射，对外界环境变化做出适应性反应

D. 没有大脑，就不能发生反射

E. 反射活动的结构基础是反射弧

7. 神经调节的基本方式是（　　）。

A. 适应　B. 反应　C. 反射　D. 正反馈　E. 负反馈

8. 维持机体稳态的重要途径是（　　）。

A. 神经调节　B. 体液调节　C. 自身调节　D. 正反馈　E. 负反馈

9. 条件反射的特征是（　　）。

A. 种族遗传　B. 先天获得　C. 数量较少

D. 个体在后天生活中形成　E. 反射弧固定不变

10. 以下不属于反射弧的环节是（　　）。

A. 中枢　B. 突触　C. 效应器　D. 外周神经　E. 感受器

11. 生命活动的最基本特征是（　　）。

A. 对刺激发生反应　B. 能量的贮备和释放

C. 新陈代谢　D. 生长发育　E. 心脏射血

12. 在自动控制系统中，从受控部分发出并能影响控制部分的信息称为（　　）。

A. 控制信息　B. 反馈信息　C. 干扰信息　D. 参考信息　E. 偏差信息

13. 正反馈调节的作用是使（　　）。

A. 人体血压稳定　B. 人体体液理化特性相对稳定

C. 生理活动不断加强　D. 体内激素水平不致过高

E. 维持机体的稳态调节

14. 体液调节的特点是（　　）。

A. 迅速　B. 准确　C. 持久　D. 短暂

E. 调节敏感性强

（二）多项选择题

1. 下列各项叙述，属于条件反射的是（　　）。

A. 刺激性质与反应之间的关系不固定，灵活可变

B. 刺激性质与反应之间的关系由种族遗传决定

C. 需后天学习获得

D. 数量有限，比较恒定、少变或不变

E. 反射活动的适应性比较有限

2. 神经调节的特点是（　　）。

A. 出现反应迅速　　B. 局限而精确

C. 作用持续时间较长　　D. 作用范围广泛

E. 适于缓慢进行的一些生理过程的调节

3. 属于条件反射的有（　　）。

A. 食物入口引起唾液分泌　　B. 沙粒入眼引起流泪

C. 望梅止渴　　D. 叩击髌腱引起小腿伸直

E. 谈起美食引起唾液分泌

4. 以下哪项属细胞分子水平的研究（　　）。

A. 心脏生物电现象的原理　　B. 突触传递的原理

C. 肌肉收缩的原理　　D. 缺氧时肺通气的变化

E. 运动时心功能的变化

5. 有关神经调节的叙述正确的是（　　）。

A. 反应速度慢　　B. 参与维持机体的稳态

C. 作用范围广　　D. 持续时间短

E. 反应迅速而准确

6. 反射弧组成包括（　　）。

A. 效应器　　B. 感受器　　C. 传出神经　　D. 神经中枢　　E. 传入神经

7. 属于非条件反射的有（　　）。

A. 雏鸡出壳就能啄食　　B. 沙粒入眼就眨眼流泪

C. 新生儿嘴唇触及乳头便会吸吮　　D. 学生听见上课铃声就立即进教室

E. 看见酸梅唾液立即分泌

8. 人体基本组织包括（　　）。

A. 上皮组织　　B. 结缔组织　　C. 肌组织　　D. 神经组织　　E. 细胞

二、名词解释

1. 基本组织　2. 器官　3. 解剖学姿势　4. 解剖学方位术语　5. 兴奋性　6. 阈强度　7. 稳态　8. 反射　9. 正反馈　10. 负反馈

三、简答题

1. 简述人体组成。

2. 简述负反馈及其生理意义。

3. 简述神经调节及其特点。

4. 体液调节有哪些形式？其特点如何？

（王光亮　王　刚）

参考答案扫一扫

第二章 细胞

地球上的生物体除病毒外，都是由细胞构成的。人体大约有1800万亿个细胞，刚出生的新生儿的机体约有200亿个细胞。细胞是生物体形态结构和生命活动的基本单位。生物体的一切生理活动、生命特征都是以细胞为单位体现的。对细胞的研究有助于揭示生命活动的本质，理解整个人体及各器官、系统的基本生命活动的规律。

思维导图扫一扫

第一节 细胞的基本结构

人体细胞的形态多种多样，有球形、多边形、长梭形、扁平形、立方形、圆柱形和多突状星形等。如血液中的白细胞呈球形；红细胞呈双凹圆盘形；上皮细胞多呈扁平形、立方形或多边形；肌细胞呈长梭形或圆柱形；神经细胞则为多突起细胞等。此外，还有一些细胞常形成纤毛和微绒毛等特殊结构，具有其特定的生理功能。人体内的各种不同细胞，其大小不一。如小脑的颗粒细胞，直径只有4μm；成熟的卵细胞，直径约135μm；最大的细胞是神经细胞，其突起最长可超过1m。细胞的形态、大小可因其不同的功能状态而改变。例如：成年妇女子宫平滑肌的长度约为50μm，但在妊娠期可增至500μm。

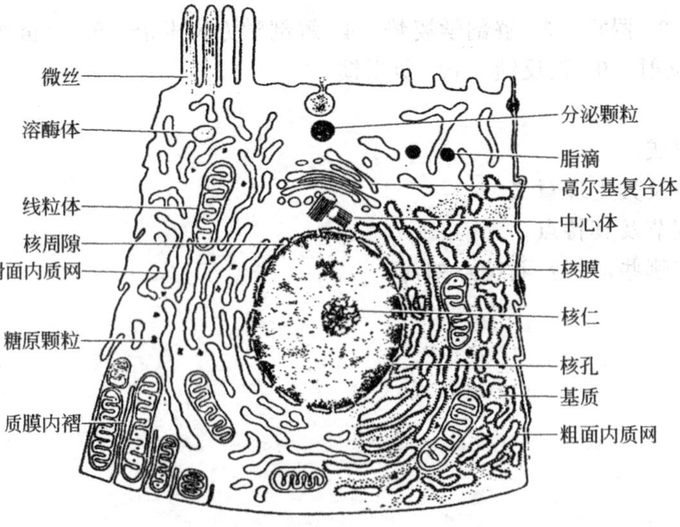

图2-1 真核细胞的超微结构图解

尽管细胞形态千变万化，但其构造基本相同。细胞生物根据其构成细胞的进化程度与复杂程度，可分为原核细胞生物和真核细胞生物。原核细胞生物通常为单细胞生物，如细菌、蓝绿藻等。真核细胞生物既有单细胞生物（如酵母菌）又有多细胞生物（如人和动物）。在电子显微镜下，可将真核细胞的结构分为膜相结构和非膜相结构两大类。膜相结构包括细胞膜、内质网、高尔基复合体、线粒体、溶酶体、核膜等；非膜相结构包括核糖体、中心体、核仁、染色质等（图 2-1）。

知识链接

最早发现细胞的人

英国物理学家和天文学家胡克（R. Hooke，1635—1703）是第一个发现植物细胞的伟大学者，也是人类历史上第一个发现细胞的人。伟大的学者胡克出生于赖特岛，自小就有创造的才能，自制过许多机械玩具。胡克勤恳好学，他在机械方面的天赋，引起了学者们的注意。约从 1655 年起，他被解剖学家威利斯（T. Willis）和物理学家、化学家波义耳（H. R. Boyle）雇为研究助手。胡克观察天体，也从事生理学实验，还致力于仪器制造。他曾制成显微镜、望远镜等仪器。细胞的发现是胡克观察显微镜的结果。他用显微镜观察的对象很多，从跳蚤、虱子到针尖，无所不包。他描绘的微小世界图鉴《显微图谱》（1665 年）就是这样完成的。胡克把软木切成薄片，用自制显微镜仔细观察。他发现，软木薄片上有许多孔和洞，很像蜂巢。胡克首次称为“细胞（cell）”，即“小室”的意思，从此“细胞”与生理学有了不解之缘。

一、细胞膜

细胞膜是包围在细胞质外周的一层薄膜，又称质膜，厚度为 7～10nm，在电子显微镜下，呈现出典型的“两暗夹一明”的三层结构，即两个电子密度高的深色致密外层，中间夹着一电子密度低的浅色疏松层，这三层结构称为单位膜，细胞膜和细胞内各种膜相结构均有着上述共同的特征，人们将这些膜结构统称为生物膜。

1. 细胞膜的结构

细胞膜主要由脂类、蛋白质、糖类组成。脂类约占 50%，蛋白质占 40%～50%，糖类占 1%～10%。构成膜的脂类分子均由一个亲水的头部和一个疏水的尾部组成。细胞膜中的蛋白质称膜蛋白。根据蛋白质在膜中的位置，分为外在膜蛋白和内在膜蛋白。外在膜蛋白，占膜蛋白的 20%～30%，附着于膜的内外表面，与膜的结合力较弱，易与膜分离。内在膜蛋白又名镶嵌蛋白，占膜蛋白的 70%～80%，以不同形式嵌入脂质双分子层中或贯穿于整个脂质双分子层，与膜结合十分紧密。真核细胞膜表面均含有一定的糖类，结合于细胞膜的外表面的膜蛋白和膜脂上，被称为细胞外被。

目前被人们普遍接受的细胞膜结构模型是液态镶嵌模型（图 2-2），由 Singer 和 Nicolson 于 1972 年提出。该理论的基本内容为：细胞膜是以液态的脂质双分子层为基架，其间镶嵌着许多结构不同、功能各异的蛋白质。①流动的脂质分子排列成双层，脂质分子的极性端向外，非极性端向内，构成生物膜大的基本骨架；②蛋白质分子以不同的方式镶嵌或结合于脂质双层中；③膜的两侧结构是不对称的；④构成生物膜的膜脂和膜蛋白具有一定的流动性。

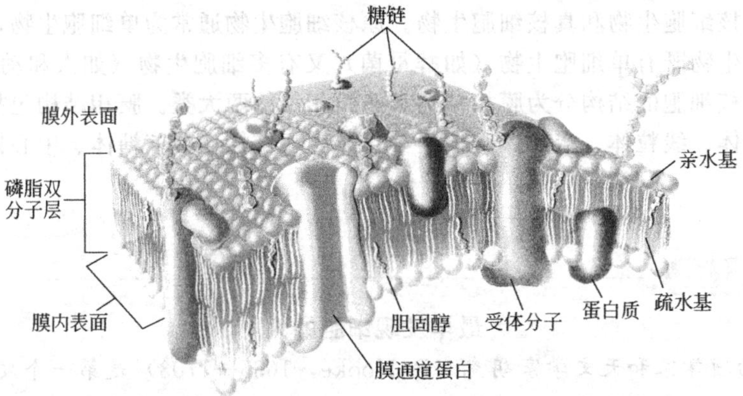

图 2-2 细胞膜的液态镶嵌模型

2. 细胞膜的特性

细胞膜具有流动性和不对称性两个明显的特性。细胞膜的流动性主要体现在脂质的流动性和膜蛋白的流动性。膜脂有侧向运动、旋转运动、左右摆动、伸缩振动、翻转运动等运动方式。膜蛋白有旋转运动和横向扩散两种方式。膜的流动性受膜本身组分特点的影响，如蛋白质越多，膜的流动性就越小，而不饱和脂肪酸含量增高则膜的流动性就增大。细胞膜的不对称性是指以脂质双分子层的疏水端为界，细胞膜被分隔为近胞质面和非胞质面的内外两层。其内、外两层的组成成分和功能有很大差异。

二、细胞质

细胞质是位于细胞膜和细胞核之间的部分，包括细胞器、细胞基质、包含物和细胞骨架。细胞器是位于细胞质中、具有一定化学组成和形态特征，并表现特殊生理功能的结构，包括线粒体、核糖体、内质网、高尔基复合体、溶酶体、过氧化物酶体和中心体等。各种细胞器的功能既是独立的，又是相互协调统一的。细胞基质是无定形的胶状物，其主要成分由水、无机盐、糖类、脂类和蛋白质等组成，它是细胞进行物质代谢的场所，构成细胞的内环境。包含物主要是细胞基质中含有的各种代谢产物和贮存物质，包括分泌颗粒、色素颗粒、糖原、脂滴等。

1. 内质网

内质网是分布于细胞基质中的多功能膜管系统。在电镜下观察，它由互相连通的囊泡或管状结构组成，在细胞基质中纵横交错连接成网，故名内质网（图 2-3）。根据其表面是否附有核糖体，内质网分为粗面内质网和滑面内质网两类。粗面内质网多为扁平囊结构，表面附着大量核糖体，主要参与蛋白质的合成和运输。滑面内质网多为管状、泡状，表面无核糖体附着，主要参与糖原、激素、脂类的合成，又与肌纤维中的 Ca^{2+} 的摄取和释放、肝细胞的解毒等功能有关。

内质网向外与细胞质膜相连，向内与核膜、高尔基复合体相连，在细胞内形成了复杂的内膜系统，既扩大了细胞内膜的表面积，又将细胞质分成不同的区域，使细胞内各种代谢活动在一定区域内高效率进行，同时，也大大提高了细胞内物质交换的效率，并保证了细胞内物质的定向流动。

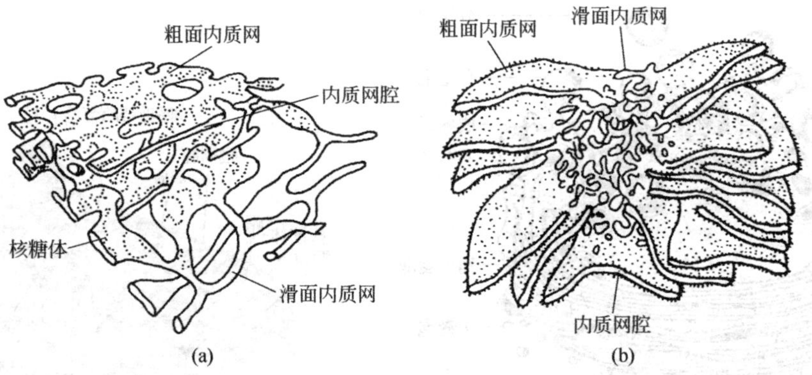

图 2-3　内质网立体结构图解

知识链接

内质网应激

内质网应激（内质网压力，ERS）是指由于某种原因使细胞内质网生理功能发生紊乱的一种亚细胞器病理状态。钙离子稳态的改变和未折叠或错误折叠蛋白质在内质网的蓄积可以引发内质网应激。内质网应激时间过长可诱发细胞凋亡。因此，内质网应激与很多因素所致疾病的发生、发展密切相关，常见有神经系统变性疾病、糖尿病和病毒感染性疾病以及一些化学毒物中毒引起的疾病。目前研究发现ERS在2型糖尿病（T2DM）的胰岛B细胞功能受损及外周胰岛素抵抗中占据着重要的地位。另外，研究还发现内质网应激参与动脉粥样硬化的形成，同时还介导组织缺血再灌注时的细胞损伤和细胞死亡。预先诱发内质网应激可以通过改善再灌注损伤时细胞钙超载保护心肌细胞。

2. 高尔基复合体

高尔基复合体（图 2-4）为网状囊泡样结构。在电镜下高尔基复合体由扁平囊泡、大囊泡、小囊泡构成，其中扁平囊泡是主体，通常有3～10个相互连通的扁平囊泡平行重叠排列在一起，面向细胞核的一面称形成面，面向细胞外的一面称成熟面，小囊泡主要分布于形成面，大囊泡主要分布于成熟面。

高尔基复合体的主要功能有：一是将内质网合成和转运来的多种分泌蛋白质及脂类进行加工、分类和包装，然后分门别类地运送到细胞特定的部位或分泌到细胞外。二是能合成和运输多糖、糖脂和糖蛋白。

3. 线粒体

除了红细胞外，线粒体普遍存在于各种细胞的胞质中。光镜下线粒体（图 2-5）呈小杆状和颗粒状，电镜观察呈长椭圆形，由双层单位膜围成囊状结构。外膜平滑、较厚，内膜向内折叠，形成许多板状或管状结构，成为线粒体嵴。两层单位膜之间的间隙称为膜间腔，内膜内侧的间隙称为嵴间腔。线粒体嵴上附着有许多球形的基粒，基粒是线粒体进行化学反应的场所。

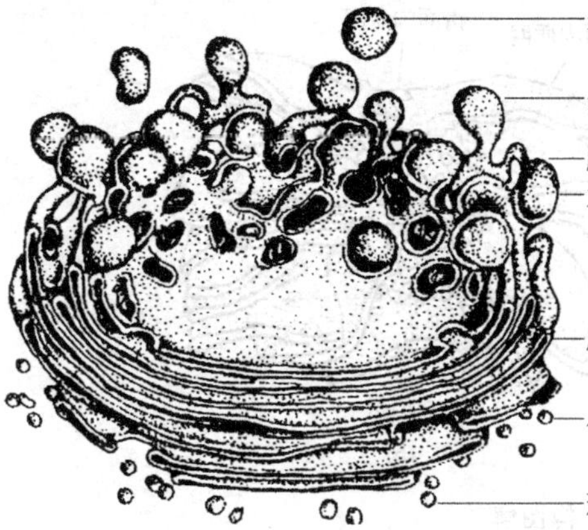

图 2-4　高尔基复合体立体结构图解

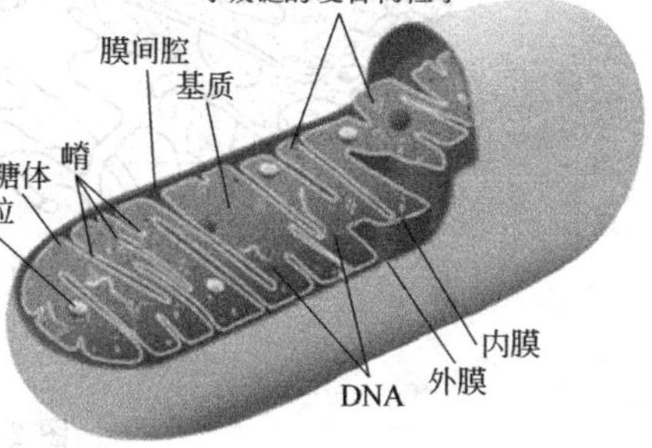

图 2-5　线粒体结构示意图

线粒体含有脱氧核糖核酸（DNA）、核糖核酸（RNA）和核糖体，其主要功能是为细胞提供能量。细胞能量的95％来自线粒体，因此被人们称为细胞的“供能站”。线粒体能独立合成蛋白质，参与细胞性状的表达。

4. 核糖体

核糖体又称为核蛋白体，化学成分为 rRNA 和蛋白质，组成两个大小不同的亚单位，直径为 15～25nm 的球形颗粒。

核糖体的功能是合成蛋白质。核糖体分为游离核糖体和附着核糖体两类。前者分散于细胞基质中，它合成的蛋白质主要供细胞生长发育的需要；后者附着于内质网的表面，主要是合成某些分泌蛋白等。一般情况下，细胞分裂旺盛时，游离核糖体较多。当正常细胞转化为肿瘤细胞时，因细胞内内质网减少，附着核糖体随之减少，游离核糖体增加，两种核糖体的比例发生变化，是辨别肿瘤细胞的标志之一。

5. 溶酶体

溶酶体是由一层单位膜围成的圆形或卵圆形囊状结构，直径 0.25～0.5μm，是由高尔基复合体所形成的一种特殊囊泡。溶酶体内含有多种酸性水解酶，具有极强的消化、分解物质的能力。

溶酶体可分解细胞内衰老的细胞器和被吞噬到细胞内的细菌等物质，所以被称为细胞的“消化”器官。溶酶体的消化作用分为异溶作用、自体吞噬、自溶作用三种：

（1）异溶作用　异溶作用是指溶酶体对进入细胞内大分子物质消化，分解为小分子物质扩散到细胞质中，对细胞起营养作用的过程。

（2）自体吞噬　自体吞噬是指溶酶体可以消化细胞内衰老的细胞器，其降解的产物重新被细胞利用。

（3）自溶作用　自溶作用是指在一定条件下，溶酶体膜破裂，其内的水解酶释放到细胞质中，从而使整个细胞被酶水解、消化，甚至死亡，发生细胞自溶。细胞自溶在个体正常发生过程中有重要作用。溶酶体参与了生物的器官退化过程，如蝌蚪变态过程中尾部消失以及雌性哺乳动物子宫内膜的周期性萎缩等。溶酶体还参与激素分泌，如甲状腺球蛋白在被滤泡上皮细胞内溶酶体内的蛋白酶水解后生成甲状腺激素。

6. 中心体

中心体是球形小体，位于细胞核附近，接近细胞中央，故名中心体。光镜下的中心体是由中心粒和中心球构成的复合体，在间期细胞中，中心体不易见到，但在细胞进行有丝分裂时特别明显。中心球是位于中心粒周围的一团比较致密的物质。中心粒一般有一到两个，在电子显微镜下观察发现中心粒是由九组微管组成的圆筒状结构，每组微管又由三个微管构成，两个圆筒状的中心粒互成直角。中心体与纺锤体的形成和染色体的移动有关，并参与某些细胞的纤毛与鞭毛的形成。在细胞进行分裂时，中心粒复制成两对，并借纺锤丝与染色体相连，引导染色体向细胞两极移动。

7. 过氧化物酶体

过氧化物酶体也称微体，是细胞的防毒小体。电镜下，过氧化物酶体是由一层单位膜围成的圆形或椭圆形小体。过氧化物酶体内含有多种酶，主要有氧化酶、过氧化物酶、过氧化氢酶等，可清除细胞内的过氧化物和过氧化氢，对细胞起到保护作用。

8. 细胞骨架

细胞骨架普遍存在于细胞质中，是由蛋白质纤维组成的网架结构，包括微管、微丝、中间丝和微梁网格。它们对细胞有支持、固定作用，同时与细胞内的物质运输、细胞器的移动以及细胞的收缩等有关。

三、细胞核

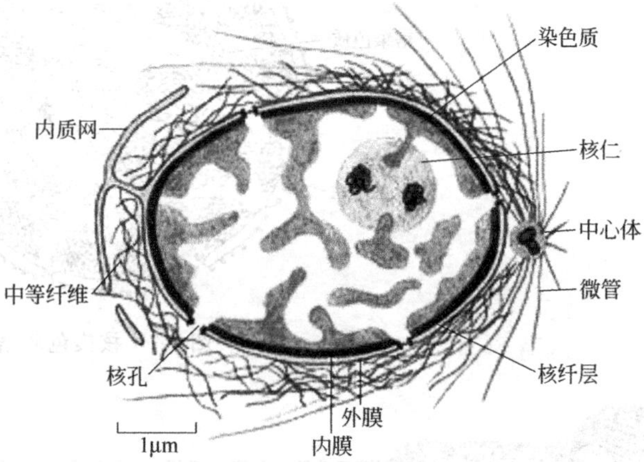

图 2-6 细胞核

细胞核是细胞中的一个独立结构，是细胞内最大的细胞器，一般靠近细胞的中央，是贮存遗传物质的区域，是细胞遗传、代谢、生长及繁殖的控制中心，在细胞生命活动中起着决定性作用。原核细胞与真核细胞的主要区别就在于有没有真正的细胞核。细胞核通常为圆形或者卵圆形，每个细胞通常一个核，也有两个或多个的。细胞核（图 2-6）的形态在细胞周期不同阶段，变化很大。在细胞间期，细胞核主要有核膜、核仁、染色质和核基质构成。细胞分裂期，核膜、核仁消失，染色质高度螺旋化形成染色体。

1. 核膜

核膜是包裹在细胞核表面的膜结构。在电子显微镜下观察，由双层单位膜构成，分别称为核外膜和核内膜，在核外核膜和核内膜之间存在着腔隙，称为核周隙。核外膜的外表面常附着有核糖体，其形态与粗面内质网颇为相似，并且它的一些部位也与粗面内质网相连。核内膜比核外膜稍厚，表面光滑。

核膜上还有许多散在的小孔，称为核孔。核孔是内外膜在局部融合形成的圆环状结构，核孔的数目随细胞的种类和细胞生理状态的不同有很大的差异。核孔的直径为 50～70nm。核孔是细胞核和细胞质进行物质交换的孔道。

2. 核仁

核仁是真核细胞特有的核结构，绝大多数真核细胞具有一个或者一个以上的核仁，在光镜下观察一般呈圆球形，遮光性强；在电镜下观察到的核仁是无膜包绕的疏松的海绵状结构。核仁的化学成分主要是 RNA 和蛋白质，担负着加工和装配核糖体亚单位的功能。因此是细胞合成核糖体的场所。

3. 染色质

染色质是指细胞间期核内分布不均匀，易被碱性染料着色的物质。染色质的化学成分包括 DNA、组蛋白、非组蛋白和 RNA 等。DNA 是遗传信息的载体，含量稳定。真核细胞的 DNA 为双链的线性结构，细胞中组蛋白与 DNA 的含量十分相近。组蛋白有 H_1、H_2A、H_2B、H_3 和 H_4 五种类型。

根据螺旋化程度不同，染色质分为常染色质和异染色质两种类型（图 2-7）。常染色质是间期细胞核中呈解螺旋状态，结构疏松、染色较浅、具有转录活性的染色质。异染色质是指间期细胞核中高度螺旋化、结构紧密、着色较深且一般无转录活性的染色质。

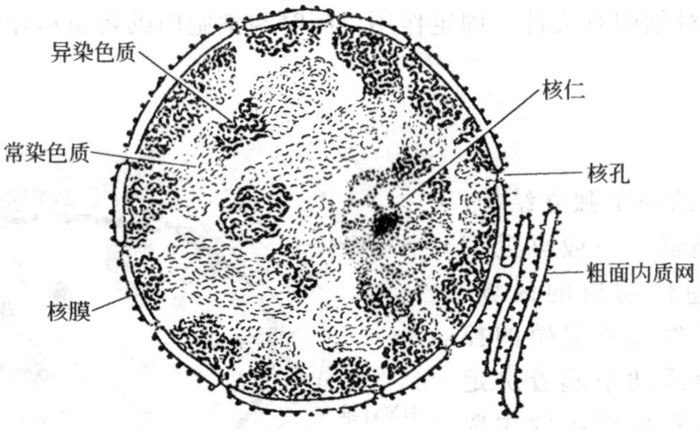

图 2-7　核染色质结构图

知识链接

染色质的基本结构

1874 年 Kornberg 等人根据染色质的酶切降解和电镜观察，发现核小体是染色质包装的基本结构单位，提出了染色质结构的“串珠”模型。

核小体是染色质的基本结构单位。一个核小体的结构包括长约 200 个碱基对的 DNA、一个八聚体、一个组蛋白 H_1 分子。八聚体分子由四种组蛋白（H_2A、H_2B、H_3 和 H_4）各两分子聚合而成，构成核小体的核心颗粒，其外缠绕 1.75 圈 DNA，形成直径约 11nm 的核小体。相邻核小体之间由 60 个左右碱基对的 DNA 相连。组蛋白 H_1 在核心颗粒外结合核小体进出端的 DNA，起着稳定核小体的作用。许多核小体彼此连接，形成直径约 11nm 的串珠链，即核小体链，构成了染色质的一级结构，也就是基本结构。

4. 染色体

染色体和染色质是同一物质在细胞周期的不同时期的两种表现。染色体是存在于细胞前期由染色质高度螺旋化、盘曲折叠而成为光镜下可见的具有一定形态的结构。在细胞分裂末期，染色体又解除螺旋化，重新形成染色质。

染色体是在细胞前期由间期的染色质一级级螺旋化形成的。核小体链构成了染色质的一级结构。在细胞有丝分裂时，染色质丝螺旋化变粗变短形成直径约 30nm 的螺线管，即为染色质的二级结构；螺线管进一步螺旋盘绕，形成直径约 400nm 的超螺线管，此为染色质的三级结构；超螺线管进一步盘曲折叠，形成直径 2～10μm 的染色单体，此为染色质的四级结构。因此，一条 DNA 分子经过四个等级的螺旋化、盘绕折叠、压缩而最后成为一条染色单体，DNA 的长度总共被压缩了 8400～10000 倍（图 2-8）。

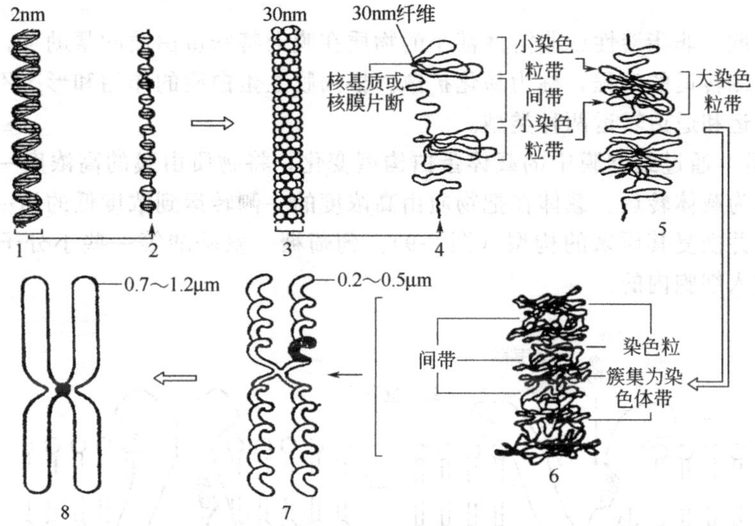

图 2-8　染色体结构图

1—DNA；2—核小体链；3—螺线管；4—染色粒和带间染色质；5—染色粒簇体；6—染色体带；7—折叠的染色体；8—分裂早期染色体

第二节　细胞的基本功能

人体的细胞有二百余种，每种细胞都分布于特定的部位，执行特定的功能，但是对于所有细胞或某些细胞群体而言，许多基本的功能活动是共同的。这些具有共性的基本功能包括细胞膜的物质转运功能、细胞膜的受体功能、细胞膜的生物电现象等。

一、细胞膜的物质转运功能

细胞在新陈代谢过程中所需的营养物质以及细胞产生的代谢产物，都必须跨越细胞膜这一屏障才能进行。细胞在新陈代谢过程中需要不断选择性地摄入和排出多种多样的物质，这些物质的跨膜转运途径大体是：脂溶性小分子物质可通过物理扩散透过细胞膜；水溶性小分子物质和带电离子需要借助于一系列相关膜蛋白的介导来完成转运；大分子物质或物质颗粒则通过细胞膜的整装转运进出细胞。根据物质进出细胞膜是否消耗能量及进出细胞膜的方式，物质跨膜转运功能可以分成被动转运、主动转运及入胞和出胞三种形式。

1. 被动转运

（1）单纯扩散　单纯扩散是指脂溶性物质由膜的高浓度一侧向低浓度一侧移动的过程。由于细胞膜的骨架是脂质双层，因而只有脂溶性物质才能以单纯扩散的方式通过细胞膜。如CO_2、O_2等气体分子属于脂溶性物质，因而可以靠各自的浓度差以单纯扩散的形式通过细胞膜或肺泡膜。水分子虽然是极性分子，但它的分子极性小，又不带电荷，所以膜对它仍是高度通透的。水分子除了以单纯扩散透过细胞膜之外，还可通过水通道跨膜转运。

影响单纯扩散的因素有两个：①膜两侧分子的浓度差（又称浓度梯度）。在一般情况下，扩散量与膜两侧溶质分子的浓度差成正比；若为电解质溶液，离子的扩散不仅取决于该离子的浓度，还受离子所在的电场力影响，即电位差。②膜对该物质的通透性。所谓通透性是指细胞膜对某物质通过的阻力大小或难易度。通透性越大，物质越容易通过，扩散通量就大；反之，则扩散通量小。

（2）易化扩散　非脂溶性或脂溶性甚小的物质在膜上特殊蛋白质的帮助下，由膜的高浓度一侧向低浓度一侧转运的过程，称为易化扩散。根据膜上蛋白质的作用和形态不同，易化扩散可以分为载体转运和通道转运两种类型。

① 载体转运　通过细胞膜中的载体蛋白构型变化，将物质由膜的高浓度一侧向低浓度一侧转运的过程称为载体转运。载体在把物质由高浓度的一侧转运到浓度低的另一侧后，载体与被转运物质分离并恢复其原来的构型（图 2-9）。葡萄糖、氨基酸等一些小分子亲水物质就是依靠载体运输进入细胞内的。

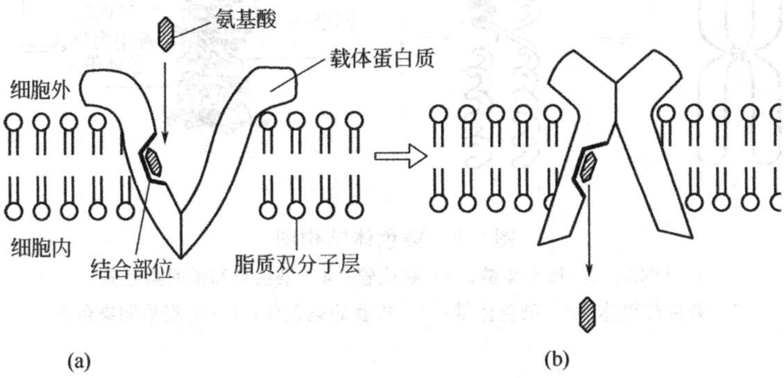

图 2-9　载体转运模式图

（a）载体蛋白质在膜的一侧与被转运物结合；（b）载体蛋白质在膜的另一侧与被转运物分离

载体运转具有以下特点。a. 特异性：一种载体与它所转运的物质之间具有结构特异性，即一种载体一般只能转运某种特定结构或结构相似的物质。b. 饱和现象：由于膜表面载体蛋白数量有限或载体上能与该物质结合位点的数目是相对固定的，故当转运物质超过一定的限度时，转运量则不再增加，这种现象称为饱和现象。c. 竞争性抑制：如果一个载体可以同时转运 A 和 B 两种物质，而且物质通过细胞膜的总量又是一定的，因此当 A 物质转运量增多时，由于 A 物质更多地占据了有限的载体，B 物质的转运量就会减少。

② 通道转运　物质借细胞膜中通道蛋白质的帮助，将物质由膜的高浓度一侧向低浓度一侧转运的过程称为通道转运。通道蛋白质就像贯通细胞膜并带有闸门装置的一条管道，在一定条件下迅速开放（激活）或关闭（失活）。开放时，物质从膜的高浓度一侧向低浓度一侧移动；关闭时，虽然膜两侧存在浓度差或电位差，物质也不能通过细胞膜（图 2-10）。通道的开放或

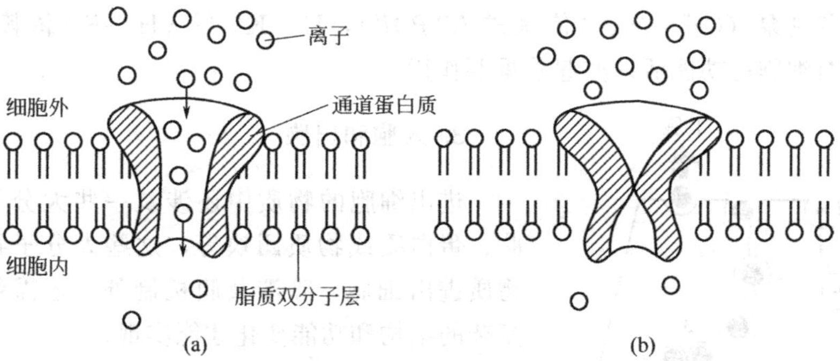

图 2-10　通道转运模式图

（a）通道开放；（b）通道关闭

关闭是通过“闸门”来调控的，故又称为门控通道。根据引起通道开关的条件不同，将通道分为两类。a. 化学门控通道是由化学物质，如细胞外液中某种递质、激素或 Ca^{2+} 浓度等改变来控制通道的开或关，这种通道主要分布在神经细胞的突触后膜和骨骼肌细胞终板膜上。b. 电压门控通道由膜两侧电位差改变控制其开或关。当膜两侧电位差变化到某一临界值时，通道蛋白质分子的结构发生变化，允许某物质从通道通过，该物质即可顺浓度差移动。如 Na^+ 通道、K^+ 通道、Ca^{2+} 通道等，主要分布在神经纤维和肌细胞膜中，是可兴奋性细胞产生生物电的基础。

上述的单纯扩散与易化扩散，由于物质分子都是顺浓度差跨膜移动的，就像水从高处依靠势能流向低处一样，不需要消耗能量，因而统属于被动转运。

2. 主动转运

细胞膜通过本身的耗能过程，将物质分子或离子由膜的低浓度一侧转运到高浓度一侧的过程称为主动转运。这种逆浓度差的转运方式就像“水泵”泵水一样，因此主动转运也称为“泵”转运。“泵”是镶嵌在膜脂质双层中具有 ATP 酶活性的一种特殊蛋白质。体内不同类型的细胞膜或细胞内的膜性结构上存在着不同功能的“泵”，但目前研究最多和最清楚的是转运 Na^+ 和 K^+ 的钠-钾泵，简称钠泵。它能被细胞内 Na^+ 增高和细胞外 K^+ 增高所激活，因而又称 Na^+-K^+ 依赖式 ATP 酶。当细胞内 Na^+ 增高和细胞外 K^+ 增高时，钠泵被激活，发挥其 ATP 酶的作用，分解 ATP 并释放能量，将 Na^+ 从细胞内泵出，同时将细胞外的 K^+ 泵入。通常每分解 1 个 ATP 分子，可将 3 个 Na^+ 泵出膜外，同时将 2 个 K^+ 泵入膜内（图 2-11）。

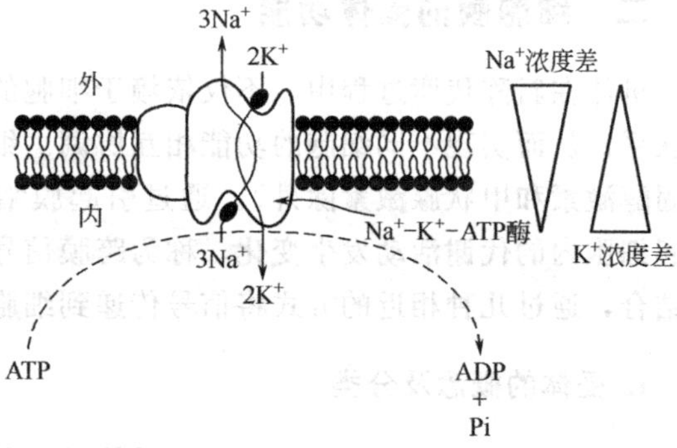

图 2-11　钠-钾泵作用机制模式图

钠泵活动的生理意义：①维持细胞内高 K^+ 和细胞外高 Na^+ 的不均衡分布，这是细胞兴奋性的基础，是细胞生物电现象的必要条件。②形成势能储备，用于其他物质的逆浓差跨膜转运。如葡萄糖、氨基酸等营养物质的跨膜转运，其所需的能量就来自于钠泵活动所形成的细胞上 Na^+ 的高势能，而不是直接来自 ATP 的分解。因此，这类转运形式的物质转运称为继发性主动转运。③细胞内高 K^+ 是许多细胞代谢反应的必要条件，细胞外高 Na^+ 对维持细胞内、外渗透压平衡具有重要作用。

钠泵广泛存在于机体各细胞膜上，其活动是机体最重要的物质转运方式。除钠泵外，目前了解较多的还有钙泵（Ca^{2+}-Mg^{2+}依赖式ATP酶），H^+-K^+泵（H^+-K^+依赖式ATP酶）、I^-泵等，它们对细胞的功能活动亦起着重要作用。

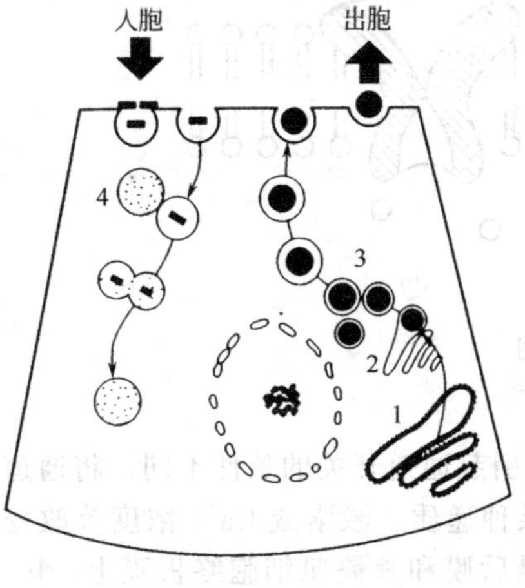

图 2-12 入胞和出胞作用示意图
1—粗面内质网；2—高尔基复合体；3—分泌颗粒；4—溶酶体

3. 入胞和出胞

进出细胞的物质中还涉及一些大分子物质，如多肽、蛋白质或物质团块等，这些大分子物质或团块类物质进出细胞，除涉及膜机制外，还需细胞膜的更为复杂的结构和功能变化才能实现。

入胞作用指大分子或团块物质从细胞外进入细胞内的过程。若进入的物质为固体物称为吞噬，如白细胞或巨噬细胞将异物或细菌吞噬到细胞内部的过程。吞噬时，首先是细胞膜对某些异物（如细菌）进行识别，然后细胞向异物周围伸出伪足逐渐将异物包围起来，形成吞噬小体，再通过膜的融合和断裂，最后将吞噬物移入细胞内。若所进入的物质为液体称为吞饮，如小肠上皮细胞对营养物质的吸收过程。出胞作用指大分子或团块类物质由细胞内排放到细胞外的过程。如消化腺分泌消化液、内分泌腺分泌激素、神经递质的释放，都是通过出胞作用完成的。入胞和出胞作用均需要消耗能量，能量来自细胞内的ATP（图 2-12）。

二、细胞膜的受体功能

机体在新陈代谢过程中，不仅依赖于细胞的物质代谢和能量代谢，还依赖于细胞之间的信号联系，从而实现不同细胞的功能相互协调。细胞外的各种信息常作用于细胞膜表面（少数的类固醇激素和甲状腺激素除外），通过引起膜结构中一种或数种特殊蛋白质分子的变构作用，引起细胞内的代谢活动发生变化，称为跨膜信号转导或跨膜信号传递。所有化学信号都是与受体结合，通过几种相近的方式将信号传递到细胞内的。

1. 受体的概念及分类

细胞之间的信号分子称为配体。受体是一种能够识别和选择性结合某种特定配体的蛋白质分子，当与配体结合后，通过信号转导作用将胞外信号转换成胞内信号，从而引起细胞的生物学效应。根据受体存在的部位，可将受体分为细胞内受体和细胞表面受体；根据受体的分子结构和功能特征大体分为离子通道受体、G蛋白耦联受体和酶耦联受体。

2. 受体与配体结合的主要特征

（1）特异性 特异性指受体与配体的结合具有专一性，通常一种受体只与一种配体结合。受体与配体的结合能力，称为受体的亲和力，且这种亲和力很强，极低浓度的配体即可与受体结合产生很明显的生物学效应。

（2）饱和性 细胞表面受体的数量有限，较低浓度的配体就能使受体处于饱和状态。

（3）可逆性 受体与配体结合引起生物学效应后，受体和配体就解离，受体可恢复到原来状态，可再次被利用。

3. 细胞膜的跨膜信号转导功能

（1）离子通道受体介导的跨膜信号转导　离子通道受体也称促离子型受体，受体蛋白本身就是离子通道，例如N_2型乙酰胆碱（ACh）受体、A型γ-氨基丁酸受体和甘氨酸受体都是细胞膜上的化学门控通道。通道的开放（或关闭）不仅涉及离子本身的跨膜转运，而且可实现化学信号的跨膜转导。例如神经-骨骼肌接头的兴奋传递就是离子通道介导的跨膜信号转导。神经末梢释放的ACh与终板膜上的胆碱能受体结合，而这种胆碱能受体实际上也是离子通道，因此，通道的构象发生变化，离子通道开放，Na^+、K^+等离子跨膜流动，引起终板电位和动作电位，从而实现跨膜信号转导。

（2）G蛋白耦联受体介导的跨膜信号转导　G蛋白耦联受体也称促代谢型受体，包括肾上腺素能α和β受体、ACh受体、5-羟色胺受体、嗅觉受体、视紫红质以及多数肽类激素的受体等，总数多达1000种左右。这些受体尽管所结合的细胞外信号分子（配体）千差万别，但它们在分子结构上属于同一超家族，每种受体都是由一条7次穿膜的肽链构成，因而也称之为7次跨膜受体。这类受体分子的胞外侧和跨膜螺旋内部有配体的结合部位，膜内胞质侧有结合G蛋白的部位，与配体结合后，通过构象变化结合并激活膜上的另一种叫作G蛋白的蛋白质发生耦联才能发挥作用。这种受体与配体（第一信使）结合后，激活膜内侧G蛋白，激活的G蛋白使细胞内产生某种物质（如cAMP等），作为第二信使，再由第二信使激活细胞内相应的蛋白激酶，使细胞内的功能蛋白如离子通道、受体等发生磷酸化，从而调节细胞的生理功能。含氮激素和神经肽类物质的作用机制多是通过这种信号转导的。

（3）酶耦联受体介导的跨膜信号转导　酶耦联受体具有和G蛋白耦联受体完全不同的分子结构和特性，受体分子的胞质侧自身具有酶的活性，或者可直接结合并激活胞质中的酶而不需要G蛋白参与。其中较重要的有酪氨酸激酶受体和鸟苷酸环化酶受体两类。酪氨酸激酶受体的分子都是贯穿脂质双层的膜蛋白，结构很简单，一般只有一个跨膜α螺旋，它在膜外侧有配体的结合位点，而伸入胞质的一端具有酪氨酸激酶的结构域，也就是说，受体与酶是同一个蛋白质分子。鸟苷酸环化酶受体的分子只有一个跨膜α螺旋，分子的N端有配体结合位点，位于膜外侧，C端有鸟苷酸环化酶结构域，位于膜内侧，一旦配体结合于受体，将激活鸟苷酸环化酶。

酶耦联受体介导的跨膜信号转导主要是酪氨酸激酶受体介导的信号转导。具有酪氨酸激酶的受体与相应配体结合后，通过跨膜部分可以直接激活膜内侧的蛋白激酶，通过对自身或细胞内靶蛋白的磷酸化，再引发细胞内功能的改变，把信号传入细胞内。生长素、胰岛素、红细胞生成素和细胞因子等就是通过这种方式进行信号转导的。

第三节　细胞的生物电现象

细胞在进行生命活动时伴随的电现象，称为生物电现象。这是一种普遍存在而又十分重要的生命现象，与细胞兴奋的产生和传导有着密切关系。生物电现象在临床上已广泛应用，对疾病的诊断和监控都具有重要的辅助作用。临床上所做的心电图、脑电图、肌电图等检查，都是对生物电现象的应用。细胞的生物电现象是由细胞膜两侧不同离子跨膜运动产生的，故称跨膜电位，简称膜电位。膜电位包括细胞处于静息状态时的静息电位和受到刺激后出现的动作电位，现以单个神经细胞为例加以叙述。

知识链接

生物电的发现

2000多年前，人类就发现动物体带电的事实，并利用电鳐所发生的生物电治疗精神病。18世纪末，L. 伽伐尼发现蛙肌与不同金属所构成的环路相接触时发生收缩的现象，提出“动物电”的观点。但被证明蛙肌的收缩只是由于蛙肌中含有导电液体，将绑在青蛙肌肉两端的不同金属连接成闭合回路，这才是产生电的关键。以后C. 马蒂乌奇、E. H. 杜布瓦-雷蒙和L. 黑尔曼等的工作，都证明了生物电的存在。20世纪初，W. 艾因特霍芬用灵敏的弦线电流计，直接测量到微弱的生物电流。1922年，H.S. 加瑟和J. 埃夫兰格首先用阴极射线示波器研究神经动作电位，奠定了现代电生理学的技术基础。1939年，A.L. 霍奇金和A.F. 赫胥黎将微电极插入枪乌贼大神经，直接测出了神经纤维膜内外的电位差。这一技术上的革新，推动了电生理学理论的发展。1960年，电子计算机开始应用于电生理的研究，使诱发电位能从自发性的脑电波中清晰地区分出来，并可对细胞发放的参数精确地分析计算。一代代科学家在实践中探索，在探索中创新，不断推进电生理研究技术的发展。

一、静息电位

1. 静息电位的概念

静息电位是指细胞在静息状态时存在于细胞膜两侧的电位差。将示波器的两个测量电极放置在神经细胞外表面任意两点［图2-13(a)］或均插入细胞膜内［图2-13(b)］时，示波器上的光点在零位线上作横向扫描，说明细胞膜外表面和内表面任意两点间不存在电位差。若将其中一个电极置于细胞膜外表面，另一个电极插入细胞膜内，则示波器光点立即从零位向下移动，并停留在一个较稳定的水平上［图2-13(c)］。这一现象说明细胞膜内外存在着电位差，且膜内电位低于膜外电位。一般而言，大多数细胞的静息电位在－100～－10mV。如枪乌贼巨大神经细胞轴突的静息电位在－70～－50mV；哺乳类动物的神经细胞和骨骼肌细胞的静息电位范围一般在－90～－70mV；平滑肌细胞在－60～－50mV。应该注意的是，静息电位的数值是指膜内电位低于膜外电位。静息状态下，细胞膜两侧所处内负外正的稳定状态称为极化。

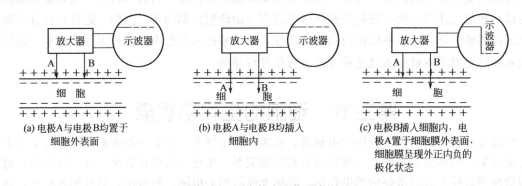

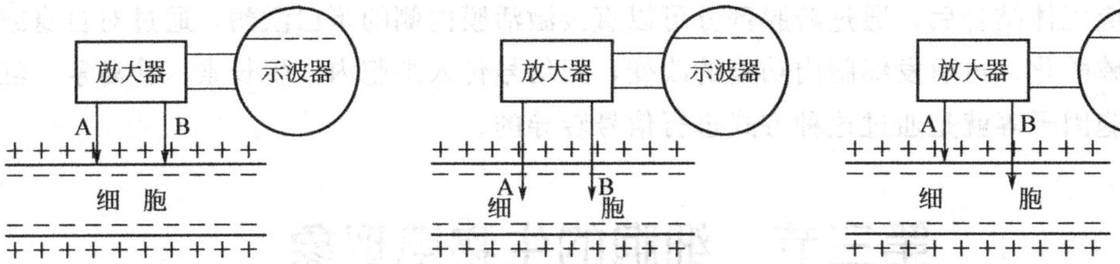

(a) 电极A与电极B均置于细胞外表面

(b) 电极A与电极B均插入细胞内

(c) 电极B插入细胞内，电极A置于细胞膜外表面，细胞膜呈现外正内负的极化状态

图2-13　测定静息电位示意图

以静息电位为准，当细胞接受刺激，若膜两侧内负外正的电位差进一步扩大，称为超级化；若膜两侧内负外正的电位差减小，称为去极化；细胞膜去极化后，膜电位又恢复到原来静

息时的极化状态，称为复极化。

2. 静息电位的产生机制

膜电位的产生是由于细胞膜内外两侧离子分布不均匀，以及细胞膜对各种离子的通透性不同造成的。研究表明：细胞在静息状态下，膜内 K^+ 浓度又高于膜外（细胞内 K^+ 浓度是细胞外 K^+ 浓度的 28～30 倍），而膜对 K^+ 的通透性较高，于是细胞内的 K^+ 就顺着浓度差向膜外扩散，细胞膜外带有的正电荷增多。同时，细胞内带负电荷的蛋白质（A^-）在电荷异性相吸引的作用下，具有随同 K^+ 外流的倾向。但是因 A^- 分子量较大，膜对 A^- 无通透性，A^- 被阻隔在膜的内侧面，因此就形成了细胞膜外面带正电荷，细胞膜内带负电荷的内负外正的极化状态。

K^+ 外流并不是无限制地进行下去，随着 K^+ 外流的增多，所形成的内负外正的电场力会阻止带正电荷的 K^+ 继续外流。当促使 K^+ 外流的浓度差和阻止 K^+ 外流的电场力达到平衡时，K^+ 外流就会停止，此时，由 K^+ 外流所造成的电位差也相对地稳定于某一数值。静息电位实测值略小于 K^+ 平衡电位的理论值，这是因为细胞静息状态时，不仅只有 K^+ 的外流，也有少量的 Na^+ 和 Cl^- 内流，从而抵消一部分 K^+ 外流所造成的效应（表 2-1）。可见，静息电位主要是由 K^+ 外流产生的动态平衡的电-化学平衡电位。

表 2-1 哺乳动物神经轴突膜内外离子浓度及流动趋势

项目	K^+	Na^+	Cl^-
细胞内离子浓度/(mmol/L)	140	10	4
细胞外离子浓度/(mmol/L)	5	130	120
细胞内外离子浓度比	28∶1	1∶13	1∶30

静息电位的大小主要受细胞内外 K^+ 浓度的影响，当细胞外 K^+ 浓度增高时，细胞内外 K^+ 浓度差减少，推动 K^+ 外流的力量减小，K^+ 外流减少，因而使静息电位变小；反之，细胞外 K^+ 浓度降低，细胞膜内外两侧 K^+ 浓度差增大，K^+ 外流增多，可使静息电位变大。

二、动作电位

1. 动作电位的概念

动作电位是指一切可兴奋细胞受有效刺激后，在静息电位的基础上发生一次短暂的、可扩布性的电位变化过程。

在静息电位的基础上，若给神经纤维一个有效刺激，可在示波器显示屏上观察到一个动作电位波形。动作电位是一个连续的膜电位变化过程，波形分为上升支和下降支，如图 2-14 神经纤维动作电位波形模式图所示。上升支包括膜电位的去极化和反极化过程组成，是膜内电位迅速升高的过程，上升支超过零电位的部分，称为超射。如果静息电位为 －70mV，超射为 ＋35mV，则动作电位的幅度为 105mV。下降支也称复极化过程，是膜内电位迅速下降的过程。通常动作电位的去极化与复极化过程都非常短暂，历时不超过 2ms，因其波形尖锐，呈

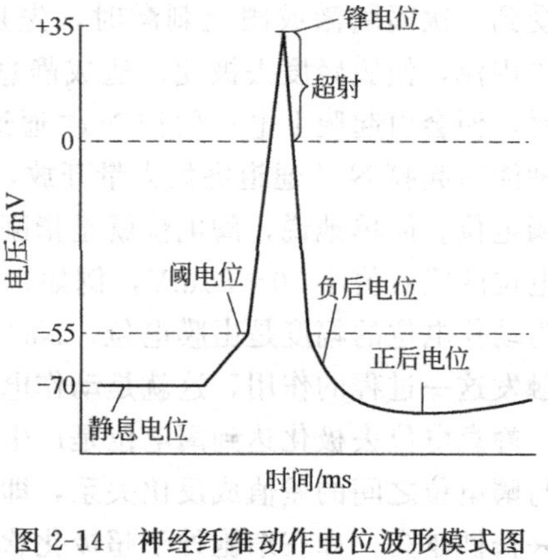

图 2-14 神经纤维动作电位波形模式图

尖锋状，故又称为锋电位。在膜电位恢复到静息电位之前，还要经历的一段微小而缓慢的电位变化，称为后电位。后电位包括正后电位和负后电位两部分。在锋电位之后，膜内电位缓慢下降回到静息电位的过程称为负后电位，也称去极化后电位；负后电位之后，膜内电位低于静息电位的过程称为正后电位，也称超极化后电位。只有在后电位结束之后，膜电位才能恢复到静息电位的水平。

动作电位有以下特点：①脉冲式传导，由于存在绝对不应期，相邻动作电位不可能重叠，之间总会有一定的间隔，形成脉冲样图形。②不衰减性传导，即动作电位的幅度不会因传导距离的增加而减小。③“全或无”现象，即刺激低于阈强度时，不能激发动作电位；刺激达到阈强度或高于阈强度时，即可激发动作电位，且动作电位的幅度和时程不会随着刺激强度的增大而改变。

2. 动作电位产生的机制

当细胞受刺激时，受刺激部位细胞膜的 Na^+ 通道激活而开放，膜对 Na^+ 的通透性增大。由于细胞外 Na^+ 的浓度比细胞内高，且存在内负外正的电位差，Na^+ 顺浓度差和电位差从细胞外向细胞内扩散。Na^+ 的内流结果使膜内电位迅速升高，进而膜电位发生翻转，形成动作电位上升支。当细胞膜内电位高于膜外时，称为反极化。反极化产生的电梯度阻碍 Na^+ 的进一步内流，当促使 Na^+ 内流的浓度梯度与阻碍 Na^+ 内流的电梯度两种拮抗力量达到平衡时，Na^+ 内流停止。动作电位的上升支是由 Na^+ 内流引起的。

钠通道开放时间很短，很快失活关闭，使膜对 Na^+ 通透性变小。与此同时，钾离子电压门控通道激活而开放，膜对 K^+ 的通透性增大，由于膜内 K^+ 浓度高于膜外［膜内：膜外＝(28～30)：1］，加之膜内电位高于膜外，于是 K^+ 借助浓度差和电位差快速外流，使膜内电位迅速降低，直到恢复到静息电位的水平。可见，动作电位下降支（即复极化）是 K^+ 外流引起的。

神经纤维和其他可兴奋细胞每发生一次动作电位，都会使膜内的 Na^+ 浓度和膜外的 K^+ 浓度稍有增加，这种膜内外离子浓度的改变，可以使膜上钠泵激活，主动转运两种离子，将进入膜内的 Na^+ 泵出，同时将逸出膜外的 K^+ 泵入，使细胞内的 K^+ 浓度和细胞外的 Na^+ 浓度恢复到静息电位时的原有水平，以维持细胞的兴奋性。钠泵在维持细胞内外的离子浓度及细胞的兴奋性中有重要作用。

3. 动作电位的引起

刺激作用于细胞时可以产生动作电位，但不是所有的刺激都能触发动作电位的。当神经纤维受到一次阈刺激或阈上刺激时，先是引起受刺激部位细胞膜上少量 Na^+ 通道开放及少量 Na^+ 内流，使膜轻度去极化，造成静息电位绝对值减小。当静息电位绝对值减小到某一临界值时，便会引起膜上电压门控 Na^+ 通道大量开放，出现大量 Na^+ 内流，从而触发动作电位。这种能引起膜 Na^+ 通道突然大量开放，造成 Na^+ 大量内流并爆发动作电位的临界膜电位，称为阈电位。简单地说，阈电位就是指刚能引起动作电位的临界膜电位。阈电位的数值一般比静息电位的绝对值小 10～20mV，例如，神经细胞的静息电位为－70mV，阈电位约为－55mV。因为动作电位的幅度是由膜电位、Na^+ 通道和 Na^+ 电流间的正反馈过程决定的，外加刺激仅起触发这一过程的作用，这就是动作电位表现为“全或无”特征的原因所在。

静息电位去极化达到阈电位是产生动作电位的必要条件，而细胞兴奋性的高低则和静息电位与阈电位之间的差值成反比关系，即两者的差值越大，细胞的兴奋性越低；差值越小，细胞的兴奋性越高。如在细胞处于超极化状态时，此时的膜电位和阈电位的差值比静息电位与阈电位的差值大，此时的状态就不容易引发动作电位，细胞兴奋性较低。

4. 动作电位的传导

动作电位的传导是可兴奋细胞的特征之一。动作电位一旦在细胞膜某一点产生，就会沿细胞膜向周围传播，直到整个细胞膜都产生动作电位为止。这种动作电位在同一细胞上的传播，称为传导。在神经纤维上传导的动作电位又称为神经冲动。

动作电位的传导机制目前常采用局部电流学说来解释，如图 2-15 动作电位在神经纤维上的传导所示。以无髓神经纤维为例，当细胞某一处受刺激而兴奋时，兴奋部位的膜电位发生短暂的电位倒转，呈膜内为正、膜外为负的状态，而相邻近的静息部位，仍处于膜外为正、膜内为负的状态。这样兴奋的部位与邻近静息部位之间产生了电位差，由于细胞膜两侧的溶液都是导电的，可发生电荷移动，便形成了局部电流，造成邻近未兴奋部位膜外电位降低，膜内电位升高，产生去极化。当去极化达到阈电位水平时，即爆发动作电位。这样的过程在膜表面连续进行下去，就表现为兴奋在整个神经纤维的传导。

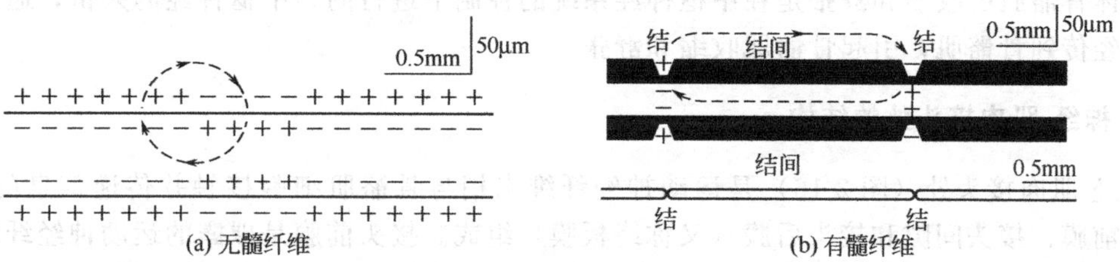

图 2-15 动作电位在神经纤维上的传导

兴奋在有髓神经纤维上的传导与无髓神经纤维有所不同。有髓鞘神经纤维外包有一层厚的髓鞘，不允许离子通过，具有绝缘性。因此，有髓神经纤维在受到刺激时，局部电流只能在郎飞结处产生，兴奋的传导也只能在两个相邻的郎飞结之间进行，表现为兴奋由一个郎飞结“跳”到下一个郎飞结，称为跳跃式传导。所以有髓神经纤维的传导速度要比无髓神经纤维快得多。

可兴奋细胞在兴奋时有多种外在的表现形式，例如，肌细胞的收缩、神经纤维的神经冲动、腺细胞的分泌等。但它们都有一个本质的特点，那就是受到一个有效的刺激时，都会产生动作电位。

三、局部电位

局部电位是可兴奋细胞受到阈下刺激时，由于刺激强度小，只能引发少量 Na^+ 通道开放，少量 Na^+ 内流而达不到阈电位水平，因而不能触发动作电位，只能引起受刺激局部出现一个较小的去极化，这种受刺激膜局部出现的微小去极化称为局部反应或局部电位，也称局部兴奋。

与动作电位相比，局部电位具有以下特点。①不是“全”或“无”：在一定的范围内，局部电位的大小随刺激强度增大而增大。②衰减式传导：局部电位不能远传，随着传播距离增加，电位变化逐渐减小。③可叠加：同一部位或不同部位的几个阈下刺激相继或同时引起的局部电位，可以在时间和空间上叠加起来，若达到阈电位时，即可爆发动作电位。相距较近的局部反应，只要在彼此的电紧张传播范围内，就可以发生叠加或总和，称为空间总和；连续发生的局部反应，当频率较高时，后一次反应可以在前一次反应尚未完全消失的基础上发生，这种形式的叠加称为时间总和。体内许多部位的电信号都具有上述局部反应的特征，如肌细胞的终板电位，感受器细胞的感受器电位和神经元突触处的突触后电位等。

可见刺激达到阈电位，或者多个阈下刺激叠加的总和达到阈电位时，即可以爆发动作电位。

第四节　肌细胞的收缩功能

人体各种形式的运动，主要靠肌肉的舒缩活动来完成。人体肌肉按照结构和功能分为骨骼肌、心肌、平滑肌，如肢体运动、呼吸运动等由骨骼肌舒缩活动完成的，心脏的射血活动由心肌舒缩活动完成，胃肠运动由消化道平滑肌舒缩活动实现等。骨骼肌、心肌和平滑肌在结构和功能上虽有差异，但从分子水平上看，其收缩机制有很多相似之处。本节以骨骼肌为例来说明肌细胞的收缩功能。

一、骨骼肌神经-肌肉接头处的兴奋传递

人体骨骼肌的收缩和舒张是在中枢神经系统的控制下进行的。中枢神经的兴奋，通过躯体运动神经传到骨骼肌，引起骨骼肌收缩和舒张。

1. 神经-肌肉接头处的结构

神经-肌肉接头处（图 2-16）是运动神经纤维末梢与骨骼肌细胞接触并传递信息的部位。由接头前膜、接头间隙和接头后膜（又称终板膜）组成。接头前膜是裸露的运动神经纤维末梢嵌入肌细胞膜的部位，即神经轴突的细胞膜，内含许多直径约 50nm 的无特殊构造的囊泡，每个囊泡内含有大量乙酰胆碱分子。接头后膜又称运动终板或终板膜，是与接头前膜相对应的肌细胞膜，在接头后膜上有与 ACh 特异性结合的 N 型乙酰胆碱受体，它是化学门控通道的一部分，属于离子通道耦联受体。接头前膜与接头后膜之间是充满细胞外液的接头间隙。

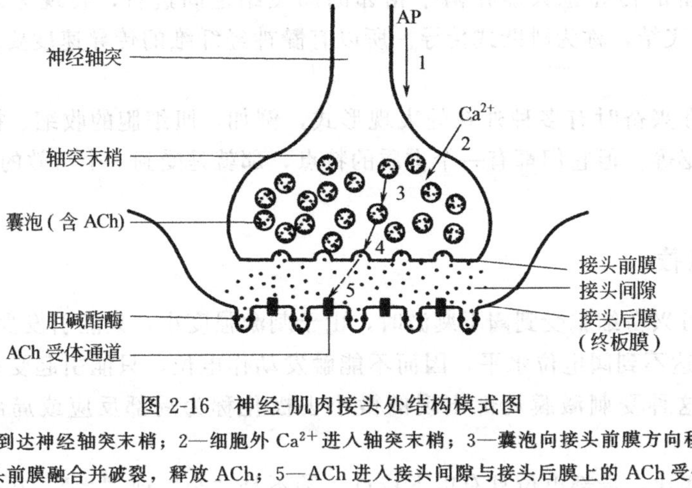

图 2-16　神经-肌肉接头处结构模式图

1—AP 到达神经轴突末梢；2—细胞外 Ca^{2+} 进入轴突末梢；3—囊泡向接头前膜方向移动；4—囊泡与接头前膜融合并破裂，释放 ACh；5—ACh 进入接头间隙与接头后膜上的 ACh 受体通道结合

2. 神经-肌肉接头处兴奋传递过程

神经-肌肉接头处兴奋传递的过程和神经纤维上兴奋传导过程大不相同，后者只是电传导的过程，而前者要复杂得多，神经-肌接头处兴奋的传递是将运动神经上的动作电位传给骨骼肌细胞，是离子通道介导的跨膜信号转导的典型例子。神经-肌肉接头兴奋传递的过程可概括为一个“电—化学—电”变化的过程。

神经-肌肉接头处兴奋的传递过程：动作电位沿神经纤维传至轴突末梢，使接头前膜去极化，前膜上电压门控 Ca^{2+} 通道开放，Ca^{2+} 从细胞外液顺电-化梯度进入轴突末梢，触发轴浆中的囊泡向接头前膜方向移动并与接头前膜融合，使囊泡内的 ACh 通过出胞作用释放入接头间隙中（电变化），ACh 通过接头间隙扩散到终板膜，并与终板膜上的胆碱能受体结合，离子通道开放，引起终板膜对 Na^+、K^+ 通透性增大，但以 Na^+ 内流为主，总的结果使终板膜去极化，产生终板电位（电变化）。终板电位属于局部电位，具有不表现“全或无”性质，无不应期，可以总和叠加的特点，其大小与接头前膜释放的 ACh 的多少呈正变关系。终板电位向邻近的肌膜传递，引起邻近的肌膜去极化达到阈电位，爆发动作电位，引起肌肉收缩。

神经-肌肉接头处传递的特点有以下几点。①单向传递：兴奋只能由接头前膜传向接头后膜；②时间延搁：此过程需要 0.5～1.0ms，因为在兴奋的传递过程中，化学递质的传递速度要比神经冲动慢得多；③易受环境变化的影响：传递过程中容易受到 Ca^{2+} 浓度、外界药物（如新斯的明、美洲箭毒等）影响等；④一对一的传递：神经-肌肉接头处每次兴奋所释放的 ACh，在引起肌细胞兴奋收缩后被终板膜上的胆碱酯酶及时水解失活，故一次神经兴奋只引起一次肌肉收缩，是一对一的传递。

许多药物或病理变化可作用于神经-肌肉接头兴奋传递中的不同环节，影响兴奋的正常传递和肌肉的收缩。例如，肉毒杆菌的毒素能抑制运动神经末梢释放 ACh，引起神经-肌肉接头兴奋传递阻滞，故中毒者可出现肌无力；筒箭毒碱能与 ACh 竞争终板膜上胆碱能受体，阻断神经-肌肉接头兴奋传递，故筒箭毒碱可作为肌肉松弛药；重症肌无力患者是因为自身免疫性抗体破坏了终板膜上的胆碱能受体，使终板膜上的胆碱能受体数目减少，使得肌肉难以兴奋，出现肌肉收缩无力甚至瘫痪。新斯的明是一种抗胆碱酯酶药，可延长 ACh 的作用时间，因而能改善肌无力患者的症状。有机磷农药中毒，使胆碱酯酶丧失活性，造成 ACh 在接头间隙堆积，故有机磷农药中毒时出现肌肉震颤。解磷定可恢复胆碱酯酶活性，是有机磷中毒的特效解毒药。

二、骨骼肌的收缩原理

骨骼肌细胞含有大量的肌原纤维和丰富的肌管系统，这些结构排列高度规则，是骨骼肌细胞在结构上最突出的特点，也是进行收缩、舒张及耗能做功的基础。

1. 骨骼肌的微细结构

（1）肌原纤维与肌小节　每个肌细胞内都含有大量的肌原纤维，每条肌原纤维平行排列，纵贯肌纤维全长，沿长轴呈现规律的明、暗交替，分别称为明带和暗带。暗带中央有一条横向的暗线，称为 M 线，M 线两侧相对透明的区域称为 H 带；明带中央有一条与肌原纤维垂直的横线，称为 Z 线。每两条相邻 Z 线之间的区域称为一个肌小节（图 2-17），

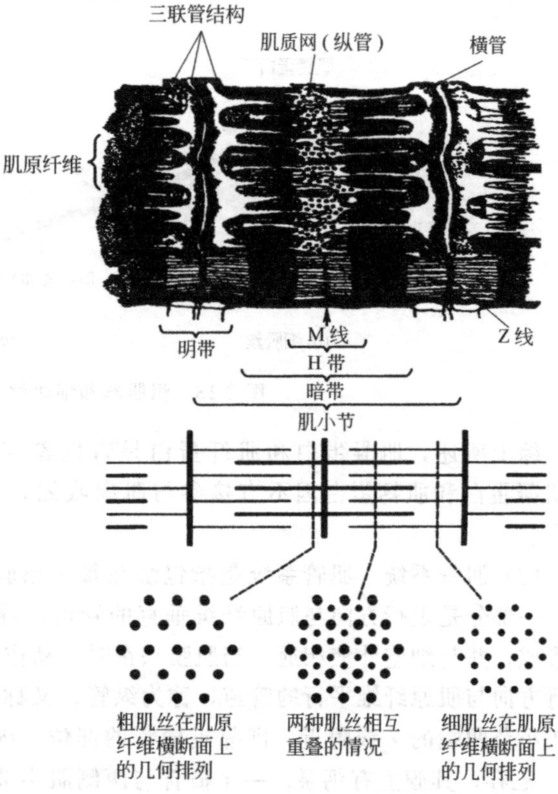

图 2-17　骨骼肌超微结构模式图

由中间的暗带和两侧的各 1/2 明带所组成，是肌肉收缩和舒张的基本单位。用电子显微镜观察，肌小节的明带和暗带由不同的肌丝组成。暗带主要有粗肌丝组成，其中 H 带只有粗肌丝，粗肌丝借助 M 线相连，明带只有细肌丝，借助 Z 线相连。由于细肌丝的一部分伸入到相邻的粗肌丝之间，故在 H 带的两侧各有一个粗、细肌丝的重叠区。

(2) 肌丝的分子组成　粗肌丝由许多肌凝蛋白（亦称肌球蛋白）分子构成（图 2-18)。每个肌凝蛋白分子又分为头部和杆部，杆部相互聚合朝向 M 线构成粗肌丝的主干；头部则有规律地伸出粗肌丝主干的表面，形成横桥。横桥具有 ATP 酶的活性，在一定条件下可与细肌丝上的肌纤蛋白分子发生可逆性结合。当它分解 ATP 释放能量后，可以发生扭动，拖动细肌丝向暗带中央滑行。

细肌丝由肌纤蛋白（亦称肌动蛋白)、原肌凝蛋白（原肌球蛋白）和肌钙蛋白（亦称原宁蛋白）三种蛋白质分子组成（图 2-18)。肌纤蛋白构成细肌丝的主干，其上有与横桥结合的位点；在肌肉舒张时，原肌凝蛋白的位置正好处于肌纤蛋白与横桥之间，起着掩盖肌纤蛋白作用点、阻止横桥与肌纤蛋白结合的作用，称为位阻效应；肌钙蛋白以一定间隔出现在原肌凝蛋白上，其上有与 Ca^{2+} 结合的位点，与 Ca^{2+} 结合时，肌钙蛋白的分子构象发生变化，则将信息传给原肌凝蛋白，使其构象和位置发生改变，暴露横桥结合位点，解除原肌凝蛋白的位阻效应。

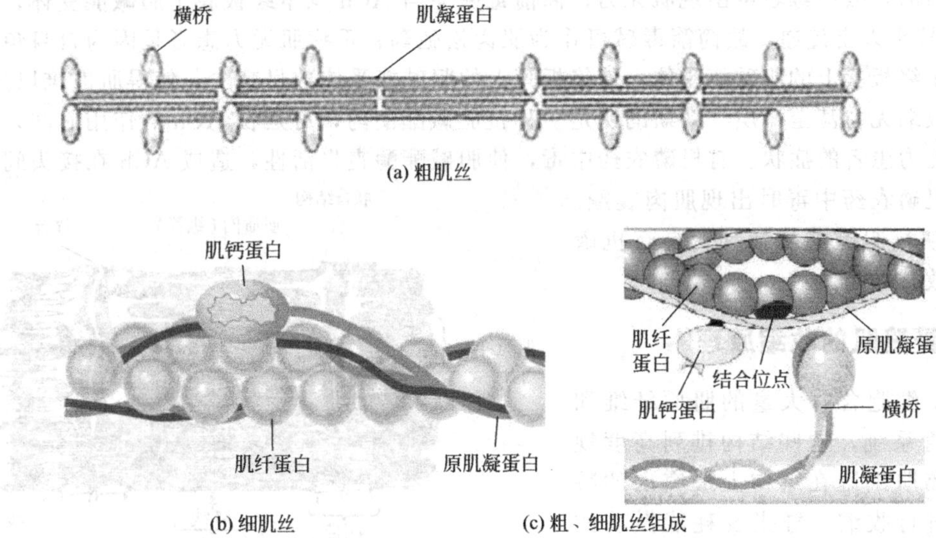

图 2-18　粗肌丝和细肌丝的分子结构示意图

综上所述，肌凝蛋白和肌纤蛋白是直接参与肌肉收缩的蛋白质，所以称为收缩蛋白；原肌凝蛋白和肌钙蛋白因不直接参与肌肉收缩，而是对收缩过程起调控作用，故称为调节蛋白。

(3) 肌管系统　肌管系统是指包绕在每一条肌原纤维周围的膜性囊管状结构。包含两部分，一部分是走行方向与肌原纤维垂直的管道，称为横管。它由肌膜在 Z 线处向细胞内凹陷而形成，并与细胞外液相通。当肌膜兴奋时，动作电位可沿横管传入肌细胞内部。另一部分是走行方向与肌原纤维平行的管道，称为纵管，又称肌质网。它纵向地包绕在肌原纤维的周围。在肌小节两端的 Z 线附近，即靠近横管的部位，纵管管腔膨大，形成终池。终池内有大量的 Ca^{2+} 贮存，其膜上有钙泵。一个横管与两侧肌小节的终池一起合称三联体结构，其作用是把从横管传来的电信息（动作电位）和终池释放的 Ca^{2+} 联系起来，完成横管向纵管的信息传递，

而终池释放的 Ca^{2+} 则是引起肌细胞收缩的直接动因（图 2-19）。

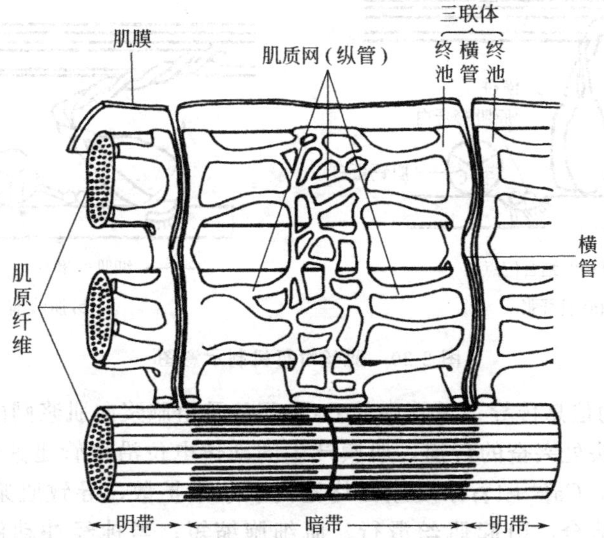

图 2-19 肌管系统结构模式图

2. 骨骼肌收缩滑行学说

骨骼肌细胞是怎样收缩的呢？目前主要用滑行学说来解释，骨骼肌细胞的收缩机制目前公认的是 20 世纪 50 年代初期 Huxley 等人提出的肌丝滑行理论。此理论认为：当肌肉收缩时，肌细胞内并无肌丝或它们所含的分子结构的缩短或卷曲，而只是发生了细肌丝向粗肌丝之间的滑行，即由 Z 线发出的细肌丝在某种力量的作用下主动向暗带中央移动，结果相邻的各 Z 线都互相靠近，肌小节长度变短，造成肌原纤维以至整个肌细胞和整块肌肉的收缩。本学说有力的证明是：①肌肉收缩时，暗带长度不变，即粗肌丝长度不变；②明带长度缩短，暗带中央的 H 带也缩短，即细肌丝也没有缩短，只能是向暗带中央移动了。

3. 骨骼肌收缩的分子机制

近年来，由于肌肉生物化学及其他细胞生物学技术的发展，肌丝的组成以及肌丝滑行的机制已基本上得到阐明。当肌细胞兴奋时，终池膜对 Ca^{2+} 的通透性增大，Ca^{2+} 由终池释放入肌浆网，Ca^{2+} 与细肌丝上的肌钙蛋白结合，引起肌钙蛋白分子构象发生改变，牵拉原肌凝蛋白发生移位，解除其位阻效应，暴露肌纤蛋白与横桥结合的位点，使横桥与肌动蛋白结合，同时横桥的 ATP 酶活性增加，分解 ATP，释放能量，使横桥发生扭动，牵拉细肌丝向粗肌丝中央滑行，结果肌小节缩短，出现肌肉收缩。反之，当肌浆中 Ca^{2+} 浓度下降时，Ca^{2+} 与肌钙蛋白分离，肌钙蛋白恢复安静时的构象，原肌凝蛋白复位，位阻效应重新出现，横桥与肌纤蛋白脱离，细肌丝滑出，肌小节恢复原长度，出现肌肉舒张（图 2-20）。从上述的肌丝滑行过程可以看出，触发与终止肌肉收缩的关键因素是 Ca^{2+}，而 Ca^{2+} 与肌钙蛋白是结合还是分离取决于肌浆中的 Ca^{2+} 浓度。

4. 骨骼肌的兴奋-收缩耦联

肌细胞兴奋后可产生收缩。将肌细胞的兴奋与肌细胞的机械收缩过程联系起来的中介过程称为兴奋-收缩耦联。目前研究表明，它至少包括三个主要步骤：电兴奋通过横管传向肌细胞

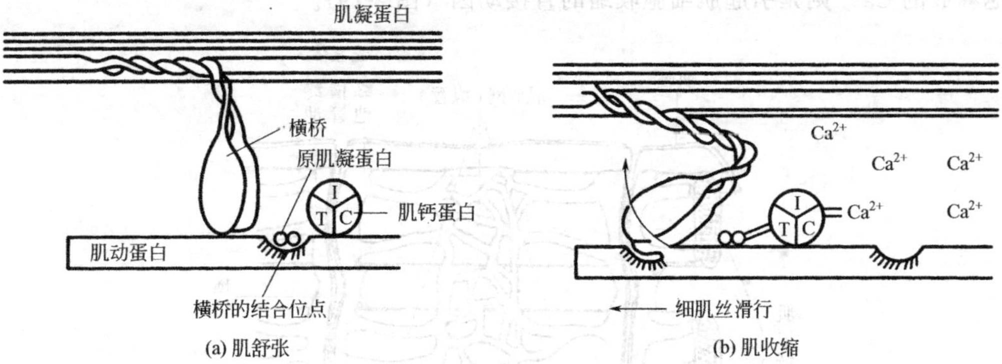

图 2-20　肌丝滑行机制示意图

深处；三联体结构处的信息传导；纵管中的 Ca^{2+} 释放及由胞浆向肌浆网的再聚。

通过神经-肌肉接头处兴奋的传递，肌膜产生的动作电位沿横管迅速传到三联体，使终池膜上的 Ca^{2+} 通道开放，Ca^{2+} 顺着浓度差由终池向肌浆中扩散，导致肌浆中 Ca^{2+} 浓度迅速升高，Ca^{2+} 与肌钙蛋白结合，引起肌丝滑行、肌细胞缩短；当神经冲动停止时，终池膜上的 Ca^{2+} 通道关闭，同时，肌细胞收缩时释放到肌浆中的 Ca^{2+} 可将终池膜上的钙泵激活，将肌浆中的 Ca^{2+} 泵回终池内贮存，肌浆中 Ca^{2+} 浓度降低，肌钙蛋白便与结合的 Ca^{2+} 解离，结果如前所述引起肌细胞舒张。

综上所述，骨骼肌的兴奋-收缩耦联的结构基础是三联体，耦联因子是 Ca^{2+}。骨骼肌的兴奋-收缩耦联过程有三个主要步骤：①电兴奋从横管传向三联管；②三联管结构处的信息传递；③纵管中的 Ca^{2+} 释放及由胞浆向肌浆网的再聚。兴奋-收缩耦联的结构基础是三联管，起关键作用的耦联物质是 Ca^{2+}。

三、骨骼肌的收缩形式

骨骼肌的主要功能是收缩，它收缩时可以表现两种状态：一是长度缩短，二是张力增加。肌肉长度和张力的改变取决于肌肉所承受的负荷（外力）和所受的刺激频率。根据肌肉所受负荷的不同，肌肉收缩可表现为等长收缩或等张收缩；根据所受刺激频率的不同，肌肉收缩可表现为单收缩或强直收缩。

1. 等长收缩和等张收缩

等长收缩是指肌肉收缩时长度不变而张力增加。等长收缩虽然产生了很大的张力，但肌肉的长度没有缩短，肌肉作用的物体也不会发生移位。等张收缩是指肌肉收缩时张力不变而长度缩短。在有后负荷作用的情况下，当肌肉收缩产生的张力小于所承受的后负荷时，肌肉收缩只表现为肌张力的增加，而肌肉长度不能缩短。在整体情况下，肌肉收缩常常既有长度变化也有张力变化。如维持姿势的肌肉收缩以张力变化为主，近于等长收缩；四肢肌肉运动以长度变化为主，近于等张收缩。

人体骨骼肌的收缩大多情况下是混合式的，即既有张力增加又有长度缩短，而且总是张力增加在前，长度缩短在后。

2. 单收缩和强直收缩

单收缩是指肌肉受到一次有效刺激时，先是产生一次动作电位，接着发生一次迅速的收缩。单收缩曲线可分潜伏期、收缩期和舒张期。根据肌肉所承受的负荷不同，单收缩可以是等长收缩，也可以是等张收缩。正常人体内，由于运动神经传到骨骼肌的兴奋冲动都是快速连续的过程，因此，体内骨骼肌的收缩都属强直收缩，但持续时间长短不一。强直收缩是指肌肉受到连续的有效刺激时，出现的强而持久的收缩。强直收缩又可分为不完全强直收缩和完全强直收缩。前者是指肌肉受到连续的有效刺激后，每一个新刺激落在前一收缩过程的舒张期，收缩曲线为锯齿状；后者是指肌肉受到连续的有效刺激后，每一个新刺激都落在前一收缩过程的收缩期，各次收缩完全融合在一起，收缩曲线呈一平直线。强直收缩所产生的张力可达单收缩的3～4倍（图2-21）。

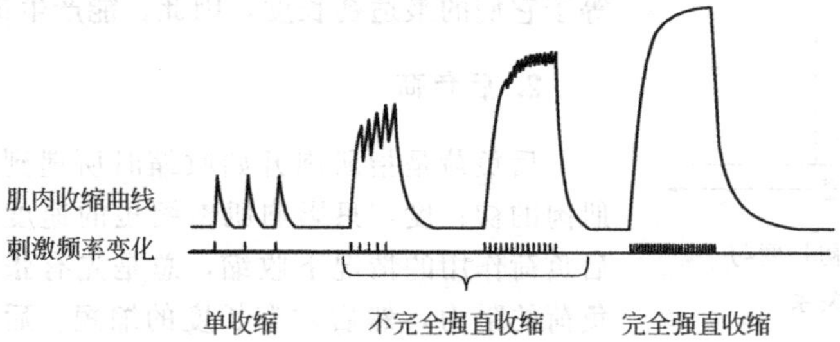

图 2-21 不同频率刺激对肌肉收缩形式的影响

知识链接

你是适合哪类运动的人

健康中国战略倡导健康文明生活方式，推动全民健身和全民健康深度融合。科学有效的运动越来越被人们重视。肌肉力量及爆发力的大小取决于不同类型肌纤维在肌肉中所占的比值。那么不同的体育运动类型肯定要受到肌纤维类型的影响。肌纤维类型通常分为白肌纤维（快肌纤维）、红肌纤维（慢肌纤维）和中间肌纤维3种。人体肌肉中，无论男性或女性，无论老中青少皆含有白肌纤维和红肌纤维，只是两者的比例不同而已。白肌纤维的无氧代谢能力比红肌纤维大得多。虽然白肌纤维和红肌纤维均含有促使ATP-CP系统快速作用的酶，但白肌纤维中酶的活性比慢肌纤维大3倍；同样白肌、红肌纤维均含有促使糖酵解的酶，但白肌纤维中此种酶的活性比慢肌纤维高2倍以上。白肌纤维中支配其运动的神经元传导速度快，使白肌纤维达到最大张力的时间只需红肌纤维的1/3。所以快肌纤维最适于做短距离、高强度的运动项目。红肌纤维的有氧代谢能力比白肌纤维强。因为红肌纤维有氧氧化酶系统活性高，毛细血管的数量、线粒体的体积、肌红蛋白的含量等均大于白肌纤维，能使人维持长时间工作不易疲劳，所以红肌纤维适合于强度小、工作时间长的耐力性运动项目。

四、影响骨骼肌收缩的主要因素

影响骨骼肌收缩的主要因素有前负荷、后负荷及肌肉收缩能力。前、后负荷是作用于肌肉的外力，肌肉的收缩能力是骨骼肌的功能状态。

1. 前负荷

前负荷是指肌肉开始收缩之前所承受的外力，它主要影响肌肉的初长度。前负荷使肌肉收缩前就处于某种被拉长的状态，肌肉这时所处的长度，称为肌肉的初长度。肌肉的初长度在一定范围内与肌张力成正变关系，但是超过一定限度，则呈反变关系。肌肉收缩时能产生最大张

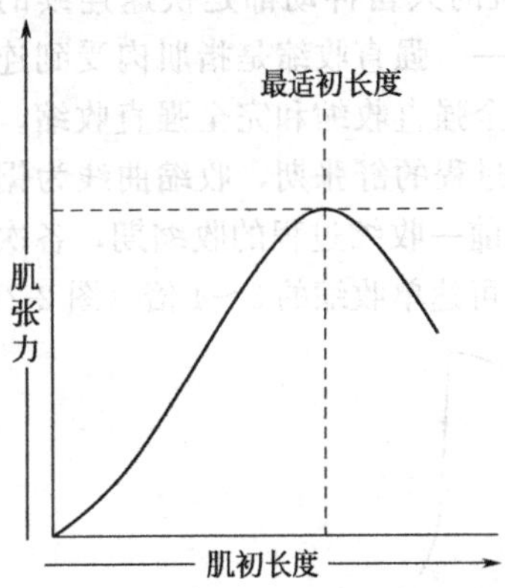

图 2-22　肌肉初长度与肌张力的关系

力的前负荷或初长度，称为肌肉的最适前负荷或最适初长度（图 2-22)。若超过肌肉的最适初长度，肌肉的张力不但不增加，反而会减小，这是因为肌肉只有在最适初长度下收缩时，粗、细肌丝才处于最理想的重叠状态，粗肌丝上的横桥与细肌丝上的结合数量才最多，肌肉收缩的效果才会最好。一般认为，骨骼肌在体内所处的自然长度，大致等于它们的最适初长度，因此，能产生最佳的收缩效果。

2. 后负荷

后负荷是指肌肉开始收缩时所遇到的阻力，它不影响肌肉的初长度，只影响肌肉缩短的速度和程度。肌肉在有后负荷作用的情况下收缩，总是先有张力的增加以克服后负荷的阻力，然后才有长度的缩短。后负荷越大，肌肉收缩产生的张力越大，而肌肉缩短出现得越晚，缩短速度越慢，因此，后负荷的大小影响肌肉收缩的张力、时间和缩短速度。从肌肉做功而言，适度的后负荷才能获得肌肉做功的最佳效率。

3. 肌肉收缩能力

肌肉收缩能力是指与前、后负荷无关的肌肉本身内在的收缩特性。肌肉收缩能力的大小主要取决于兴奋-收缩耦联期间肌浆中 Ca^{2+} 的水平和横桥的 ATP 酶活性，而与前负荷和后负荷无关。在其他因素不变的情况下，肌肉收缩能力增强，可使肌肉收缩的张力增加、收缩速度加快，做功效率增加。肌肉收缩能力受环境因素的影响，如缺氧、酸中毒、疲劳时肌肉收缩能力降低，而钙离子、咖啡因、肾上腺素等则能显著提高肌肉收缩能力。体育锻炼能增强肌肉收缩能力。

目标练习

一、选择题

（一）单项选择题

1. O_2 和 CO_2 的跨膜转运方式是（　　）。

A. 单纯扩散　　B. 通道介导的易化扩散　　C. 载体介导的易化扩散
D. 主动转运　　E. 入胞或出胞

2. 关于易化扩散的叙述，错误的是（　　）。

A. 以载体为中介的易化扩散，如葡萄糖通过细胞膜进入细胞内的过程
B. 以通道为中介的易化扩散，如 K^+、Na^+ 由膜的高浓度一侧向低浓度一侧的扩散
C. 作为载体的膜蛋白质与被转运物质之间有高度的结构特异性
D. 易化扩散需要膜蛋白协助，不消耗生物能
E. 通道蛋白质对被转运的物质没有特异性

3. 细胞受刺激而兴奋时，膜内电位负值减少称作（　　）。

A. 极化　　B. 去极化　　C. 复极化　　D. 超射　　E. 超极化

4. 细胞膜在静息情况时，对下列哪种离子通透性最大（　　）。

A. Na^+ 内流　　B. Na^+ 外流　　C. Ca^{2+} 内流　　D. K^+ 内流　　E. K^+ 外流

5. 以下关于动作电位的描述，正确的是（　　）。

A. 动作电位是细胞受刺激时出现的快速而不可逆的电位变化
B. 膜电位由内正外负变为内负外正
C. 动作电位分为锋电位和后电位
D. 刺激强度越大，动作电位幅度也越高
E. 一次阈下刺激即可产生动作电位
6. 以下关于细胞膜离子通道的叙述，正确的是（ ）。
A. 在静息状态下，Na^+、K^+通道处于关闭状态
B. 细胞接受刺激开始去极化时，就有Na^+通道大量开放
C. 在动作电位去极相，K^+通道也被激活，但出现较慢
D. Na^+通道关闭，出现动作电位的复极相
E. 以上均不对
7. 白细胞吞噬细菌是属于（ ）。
A. 主动转运 B. 易化扩散 C. 被动转运 D. 入胞作用 E. 出胞作用
8. 下列生理过程需要直接消耗能量的是（ ）。
A. 维持静息电位的K^+外流 B. 引起动作电位去极化的Na^+内流
C. 引起动作电位复极化的K^+外流 D. 肌质网摄入Ca^{2+}
E. 细胞外液中的Ca^{2+}进入细胞
9. 神经-肌肉接头处传递兴奋的神经递质是（ ）。
A. 去甲肾上腺素 B. 乙酰胆碱 C. 肾上腺素 D. K^+ E. Ca^{2+}
10. 有机磷中毒引起骨骼肌痉挛的主要原因是（ ）。
A. 胆碱酯酶释放增多 B. 胆碱酯酶释放减少
C. 乙酰胆碱释放增多 D. 乙酰胆碱释放减少
E. 胆碱酯酶活性降低

（二）多项选择题

1. 有关单纯扩散的叙述，正确的有（ ）。
A. 顺浓度差转运 B. 依靠膜载体转运 C. 不耗能
D. 通过膜通道转运 E. 借助膜上泵的作用
2. 以载体为中介的易化扩散（ ）。
A. 有结构特异性 B. 有竞争性抑制
C. 有饱和现象 D. 不依赖细胞膜上的蛋白质
E. 是一种被动转运
3. 细胞膜对物质主动转运的特点有（ ）。
A. 逆浓度梯度转运 B. 消耗能量 C. 借助泵
D. 有特异性 E. 由ATP供能
4. Na^+-K^+泵的功能特点有（ ）。
A. 逆浓度差、电位差的转运过程 B. 由ATP供能 C. 消耗能量
D. 使细胞内外的Na^+和K^+浓度相等 E. 属于易化扩散
5. 关于神经纤维静息电位的叙述，正确的是（ ）。
A. 它是膜外为正、膜内为负的电位 B. 它是膜外为负、膜内为正的电位
C. 其大小接近K^+平衡电位 D. 其大小接近Na^+平衡电位
E. 它是个稳定电位
6. 关于神经纤维动作电位的叙述，正确的是（ ）。

A. 它是瞬时变化的电位　　B. 它可作衰减性扩布
C. 它可作不衰减性扩布　　D. 它是个极化反转的电位
E. 它具有“全或无”特性

7. 关于细胞膜电位的叙述，正确的是（　　）。
A. 动作电位的峰值接近 Na^+ 平衡电位　　B. 动作电位复极相主要由 K^+ 外流引起
C. 静息电位水平略低于 K^+ 平衡电位　　D. 动作电位可发生于任何细胞
E. 动作电位复极后，Na^+ 和 K^+ 顺电化学梯度复原

8. 关于骨骼肌的收缩形式，论述正确的有（　　）。
A. 单个刺激引起肌肉一次快速的收缩称为单收缩
B. 单收缩的收缩和舒张时间取决于 Ca^{2+} 释放和回收时间
C. 单收缩的收缩时间为 50～60ms，舒张时间为 30～40ms
D. 连续脉冲刺激，如后一刺激落在前次收缩期内则产生不完全性强直收缩
E. 整体内肌肉全是等张收缩

9. 与神经纤维兴奋具有同样意义的是（　　）。
A. 神经冲动　B. 阈电位　C. 阈值
D. 动作电位　E. 静息电位

10. 局部反应的特征是（　　）。
A. “全或无”的变化　　B. 只发生电紧张性扩布　　C. 无不应期
D. 可总和　　E. 可发生不衰减性传导

二、名词解释

1. 主动转运　2. 动作电位　3. 阈电位　4. 兴奋-收缩耦联

三、简答题

1. 比较载体转运与通道转运物质功能的异同。
2. 何谓动作电位“全或无”现象？

（宋瑞佳　李　琳）

参考答案扫一扫

第三章 基本组织

人体的组织根据其结构特点和功能，可分为上皮组织、结缔组织、肌组织和神经组织四类，这四类组织称为基本组织。

思维导图扫一扫

第一节　上 皮 组 织

上皮组织简称上皮，由紧密排列的上皮细胞和极少量的细胞间质组成。上皮组织的基底部借一薄层基膜与深部结缔组织相连。上皮组织中没有血管，营养供给来自结缔组织内的血管，通过基膜渗入上皮组织。上皮组织内有丰富的神经末梢分布。上皮组织有保护、吸收、分泌、排泄和感觉等功能。

一、上皮组织的种类

根据不同的分布与功能，上皮组织可分为被覆上皮、腺上皮、感觉上皮三种主要类型。上皮组织的分类及主要分布见表 3-1。

表 3-1　上皮组织的分类和主要分布

项目	上皮类型	主要分布
单层上皮	单层扁平上皮	内皮:心、血管和淋巴管 间皮:胸膜、腹膜和心包膜 其他:肺泡和肾小囊
	单层立方上皮	肾小管、甲状腺滤泡
	单层柱状上皮	胃、肠、胆囊、子宫等
	假复层纤毛柱状上皮	呼吸道等
复层上皮	复层扁平上皮	未角化的:口腔、食管和阴道 角化的:皮肤表皮
	变移上皮	肾盏、肾盂、输尿管和膀胱

1. 被覆上皮

被覆上皮细胞排列成膜状，被覆于人体的外表面或体内管、腔、囊的内表面以及胸、腹、盆腔脏器的外表面。上皮细胞朝向体表或腔的一面，称游离面；与游离面相对并与深部结缔组织相连的一面，称基底面。被覆上皮的主要功能是保护、吸收、分泌及排泄等功能。

根据上皮细胞的排列层数和表层细胞的形态，被覆上皮可分为如下几类。

（1）单层扁平上皮　单层扁平上皮由一层细胞组成，细胞呈扁平形，细胞核扁圆形，位于细胞中央。从游离面看，细胞为不规则的多边形（图 3-1）；在垂直切面上，细胞呈梭形。

单层扁平上皮，衬于心腔、血管和淋巴管内面的单层扁平上皮，称内皮，内皮薄而游离面光滑，有利于血液和淋巴的流动及物质的交换。分布于胸膜、腹膜及心包等处的单层扁平上皮称间皮，其游离面光滑，有利于减少摩擦。

（2）单层立方上皮　单层立方上皮由一层立方形细胞构成，上面观细胞呈多边形，侧面观呈立方形，此立方细胞的细胞核呈圆球形，位于细胞中央（图 3-2）。单层立方上皮多构成小管的管壁，功能以分泌、吸收为主。

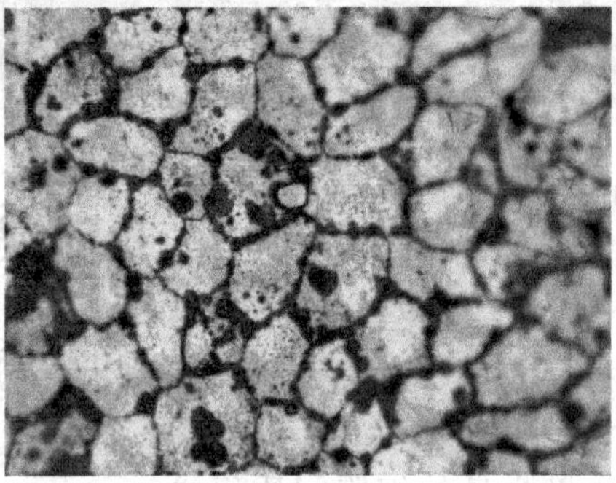

图 3-1　单层扁平上皮（腹膜）

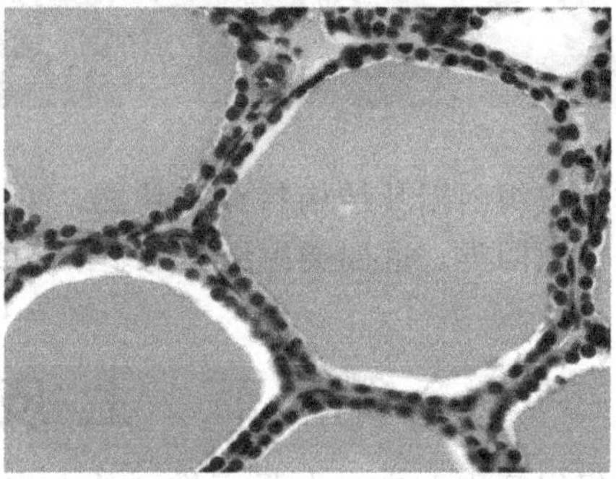

图 3-2　单层立方上皮（甲状腺）

（3）单层柱状上皮　单层柱状上皮由一层高棱柱状细胞构成，纵切面细胞呈柱状，细胞核呈椭圆形，多位于细胞的基底部。单层柱状上皮分布于胃肠等处的内面，具有保护和吸收功能（图 3-3）。

（4）假复层纤毛柱状上皮　假复层纤毛柱状上皮由柱状、梭形和锥体形等高矮不等的细胞组成，常夹有杯状细胞。所有细胞基底部都附着于基膜。由于细胞高矮不等，核的排列也参差不齐，形似复层。柱状细胞游离面有纤毛，纤毛的摆动，可清除异物。这种上皮主要分布于呼吸道黏膜表面，具有保护功能（图 3-4）。

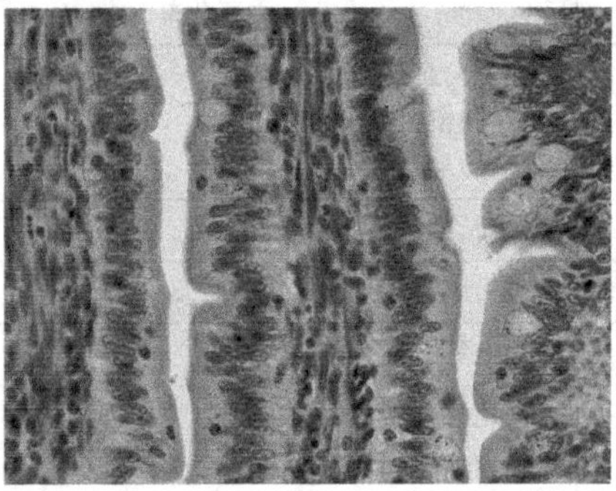

图 3-3　单层柱状上皮（小肠）

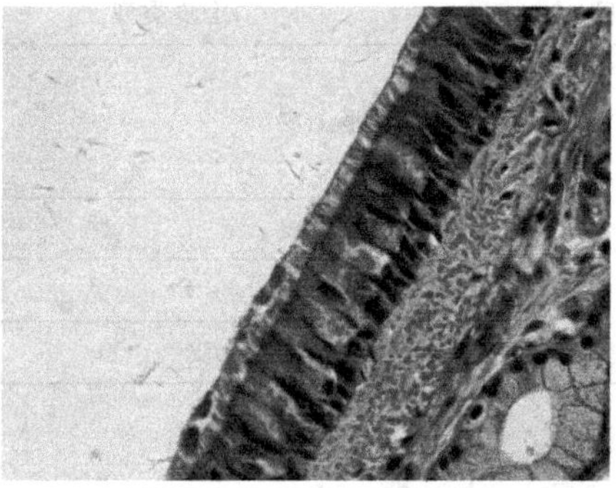

图 3-4　假复层纤毛柱状上皮（气管）

（5）复层扁平上皮　复层扁平上皮由多层细胞组成（图 3-5），又称复层鳞状上皮。其浅层为数层扁平细胞，最表面的一层扁平上皮细胞呈鳞片状已衰老退化，将逐渐脱落；中间几层为多边形细胞；最基底一层附于基膜的是立方或矮柱状细胞。该基底层细胞幼稚，增殖能力强，新生的细胞逐渐移向表层，胞质内逐步积累角蛋白（一种硬蛋白），使细胞耐摩擦，并能保护其下的组织，皮肤表皮的复层扁平上皮为角化上皮，其浅表的鳞状细胞质内充满角蛋白，

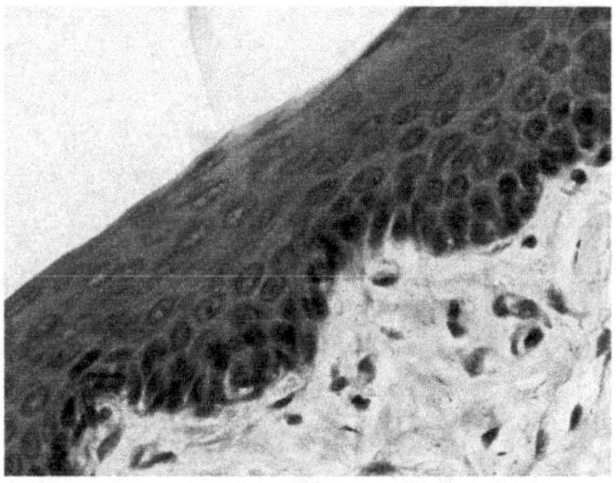

图 3-5 复层扁平上皮（食管）

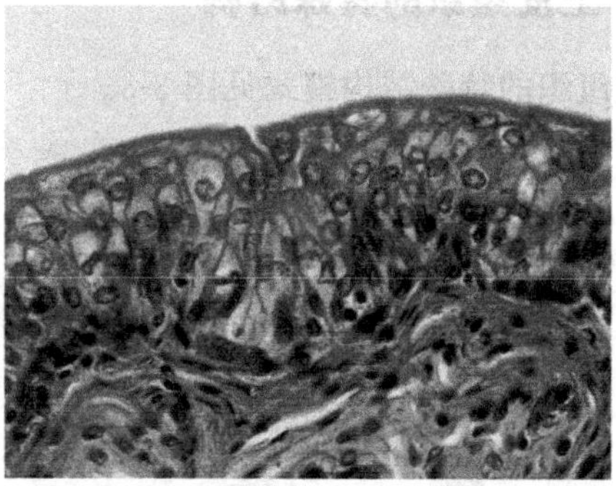

图 3-6 变移上皮（膀胱）

核消失，成为干硬的死细胞。口腔、食管等处的复层扁平上皮为未角化上皮、浅层是有核的活细胞，含有角蛋白少，游离面湿润。

复层扁平上皮与深部结缔组织连接面起伏不平，扩大了二者接触面积。结缔组织向上皮突起部富含毛细血管，有利于对上皮的营养。复层扁平上皮有较强的保护功能。

（6）变移上皮 变移上皮由多层细胞构成，主要分布于输尿管、膀胱等处的内表面。由于细胞层次和形态能随器官充盈程度而变化，故称为变移上皮。

器官扩张时，上皮变薄，层数变少、细胞变扁。当器官收缩时，上皮细胞体积增大，层数增多（图 3-6）。变移上皮有保护功能。

2. 腺上皮和腺

具有分泌功能的细胞称为腺细胞，主要行使分泌功能的上皮称为腺上皮，以腺上皮为主要成分组成的器官称为腺。

（1）腺的分类 腺根据排出分泌物的方式，可分为两类。

① 外分泌腺 具有导管，故又称有管腺，其分泌物经导管排到体表或器官的腔内，如唾液腺和汗腺等。

② 内分泌腺 无导管，故又称无管腺，其分泌物直接渗入血管，经血液运往全身。如甲状腺和肾上腺等。

（2）外分泌腺的分类和结构 按组成腺的细胞数量多少，外分泌腺可分为单细胞腺和多细胞腺。

① 单细胞腺 杯状细胞是人体唯一的单细胞腺。其顶部膨大、基底部狭窄，细胞核略成三角形，位于细胞的基底部，杯状细胞夹布于肠管的单层柱状上皮和呼吸道的假复层纤毛柱状上皮之中，其顶部达游离面。杯状细胞分泌黏液。

② 多细胞腺 由分泌部和导管两部分组成。

a. 分泌部 是产生分泌物的结构，一般由单层细胞围成，其形态不一，有的呈泡状，有的呈管泡状；泡状和管泡状的分泌部称为腺泡。其内腔叫腺腔。根据分泌部的形态，外分泌腺可分为管状腺、泡状腺和管泡状腺（图 3-7）。外分泌腺依据分泌物的性质分浆液性腺泡、黏液性腺泡和混合性腺泡。浆液性腺泡的分泌物稀薄，主要含蛋白质，为不同的酶。黏液性腺泡的分泌物是黏蛋白（糖蛋白），释出后与水结合成黏液。

b. 导管 是输送分泌物的管道，主要有上皮细胞构成。导管可有分支。导管的一端与腺腔相通，另一端开口于体表或器官的腔面。

二、上皮组织的特殊结构

上皮组织的特殊结构模式见图 3-8。

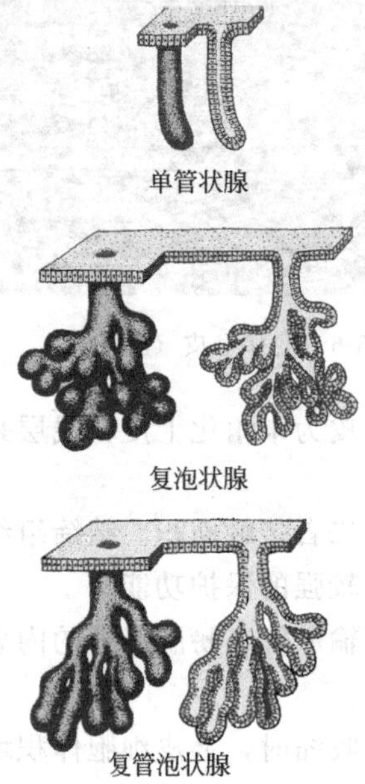

图 3-7 外分泌腺

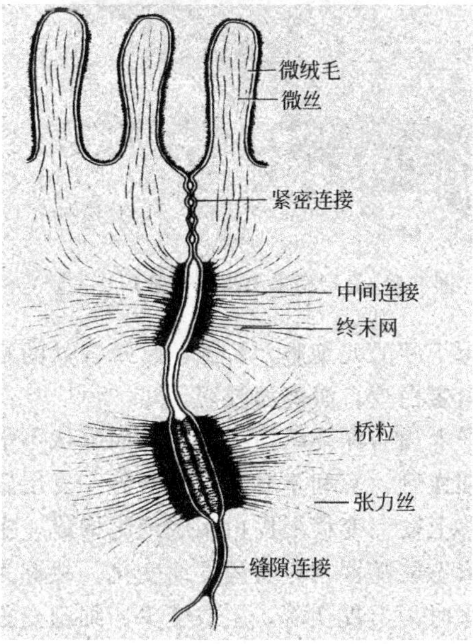

图 3-8 上皮组织的特殊结构模式图

1. 上皮细胞的游离面

（1）微绒毛 是上皮细胞游离面的细胞膜和细胞质共同形成的细小指状突起，电镜下可见胞质内含有许多纵行的微丝。微绒毛扩大了细胞的表面积，有利于细胞对物质吸收。

（2）纤毛 在光镜下可见，由细胞膜和细胞质形成指状突起，但比微绒毛粗长。电镜下观察，纤毛内有按规律排列的纵行微管。纤毛一般都有规律地向一定方向摆动，从而把附在细胞表面的分泌物及其灰尘、细菌等排出。

知识链接

“风吹麦浪”般的纤毛的作用

众多纤毛的协调摆动像风吹麦浪一样起伏，从而把黏附在上皮表面的黏液及其黏附的颗粒物质定向推送。如呼吸道的假复层纤毛柱状上皮即以此方式，把吸入的灰尘和细菌等推至咽部形成痰咳出。如果纤毛中缺少动力蛋白臂，导致纤毛不能摆动，则不能清除呼吸道的黏液而频发感染，临床称为不动纤毛综合征。

2. 上皮细胞的侧面

上皮细胞的侧面分化出一些特殊的结构，即细胞连接。其连接方式有紧密连接、中间连接和缝隙连接等。这些连接，不仅分布于上皮组织，也存在于肌肉组织、神经组织、结缔组织。有两种或两种以上连接同时存在的，称为连接复合体。

3. 上皮细胞的基底面

（1）基膜 是上皮细胞基部与结缔组织之间的薄层细胞间质，基膜厚薄不一。基膜除有支持连接作用外，还是一种半透膜，可调节上皮和结缔组织间的物质交换。

（2）质膜内褶 是上皮基底面的细胞膜折入胞质所形成的许多内褶，在内褶附近胞质中线粒体多。质膜内褶的主要作用是扩大基底部表面积，有利于水、电解质转运。

第二节 结缔组织

结缔组织由大量细胞间质和散在其中的细胞组成。细胞间质中含均质状的基质和细丝状的纤维，基质因化学组成不同而呈液态、胶态或固态。细胞量少，种类多，分散，没有极性。结缔组织中一般含丰富的血管和神经。

结缔组织类型较多，广义的结缔组织包括固有结缔组织、软骨、骨和血液。通常所称结缔组织（见图 3-9）是指固有结缔组织，包括疏松结缔组织、致密结缔组织、脂肪组织和网状组织。

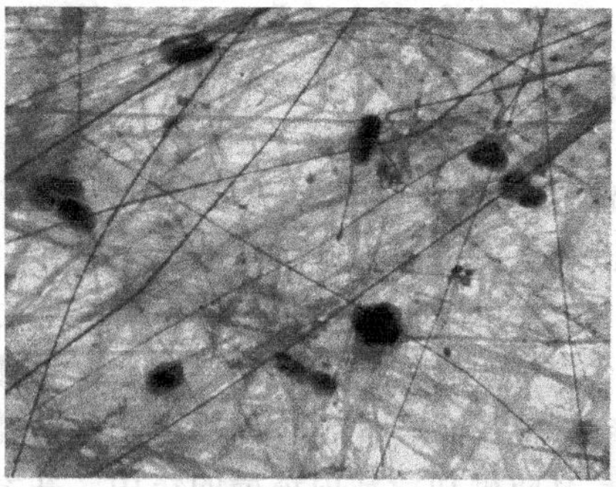

图 3-9 结缔组织

一、疏松结缔组织

疏松结缔组织又称蜂窝组织，广泛分布于器官之间、组织之间以及细胞之间。其特点是细胞少，细胞种类较多；基质含量较多，纤维细而少，疏而交织成网，并富含毛细血管。

1. 细胞间质

（1）基质 为无定形胶质状物质，主要成分是蛋白多糖和水。蛋白多糖是蛋白质和糖胺多糖结合的大分子化合物，其中以透明质酸含量最多。透明质酸是一种曲折盘绕的大分子长链，由它构成蛋白多糖主干，从而形成了带有许多微小孔隙、复杂大分子立体结构，即分子筛，有防止侵入病菌扩散的屏障作用。

基质中还含有从毛细血管渗出的液体，这种液体称组织液。组织液是血液和细胞进行物质交换的媒介。

（2）纤维 可分为胶原纤维、弹性纤维和网状纤维三种。

① 胶原纤维 数量最多。胶原纤维由很细的微原纤维构成，新鲜时略成白色，故又称白纤维。HE 染色呈粉红色，纤维粗细不等。胶原纤维韧性好，抗拉力强。

② 弹性纤维 新鲜时呈黄色，又名黄纤维。HE 染色的标本中呈浅亮红色，折光性强。纤维较细，可见分支，分支交织成网。弹性纤维富有弹性，但韧性差，不牢固，其弹性随年龄增长而减弱。

知识链接

你知道皱纹是怎么悄悄爬上眼角的吗？

人们常常以满脸的胶原蛋白来形容年轻的脸庞，这话不假，但只说对了一半，还有弹性蛋白构成的弹性纤维的作用。弹性纤维常与胶原纤维编织在一起，使疏松结缔组织既有韧性又有弹性，有利于所在组织和器官保持形态、位置的相对恒定。年龄增长和强日光照射等因素可使皮肤内的胶原纤维和弹性纤维变脆、断裂，肌肤的支撑结构减少，支撑能力下降，皱纹就这么悄悄爬上了你的眼角。

③ 网状纤维　是一种很纤细的纤维，分支多，互相交织成网。HE染色不能显示，银染色呈棕黑色，故又称嗜银纤维。网状纤维主要分布在不同组织的交界处，如毛细血管和平滑肌周围等。在造血器官、内分泌器官及淋巴器官内有较多的网状纤维，构成微细支架。

2. 细胞

疏松结缔组织中的细胞种类较多，包括成纤维细胞、巨噬细胞、浆细胞、肥大细胞、脂肪细胞和未分化的间充质细胞。

（1）成纤维细胞　是疏松结缔组织中的主要细胞成分。数量多，胞体大而扁平，具有尖细的突起，胞质弱嗜碱性，核较大，呈卵圆形，核仁明显。电镜下胞质内含有丰富的粗面内质网和游离核糖体，高尔基复合体发达。成纤维细胞能合成基质和纤维，与创伤的愈合有密切关系。

（2）巨噬细胞　是人体内吞噬能力最强的细胞，胞体形态多样，呈圆形、卵圆形，常见伸出不规则短突起的伪足，核较小，呈卵圆形或肾形，着色深。细胞质嗜酸性，胞质内含有丰富的溶酶体、吞噬体、吞饮小泡和残余体。巨噬细胞的主要功能是吞噬异物及体内衰老死亡的细胞，有防御和清洁内环境的作用，并参与免疫反应。

（3）浆细胞　细胞呈圆形或卵圆形，核小而圆，常偏于细胞一侧，染色质呈粗大放射状排列于核的周边部，故胞核呈车轮状。胞质丰富，呈嗜碱性，内有大量平行排列的粗面内质网和发达的高尔基复合体。浆细胞能分泌免疫球蛋白，即抗体，参与体液免疫反应。正常结缔组织中浆细胞很少，慢性炎症时增多。

（4）肥大细胞　细胞较大呈圆形或卵圆形，核较小，位于细胞中央。胞质内充满粗大的嗜碱性颗粒，颗粒内含有组胺、慢反应物质和肝素。肝素具有抗凝血作用；组胺、慢反应物质与过敏反应有关。肥大细胞常沿小血管和淋巴管分布。

知识链接

虾、蟹、花粉与过敏反应

有人吃了虾或蟹后，浑身冒出红肿块，其痒难耐；有人春游或在户外接触花粉后，打起了喷嚏，流起了眼泪和鼻涕，甚至喘不过气来，或浑身也冒出红肿块。在医学上这些都是过敏反应。这是什么原因呢？与什么有关呢？

原来，对于某些人来说，虾和蟹内的一些小分子蛋白质以及花粉是引发过敏反应的抗原（过敏原）。如花粉进入机体后，会刺激浆细胞产生抗体IgE；然后IgE与肥大细胞表面的IgE受体结合，于是机体对这些过敏原处于致敏状态。这些人再次接触此过敏原时，过敏原就与肥大细胞表面的IgE结合成抗原-抗体复合物，使肥大细胞释放肝素、组胺和白三烯。肝素有抗凝血作用；组胺和白三烯可使皮肤毛细血管和微静脉扩张，通透性增加，血管内较多液体渗出，导致组织水肿，在皮肤形成荨麻疹；可使支气管黏膜水肿，平滑肌痉挛，造成支气管通气不畅，呼吸困难，引起哮喘；可使全身小动脉扩张，引起血压急剧下降，导致休克，统属过敏反应。嗜碱粒细胞也能引起过敏反应。

(5) 脂肪细胞　体积较大，呈圆形或卵圆形。细胞质内含有脂肪滴，将细胞核及胞质内其他成分挤向边缘，形成一薄层新月形结构。在HE切片中，因脂肪被溶解，故切片上的细胞呈空泡状。脂肪细胞能合成和贮存脂肪。

知识链接

脂肪细胞与肥胖

产生肥胖的原因目前虽然不十分清楚，但一般认为，一方面可能是由于脂肪细胞内不断蓄积脂肪而使脂肪细胞体积增大；另一方面可能是由于脂肪细胞数量增多所致。前者称为肥大型，多见于成人；后者称为增殖型，多见于婴幼儿。从婴幼儿开始肥胖者，至成人后，多表现为增殖与肥大混合型，这种情况比较容易产生重症肥胖。

(6) 未分化的间充质细胞　形态类似成纤维细胞，胞体较小，常分布于毛细血管周围，有增殖分化能力，分化为成纤维细胞、脂肪细胞、内皮细胞和平滑肌细胞等。

二、致密结缔组织

致密结缔组织的结构与疏松结缔组织相似，两者的主要区别是：致密结缔组织的细胞种类很少，主要是成纤维细胞和纤维细胞；细胞间质中的基质很少；胶原纤维数量很多，外形粗大，排列致密。致密结缔组织主要分布于腱、韧带、皮肤的真皮及器官的被膜等处，起连接、支持和保护作用。

三、脂肪组织

脂肪组织由大量脂肪细胞聚集而成。在成群的脂肪细胞之间，由富含血管的疏松结缔组织分隔成许多脂肪小叶。脂肪组织主要分布在皮下浅筋膜、肾脂肪囊、网膜、肠系膜和黄骨髓等处，约占正常成人体重的10%。脂肪组织具有支持、保护和维持体温的作用；并可缓冲外来压力；参与能量代谢，是体内最大的“能量库”。

四、网状组织

网状组织由网状细胞、网状纤维和基质构成。网状细胞是一种多突起的细胞，突起相互连接成网。胞质丰富、核大、着色浅，有明显核仁。网状细胞能产生网状纤维。网状纤维细而有分支，沿胞体和突起分布。网状组织分布于骨髓、淋巴结、脾和淋巴组织等处，构成血细胞发育的环境。

软骨组织、骨组织分别是构成软骨和骨的主要成分。软骨和骨参与躯体运动系统的组成，故放在第六章叙述；血液则放在第四章叙述。

第三节　肌　组　织

肌组织主要由肌细胞组成。肌细胞间有少量结缔组织、血管及神经纤维。肌细胞细长呈纤维状，因此又称肌纤维。肌细胞膜通常称肌膜；细胞质称肌浆。肌浆中有许多与细胞长轴呈平行排列的肌丝，有收缩功能。

一、肌组织的分类

根据肌细胞的形态和功能特征，肌组织可分为平滑肌、骨骼肌和心肌三种。平滑肌分布于内脏和血管壁，收缩慢而持久。骨骼肌由肌腱附着于骨骼，骨骼肌收缩快而有力，并受意志支配，故又称随意肌。心肌主要分布于心脏，其收缩持久而有节律。心肌和平滑肌的收缩均不受意志支配，又称不随意肌。

二、骨骼肌的结构及收缩功能

1. 骨骼肌细胞的光镜结构

骨骼肌主要由骨骼肌细胞构成，骨骼肌细胞呈长圆柱形（图 3-10），长 1～30mm，直径为 10～100μm。细胞核呈扁卵圆形，数量较多，紧靠肌膜的深面。肌浆内含有许多与细胞长轴平行排列的肌原纤维。每条肌原纤维上都有明暗相间的带，由于所有肌原纤维的明带和暗带（图 3-11），均分别相互对齐，排列在同一平面上，故骨骼肌又称横纹肌。肌原纤维上的明带又称 I 带，暗带又称 A 带。A 带的中部有色浅的 H 带，H 带的中央有一条色深的中线，称 M 线；I 带的中央有一条色深的细线，称 Z 线。相邻的两条 Z 线之间的一段肌原纤维，称为肌节（或肌小节）。因此，每个肌节是由 1/2 个 I 带＋1 个 A 带＋1/2 个 I 带组成。肌节的长度为 2～2.5μm。肌节是肌原纤维的基本结构和功能单位（图 3-12）。

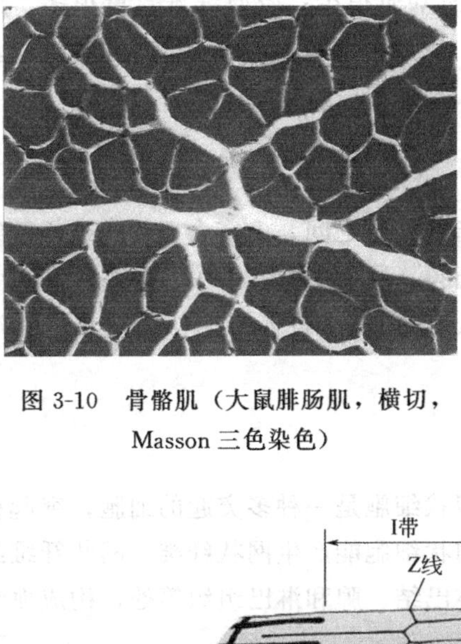

图 3-10　骨骼肌（大鼠腓肠肌，横切，Masson 三色染色）

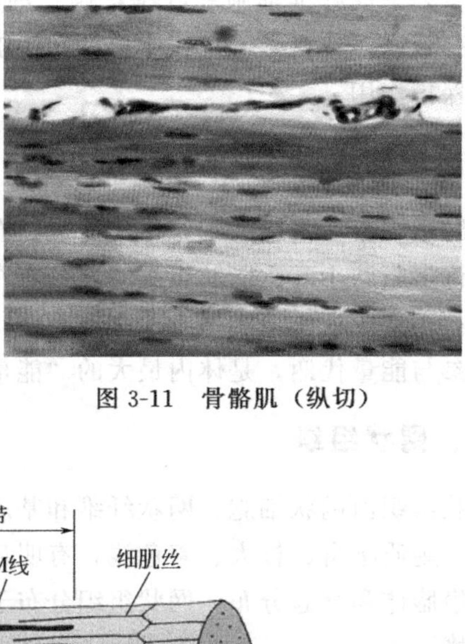

图 3-11　骨骼肌（纵切）

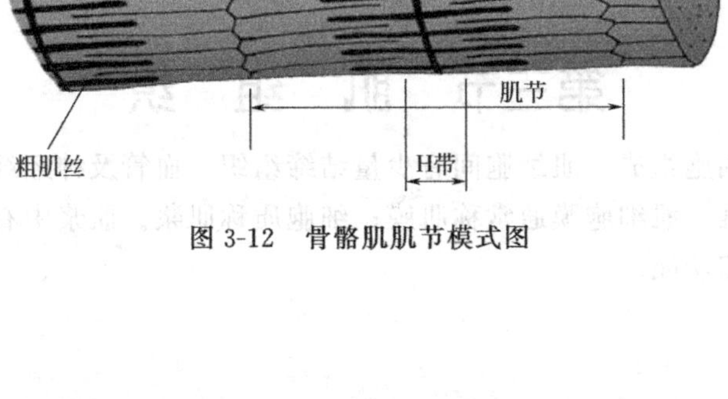

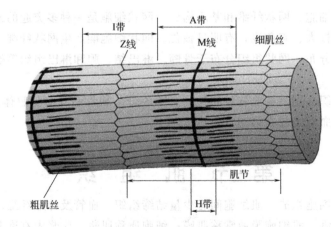

图 3-12　骨骼肌肌节模式图

2. 骨骼肌细胞的超微结构

(1) 肌原纤维 肌原纤维由上千条粗、细肌丝有规律地相互平行排列而成，粗肌丝位于肌节中段的 A 带内，固定于 M 线，两端游离。细肌丝一端固定于 Z 线，另一端插入粗肌丝之间，达 H 带外缘，末端游离。因此，I 带内只有细肌丝，A 带中段的 H 带内只有粗肌丝，而 H 带两侧的 A 带内既有粗肌丝又有细肌丝，粗肌丝与细肌丝的数量为 1∶6，即每 1 根粗肌丝周围排有 6 根细肌丝。两种肌丝的特定排列以及它们的分子结构，与肌纤维收缩有密切关系（图 3-13）。

① 粗肌丝的分子结构 粗肌丝（图 3-14）是由许多杆状的肌球蛋白分子平行排列聚集而成。肌球蛋白形似豆芽，头部像两个豆瓣，杆部如同豆芽茎，头与杆之间有如关节，可以屈曲。在整个粗肌丝中，肌球蛋白的杆部朝向粗肌丝的中段，而头部则朝向粗肌丝的两端，并露于表面，称为横桥。横桥是一种 ATP 酶，可结合和分解 ATP 而产生能量，使横桥发生屈曲运动。

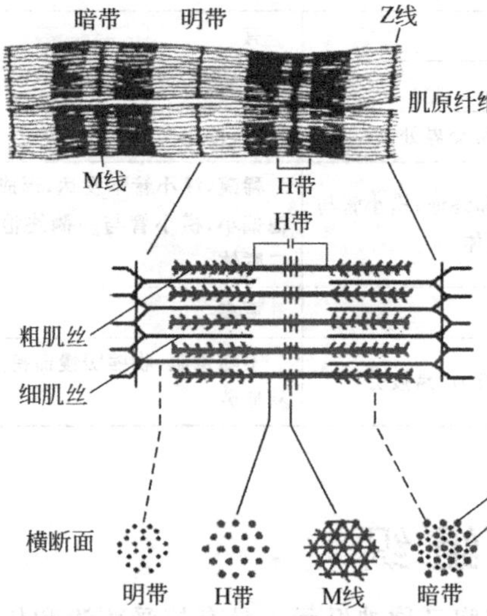

图 3-13 骨骼肌肌原纤维粗、细肌丝排列模式图

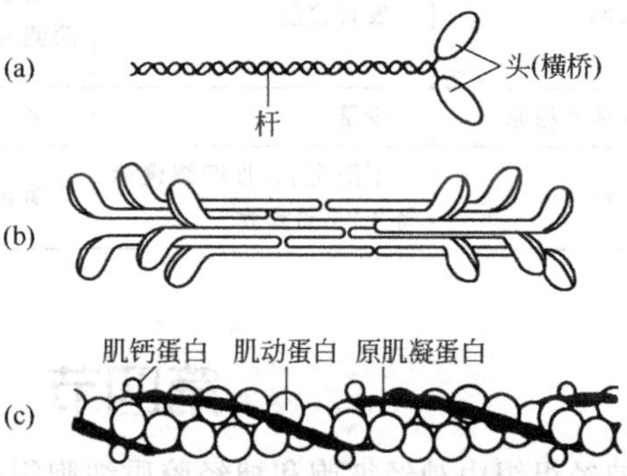

图 3-14 骨骼肌肌原纤维粗、细肌丝分子模式图

(a) 肌球蛋白；(b) 粗肌丝；(c) 细肌丝及其组成

② 细肌丝的分子结构 细肌丝（图 3-14）由肌动蛋白、原肌球蛋白和肌原蛋白或称肌钙蛋白三种蛋白分子组成。肌动蛋白分子系由许多球形肌动蛋白单体串联在一起，并相互缠绕形成螺旋链。每个肌动蛋白单体均有与肌球蛋白头部相结合的位点，该位点可以激活肌球蛋白头部的 ATP 酶。原肌球蛋白为索状，由两条多肽链绞合而成，彼此相连并嵌于肌动蛋白分子链的螺旋沟内。肌原蛋白是由三个球形亚单位组成，能与 Ca^{2+} 结合，有启动肌细胞收缩的作用。

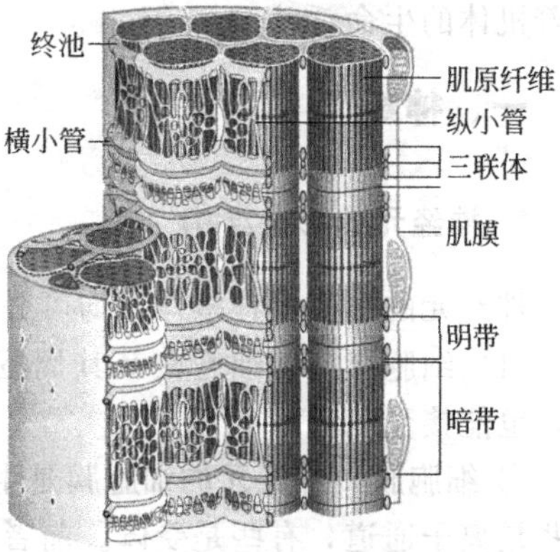

图 3-15 骨骼肌纤维超微结构立体模式图

(2) 横小管 肌细胞的肌膜向细胞内凹陷形成横小管（图 3-15），其走向与肌原纤维长轴相垂直。同一水平的横小管在细胞内有分支吻合，环绕在每条肌原纤维的周围。人的横小管位于 A 带与 I 带交界处，是兴奋从

肌膜传入肌纤维内的通道。

(3) 肌浆网　是肌细胞内的滑面内质网，位于肌原纤维之间。在相邻两条横小管之间，肌浆网呈纵行排列，故又称纵小管。在靠近横小管处，两侧的纵小管各自横向膨大，相互连接形成终池。横小管和其两侧的终池共同构成三联体（图 3-15）。肌浆网的膜上有丰富的钙泵，能将肌浆中的 Ca^{2+} 泵入肌浆网中，从而起调节肌浆中 Ca^{2+} 浓度的作用。

三种肌组织的比较见表 3-2。

表 3-2　三种肌组织比较

分类	平滑肌	骨骼肌	心肌
分布	内脏和血管壁	多附着于骨骼，也位于食管壁及舌	心脏壁
细胞形态	细长梭形	长圆柱形	短圆柱形，有分支
细胞核	长椭圆形，1 个，位于细胞中央	椭圆形，多个，位于细胞边缘	椭圆形，1 个，偶见 2 个，位于细胞中央
横纹	无	有，明显，分明带和暗带	有，不明显
闰盘	无	无	有
肌原纤维	无	明显	不明显，仅为肌丝束
横小管	无	有，位于 A 带和 I 带交界处，较细	有，位于 Z 线水平，较粗
肌浆网	发育较差	发达，形成纵小管和终池；横小管与两侧的终池形成三联体	稀疏，纵小管不发达，形成的终池偏小，横小管与一侧终池形成二联体
线粒体和糖原	少量	多	更多
收缩特点	不随意肌，收缩缓慢而持久，不易疲劳	随意肌，收缩快而有力，易疲劳	不随意肌，收缩缓慢而持久，不易疲劳

第四节　神经组织

神经组织由神经细胞和神经胶质细胞组成。神经细胞又称神经元，具有接受刺激和传导冲动的功能。神经胶质细胞不能接受刺激，无传导功能，但对神经元起着支持、营养、绝缘和防御等作用。

神经组织在体内分布广泛，遍布于全身各部的组织和器官，协调机体成为一个统一体，主宰着机体的生命活动。

一、神经元

1. 神经元的形态结构

神经元的形态多种多样，均可分为细胞体和突起两部分。见图 3-16。

(1) 细胞体　为细胞核及其周围的细胞质部分，其形态不一，是神经元的代谢和营养中心，也能接受刺激。

① 细胞膜　神经元的细胞膜是生物膜，能接受刺激产生冲动，在构成细胞膜的膜蛋白中，有些是离子通道，有些是受体。前者可以通过特定的离子；后者可与相应的神经递质相结合，导致细胞膜内外的电位差发生改变，从而产生神经冲动。

② 细胞核　神经元的细胞核大而圆，位于细胞中央，核异染色质稀少，故着色浅，核仁

大而明显。

③ 细胞质 细胞质中除含有一般的细胞器外，还有嗜染质和神经原纤维以及脂褐素。

a. 嗜染质 又称尼氏体，分布于核周胞质中和树突内，呈嗜碱性的颗粒状或小块状，电镜下可见嗜染质由许多平行排列的粗面内质网和游离核糖体构成，能合成蛋白质和神经递质。

b. 神经原纤维 呈细丝状。神经元经镀银染色后，可见胞质中许多纵横交错的棕黄色丝状结构为神经原纤维，并伸入树突和轴突内，构成神经元的细胞骨架，起支持作用。

(2) 突起 由神经元的细胞膜和细胞质突出形成。神经元的突起分为树突和轴突两种。

① 树突 每个神经元从细胞体发出一个或多个树突，其起始部分较粗，经反复分支后，逐渐变细，形如树枝状。树突表面有许多小棘，称树突棘，树突的分支及树突棘，扩大了神经元接受刺激的表面积。树突具有接受刺激并将冲动传向胞体的功能。

② 轴突 每个神经元只有一个轴突。细胞体发出轴突的起始部位呈圆锥形，称为轴丘，从轴丘起轴突中无嗜染质。轴突比树突长，表面光滑，分支较少，发出的侧支常与主干成直角。轴突末端分支较多，形成轴突终末。轴突的长度和直径随不同的神经元而异。短的仅数微米，长的可达 1m 以上。轴突的功能可将神经冲动传递给其他神经元或效应器。

知识链接

神经干细胞

神经干细胞是存在于发育期及成体神经系统的具有分化潜能、能自我更新和增殖的一类定向干细胞；在特定因素影响或诱导下，向神经元或神经胶质细胞分化。神经干细胞的发现打破了对哺乳类动物的成体中枢神经系统损伤不能修复的传统认识，成为神经科学领域内的重大进展之一，目前是生物医学研究的热点之一，也为多种神经系统疾病的治疗提供了新的机遇。

2. 神经元的分类

神经元的分类方法颇多，常以神经元的突起数目、细胞体形态、功能及所释放的神经递质进行分类。

(1) 根据神经元的突起数目分类 根据神经元的突起的多少，神经元可分为三类（图 3-17）。

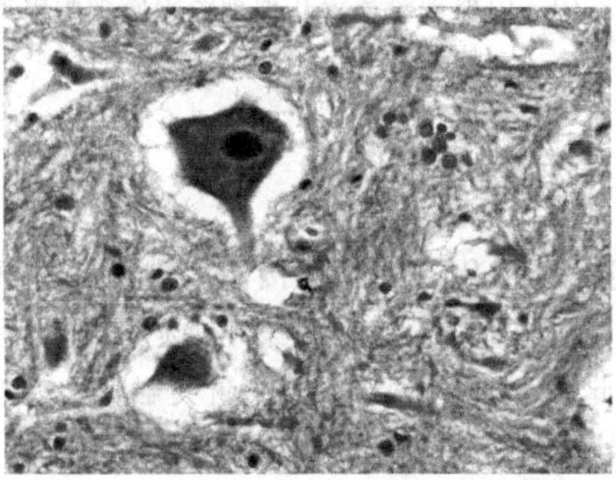

图 3-16 神经元（脊髓）

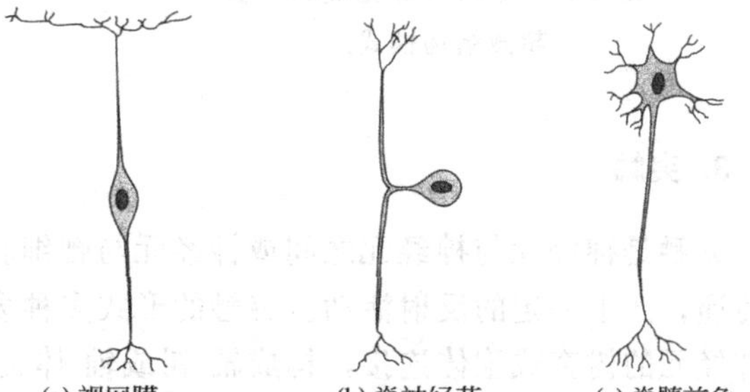

图 3-17 神经元的分类

① 双极神经元 从细胞体两端各发出一个突起，即 1 个轴突和 1 个树突，如视网膜的双

极神经元。

② 多极神经元　有1个轴突和多个树突，如脊髓前角的运动神经元（图3-18）。

③ 假单极神经元　从细胞体发出1个突起，随后又分为两支，其中一支进入脊髓或脑，称为中枢突；另一支分布到其他组织和器官，称为周围突；如脊神经节的感觉神经元。

（2）根据神经元的功能分类　按照神经元的功能不同，神经元可分为三类。

① 感觉神经元　或称传入神经元，多为假单极神经元，主要位于脑、脊神经节内，它能将体内、外环境的有关刺激形成冲动，并将冲动传向脊髓和脑。

② 运动神经元　或称传出神经元，多为多极神经元，主要位于脑、脊髓和自主神经节内，它能将脑或脊髓发出的冲动传给肌肉或腺体，引起肌肉收缩或腺体分泌。

③ 联络神经元　或称中间神经元，多为双极神经元，介于运动神经元和感觉神经元之间，在神经元之间传递信息，起联络作用。人类神经系统中，联络神经元约占神经元总数的99%，构成中枢神经内的复杂网络，以进行高级神经活动。

根据神经元传递信息时所释放的神经递质，还可将神经元分为三种类型：a. 胆碱能神经元；b. 肾上腺素能神经元；c. 肽能神经元。

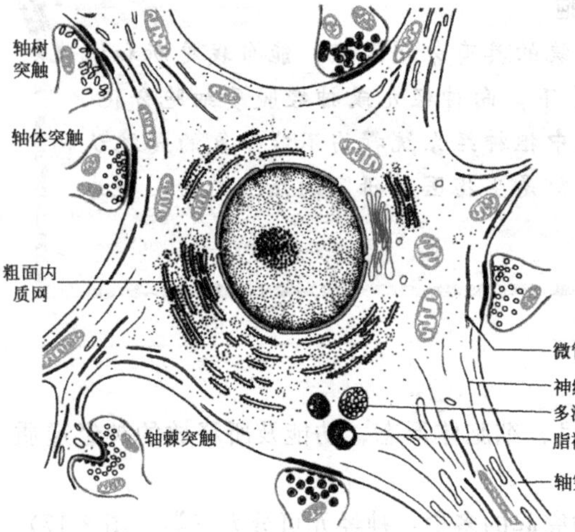

图3-18　多级神经元及其突触超微结构模式图

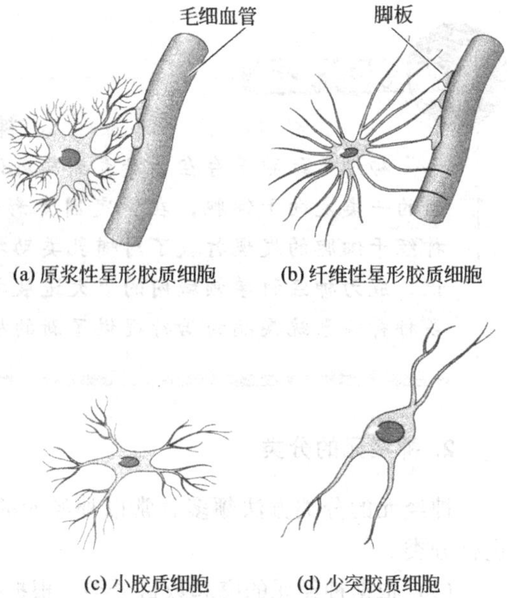

图3-19　中枢神经系统几种神经胶质细胞模式图

3. 突触

突触是神经元与神经元之间或神经元与靶细胞之间一种特化的细胞连接，实现细胞之间信息传递，产生一定的反射活动。突触的形式多种多样，最常见的是一个神经元轴突末端与另一个神经元的树突或胞体连接，构成轴-树或轴-体突触，此外，还有轴-轴和树-树突触等。

电镜下观察，突触的结构可分为突触前膜、突触间隙和突触后膜三部分。①突触前膜，由神经元末端的细胞膜构成，靠近突触前膜附近的轴浆中有许多突触小泡。突触小泡的大小和形态不一，内含有神经递质。神经递质有多种，最多见的有乙酰胆碱和单胺类（如去甲肾上腺素和肾上腺素）等；②突触后膜，后膜上有神经递质的受体；③突触间隙是突触前、后膜之间的间隙，宽为 15～30nm。

当神经冲动传至突触前膜时，突触小泡以胞吐方式将神经递质释放到突触间隙，然后作用于突触后膜上的特异性受体，改变了膜的离子通透性，引起突触后膜的兴奋性或抑制性变化，从而使突触后神经兴奋或抑制。神经递质在产生上述效应后，立即被相应的酶分解而失去活性，以保证突触传递的灵敏性。

二、神经胶质细胞

神经胶质细胞广泛分布于中枢和周围神经系，种类较多，形态各异，但均有突起，各类神经胶质细胞的形态和功能也不相同。

1. 中枢神经系统的胶质细胞（图 3-19）

（1）星形胶质细胞　是胶质细胞中体积最大的一种，呈星状，核大呈圆形或卵圆形，染色浅。该细胞分两种。

① 纤维性星形胶质细胞　细胞突起细长，分支较少，表面光滑，细胞质内含大量的胶质丝。

② 原浆性星形胶质细胞　细胞的突起粗短，分支较多，表面粗糙，细胞质内胶质丝少。

星形胶质细胞的突起伸展充填在神经元及其突起之间，起支持、绝缘和分隔神经元的作用。有些突起与毛细血管接触，并形成其周围的胶质膜，在神经元与血液的物质交换中起媒介作用。

（2）少突胶质细胞　细胞的突起细少，分支不多。细胞体呈梨形或椭圆形。细胞的突起包绕神经元的轴突形成髓鞘，起绝缘、保护和营养作用。

（3）小胶质细胞　是胶质细胞中最小的一种。细胞体细长或呈椭圆形，核染色质致密，染色深。细胞的突起细长有分支，表面有许多小棘突。胞质内有较多溶酶体和吞饮小泡。小胶质细胞由血液中的单核细胞衍变而来，在受到刺激后可转变为巨噬细胞，有吞噬功能。

（4）室管膜细胞　分布于脑室及脊髓中央管的腔面，呈单层柱状上皮样，构成内衬上皮，具有支持和保护功能。

2. 周围神经系统的胶质细胞

在周围神经系统中有两种神经胶质细胞。即神经节胶质细胞和神经膜细胞。前者位于神经节内，似卫星一般环绕于神经元周围，故又称卫星细胞；后者又称雪旺细胞，它在周围神经系统内形成神经纤维的髓鞘和神经膜，并在周围神经再生中起诱导作用。

三、神经纤维

神经纤维由神经元的轴突（或长树突）外包神经胶质细胞组成。根据包裹轴突的神经胶质细胞是否形成髓鞘，可将神经纤维分为有髓神经纤维和无髓神经纤维两种。

1. 有髓神经纤维

脑、脊神经大多属于有髓神经纤维（图 3-20）。在光镜下可见轴突外包有一层髓鞘，髓鞘外包有一层具有细胞质与细胞核的神经膜，其实髓鞘和神经膜都是神经膜细胞的组成部分。每一条轴突被许多神经膜细胞呈节段性包裹，在相邻两个神经膜细胞的连接处，因无髓鞘包绕轴突，形成一缩窄，称为神经纤维节，又称郎飞结。相邻两神经纤维节之间的一段神经纤维，称为节间段。一个节间段由一个神经膜细胞包绕。髓鞘的厚度与轴突的粗细成正比，轴突越粗，

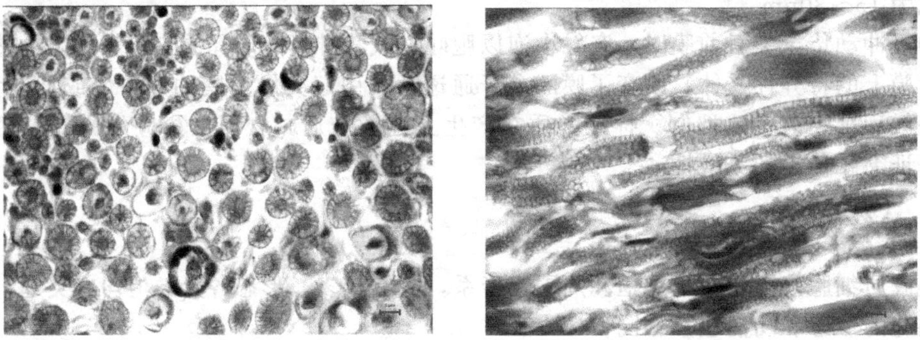

(a) 横切　　(b) 纵切

图 3-20　有髓神经纤维（大鼠坐骨神经，神经三色染色）

则髓鞘越厚，其节间段也越长。

有髓神经纤维的神经冲动传导为跳跃式传导。由于髓鞘的绝缘作用，神经冲动的传播从一个节跳跃到另一个节，因此节间段越长，跳跃式传导速度越快。由于髓鞘绝缘，兴奋在传导时不易向周围扩散，以确保反应的精确。

2. 无髓神经纤维

无髓神经纤维轴突较细，其轴突外无髓鞘；仅有神经膜细胞包裹，亦无神经纤维节。自主神经节的节后纤维、嗅神经和部分感觉神经纤维均属无髓神经纤维。

四、神经末梢

周围神经纤维在其他组织或器官内的终末部分，称神经末梢。根据功能可分为感觉神经末梢和运动神经末梢两大类。

1. 感觉神经末梢

感觉神经末梢（图 3-21）是感觉神经元的周围突的终末部分在其他组织内形成的结构。又称感受器，感受器能接受内、外环境的刺激，并将刺激转化为神经冲动，传向中枢。感觉神经末梢按其结构可分为游离神经末梢和有被囊神经末梢两类。

（1）游离神经末梢　神经纤维的终末部分失去髓鞘，其裸露的细支广泛分布于表皮、角膜、黏膜上皮、浆膜、深筋膜、肌肉及结缔组织中，能感受痛、冷、热等的刺激。

（2）有被囊神经末梢　这类末梢的外面包裹有结缔组织被囊，它们的种类多，常见的有如下几种。

① 触觉小体　分布于皮肤的真皮乳头内，以手指掌侧的皮肤居多，呈椭圆形，外包有结缔组织囊，感受触觉。

② 环层小体　是体积较大的卵圆形或球形小体，广泛分布于皮下组织、肠系膜、胰、骨膜、韧带和关节囊等处，能感受压觉和振动觉。

③ 肌梭　是分布于全身骨骼肌内的梭形小体。表面有结缔组织被囊，内含数条较细的骨骼肌纤维，称为梭内肌纤维。进入肌梭的感觉神经纤维先失去髓鞘，并分为许多小支，呈螺旋状包绕于肌纤维上，能感受肌纤维的收缩变化。此外，肌梭内也含有运动神经末梢，它是脊髓前角的 γ-运动神经元的突触。

肌梭广泛分布于全身骨骼肌中，四肢肌多于躯干肌，尤其手和足的肌内更为丰富。肌梭的长轴与梭外肌平行，当骨骼肌被牵张时，肌梭内纤维也被牵张刺激螺旋状神经末梢，后者将刺

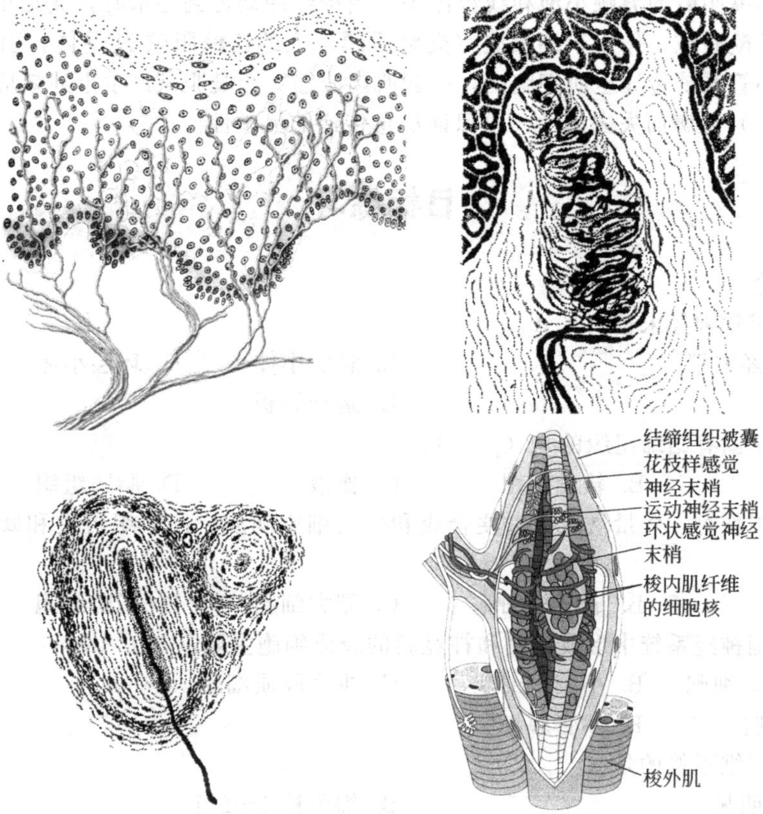

图 3-21　感觉神经末梢

激转化为神经冲动传至中枢，感受肌纤维的收缩变化。因此肌梭是一种本体感受器。

2. 运动神经末梢

运动神经末梢是运动神经元的长轴突末端，终止于肌组织或腺的结构，支配肌肉的收缩和腺的分泌，又称效应器。骨骼肌中的运动神经末梢称为运动终板，又称神经-肌突触（图 3-22）。神经纤维接近肌细胞时失去髓鞘，成为裸露的轴突终末，呈爪形分支，末端膨大附着于肌膜上。电镜下可见运动终板处的肌膜凹陷，称突触槽，轴突终末膨大成杵状，嵌入槽内。突触槽的肌膜即突触后膜，它又向肌浆内凹陷成许多皱褶，使突触后膜表面积增大。突触后膜上有乙酰胆碱的受体。轴突终末与肌膜之间的间隙为突触间隙，与肌膜相对的轴膜是突触前膜，轴突终末

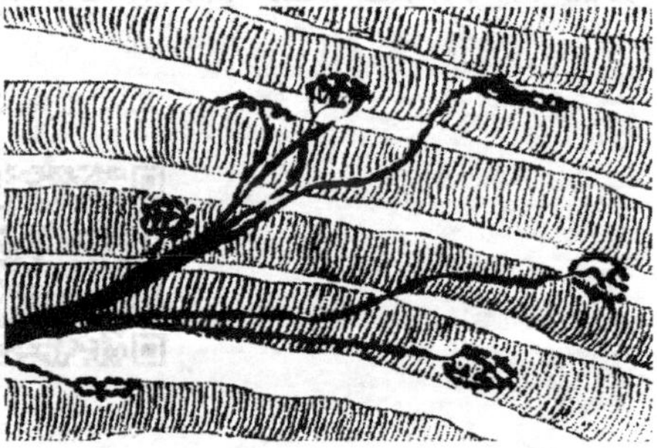

图 3-22　运动神经末梢模式图

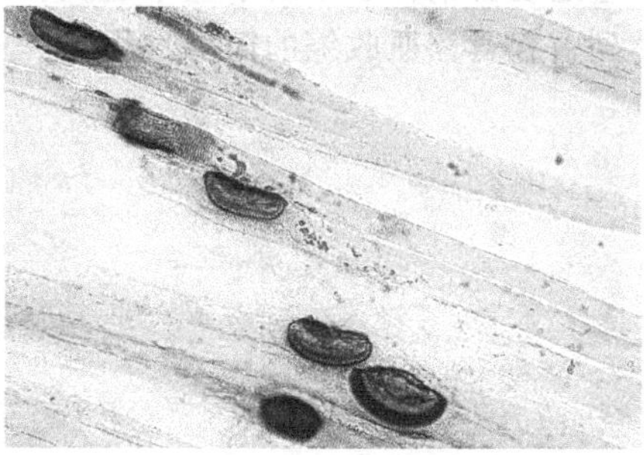

图 3-23　神经肌突触乙酰胆碱酯酶
（亚铁氰化铜染色）

膨大处富有含乙酰胆碱的突触小泡和线粒体等。当神经冲动传到终末时，突触小泡与突触前膜相贴，并释放乙酰胆碱，作用于终板膜（突触后膜）上的乙酰胆碱N受体，引起肌膜发生电位变化，经横小管系统传导至肌细胞内，引起肌肉收缩。乙酰胆碱产生上述效应后，立即被胆碱酯酶（图 3-23）分解而失去活性，以保证信息传递的灵敏性。

目标练习

一、选择题

1. 不属于感觉神经末梢的是（　　）。

A. 游离神经末梢　B. 触觉小体　C. 环层小体

D. 肌梭　E. 运动终板

2. 下列属于固有结缔组织的是（　　）。

A. 腺　B. 软骨组织　C. 血液　D. 脂肪组织　E. 平滑肌

3. 当组织损伤时，大量增生，以便合成和分泌细胞间质，使组织再生和修复的主要细胞是（　　）。

A. 浆细胞　B. 成纤维细胞　C. 肥大细胞　D. 脂肪细胞　E. 巨噬细胞

4. 能在周围神经系统中形成髓鞘和神经膜的胶质细胞主要是（　　）。

A. 星形胶质细胞　B. 小胶质细胞　C. 少突胶质细胞

D. 雪旺细胞　E. 室管膜细胞

5. 与心肌纤维不符的是（　　）。

A. 横纹不明显　B. 细胞核 1～2 个

C. 闰盘呈阶梯状　D. 多见三联体

E. 短柱状，有分枝

二、名词解释

1. 肌节　2. 三联体　3. 闰盘　4. 运动终板

三、简答题

1. 疏松结缔组织中有哪 6 种细胞？各有什么作用？

2. 从肌纤维的形态、细胞核的数量及位置、横纹有无等方面简要比较三种肌纤维光镜结构。

3. 从大脑皮质发出兴奋，到骨骼肌做出反应，该过程通常需要两级神经元及骨骼肌共同完成。其中第二节神经元主要位于脊髓灰质前角，由脊髓前角神经元的轴突再支配相应骨骼肌，产生运动。请你联系所学基本组织和细胞的基本功能等知识简述神经兴奋从脊髓前角神经元胞体到引起骨骼肌收缩的简要过程。

（焦海山）

参考答案扫一扫

第四章

血液

血液在心血管中周而复始地流动，是沟通机体各部分与内外环境物质交换的重要纽带。血液担负着重要的运输功能、防御功能，血液的流动沟通了内、外环境和各组织器官之间的联系，一方面可以通过神经和体液因素的调节，来维持机体内环境相对稳定，另一方面又可通过吸收和运送热量至体表的方式维持机体温度的相对恒定。血液具有强大的缓冲功能，它含有多种缓冲物质，可以缓冲进入血液的酸碱物质而维持血浆 pH 的恒定，保证了细胞外液的物质组成等理化性质的相对稳定。

思维导图扫一扫

第一节　血液的组成和理化性质

血液是充盈于心血管内的液体组织，是沟通机体各部分与内外环境物质交换的重要纽带。如果流经体内任何器官的血流量不足，均可能造成严重的组织损伤；人体大量失血或血液循环严重障碍，将危及生命，很多疾病可导致血液组成成分或性质发生特征性的变化。所以，临床上血液检查具有重要的诊断价值。

一、血液的组成

血液由液态的血浆和悬浮在其中的血细胞组成（图 4-1）。将经过抗凝处理的新鲜血液置于比容管中，以 3000r/min 的速度离心 30min，如图 4-2 所示，上层为淡黄色液体即血浆，占全血量的 45%～50%；下层红色的是红细胞（RBC），在红细胞的表面一层为灰白色，有白细胞（WBC）和血小板。血细胞在全血中所占的容积百分比称为血细胞比容。由于血细胞中红细胞比例最大，因此，血细胞比容也称红细胞比容。正常成年男性的血细胞比容为 40%～50%、女性为 37%～48%、新生儿为 55%。测定血细胞比容可反映全血中细胞数量和血浆容量的相对关系，如严重贫血患者血细胞比容常减小，大面积烧伤或严重腹泻、呕吐而导致体液的大量丢失，血细胞比容会升高。

- 血液(全血)
  - 血细胞(有形成分)(45%)
    - 红细胞
    - 白细胞
    - 血小板
  - 血浆(55%)
    - 水(90%～92%)
    - 溶质(8%～10%)
      - 血浆蛋白
        - 白蛋白
        - 球蛋白
        - 纤维蛋白原
      - 无机盐
      - 非蛋白氮
      - 不含氮的有机物

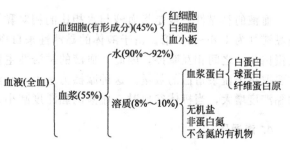

图 4-1　血液的基本组成

二、血量

人体内的血液总量简称为血量，指

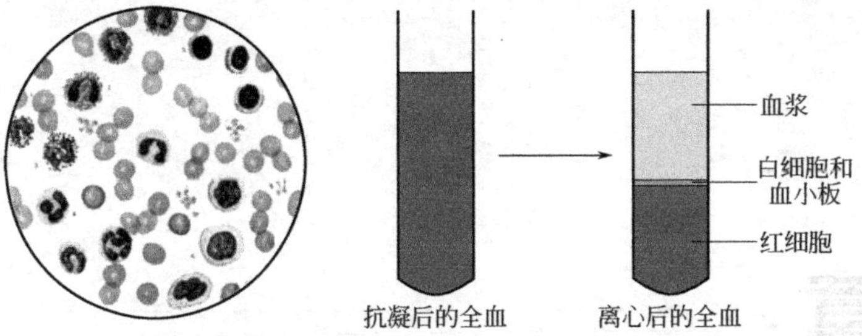

图 4-2　血液的组成示意图

存在于循环系统中的全部血液容积。正常成人的血液总量占体重的 7%～8%，即每千克体重有 70～80mL 血液。一个体重为 60kg 的成人，其血量为 4.2～4.8L。

血量分为循环血量和贮备血量。血量大部分在心血管中流动称为循环血量，小部分滞留在肝、脾、肺、肠系膜、皮下静脉等贮血库中，称为贮存血量，流动慢、应急时可加入循环血量。只有血量相对稳定才能使机体的血压维持在正常水平，保证全身各器官、组织的血液供应。失血不超过全身血量的 10%时，由于心脏活动增强，血管收缩和肝、脾等血液释放等代偿作用，血管充盈度变化不明显，可无明显临床症状。丢失的水、电解质可在 1～2h 内恢复，血浆蛋白由肝迅速合成，红细胞由于骨髓造血功能加强，在 1 个月内可得到补充而恢复。由此可知，为了抢救病人和临床需要，正常成人一次献血 200～300mL 是不会给身体带来损害的。失血达全身血量 20%时，机体将难以代偿，将出现脉搏细速、四肢冰冷、口渴、乏力、眩晕甚至昏倒。失血达全身血量 30%以上时，如不及时抢救，将危及生命。

三、血液的理化性质

1. 颜色

血液的颜色取决于红细胞内血红蛋白的含量及特性。新鲜的动脉血液，由于含氧合血红蛋白较多，所以呈鲜红色。静脉血，由于去氧血红蛋白较多，呈暗红色。血浆中因含有微量胆红素而呈淡黄色。因此，进行血液检查时，一般应空腹采血，以避免食物的影响。

2. 相对密度

正常人全血的相对密度为 1.050～1.060，血浆的相对密度为 1.025～1.030，红细胞的相对密度为 1.090～1.092。全血的相对密度主要取决于红细胞的数量，血液的红细胞数量越多，全血的相对密度越大；而血浆的相对密度主要取决于血浆蛋白的数量，血浆蛋白含量越多，血浆的相对密度越大。测定全血和血浆的相对密度可间接估算红细胞或血浆蛋白的含量。

3. 黏滞性

血液的黏滞性一般是指血液与水相比的相对黏滞性，血液的黏滞性为水的 4～5 倍，血浆的黏滞性为 1.6～2.4 倍。由于液体的黏滞性来自血细胞之间和血浆内的大分子颗粒（主要就是蛋白质）之间相互摩擦，因此，血液的黏滞性主要取决于红细胞的数量，而血浆的黏滞性则主要取决于血浆蛋白的数量。这种摩擦力越大，血液的黏滞度越大。当体液大量丢失时，血液的黏滞度增大，当机体贫血时，血液的黏滞度减小。

4. 渗透压

渗透压是一切溶液所具有的特性，能够吸引水分子透过半透膜进入溶液的力量。用半透膜将两种不同浓度的溶液分开，溶剂将会由浓度低的一侧扩散到浓度高的一侧，这种现象为渗透现象。很明显，渗透压的高低与溶液中所含溶质颗粒数目成正比，而与溶质颗粒的种类和大小无关。通常用压力（kPa或mmHg）或浓度（mOsm）作为渗透压的单位。血浆中含有多种溶质，形成的渗透压对维持血细胞的形态、功能和血管内外水平衡具有重要作用。

知识链接

等渗溶液与等张溶液

在临床或生理实验使用的各种溶液中，其渗透压与血浆渗透压相等的溶液称为等渗溶液，高于或低于血浆渗透压的溶液称为高渗液或低渗液。人工配置的0.9% NaCl溶液和5%葡萄糖溶液均为等渗溶液。

溶液的张力是指溶液中不能通过红细胞膜的溶质颗粒所形成的渗透压。只有等渗又等张的溶液才能维持红细胞的正常体积和形状。比如0.9% NaCl溶液，既是等渗溶液，又是等张溶液；1.9%尿素溶液是等渗溶液，但尿素能自由通过红细胞膜，所以尿素不是等张溶液，红细胞置于其中，立即溶血。

（1）血浆渗透压的组成及正常值　血浆渗透压由胶体渗透压和晶体渗透压两部分构成，正常值约为300mOsm/kgH_2O（5800mmHg或773kPa）。

血浆晶体渗透压是由电解质、葡萄糖等小分子物质形成的，其正常值为298.7mmol/L，80%来自Na^+和Cl^-。由于晶体物质分子量小，溶质颗粒数较多，晶体渗透压约占血浆总渗透压的99.6%。血浆胶体渗透压是由大分子血浆蛋白形成的，由于血浆蛋白中白蛋白的分子数量远多于球蛋白，故血浆胶体渗透压主要由白蛋白形成。胶体渗透压仅占血浆总渗透压的0.4%，约为1.3mmol/L。

（2）血浆渗透压的生理作用

① 血浆晶体渗透压的作用　由于水分子易通过细胞膜，而各种溶质不易通过。若血浆晶体渗透压与血细胞内液的渗透压不相等，水就会顺渗透压梯度进出于细胞膜，影响细胞的形态和容积，进而影响其功能。当血浆晶体渗透压升高时，可吸引红细胞内水分透过细胞膜进入血浆，引起红细胞皱缩；反之，当血浆晶体渗透压下降时，可使进入红细胞内的水分增加，引起红细胞膨胀，甚至红细胞膜破裂。红细胞膜破裂，血红蛋白逸出，称为溶血。由此可见，血浆晶体渗透压保持相对稳定，对于调节细胞内外水分的交换，维持红细胞的正常形态和功能具有重要的作用（图4-3）。在临床或生理实验室工作中常将与血浆渗透压相等的溶液称为等渗溶液，如0.9%氯化钠溶液、5%葡萄糖溶液等。凡高于或低于血浆渗透压的溶液，分别称为高渗溶液或低渗溶液。

② 血浆胶体渗透压的作用　毛细血管壁通透性很高，允许除蛋白质以外的其他小分子物质自由进出。因此如果血浆或组织液中晶体渗透压发生改变时，两者会很快得到平衡。由于血浆蛋白分子量较大，难以透过毛细血管壁，而且血液中血浆蛋白浓度远高于组织间液。因此，血浆胶体渗透压明显高于组织液胶体渗透压，能够吸引组织间液的水分透过毛细血管壁进入血液，维持血容量（图4-3）。各种原因导致血浆蛋白浓度下降，导致血浆胶体渗透压降低时，进入毛细血管的水分减少，过多的水分将从毛细血管进入组织间隙潴留而形成水肿。由此可见，血浆胶体渗透压虽小，但对于维持血管内外的水平衡和维持血浆容量相对稳定极为重要。

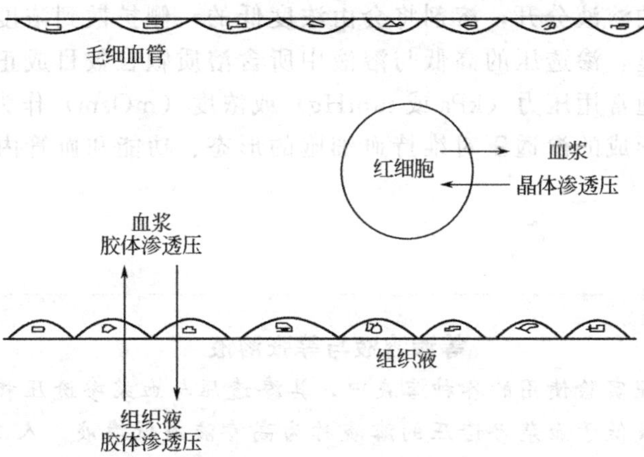

图 4-3 血浆晶体渗透压与胶体渗透压的形成及意义示意图

5. 酸碱度

正常人血浆 pH 为 7.35～7.45，静脉血比动脉血略低。血浆中存在很多有效的缓冲系统，如 $NaHCO_3/H_2CO_3$、Na_2HPO_4/NaH_2PO_4、蛋白质钠盐/蛋白质等，其中最重要的是 $NaHCO_3/H_2CO_3$。红细胞内也有一些缓冲对，如血红蛋白钾盐/血红蛋白、$KHCO_3/H_2CO_3$、K_2HPO_4/KH_2PO_4 等。这些缓冲对能够缓冲组织细胞在新陈代谢的过程中产生的酸或碱，保证细胞进行正常新陈代谢的最佳值，过低引起酸中毒，过高则引起碱中毒。血浆酸碱度的高低与血液缓冲对的缓冲作用、肺的呼吸功能和肾的泌尿功能有密切的关系，其中血液缓冲对在维持血浆酸碱度的相对稳定中有重要作用。

第二节 血 细 胞

一、红细胞

1. 红细胞数量、形态与功能

(1) 红细胞的数量　我国成年男性红细胞的数量为 $(4.0\sim5.5)\times10^{12}$/L（400 万～550 万/$mm^3$）；女性为 $(3.5\sim5.0)\times10^{12}$/L（350 万～500 万/$mm^3$）；新生儿为 $(6.0\sim7.0)\times10^{12}$/L。红细胞内的蛋白质主要是血红蛋白（Hb），其正常值成年男性为 120～160g/L，成年女性为 110～150g/L。新生儿血红蛋白含量为 170～200g/L，出生后 6 个月降至最低，1 岁后又逐渐升高，至青春期达到成人范围。孕妇妊娠后期由于血浆量相对增多，血红蛋白浓度相对减少。高原居民红细胞数量和血红蛋白浓度均高于海平面居民。

(2) 红细胞的形态和功能　正常红细胞呈双凹圆碟形，直径为 7～8μm，中央较薄，周边较厚，无核。红细胞的这一形态特征，使红细胞的表面积与容积之比大大增加，有利于红细胞运输 O_2 和 CO_2，这是由血红蛋白实现的。一旦红细胞破裂溶血，血红蛋白逸出，即丧失运输气体的功能。若红细胞数量或血红蛋白含量低于正常，都称为贫血。此外，红细胞内有多种缓冲对，能缓冲血液中酸碱度的变化，具有维持酸碱平衡的作用。

2. 红细胞的生理特性

红细胞具有可塑变形性、悬浮稳定性和渗透脆性等生理特性。

(1) 可塑变形性 红细胞双凹圆碟形的特点，使红细胞可以产生很大的变形，常要挤过直径比它小的毛细血管和血窦孔隙，通过之后又恢复原状，这种特性称为红细胞可塑变形性（图 4-4）。红细胞的可塑变形能力与红细胞膜的弹性、流动性、表面积成正比关系，与红细胞黏度（血红蛋白浓度增加或变性时，黏度增加）成反比关系。因此，球形红细胞、衰老的红细胞以及血红蛋白异常均可使其变形能力降低。

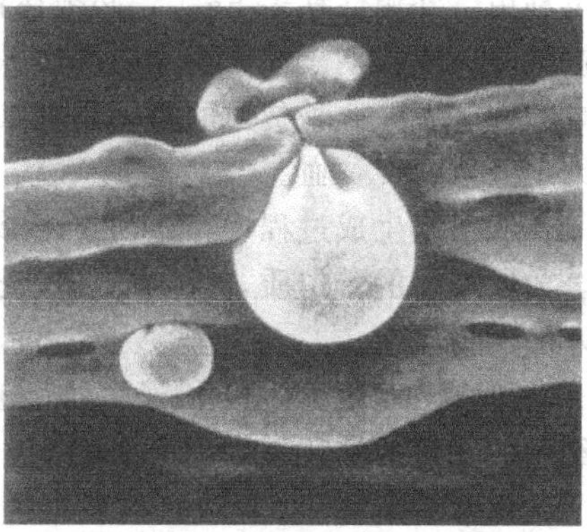

图 4-4 红细胞的可塑变形性

(2) 悬浮稳定性 虽然红细胞的相对密度远大于血浆，但在正常情况下，红细胞能较稳定地悬浮于血浆中而不易下沉，这一特征称红细胞的悬浮稳定性。将经过抗凝处理的血液置于垂直放置的血沉管中，红细胞由于相对密度大而下沉，但正常时下沉的速度十分缓慢。通常以第一小时末红细胞沉降的距离表示红细胞沉降速度，称为红细胞沉降率（ESR），简称血沉。红细胞悬浮稳定性通常可用红细胞沉降率来反映。用魏氏法检测的正常值，成年男性 0～15mm/h，女性 0～20mm/h。红细胞的悬浮稳定性来源于双凹圆碟形的红细胞在下降时与血浆的摩擦阻力。在某些疾病，如活动性肺结核、风湿热、晚期癌症等，多个红细胞易发生以凹面相贴，形成红细胞叠连。红细胞叠连的发生，使其与血浆的摩擦阻力下降，血沉加快，可表示红细胞悬浮稳定性降低。红细胞易于发生叠连的原因在于血浆成分的变化，而不在于红细胞本身。通常血浆中球蛋白、纤维蛋白原及胆固醇含量增加，可加速红细胞叠连，血沉加快；而白蛋白、卵磷脂含量增加时则抑制叠连发生，则血沉减慢。

(3) 渗透脆性 红细胞在低渗溶液中发生膨胀破裂的特性，称为红细胞渗透脆性，简称红细胞脆性。红细胞在等渗溶液（如 0.9% NaCl 溶液）中才能维持其正常形态和大小。若将红细胞置于 0.6%～0.8% NaCl 溶液中，水分子可渗入红细胞内，红细胞会膨胀变形；若置于 0.40%～0.45% NaCl 溶液中，有部分红细胞开始膨胀直至破裂发生溶血；若置于 0.30%～0.35% NaCl 低渗溶液中，出现完全溶血。这一现象说明红细胞膜对低渗溶液具有一定的抵抗力，并且同一个体的红细胞对低渗溶液抵抗力也不相同。红细胞膜对低渗溶液的抵抗力越大，红细胞越不容易发生溶血即红细胞渗透脆性越小；反之红细胞对低渗溶液的抵抗力越小，红细胞渗透脆性越大。刚成熟的红细胞对低渗溶液的抵抗力较强，其渗透脆性较小。而衰老的红细胞对低渗溶液的抵抗力降低，红细胞的渗透脆性增大。

3. 红细胞的生成与破坏

(1) 红细胞的生成

① 红细胞的生成部位 在机体生长过程的不同阶段，红细胞生成的部位有所不同。胚胎时期，红细胞在卵黄囊、肝、脾和骨髓生成；出生以后，主要在红骨髓；随着个体的生长发育，长骨骨干骨髓组织逐渐被脂肪组织填充，成年人的红细胞主要在胸骨、髂骨、肋骨和长骨近端的骨骺处生成。当骨髓造血功能增强时，释放入血的网织红细胞大量增加。临床上常通过循环血液中网织红细胞的计数来了解骨髓造血功能。某些理化因素，如放射性物质、化学因素（苯、有机砷、抗肿瘤药、氯霉素等）等能够抑制骨髓的造血功能引起贫血，这种由于骨髓造血机能受抑制造成的贫血称为再生障碍性贫血。

② 原料 红细胞合成血红蛋白所需的原料主要是铁和蛋白质。铁的来源有两部分：一部分是从食物中摄取的“外源性铁”，另一部分是体内的红细胞破坏后释放出来的“内源性铁”

的再利用。外源性铁多 Fe^{3+}，必须在胃酸作用下转变为 Fe^{2+} 才能被吸收。中长期缺铁（外源性铁缺乏）或长期慢性失血（内源性铁缺乏），均可导致体内缺铁，使血红蛋白合成减少，引起缺铁性贫血，此种贫血的特征是红细胞体积较小，数量正常，平均血红蛋白低于正常，又称小细胞低色素性贫血。

在红细胞生成过程中，还需要足够的蛋白质。由于红细胞可优先利用体内可利用的氨基酸以合成所需要的蛋白质，故因单纯缺乏蛋白质而发生的贫血极为少见。但对贫血者也应补充质量好的动物蛋白。

③ 促进红细胞的成熟因子　维生素 B_{12} 和叶酸是红细胞发育过程中不可缺少的物质，在幼红细胞的发育成熟过程中，合成 DNA 必须有维生素 B_{12} 和叶酸作为合成核苷酸的辅助因子。

维生素 B_{12} 是一种含钴的 B 族维生素，多存于动物类食品中，是红细胞分裂成熟过程所必需的辅助因子，可加强叶酸在体内的利用。胃黏膜壁细胞分泌的内因子，可与其结合形成维生素 B_{12}-内因子复合物，保护维生素 B_{12} 不被胃肠消化液破坏，并与回肠末端上皮细胞膜上特异受体结合，促进维生素 B_{12} 的吸收。患萎缩性胃炎、胃癌等疾病或部分胃切除的病人，可因内因子缺乏，引起维生素 B_{12} 吸收障碍而发生巨幼红细胞性贫血，其特征是红细胞体积大而幼稚。

食物中的叶酸进入体内后被还原和甲基化成为四氢叶酸，作为多种一碳基团的载体参与 DNA 的合成。当叶酸缺乏时，红细胞的分裂成熟过程延缓，也可导致巨幼红细胞性贫血。叶酸的活化需维生素 B_{12} 的参与，因此，维生素 B_{12} 缺乏可引起叶酸的利用率下降。

（2）红细胞生成的调节

① 促红细胞生成素　促红细胞生成素（EPO）主要是由肾合成的一种糖蛋白，肝细胞和巨噬细胞也能少量产生，主要作用是刺激骨髓造血。正常时促红细胞生成素在血浆中维持一定浓度，使红细胞数量保持相对稳定。当机体缺氧时（如贫血、缺氧或肾血流量减少）可使肾脏产生促红细胞生成素。当红细胞数量增加，血液运氧能力增强时，缺氧得到改善，此时血氧分压升高可负反馈抑制肾脏分泌促红细胞生成素，从而使红细胞数量保持相对稳定。由于肾是合成 EPO 的主要部位，因此晚期肾病患者常可由于 EPO 的显著减少，而引起贫血，称为肾性贫血。目前，促红细胞生成素已被提纯和生产，并试用于某些贫血的治疗。

② 雄激素　正常成年男性红细胞数量和血红蛋白浓度大于正常成年女性，在青春期前并不存在这种差异。男性进入青春期后，雄激素一方面可直接刺激骨髓造血，可促进有关血红蛋白合成酶系的活性，加速血红蛋白的合成和有核红细胞的分裂；另一方面可促进肾脏分泌 EPO，增强 EPO 的作用，从而促进骨髓造血。这可能是男性红细胞数量和血红蛋白浓度均高于女性的原因之一。

（3）红细胞的破坏　红细胞的平均寿命约为 120 天。衰老或受损红细胞的变形能力减弱而脆性增加，在通过骨髓、脾等处的微小孔隙时，易发生滞留而被巨噬细胞所吞噬（血管外破坏），若脾功能亢进，使红细胞破坏大于生成，可导致脾性贫血。也可因受湍急血流的冲击而破损（血管内破坏）。

二、白细胞

1. 白细胞的数量、分类与功能

白细胞是一个不均一的有核细胞群，正常成年人白细胞总数为 $(4.0\sim10.0)\times10^9/L$，新生儿大大高于成年人。女性在月经期、妊娠期和分娩时，白细胞数量有所增加。每天下午 14 时左右白细胞总数较多，凌晨较低。

白细胞可根据其胞浆中有无特殊染色颗粒分为粒细胞和无粒细胞两大类。粒细胞又可根据其嗜色特性的不同区分为中性粒细胞、嗜酸性粒细胞和嗜碱性粒细胞；无粒细胞包括单核细胞和淋巴细胞。在临床工作中，于显微镜下分别计数各类白细胞的百分数，称为白细胞分类计数（表 4-1）。在各种急慢性炎症、组织损伤或白血病等疾病情况下，白细胞总数和分类计数可发生特征性变化，在临床诊断中有重要参考价值。

表 4-1 正常成人各类白细胞的正常值及主要功能

名称	百分数/%	主要功能
粒细胞		
中性粒细胞	50～70	吞噬杀菌、递呈抗原、免疫调节
嗜酸性粒细胞	0.5～5	抑制过敏反应,参与蠕虫免疫反应
嗜碱性粒细胞	0～1	参与过敏反应,释放某些物质
无粒细胞		
淋巴细胞	20～40	参与特异性免疫反应
单核细胞	3～8	调节细胞生长,诱导特异性免疫应答

白细胞的主要功能是通过吞噬及免疫反应，实现对机体的保护和防御。白细胞具有渗出性、趋化型（趋向某些化学物质游走的特性）、变形运动及吞噬作用等生理特性，这是它们执行防御功能的生理基础。

（1）中性粒细胞　绝大部分的粒细胞属中性粒细胞。每微升血液中约有 4500 个中性粒细胞。由于这些细胞的细胞核的形态特殊，又称为多形核白细胞。循环血液中的中性粒细胞，其细胞核一般可分 3～5 叶，分叶数随其老化而增加。若血液中出现大量分叶少的中性粒细胞，称细胞核左移，常提示可能有严重感染。中性粒细胞在血管内停留的时间平均只有 6～8h，它们很快穿过血管壁进入组织发挥作用，而且进入组织后不再返回血液中来。在血管中的中性粒细胞，约有一半随血流循环，通常作白细胞计数只反映了这部分中性粒细胞的情况；另一半则附着在小血管壁上。同时，在骨髓中尚贮备了约 2.5×10^{12} 个成熟中性粒细胞，在机体需要时可立即动员大量这部分粒细胞进入循环血流。

中性粒细胞是体内主要的吞噬细胞，它能够吞噬病原微生物、组织碎片及其他异物，特别是急性化脓性细菌，在体内起着抵御感染的重要作用。因此，当血液中的中性粒细胞减少到 1×10^{9}/L 时，机体抵抗力明显降低，很容易感染。另外，中性粒细胞还能通过吞噬作用清除体内的坏死组织和免疫复合物。

（2）嗜碱性粒细胞　嗜碱性粒细胞的胞质中含有较大的嗜碱性颗粒，颗粒内含有肝素、组胺、5-羟色胺、嗜酸性粒细胞趋化因子和变态反应性慢反应物质等。肝素具有抗凝血作用；组胺和变态反应性慢反应物质可使毛细血管壁通透性增加，局部充血水肿，并使支气管平滑肌痉挛，从而引起荨麻疹、哮喘、鼻炎等变态反应性疾病；释放的嗜酸性粒细胞趋化因子能吸引嗜酸性粒细胞，聚集于局部以限制嗜碱性粒细胞在过敏反应中的作用。

（3）嗜酸性粒细胞　嗜酸性粒细胞变形和吞噬能力较弱，缺乏溶菌酶，故基本上无杀菌作用，嗜酸性粒细胞在体内的主要作用为抗过敏反应和（限制嗜碱性粒细胞在速发型过敏反应中的作用）参与蠕虫的免疫反应。嗜酸性粒细胞可合成前列腺素 E，抑制嗜碱性粒细胞合成和释放生物活性物质；吞噬嗜碱性粒细胞所释放的活性颗粒，释放组胺酶，破坏嗜碱性粒细胞所释放的组胺等活性物质，从而限制嗜碱性粒细胞在速发型过敏反应中的作用。嗜酸性粒细胞还可通过释放碱性蛋白和过氧化酶损伤蠕虫体，参与对蠕虫感染时的免疫反应。当机体发生速发型过敏反应、蠕虫感染时，其数量常增加。

（4）单核细胞　单核细胞较大，直径为 12～20μm，吞噬能力很弱，在血液中停留 2～3d

后迁移到周围组织，并进一步成熟为巨噬细胞并使其吞噬能力大大增强。单核细胞与组织中的巨噬细胞构成单核-巨噬细胞系统在体内发挥防御功能，其主要功能有：①清除消灭外来微生物，该系统主要对付细胞内致病物，如病毒、疟原虫以及真菌、结核杆菌等。②识别和清除衰老的红细胞和血小板。③参与激活淋巴细胞的特异性免疫功能。④识别和杀伤肿瘤细胞。⑤吞噬溶血时逸出的血红蛋白，参与体内铁及胆色素的代谢。

(5) 淋巴细胞　淋巴细胞在免疫应答反应过程中具有重要作用。淋巴细胞主要分为T淋巴细胞和B淋巴细胞两大类。血液中淋巴细胞的80%～90%属于T淋巴细胞，执行细胞免疫功能，如破坏肿瘤细胞及移植的异体细胞等；B淋巴细胞主要停留在淋巴组织内，在抗原的刺激下转化为浆细胞，浆细胞能产生抗体执行体液免疫功能。

2. 白细胞的生成与破坏

白细胞的生成受一组造血生长因子（HGF）的调节，这些因子在体外可刺激造血细胞生成集落，又称为集落刺激因子（CSF），有粒-巨噬细胞集落刺激因子（GM-CSF）、粒细胞集落刺激因子（G-CSF）、巨噬细胞集落刺激因子（M-CSF）、多系集落刺激因子（Multi-CSF）等多种。此外，还有一类抑制因子，如乳铁蛋白和转化生长因子-β等，它们或是抑制白细胞的增殖、生长，或是限制上述某些生长因子的释放或抑制它们的作用。

白细胞的寿命难以判断。因为粒细胞和单核细胞主要是在组织中发挥作用，淋巴细胞则往返于血液、组织液、淋巴之间，而且可增殖分化。一般说来，中性粒细胞在循环血液中停留8h左右即进入组织，3～4d后即衰老死亡或经消化道黏膜从胃肠道排除；若有细菌入侵，粒细胞在吞噬活动中可因释放出的溶酶体酶过多而发生“自我溶解”，与破坏的细菌和组织共同构成脓液。

三、血小板

血小板是巨核细胞胞质脱落释放到外周血液的。正常血液循环中，血小板呈双凸碟形，当血小板被激活时，可发生变形伸出伪足。血小板平均直径为2.4μm，厚0.5～1.5μm。

血小板是从骨髓成熟的巨核细胞胞浆裂解脱落下来的，具有生物活性的小块胞质，正常成人血小板的数量为（100～300）$\times 10^9$/L(10万～30万/mm^3)。正常人血小板的数量可随季节、昼夜和部位而发生变化，如冬季高于春季、午后高于清晨、静脉高于毛细血管，其变化幅度一般在6%～10%。当血小板数量减少到50$\times 10^9$/L以下时，微小创口或仅血压增高也能使皮肤和黏膜下出现瘀点，甚至出现大块紫癜，称血小板减少性紫癜；血小板数量超过1000$\times 10^9$/L，称血小板过多，易发生血栓。

1. 血小板的生理特性

血小板具有黏附、聚集、释放、吸附、收缩等多种生理特性。

(1) 黏附　血小板可附着在损伤血管内膜下暴露的胶原组织上，称为血小板黏附。血小板黏附是生理性止血过程中十分重要的起始步骤。

(2) 聚集　血小板彼此黏着的现象称血小板聚集。引起血小板聚集的因素统称为致聚剂，如二磷酸腺苷（ADP）、肾上腺素、5-羟色胺、组胺、胶原、凝血酶等，其中ADP是引起血小板聚集的最重要物质。血小板聚集可分为两个时相，即第一时相和第二时相。在血管壁受损胶原纤维暴露引起血小板黏着的同时，局部组织释放的致聚剂可引起血小板第一时相聚集，但这时的聚集为可逆性聚集。第一时相发生的聚集可促使血小板释放内源性ADP，在Ca^{2+}和纤维蛋白原的参与下，引起不可逆的第二时相聚集。血小板的聚集可明显促进血小板血栓的形成。

某些药物如阿司匹林可抑制血小板的聚集，从而起到抗血栓形成的作用。

(3) 释放 血小板受刺激后，将贮存在颗粒中的物质排出的过程称为释放。释放的物质主要有 ADP、ATP、5-羟色胺、儿茶酚胺等。5-羟色胺、儿茶酚胺可使小动脉收缩，参与生理性止血和凝血过程。

(4) 收缩 血小板含有收缩蛋白，在 Ca^{2+} 的参与下可发生收缩。当血凝块形成后，血凝块中的血小板伸出伪足，当伪足中的收缩蛋白发生收缩时，可使血凝块回缩，挤出血清，并使血凝块缩小变硬。

(5) 吸附 血管破裂受损时，在血小板膜表面吸附一些凝血因子，大量血小板可黏着、聚集于血管破损处，破损部位凝血因子浓度增高，有利于血小板发挥其生理止血的功能。

2. 血小板的功能

(1) 维持血管内皮的完整性 血小板能填补血管内皮细胞脱落留下的空隙，并与内皮细胞融合，促进内皮的修复，以维持血管内皮细胞的完整性（图 4-5），所以血小板对毛细血管内皮有营养、支持和降低毛细血管壁脆性的重要作用。

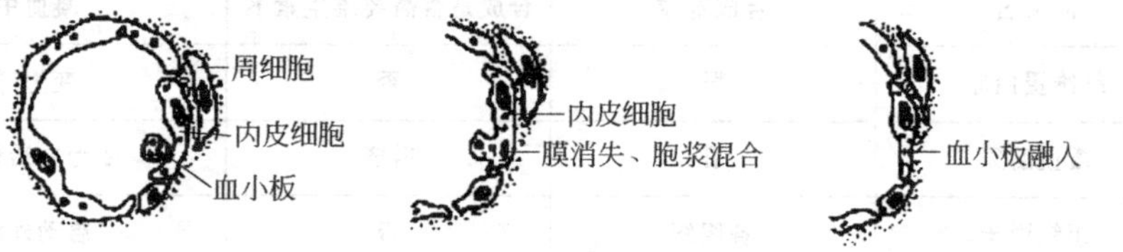

图 4-5 血小板融入毛细血管内皮细胞示意图

(2) 参加生理性止血 正常情况下，小血管破损后血液流出，经数分钟后出血自然停止，这种现象称生理性止血。其主要过程大致包括血管收缩、血小板血栓形成和血液凝固三个阶段。①破损的血管内皮细胞及黏附于血管内皮下胶原组织的血小板释放一些缩血管物质，使受损血管局部及附近的小血管收缩，血管破损口缩小或封闭，使局部血流减少，以利止血；②血管内膜下组织激活血小板，使血小板黏着、聚集于血管破损处，形成松软的止血栓堵塞住出血口，实现初步止血；③血浆中的血液凝固系统被激活，使血浆中纤维蛋白原转变为纤维蛋白，网罗血细胞形成血凝块，形成牢固的止血栓，从而达到止血目的。

因此，生理性止血是机体重要的保护机制之一。临床上常用小针刺破指尖或耳垂使血液自然流出，测定出血的延续时间，称出血时间，出血时间的长短可反映生理性止血功能的状态，正常为 1～4min。由于生理性止血功能与血小板的功能有密切关系，因此血小板数量减少或功能有缺陷时，出血时间常延长。

(3) 促进血液凝固 血小板可释放血小板因子，如血小板因子 3（PF_3）、Ca^{2+}、5-羟色胺等。尤其是血小板所提供的磷脂表面（PF_3），为各种凝血因子的激活提供了条件，可大大提高凝血因子的激活速度。另外，血小板还可以吸附多种凝血因子，促进凝血过程的发生。

第三节 血液凝固与纤维蛋白溶解

一、血液凝固

血液凝固是指血液由流动的液态变为不能流动的凝胶状态的过程，简称凝血。血液凝固的结果是纤维蛋白原变成纤维蛋白，并交织成网，网罗血细胞后形成血凝块，血凝块周围可析出淡黄色的液体，称为血清。血清与血浆相比，缺少了纤维蛋白原和凝血时消耗掉的一些物质，而增加了一些凝血时血管内皮细胞和血小板释放出的化学物质。因血清不凝固，故临床上很多生化检验、血型鉴定和血清免疫学测定等均采用血清标本检查。

1. 凝血因子

凝血过程不仅仅是纤维蛋白原的改变，还有很多物质参与。血浆与组织中直接参与血液凝固的物质统称为凝血因子。由世界卫生组织（WTO）统一命名、按照发现的顺序用罗马数字编号的凝血因子，有 12 种（表 4-2）。此外，还有前激肽释放酶、激肽原和血小板磷脂等。因子Ⅵ是因子Ⅴ活化而来，因而被取消。除了因子Ⅳ是 Ca^{2+}，其他因子为蛋白质；除因子Ⅲ存在于组织中外，其余的凝血因子均存在于血浆中；有些蛋白质以酶原的形式存在于血浆中，需要被激活才能参与凝血，被激活的因子在其右下角标“a”；绝大多数的凝血因子在肝中合成，其中因子Ⅱ、Ⅶ、Ⅸ、Ⅹ还需要维生素 K 的参与。若肝功能障碍或维生素 K 缺乏，会因凝血障碍而发生出血倾向。

表 4-2 按 WHO 命名编号的凝血因子

因子	同义名	合成部位	合成是否需要维生素 K	凝血中的作用
Ⅰ	纤维蛋白原	肝	否	变为纤维蛋白
Ⅱ	凝血酶原	肝	需要	变为有活性的凝血酶
Ⅲ	组织因子	各组织	否	启动外源性凝血
Ⅳ	Ca^{2+}		—	参与多种过程
Ⅴ	前加速素	肝	否	调节蛋白
Ⅶ	前转变素	肝	需要	参与外源性凝血
Ⅷ	抗血友病因子	肝为主	否	调节蛋白
Ⅸ	血浆凝血激酶	肝	需要	变为活性形式
Ⅹ	斯图亚特因子	肝	需要	变为活性形式
Ⅺ	血浆凝血激酶前质	肝细胞	否	变为活性形式
Ⅻ	接触因子	肝细胞	否	启动内源性凝血
XⅢ	纤维蛋白稳定因子	肝细胞和血小板	否	不溶性纤维蛋白的形式

2. 血液凝固过程

凝血过程是一系列复杂的酶促连锁反应，一旦触发，凝血因子的相继激活就如“瀑布”样迅速进行，直到血液凝固。

凝血过程包括三个阶段：①凝血酶原激活物形成；②凝血酶原被激活形成凝血酶；③纤维蛋白的形成（图 4-6）。

（1）凝血酶原激活物的形成　凝血酶原激活物为 $Ⅹ_a$、Ⅴ、Ca^{2+} 和 PF_3（血小板因子 3，为血小板膜上的磷脂）复合物，它的形成首先需要因子Ⅹ的激活。通常依据凝血的启动机制及是否有血液以外的凝血因子参与，可将凝血分为内源性凝血和外源性凝血两条途径（图 4-6）。内源性凝血是指参与凝血过程的全部因子都存在于血浆中，其启动因子为因子Ⅻ；外源性凝血

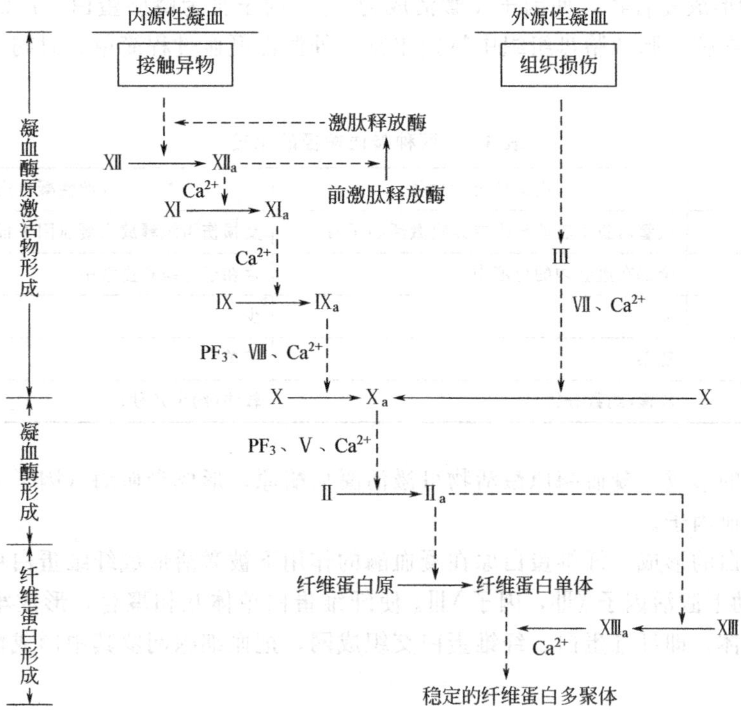

图 4-6 凝血的过程

是指在凝血过程中，启动因子不是来自血液，而是血液外组织因子Ⅲ。两者的主要区别在于凝血酶原激活物形成的过程不同。

知识链接

血友病——英国皇室病

1838 年 18 岁的维多利亚登上了英国女王的宝座。1840 年维多利亚女王和她的表哥阿尔伯特结婚。他们共生了 9 个孩子，4 个男孩有 3 个患有血友病，先后早夭。5 个女孩也是血友病基因携带者，当她们先后嫁到西班牙等欧洲的王室后，她们所生下的小王子也都患上了血友病，所以当时把血友病称为“皇室病”。血友病是一种“伴性遗传”疾病，该病的基因位于 X 染色体上。男性的性染色体是 XY 型，于是发病，而女性的性染色体是 XX，病变的 X 染色体被另外一条健康的 X 染色体所代偿，所以不发病。

① 内源性凝血途径：当血管内膜损伤暴露内膜下的胶原纤维或带有负电荷的异物附着时，因子Ⅻ被激活，形成Ⅻ$_a$，Ⅻ$_a$可激活前激肽释放酶使之成为激肽释放酶，后者反过来又能激活因子Ⅻ$_a$，通过这一正反馈过程形成大量Ⅻ$_a$，Ⅻ$_a$的主要功能是将因子Ⅺ激活成Ⅺ$_a$。因子Ⅺ$_a$在 Ca^{2+} 的参与下，将因子Ⅸ转变成Ⅸ$_a$，Ⅸ$_a$与因子Ⅷ、Ca^{2+} 与 PF_3 形成因子Ⅷ复合物，该复合物可使因子Ⅹ激活形成Ⅹ$_a$，Ⅹ$_a$与因子Ⅴ被 Ca^{2+} 连接在 PF_3 血小板磷脂表面，形成凝血酶原激活物。因子Ⅷ是一个辅助因子，可加速因子Ⅹ的激活。上述过程参与凝血的因子均存在于血管内的血浆中，故称为内源性凝血途径。

② 外源性凝血途径：当组织损伤血管破裂时，组织释放因子Ⅲ到血液中，与血浆中的因

子Ⅶ、Ca^{2+}共同形成复合物，使因子Ⅹ激活成为$Ⅹ_a$。因子Ⅲ为磷脂蛋白，广泛存在于血管外组织中，尤其是在脑、肺和胎盘组织中特别丰富。外源性凝血过程简单、时间短。它们的异同见表 4-3。

表 4-3 两种凝血途径的比较

项目	内源性凝血途径	外源性凝血途径
启动方式与因子	血管内膜下胶原纤维或异物激活因子Ⅻ	受损伤组织释放出凝血因子Ⅲ
凝血因子分布	全部在血管内的血液中	存在于组织和血液中
参与的凝血因子	多	少
凝血步骤	复杂	简单
发生凝血的速度	较慢(约数分钟)	较快(约十几秒)

（2）凝血酶的形成　凝血酶原激活物可激活凝血酶原，形成凝血酶（因子$Ⅱ_a$）。凝血酶是一种多功能的凝血因子。

（3）纤维蛋白的形成　纤维蛋白原在凝血酶的作用下被激活形成纤维蛋白单体。同时，凝血酶在Ca^{2+}帮助下激活因子ⅩⅢ，因子$ⅩⅢ_a$使纤维蛋白单体互相聚合，形成牢固的、不溶性的纤维蛋白多聚体，即纤维蛋白。纤维蛋白交织成网，把血细胞网罗其中形成血凝块，完成凝血过程（图 4-6）。

3. 抗凝系统

在正常情况下，血液在心血管内循环流动是不会发生凝固的。即使在生理性止血时，凝血也只限于受损伤的局部，并不蔓延到其他部位，全身血液循环不会受到影响。这是因为正常血管内皮是光滑完整的，血液内也不含有因子Ⅲ，因此内源性和外源性途径均得不到启动。另外，血浆中还有许多抗凝物质，其中主要的抗凝物质有抗凝血酶Ⅲ、蛋白C系统、组织因子途径抑制物和肝素。

（1）抗凝血酶Ⅲ　抗凝血酶Ⅲ是肝脏和血管内皮细胞合成的一种脂蛋白，能与凝血酶结合形成复合物而使其失活，还能封闭因子Ⅱ、Ⅶ、$Ⅸ_a$、$Ⅹ_a$、$Ⅺ_a$、$Ⅻ_a$的活性中心，使这些因子失活，从而达到抗凝效果。正常情况下，其抗凝作用弱而慢，但它与肝素结合后，其抗凝作用可显著增加。

（2）蛋白C系统　蛋白C系统主要包括蛋白质C、蛋白质S、血栓调节蛋白和活化蛋白质C抑制物。蛋白质C是由肝细胞合成的维生素K依赖因子，以酶原的形式存在于血浆中。激活后的蛋白质C能够灭活因子$Ⅴ_a$和$Ⅷ_a$，削弱因子$Ⅹ_a$的作用，促进纤维蛋白溶解，因而具有抗凝作用。

（3）组织因子途径抑制物　组织因子途径抑制物来源于小血管的内皮细胞。它的作用是直接抑制因子$Ⅹ_a$的活性，在Ca^{2+}的存在下，灭活因子Ⅶ与组织因子的复合物，从而发挥抑制外源性凝血途径的作用。

（4）肝素　肝素是一种酸性黏多糖，主要由肥大细胞和嗜碱性粒细胞产生，几乎存在于所有组织中，尤以血浆、肝、肺中含量最高。肝素是一种强抗凝剂，它可与血浆中一些抗凝蛋白质如抗凝血酶Ⅲ结合，使抗凝血酶Ⅲ与凝血酶的亲和力增强100倍，从而促使凝血酶失活。肝素还能抑制凝血酶原的激活过程，阻止血小板的黏附、聚集和释放反应，促使血管内皮细胞释放凝血抑制物和纤溶酶原激活物。所以，肝素是一种很强的抗凝物质，已在临床实践中广泛应用于体内外抗凝。

4. 血液凝固的加速与延缓

临床工作中常需要采取各种措施加速血液凝固或使血液不凝固。在进行外科手术时，常用温热的生理盐水纱布或明胶海绵压迫伤口止血，这是由于粗糙面能促使血小板黏着与解体，启动外源性途径凝血，提高温度则在于加速凝血的酶促反应过程。为防止病人在术中大出血，常在术前注射维生素 K，促进凝血因子的合成，促进血液凝固。促进凝血作用的药物还有三七、云南白药等。

血液凝固多个环节需 Ca^{2+} 参与，在临床上，常用枸橼酸钠、柠檬酸钠、草酸钾作为体外抗凝剂，与 Ca^{2+} 结合而去除血浆中的 Ca^{2+}，以达到抗凝目的。维生素 K 拮抗剂可抑制维生素 K 依赖性凝血因子的合成而具有抗凝作用。肝素在体内、体外均能立即发挥抗凝作用，已广泛应用于临床防治血栓形成。

二、纤维蛋白溶解

正常情况下，组织损伤后所形成的止血栓在完成止血使命后将逐步溶解，从而保证血管通畅，血液循环正常，也有利于受损组织的再生和修复。止血栓的溶解主要依赖于纤维蛋白溶解系统（简称纤溶系统）。

纤维蛋白在纤维蛋白溶解酶（纤溶酶）的作用下，被降解的过程，称为纤维蛋白溶解，简称纤溶。纤维蛋白溶解的过程包括纤溶酶原的激活和纤维蛋白的降解两个过程。参与纤溶过程的物质构成纤溶系统，包括纤溶酶原、纤溶酶原激活物、纤溶酶和纤溶酶原抑制物（图 4-7）。

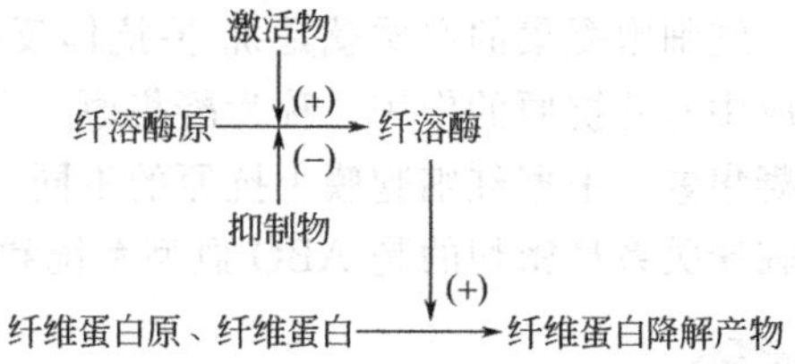

图 4-7　纤维蛋白溶解系统示意图

1. 纤溶酶原激活

纤溶酶原是一种主要由肝脏合成的糖蛋白。当血液凝固时，纤溶酶原大量吸附在纤维蛋白网上，纤溶酶原被组织激活物、血管激活物和血浆激活物激活变为纤溶酶后，才能发挥作用。

（1）血管激活物　血管激活物由小血管的内皮细胞合成和释放。当血管内出现纤维蛋白或血小板释放 5-羟色胺，以及交感-肾上腺髓质系统活动加强时，这类激活物的合成和释放都可增加。

（2）组织激活物　组织激活物存在于很多组织中，比如肾、甲状腺、子宫、前列腺、淋巴结等。在组织修复、伤口愈合时释放较多。如肾脏合成和释放的尿激酶，已应用于临床治疗血栓病。

（3）血浆激活物　血浆中的因子Ⅻ。

2. 纤维蛋白与纤维蛋白原的降解

纤溶酶使纤维蛋白或纤维蛋白原整个分子被分割为许多可溶性的小肽，称为纤维蛋白降解产物。这些降解产物一般不会再凝固，而且其中一部分还有抗凝作用。

3. 纤溶抑制物

纤溶抑制物存在于血浆和组织中，按其作用环节可分为两类：一类是纤溶酶原激活抑制物，主要由内皮细胞、血小板、白细胞和单核细胞合成，主要作用是抑制纤溶酶原激活物的活性；另一类抑制纤溶酶原的活性，称为抗纤溶酶，主要由肝脏合成或释放，功能是抑制纤溶酶、凝血因子的活性。因此，正常血浆中的纤溶酶不易对纤维蛋白原和其他凝血因子起作用。只有当血液在体内凝固时，由于凝血块中的纤维蛋白不吸附抗纤溶酶而能吸附纤溶酶原和血浆激活物，使后二者在凝血块中逐渐增多，得以使纤维蛋白降解。

凝血与纤溶是既对立又统一的功能系统，它们之间总保持动态平衡。这样，人体在出血时，可及时止血，又防止血栓形成，保持血管畅通。在血管内若凝血作用大于纤溶，可发生血栓；若纤溶作用过强，就会造成出血倾向。

第四节　血型与输血原则

一、血型

血型是指血细胞膜表面特异抗原（也称凝集原），人类有许多血型系统，包括红细胞血型、白细胞血型和血小板血型。但通常所说的血型一般是指红细胞膜上特异抗原的类型。若将两个血型不相容的人的血滴放在玻片上混合，其中的红细胞即凝集成簇，这种现象称为红细胞凝集。红细胞凝集的本质就是抗原-抗体反应。红细胞膜上一些特异蛋白质、糖蛋白等，在凝集反应中起着抗原的作用，称为凝集原。有一种能与红细胞膜上的凝集原起反应的特异抗体，称为凝集素。根据红细胞膜上抗原的不同，国际输血协会认可的有 29 个不同的血型系统，其中与临床关系最密切的是 ABO 血型系统和 Rh 血型系统。

知识链接

血型的发现

1900 年，奥地利病理学家 Karl Landsteiner（1868—1943）采集了他自己及 5 名健康同事的血液，并分别混合其红细胞和血清，发现各个体的血清不与自身红细胞发生凝集反应，但同事 Pletsching 的血清可与同事 Sturly 的红细胞发生凝集反应，而 Sturly 的血清可以凝集同事 Pletsching 的红细胞。Landsteiner 根据当时已知的抗原和抗体相结合的理论推断，认为血清中至少存在两种不同的凝集素（抗体）分别与红细胞上相应凝集原（抗原）结合，他分别称为 a 凝集素（抗 A 抗体）和 b 凝集素（抗 B 抗体）。1902 年 Landsteiner 的学生 Decastello 和 Sturli 在更大的人群（155 例）中进一步证实 Landsteiner 的 A、B、O 三型外，还发现了 4 例例外血型，他们的血清与 A、B、O 红细胞均不发生凝集反应，但其红细胞可被 A、B、O 血清所凝集，表明红细胞上存在 A、B 两种凝集原，后被称为 AB 型。至此，ABO 血型系统的四种血型被全部发现。1930 年 Landsteiner 被授予诺贝尔生理学或医学奖。此后，Landsteiner 还先后发现了 MN 血型、P 血型和 Rh 血型。

1. ABO 血型系统

（1）ABO 血型系统的抗原和分型依据　ABO 血型是以红细胞膜表面 A、B 凝集原（抗原）的有无及其种类来作为其分类依据的。凡红细胞膜上只有 A 凝集原的为 A 型；只有 B 凝集原的为 B 型；A、B 凝集原均有的为 AB 型；A、B 凝集原均无的为 O 型。

（2）ABO 血型系统的抗体　人类 ABO 血型系统中，还有溶解在血浆中不同的凝集素（抗

表 4-4 ABO 血型系统中的凝集原和凝集素

分型	模式图	红细胞膜上的凝集原	血清中的凝集素
A 型	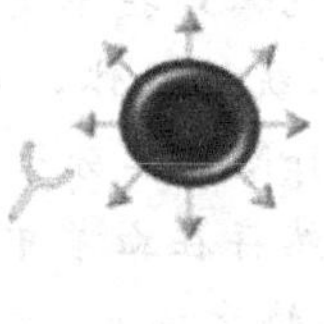	A	抗 B
B 型	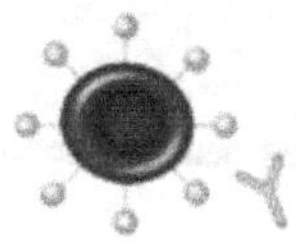	B	抗 A
AB 型	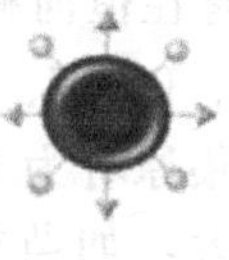	A 和 B	无
O 型	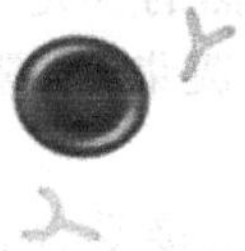	无	抗 A 和抗 B

体）。当特异性凝集素与红细胞膜相应的凝集原相遇时，可引起红细胞聚集成簇，这一现象称红细胞凝集（体内在补体参与下进一步发生溶血）。由于人类 ABO 血型系统中，不能含有能使自身红细胞发生凝集的凝集素。因此，A 型血血浆中含抗 B 凝集素；B 型血血浆中含抗 A 凝集素；O 型血血浆中含抗 A 和抗 B 凝集素；AB 型血血浆中既不含有抗 A 凝集素也不含有抗 B 凝集素。ABO 血型系统的抗原抗体分布见表 4-4。

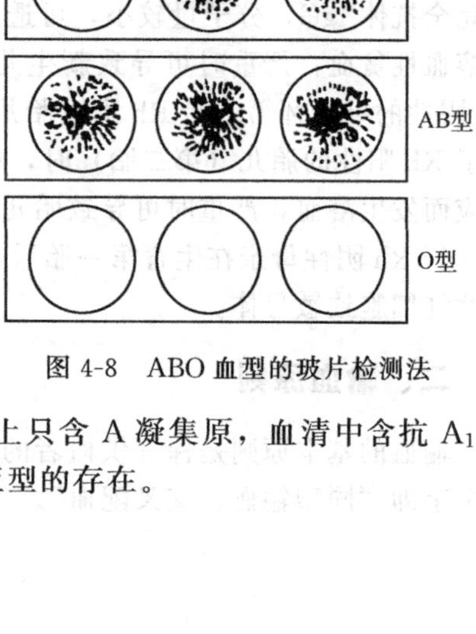

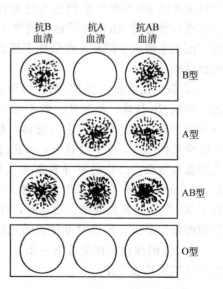

图 4-8 ABO 血型的玻片检测法

临床上，根据凝集反应的原理，可用标准 A 型血清（含抗 B 凝集素）和标准 B 型血清（含抗 A 凝集素）与某人的红细胞混悬液混合，观察凝集反应的有无，判断此人的红细胞膜上的凝集原，由此确定血型（图 4-8）。

另外，A 型中还含有 A_1、A_2 亚型。汉族人中，A_1 亚型占 99%，A_2 亚型极少见。A_1 亚型红细胞膜上含 A 和凝集原 A_1，血清中只含抗 B 凝集素；A_2 亚型红细胞膜上只含 A 凝集原，血清中含抗 A_1 和抗 B 凝集素。因此，在鉴定血型和输血时都应注意到 A 亚型的存在。

知识链接

血型抗体

血型抗体有天然产生和免疫产生的两种。天然抗体是指不需要经过任何特殊刺激、机体自然产生的抗体。最普遍的是ABO血型系统的抗体，它们在出生半年后，即产生很强的天然凝集素（抗体），天然抗体多为IgM，其分子量大，不能通过胎盘，一般不会引起新生儿溶血病。免疫抗体不是天然存在血浆中，而是由于输血或妊娠分娩时进入受血者或母体的红细胞抗原（母体缺乏的），使淋巴细胞致敏后免疫产生的抗体，免疫抗体多为IgG，其分子量小，能透过胎盘，因此能引起新生儿溶血病。

2. Rh血型系统

（1）Rh血型系统的凝集原和凝集素　Rh凝集原最初是在恒河猴的红细胞上发现的。目前发现的Rh凝集原有40多种，与临床关系密切的是C、c、D、E、e五种。其中D凝集原最强。凡红细胞膜上有D凝集原者称为Rh阳性，不含D凝集原者为Rh阴性。我国汉族人中有99%的人是Rh阳性。有些少数民族，Rh阴性者比例较大，如苗族为12.3%，塔塔尔族为15.8%，布依族和乌孜别克族约8.7%。

Rh血型的重要特点是Rh血型系统血浆中均不存在天然的（先天性）的凝集素，Rh阴性者只有在接受Rh阳性血液刺激后才能产生抗Rh凝集素，凝集Rh阳性红细胞。

（2）Rh血型的临床意义

① Rh血型不合引起输血溶血　当Rh阴性受血者首次接受Rh阳性供血者的红细胞后，因Rh阴性受血者体内无天然抗Rh的抗体，一般不发生因Rh血型不合而引起的凝集反应。但供血者的Rh阳性红细胞进入受血者体内，刺激机体产生抗Rh的抗体。当Rh阴性受血者再次或多次接受Rh阳性供血者的红细胞时，其体内抗Rh的抗体可与供血者红细胞发生凝集反应而发生溶血。因此，在临床上给患者重复输血时，即便是同一供血者的血液，也要做交叉配血试验。

② 新生儿溶血　当Rh阴性的母亲孕育了Rh阳性的胎儿（第一胎），因Rh阴性母亲体内无天然抗Rh抗体，此胎儿一般不发生因Rh血型不合而引起的新生儿溶血。但在妊娠晚期或分娩时才有足量的红细胞进入母体，使母体产生免疫性抗体，主要是抗D抗体。这种抗体属不完全抗体IgG，分子量较小，可透过胎盘进入胎儿体内，使胎儿红细胞发生溶血，造成新生儿溶血性贫血，严重时可导致新生儿死亡。母体血液中的抗体浓度是缓慢增加的，因此，当Rh阴性的母亲怀第一胎Rh阳性胎儿时很少发生新生儿溶血的情况，当Rh阴性的母亲再次孕育了Rh阳性的胎儿（第二胎）时，母体内抗Rh的抗体可通过胎盘进入胎儿体内，引起凝集反应而发生溶血，严重时可导致胎儿死亡。因此，对Rh阴性妇女的妊娠，应予以高度重视。

若Rh阴性母亲在生育第一胎后，及时常规注射特异性抗D免疫球蛋白，可防止胎儿Rh阳性红细胞致敏母体。

二、输血原则

输血的基本原则是保证供血者的红细胞不被受血者血浆中的凝集素凝集。总结输血原则为八个字即“同型输血、交叉配血”。

1. 输血前必须鉴定血型

在准备输血时首先必须进行血型鉴定，选择相同的血型，保证供血者与受血者的血型相合，以免因血型不相容而引起严重的输血反应。如图 4-9 所示。正确鉴定血型是确保安全输血的关键。临床上鉴定 ABO 血型的常规方法是用已知的抗 A 和抗 B 血清（含有抗体），分别与被检测者的血液相混，根据其发生红细胞凝集反应的结果，判断被检测者红细胞膜上所带的抗原和确定血型。一般情况，只有在 ABO 血型相同的情况下输血。在无法得到同型血液的情况下，考虑将 O 型血输给其他血型的人，或者 AB 型接受其他血型的血液。但是，要遵循“量少（＜300mL）、速慢、勤观察”的原则。

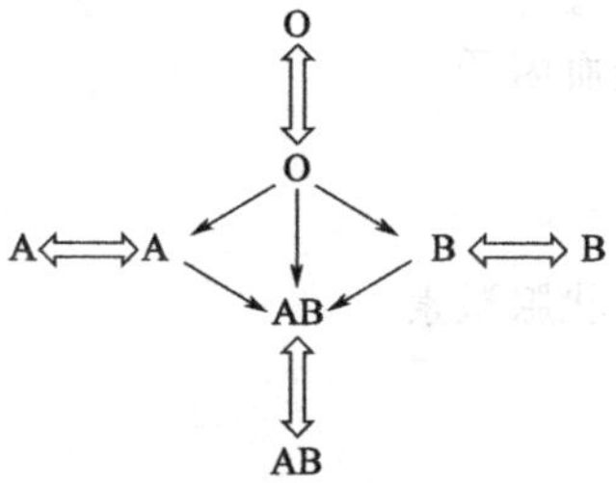

图 4-9 输血时 ABO 血型之间的相互关系

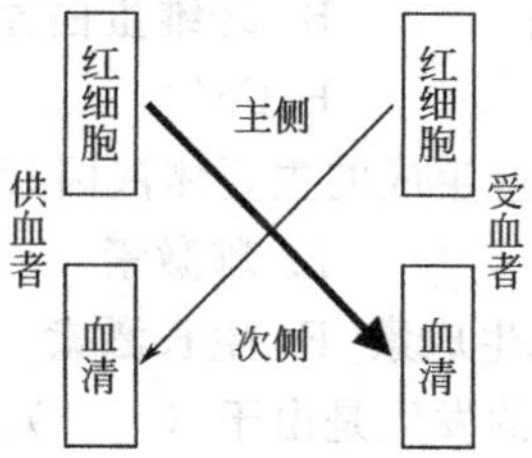

图 4-10 交叉配血试验示意图

2. 输血前必须做交叉配血试验

在输血时为避免供血者红细胞被受血者血浆中的凝集素所凝集，输血前必须做交叉配血试验，根据结果决定能否输入及输入的量和速度。交叉配血试验如图 4-10 所示：将供血者的红细胞与受血者的血清相混合（主侧），同时将受血者的红细胞与供血者的血清相混合（次侧）。分别观察结果，如果两侧均无凝集反应，可以输血；如果主侧有凝集反应，不管次侧是否凝集，都不能输血；如果主侧不凝集，次侧凝集（一般见于 O 型供血者输给其他血型，或 AB 型受血者接受其他血型），一般不宜进行输血，在特殊情况下进行异型输血时，输入的量不宜过多，速度不宜过快，并严密观察。同型血尤其是 A 型或 AB 型之间输血，也须做交叉配血试验（防止 A 亚型不合）。重复输血（同一供血者）仍须做交叉配血试验，以防止 Rh 血型不合引起的输血反应。

目前认为把 O 型血的人称为“万能供血者”，或将 AB 型的人称为“万能受血者”的观点是不正确的。总之，输血是一个多环节的过程，每个环节上的失误都可能造成严重事故。因此，在进行输血操作时，必须严格遵守输血原则，密切注意观察；而且只在确实需要时才进行输血。决不可盲目滥用。

目标练习

一、选择题

（一）单项选择题

1. 把正常人的红细胞放入血沉增快人的血浆中去，会出现下述哪种情况（　　）。

A. 不变　　B. 减慢　　C. 增快

D. 先不变，后增快　　E. 先慢，后增快

2. 全血的相对密度主要决定于（　　）。
A. 红细胞数量　B. 渗透压的高低　C. 血浆蛋白含量
D. 白细胞数量　E. NaCl 的浓度
3. 构成血浆晶体渗透压的主要成分是（　　）。
A. 氯化钾　B. 氯化钠　C. 碳酸氢钾
D. 钙离子　E. 红细胞数量
4. 血浆胶体渗透压主要由下列哪项形成（　　）。
A. 球蛋白　B. 白蛋白　C. 氯化钠
D. 纤维蛋白原　E. NaCl 的浓度
5. 血清与血浆的主要区别在于血清缺乏（　　）。
A. 纤维蛋白　B. 纤维蛋白原　C. 凝血因子
D. 血小板　E. Ca^{2+}
6. 调节红细胞生成的主要体液因素是（　　）。
A. 雄激素　B. 雌激素　C. 甲状腺激素
D. 促红细胞生成素　E. 生长激素
7. 血液凝固的发生是由于（　　）。
A. 纤维蛋白溶解　B. 纤维蛋白的激活　C. 纤维蛋白原变为纤维蛋白
D. 血小板聚集与红细胞叠连　E. 因子Ⅷ的激活
8. 外源性凝血途径的始动因子是（　　）。
A. 因子Ⅰ　B. 因子Ⅱ　C. 因子Ⅲ　D. 因子Ⅶ　E. 因子Ⅹ
9. 某人的血细胞与 B 型血的血清凝集，而其血清与 B 型血的血细胞不凝集，此人血型是（　　）。
A. A 型　B. B 型　C. O 型　D. H 型　E. AB 型
10. Rh 阳性是指红细胞膜上含有（　　）。
A. D 抗原　B. A 抗原　C. C 抗原　D. E 抗原　E. B 抗原
（二）多项选择题
1. 血清与血浆的区别在于前者（　　）。
A. 缺乏纤维蛋白原　B. 含有较多的葡萄糖
C. 缺乏凝血酶原　D. 含大量白蛋白　E. 含有大量球蛋白
2. 白细胞包括（　　）。
A. 嗜中性粒细胞　B. 嗜酸性粒细胞　C. 嗜碱性粒细胞
D. 淋巴细胞　E. 单核细胞
3. 维持血管内外和细胞内外水平衡的主要因素是（　　）。
A. 血浆中碳酸氢盐浓度　B. 血浆与组织液的晶体渗透压
C. 血浆中 Ca^{2+} 浓度　D. 血浆中 O_2 和 CO_2 浓度
E. 血浆与组织液的胶体渗透压
4. 红细胞生成过程中起调节作用的因素是（　　）。
A. 雄激素　B. 铁质　C. 肾素
D. 促红细胞生成素　E. 血管紧张素
5. 下列情况中哪种因素可使血沉加快（　　）。
A. 血沉加快的红细胞置入正常血浆　B. 正常红细胞置入血沉加快的血浆
C. 血液中的白蛋白增加　D. 血液中的球蛋白增加

E. 血液中的球蛋白减少

6. ABO 血型系统的抗体是（　　）。

A. 天然抗体　B. 主要为 IgM　C. 不能通过胎盘

D. 能通过胎盘　E. 凝集原

7. 内源性凝血和外源性凝血的始动因子是（　　）。

A. 因子Ⅲ　B. 因子Ⅹ　C. 因子Ⅸ　D. 因子Ⅱ　E. 因子Ⅻ

8. Rh 血型系统的临床意义是避免（　　）。

A. Rh 阳性受血者第二次接受 Rh 阴性血液

B. Rh 阴性受血者第二次接受 Rh 阳性血液

C. Rh 阳性女子再次孕育 Rh 阳性胎儿

D. Rh 阴性女子再次孕育 Rh 阴性胎儿

E. Rh 阴性女子再次孕育 Rh 阳性的胎儿

9. 肝素抗凝的作用机制是（　　）。

A. 抑制凝血酶原的激活　B. 增强抗凝血酶Ⅲ与凝血酶的亲和力

C. 抑制血小板的黏聚和释放反应　D. 抑制因子Ⅹ的激活

E. 加速凝血酶原激活物的形成

10. 关于内源性凝血的途径，叙述正确的是（　　）。

A. 胶原组织损伤首先激活因子Ⅻ　B. 参与凝血步骤比较多

C. 所需时间较外源性凝血长　D. 许多环节有 Ca^{2+} 参与

E. 不需因子Ⅱ参加

二、名词解释

1. 血浆　2. 血细胞比容　3. 血清　4. 渗透脆性　5. 红细胞沉降率

6. 红细胞悬浮稳定性　7. 血液凝固　8. 血型

三、简答题

1. 简述血浆渗透压是如何构成的，其相对稳定有何生理意义。

2. 何谓红细胞悬浮稳定性？其大小标志什么？正常男女的血沉值是多少？

3. 简述血浆蛋白的生理功能。

4. 血小板有哪些生理功能？

5. 简述血液凝固的基本过程，说出内源性凝血和外源性凝血的区别与联系。

6. 正常情况下，为什么循环系统的血液不发生凝固而处于流体状态？

7. 临床关系密切的血液分型有哪些，如何分型？

8. 临床输血原则是什么，怎样理解？

（王光亮　李　琳）

参考答案扫一扫

第五章

能量代谢和体温

第一节　能 量 代 谢

思维导图扫一扫

一、机体能量的来源和去路

1. 能量的来源

自然界中虽然存在着各种形式的能量，如热能、电能、机械能和化学能等，但人类唯一能够利用的只有食物中所蕴藏的化学能。机体一切活动所需的能量均来源于食物中的糖、脂肪和蛋白质。

知识链接

能 量 代 谢

新陈代谢是一切生命最基本的特征，是维持生命的各种活动过程中化学变化的总称，使各系统的功能活动与内外环境变化相适应，从而维持内环境的稳态，包括物质代谢、能量代谢两个方面。

机体组织细胞吸收、利用食物中的糖、蛋白质、脂肪等营养物质，一方面通过合成代谢构筑和更新自身；一方面通过分解代谢产生能量以满足生命活动的需要。

食物的消化和代谢、体温的维持、肌肉运动、腺体分泌和神经传导，这些基本生命活动所需要的能量都是通过体内物质代谢获得的，体内物质的合成、分解与能量的消耗、产生是相伴相随的。通常将物质代谢过程中所伴随着的能量的产生、贮存、转移、释放和利用等称为能量代谢。

物质代谢和能量代谢实际上是同一活动过程的两个方面，两者是密不可分的，体内物质的分解与合成都必然伴有能量的转移。

（1）糖　一般情况下，糖是机体主要的供能物质。人体所需能量的50%～70%是由食物中糖类物质的氧化分解提供的。脑组织所需的能量则完全来源于糖的有氧氧化。

食物中的糖经消化液分解的最终产物包括葡萄糖、果糖、半乳糖，其中葡萄糖约占80%，经消化道吸收后，大部分果糖和几乎全部的半乳糖在肝脏内迅速转化为葡萄糖，因此葡萄糖是体内糖代谢的中心，也是人体能量的主要来源。葡萄糖进入细胞后，首先磷酸化形成葡萄糖-6-磷酸，然后聚合形成糖原贮存，或者分解释放能量。

（2）脂肪　脂肪也是人体重要的供能物质。在一般情况下，人体所消耗的能源物质中，有40%～50%来自体内脂肪。脂肪在体内的贮存量可达体重的10%～20%，贮存的脂肪所提供的能量可供机体使用多达10天至2个月。

体内具有重要生物功能的脂类有脂肪酸及其衍生物、中性脂肪、磷脂和固醇。大部分脂肪贮存在脂肪组织和肝脏内，肝脏在脂类代谢中的主要作用是分解脂肪酸释放能量、合成甘油三酯以及将脂肪酸转化为类固醇和磷脂等其他脂类。脂肪组织贮存甘油三酯，在机体需要时将其分解为甘油和脂肪酸。

（3）蛋白质　蛋白质不作为主要的能源物质，一般不供能。食物中的蛋白质分解产生的氨基酸和体内组织蛋白质分解产生的氨基酸主要用于合成细胞成分，或者合成酶、激素等生物活性物质，以实现自我更新。只有在某些特殊情况下，如长期不能进食或消耗量极大，而体内糖原、脂肪贮备耗竭时，机体才开始分解蛋白质，以维持必需的基本生理功能活动。

2. 能量的转化

食物在体内完全氧化分解释放的能量与其在体外燃烧时所释放的能量是相等的。它们在体内氧化分解所释放的能量，主要用于维持机体功能如消化、代谢食物，维持体温以及机体活动，这些能量表现为外功、热和能量贮存。表现公式为：能量输出＝外功＋热＋能量贮存。

机体在单位时间内释放的能量称为代谢率。通常以单位时间内每平方米体表面积的产热量来表示，以 $kJ/(m^2 \cdot h)$ 为单位。在体内，三大能源物质在氧化过程中，所蕴含的化学能95%可在体内释放、转化和利用。释放的全部能量中，50%以上转化为热能，其余部分以化学能的形式贮存在三磷酸腺苷（ATP）等高能化合物中的高能磷酸键中。图5-1为能量代谢的场所线粒体。

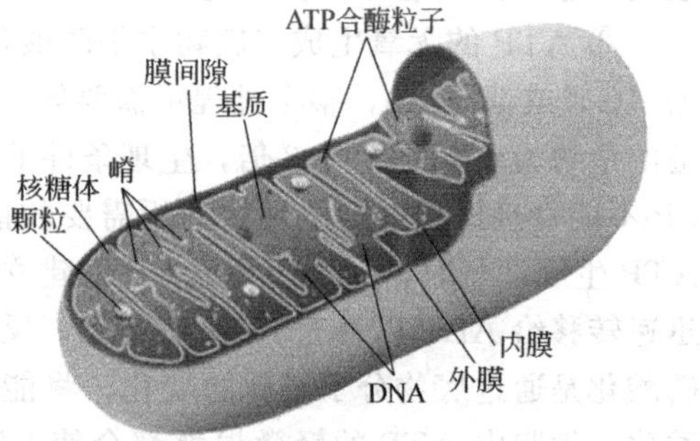

图5-1　能量代谢的场所线粒体

（1）直接能量来源ATP　ATP是一种自由存在于细胞内可迅速直接被利用的化学能形式，广泛存在于人体的一切细胞内，由一个大分子的腺苷和三个较简单的磷酸根组成，有三个磷酸结合键，其中无机磷酸之间的结合键蕴藏着大量的化学能，因它比一般化学结合键，如共价键等，带有更多的能量，故既是人体内重要的供能物质，也是体内能源物质贮存的主要形式。

在生理条件下，1mol的ATP分子断裂第二个高能磷酸键可释放12kcal（1kcal＝4.18kJ）的热量，反应简式如下：ATP→ADP＋Pi＋能量。机体利用ATP合成重要的细胞组成成分、驱动物质的跨膜主动转运、肌肉运动和腺体分泌、维持细胞膜电位及神经传导。ATP在机体生命活动中不断地被消耗，同时又在食物的氧化过程中不断得到补充，因此人们形象地将ATP誉为“机体的能量货币”，因为它作为一切细胞功能主要的和直接的能量来源，可以重复地产生和消耗，作为一种中间代谢产物，在流通中始终维持较稳定的水平。

（2）ATP再生成途径　ATP的再生成实际上是ADP与Pi再连接，是一个磷酸化的吸能过程。被吸收的能量只能从摄入机体内的糖、脂肪和蛋白质等物质的分解（放能）过程中获

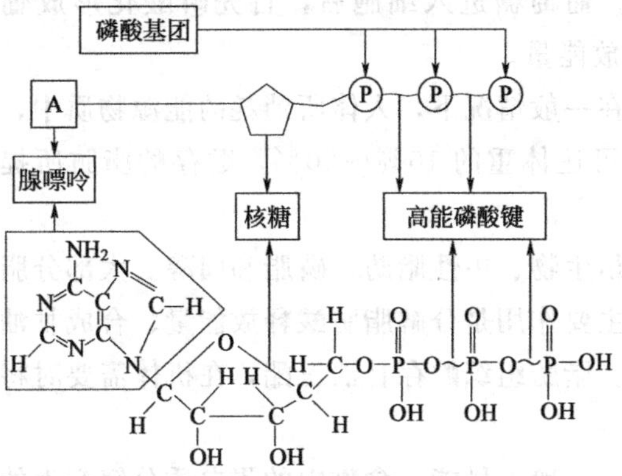

图 5-2 ATP（三磷酸腺苷）

得。见图 5-2。

ATP 的生成主要是在糖和脂肪的分解代谢过程中进行的。糖的分解可以是有氧氧化，也可以是无氧酵解；而脂肪的分解则完全是有氧氧化。因此，ATP 的生成包括有氧生成和无氧生成两种类型。

① ATP 的有氧生成（氧化磷酸化） 糖和脂肪的氧化分解是在细胞线粒体内进行的，是一个逐步氧化、逐步放能的复杂过程。在体内氧供应充足的情况下，葡萄糖完全氧化并释放出大量能量，是机体能量的主要来源。1mol 葡萄糖完全氧化可以释放 38mol 的 ATP。甘油主要在肝脏被利用，经酶作用生成 3-磷酸甘油后进入糖代谢途径产生能量，脂肪酸进入线粒体后经 β-氧化分解为乙酰辅酶 A，继而进入三羧酸循环，释放大量的能量，1 分子硬脂酸完全氧化分解后可释放 146 分子的 ATP。另一方面，脂肪组织可以分泌多种细胞因子，通过调节摄食来维持体内的能量平衡。

这些途径都要通过三羧酸循环，最终把糖和脂肪分解成为 CO_2 和 H_2O。其中 CO_2 是在脱羧（—COOH）反应中产生的，它不伴有能量的明显变化；而 H_2O 的生成是在脱氢（H_2）反应中产生的，即把脱下来的氢，经呼吸链传递，最终与氧化合生成水，此过程释放能量，是供 ATP 有氧生成的主要过程。由于 ATP 生成的磷酸化最终是与 O_2 化合实现的，故称为氧化磷酸化。它是体内能源物质通过氧化分解，将其能量转移给 ATP 的最重要途径。

② ATP 的无氧生成（底物水平磷酸化） ATP 的无氧生成基质是磷酸肌酸（CP）和葡萄糖（G）或糖原 Gn，整个过程不需要氧。CP 是体内另一种高能磷酸化合物，其所含高能磷酸键的量约为 ATP 的 3～8 倍，生理条件下 1mol 的 CP 蕴含 13kcal 的能量。但是与 ATP 不同，CP 不能直接提供细胞生理活动所需要的能量，但它可与 ATP 之间进行能量转移，当细胞内 ATP 生成过剩时，就用于合成 CP 以建立起能量贮存库；当 ATP 被消耗后，CP 中的能量可迅速转移给 ADP 以补充 ATP 的不足，反应简式为：CP＋ADP→ATP＋C。由于 ATP 生成的磷酸化是通过底物分子结构的变化，将能量转移给 ADP 生成 ATP 的，故又称为底物水平磷酸化。细胞内 ATP 的轻微损耗都会使 CP 释放能量迅速生成新的 ATP，以维持体内稳定的 ATP 含量，从而保证生命活动的正常运行，因此 CP 可以看作是 ATP 的能量贮存库。

当体内氧供应不足时，或者在某些缺乏有氧氧化酶系的细胞（如成熟的红细胞）内，1mol 的 G 或 Gn 经无氧酵解，可净生成 2～3mol 的 ATP，这是糖的无氧酵解。我们把糖的无氧酵解供 ATP 再合成所需的能量称为乳酸能；而 CP 分解供 ATP 再合成所需的能量称为非乳酸能。虽然糖酵解只能释放较少能量，却是人体在缺氧状态下最重要的供能途径。此外，在某些情况下，2mol 的 ADP 在肌激酶的作用下也可生成 1mol 的 ATP 和 1mol 的 AMP，但这不是 ATP 无氧生成的主要过程。

机体维持生命活动需要不断消耗 ATP，ATP 不断生成又保障了机体连续不断地能量供应。生物体内能量的释放、转移和利用的过程都是以 ATP 为中心进行的。而 ATP 的分解与再合成的速度随代谢的需要而变化。

3. 能量的去路

人体从食物中摄取的总能量的 50% 是以热能的形式维持正常体温；其余绝大部分的能量

是以化学能的形式重新再转移到 ATP 分子中贮存，以供机体直接利用。

（1）转变为机械能 对人体而言，只有在肌肉中才能把化学能转变为机械能。肌肉收缩产生于肌原纤维上肌小节中的肌丝滑行，而肌丝滑行的始动又在于横桥的摆动，完成这一横桥摆动的机械能来自 ATP 的分解。人体内的肌肉占总体重的 35%～45%，运动过程中体内 ATP 能量的去路主要用于转化为机械能使肌肉做功。

（2）转移到肌酸上 ATP 的生成主要来自氧化磷酸化过程。当 ATP 生成较多时，可将含有高能磷酸键的 Pi 转移给肌酸而形成磷酸肌酸（CP），以备“急用”。

（3）转变为其他形式的能 ATP 分解产生的能量可用于完成人体各种生理功能，即 ATP 的化学能转变为体内其他形式的能。如用于体内合成代谢所需的化学能；消化与吸收、肾小管对滤液的重吸收、细胞膜的主动转运及细胞分泌等渗透能；神经兴奋的传导、生物电能等。

人体内能量的来源与去路，即能量的摄入与支出，是符合能量守恒定律的。公式：

能量输入(食物)＝能量输出(做功、产热)±能量的贮存(脂肪等)

健康成年人体重的变化基本符合上述公式。当能量摄入与支出相平衡时，体重基本保持不变；如果摄入大于支出时，人体就会发胖；相反则会消瘦。

二、影响能量代谢的主要因素

体内能够引起细胞化学反应增强的因素都可增加代谢率，如肌肉活动、精神活动、食物的特殊动力效应等。

1. 个体因素

（1）体表面积 以排除身材大小的影响。

（2）性别与年龄 同龄男性的能量代谢率高于女性。处于生长发育阶段的儿童和少年，新陈代谢旺盛。

2. 生理活动和环境因素

（1）肌肉活动 肌肉活动是影响能量代谢最显著的因素。机体活动的轻微增加就会提高代谢率。任何单块肌肉发生一次最大收缩时，可在几秒钟内使产热量增至安静时的 100 倍。就整体而言，剧烈的肌肉活动可使机体的产热量在几秒内提高 50 倍。

人在运动或劳动时耗氧量显著增加，最多可达安静时的 10～20 倍。即使肌肉运动停止后，耗氧量依然维持在较高状态。这是因为人在进行剧烈运动时，骨骼肌的耗氧量猛增，但由于循环、呼吸等功能只能逐渐增加，不能很快地满足机体的需要，骨骼肌因而处于相对缺氧的状态，称为氧债。此时机体通过贮备的高能磷酸键和进行无氧糖酵解来供能。肌肉活动停止一段时间后，循环、呼吸活动仍将维持在较高水平上，以摄取更多的氧来偿还氧债。肌肉活动的强度称为肌肉工作的强度，即劳动强度。劳动强度通常用单位时间内机体的产热量来表示，也就是说，能量代谢率可以作为评估劳动强度的指标。从表 5-1 中可以看出劳动或运动时能量代谢率的增长情况。

（2）精神活动 安静状态下，有大约 15%的循环血量进入脑循环系统，说明脑组织的代谢水平是很高的。脑组织的代谢水平虽很高，据测定，安静状态下，100g 脑组织的耗氧量为 3.5mL/min，约为安静肌肉组织耗氧量的 20 倍，氧化的葡萄糖量为 4.5mg/min。但在睡眠中和在活跃的精神活动时，脑中葡萄糖的代谢率却几乎没有差异。人在平静思考问题时，产热量增加一般不超过 4%，对能量代谢率的影响不大。但在精神处于紧张状态时，如烦恼、恐惧或强烈的情绪激动时，由于随之出现的不随意肌紧张加强、交感神经兴奋以及刺激代谢的某些激

表 5-1 劳动或运动时的能量代谢值

肌肉活动形式	平均产热量/[kJ/(m² · min)]
静卧休息	2.73
出席会议	3.40
擦窗	8.30
洗衣物	9.89
扫地	11.36
打排球	17.04
踢足球	24.96

素（如甲状腺激素）释放增多等原因，产热量可以显著增加。

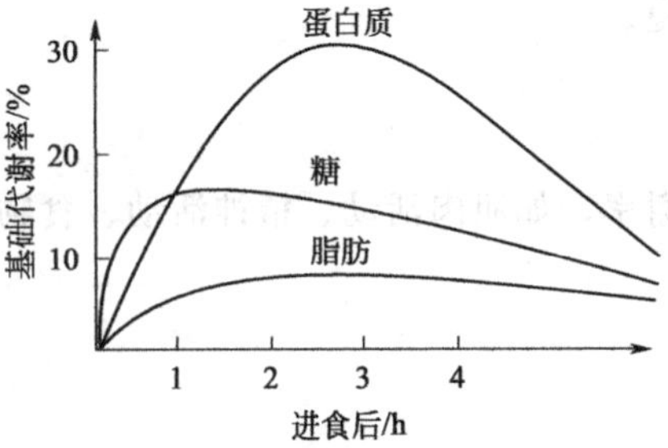

图 5-3 食物的特殊动力效应

(3) 食物的特殊动力效应 人在进食之后的一段时间内，即从进食后 1h 左右开始，延续到 7～8h，即使处于安静状态，机体的产热量也要比进食前有所增加。食物的这种刺激机体产生额外热量消耗的作用称为食物的特殊动力效应。主要与肝脏处理吸收的营养物质有关，其中蛋白质的特殊动力效应高达 30%，糖和脂肪的分别为 6%和 4%，即进食能产 100kJ 热量的糖类或脂肪后，机体产热量为 104～106kJ，可见蛋白质的食物特殊动力效应最为显著，而混合食物可使产热量增加 10%左右。食物特殊动力效应产生的机制，目前还不十分清楚，额外增加的热量不能被利用来做功，只能用于维持体温。见图 5-3。

(4) 环境温度 能量代谢率与环境温度的关系曲线呈 U 形。在 20～30℃的环境温度中，人在安静时的能量代谢最为稳定，环境温度过高或过低时，能量代谢都增加。当环境温度低于 20℃时，代谢率开始增加，主要是由于寒冷刺激反射性地引起寒战以及肌肉紧张度增加所致；当环境温度超过 30℃时，代谢率又逐渐增加，可能是因为体内化学过程的反应速度有所增加，发汗、呼吸、循环功能增强的缘故。当环境温度超过体温后，代谢率也增加，温度每升高 1℃，机体的代谢率增加 14%。

(5) 其他因素 幼儿的能量代谢率高于成人，并随年龄的增长而逐渐下降。甲状腺激素可显著增加机体的能量代谢率。另外，雄激素、生长激素、发热及交感神经兴奋等均可提高机体的能量代谢率。睡眠不足及营养不良时机体的能量代谢率降低。

知识链接

基础状态

基础状态是指室温在 20～25℃，清晨、空腹、静卧，禁食 12h 以上，体温正常，清醒而又极端安静的状态。在这种状态下，排除了肌肉活动、环境温度、食物特殊动力效应和精神紧张等因素的影响，各种生理活动都维持在比较低的水平，体内的能量消耗主要用于维持基本的生命活动，代谢率比较稳定。

三、基础代谢

1. 基础代谢的定义

基础代谢是指机体在基础状态下的能量代谢，单位时间内的基础代谢称为基础代谢率（BMR）。

2. 基础代谢率的测定

人体代谢率的高低虽与体重有关，但并不成比例关系，若以每千克体重的产热量进行比较，小动物的产热量要比大动物的高许多，而以每平方米体表面积的产热量进行比较，则不论体积的大小，各种动物每平方米体表面积每 24h 的产热量很接近。因此，基础代谢率用每小时每平方米体表面积的产热量来表示，单位为 $kJ/(m^2 \cdot h)$。测量和计算体表面积时常采用 Stevenson 公式。

$$体表面积(m^2)=0.0061\times 身高(cm)+0.0128\times 体重(kg)-0.1592$$

另外，体表面积还可根据图 5-4 直接求出。方法是：将两条列线上受试者相应的身高和体重连成一条直线，此直线与中间的体表面积列线的交点即为此人的体表面积。

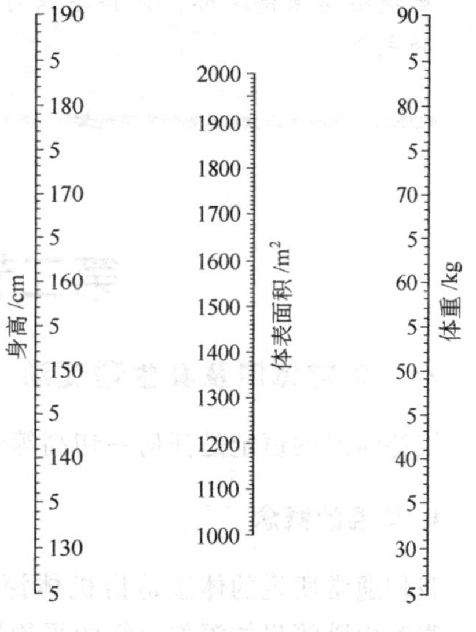

图 5-4 人体表面积测算用图

通常采用简略法测定和计算 BMR。将呼吸商设为 0.82，其对应的氧热价是 20.18kJ/L，只需测出一定时间内的耗氧量和体表面积，就可进行 BMR 的计算。如某受试者在基础状态下，1h 的耗氧量为 12L，其体表面积为 $1.5m^2$，则其 BMR 为：$20.18kJ/L\times 12L/h\div 1.5m^2=161.4kJ/(m^2\cdot h)$。

3. 基础代谢率的正常水平及其异常变化

基础代谢率随性别、年龄而异。当其他情况相同时，通常男子的基础代谢率比女子高，儿童比成人高，壮年比老年高。年龄越大，代谢率越低。

我国正常人 BMR 的水平，男女各年龄组的平均值见表 5-2。

表 5-2 我国正常人的 BMR 平均值 $kJ/(m^2\cdot h)$

年龄/岁	11～15	16～17	18～19	20～30	31～40	41～50	51 以上
男性	195.5	193.4	166.2	157.8	158.0	154.0	149.0
女性	172.5	181.7	154.0	146.5	146.9	142.4	138.6

在临床上 BMR 常以相对值来表示，正常值为±15%。一般来说，BMR 的实际数值同表 5-2的正常平均值比较，如果相差±(10%～15%)，都属正常；当相差之数超过±20%时，才有可能是病理变化。在各种疾病中，甲状腺功能的改变总是伴有 BMR 的异常，甲状腺功能亢进时或甲状腺功能低下时则升高或降低。因此，BMR 的测定是临床诊断甲状腺疾病的重要辅助方法，其他如肾上腺皮质和脑垂体的功能低下时，也常伴有 BMR 降低。

知识链接

基础代谢与减肥

基础代谢是维持机体生命活动最基本的能量消耗。很多执着于减肥的人试图用节食的方法来减少能量摄入，达到减肥目的，那我们先来看看每天需要多少能量。

我们可以根据下列的简便公式来简单算出你的基础代谢（单位 kcal）：

男 18～30 岁：15.3×m＋679；30～60 岁：11.6×m＋879；60 岁以上：13.5×m＋487

女 18～30 岁：14.7×m＋496；30～60 岁：8.7×m＋829；60 岁以上：10.5×m＋596

m：体重（kg）

好了，你发现了吧，基础代谢与体重相关，光靠节制饮食，并不能达到减肥的目的，节食的越严格越久，基础代谢率就变得越慢。到最后即使每天只吃一点，体重都不会下降，身体状况越来越糟。还不如进行有效运动，提高新陈代谢率，有效燃烧脂肪来得实际，这样不仅可以让你收获健康，还能拥有理想的身形，散发青春的光彩。

第二节　体温及其调节

一、正常体温及其生理变动

维持体温的恒定是任何一切高等动物进行新陈代谢和正常生命活动所必需的。

1. 体温的概念

我们通常所说的体温是指机体深部组织的平均温度，即体核温度。体核温度指心、肺、脑、腹腔内脏等机体深部组织的平均温度，比较稳定，昼夜变化幅度在±0.6℃之内。由于体内各器官的代谢水平不同，它们的温度略有差别。安静时，肝脏代谢活动活跃，温度最高，其次是脑、心脏和消化腺；运动时，骨骼肌的温度最高。由于血液的不断循环，深部各器官的温度会经常趋于一致，因此体核血液的温度可以代表内脏器官温度的平均值。

体表温度是指人体外周组织即表层的温度，包括皮肤、皮下组织和肌肉等部位的温度。体表温度不稳定，且各部位之间的差异大。接近体表部分的温度称为表层温度，其中最外层皮肤表面的温度为皮肤温度。表层温度易受环境温度等因素的影响而变动，特别是皮肤和四肢末端的温度波动更大。皮肤温度一般比体核温度低几度，受环境和衣着等情况的影响，波动的幅度较大，体表各部位皮肤的温度差也大。皮肤温度受皮肤和皮下脂肪组织厚度的影响，也受局部血流量的影响。在环境温度为 23℃时测定，足部皮肤温度为 27℃，手皮肤温度为 30℃，躯干为 32℃，额部为 33～34℃，四肢末梢皮肤温度最低，越近躯干、头部，皮肤温度最高。

在不同的环境温度下，体核温度与体表温度的相对比例可出现较大的变动，在较冷的环境中，体核温度分布区域较小，主要集中在头部和胸腹内脏，在体表与体核之间存在着明显的温度梯度；在炎热的环境中，体核温度可扩展到四肢，见图 5-5。

2. 体温的测定

人体内脏和组织的温度，取决于：①局部的代谢水平；②通过该部位的血流量和血液的温度；③与周围组织间温度梯度的大小。因为体核温度及体核血液温度不易测试，临床上通常采用测定直肠温度、口腔温度、腋窝温度来反映体温。

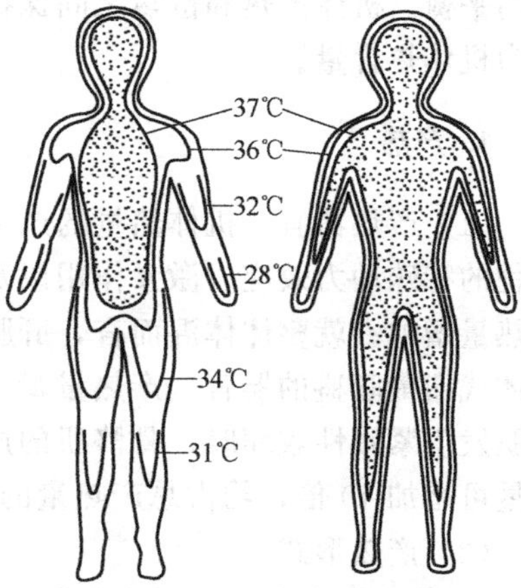

图 5-5　不同环境下人体体温分布图

3. 体温的正常值及其生理波动

（1）正常体温　直肠温度正常值为 36.9～37.9℃，比较接近体核温度；口腔（舌下）温度为 36.7～37.7℃，比直肠低 0.2～0.3℃，因其测量比较方便，且所测温度比较准确，是常用的体温测量方法；腋窝温度为 36.0～37.4℃，比口腔温度低 0.3～0.4℃，是临床上采用比较广泛的测温部位，但腋窝皮肤表面温度较低，必须使上臂紧贴胸廓，使腋窝密闭形成人工体腔，机体内部的热量才能逐渐传导过来，且测量时必须保证足够的测量时间，一般在 10min 左右。体温低于 34℃可引起意识的丧失，体温高于 42℃时可引起细胞实质损害，高于 45℃将有生命危险。

（2）体温的生理波动　恒温动物的体温是相对稳定的，但并不是一成不变的。在生理情况下，体温受昼夜、年龄、性别等因素的影响而有所变化，但变化幅度小。

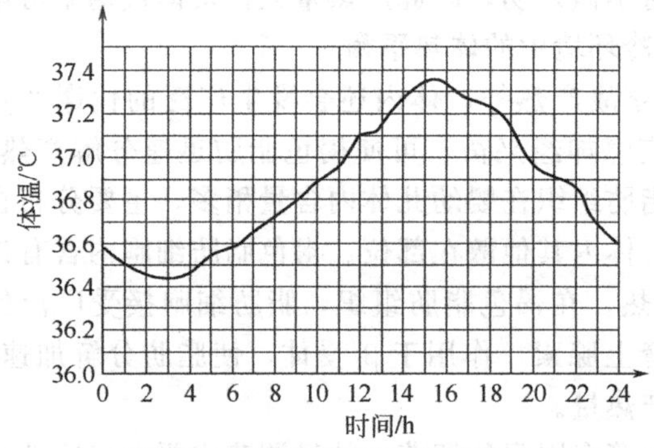

图 5-6　人体体温昼夜变化曲线

① 昼夜节律　正常人的体温呈现明显的周期性昼夜变化。清晨 2～6 时体温最低，午后 13～18 时最高。波动幅度一般不超过 1℃（如图 5-6 所示）。体温的这种周期性昼夜变化称为昼夜节律，与下丘脑的生物钟功能有关。

② 性别　成年女性的体温平均比男性高 0.3℃，女子的基础体温随月经周期而发生变动，在月经期和月经后的前半期较低，排卵日最低，排卵后体温升高，这种体温变化规律同血中孕激素的变化相一致，是由于黄体分泌孕酮的生热效应所引起。

③ 年龄　一般来说，儿童、青少年的体温较高，随着年龄的增长体温逐渐降低。新生儿和老年人的体温较低。新生儿，尤其是早产儿，因其体温调节机构发育还不完善，调节体温的能力差，他们的体温容易受环境因素的影响而变动。老年人因基础代谢率低，体温也偏低。

④ 肌肉活动　情绪紧张和体力活动时，肌肉张力增加，加上激素的作用，使机体代谢增强，产热量明显增加，导致体温升高。

⑤ 其他因素　药物因素、环境等也可引起体温变化。麻醉药物可抑制体温调节中枢的功能，扩张皮肤血管以及增加机体散热而使体温下降。通常情况下，人体夏季的体温较冬季体温高。

二、体热平衡

正常体温的相对稳定能够得以维持，是在体温调控机制的控制下，产热和散热过程处于动态的平衡。机体产热和散热之间保持相对平衡的状态，称为体热平衡。机体内所容纳的热量，称为机体热含量。

1. 产热

（1）产热器官　机体热量的产生是伴随着代谢过程而产生的，因此肌肉运动、精神活动、食物的特殊动力效应、激素作用以及交感神经活动等可引起机体代谢增强的因素都能引起机体产热量增加。就整体体温而言，肝脏和骨骼肌是人体主要的产热器官。安静状态下，肝脏作为人体代谢最旺盛的器官，产热量最大，约占总热量的56%。机体剧烈运动或在寒冷环境中骨骼肌发生紧张性收缩时，骨骼肌的产热量成为体内热量的主要来源。剧烈运动时，骨骼肌的产热量可增加40倍，约占总产热量的90%。

（2）产热形式

① 基础代谢产热　基础状态下，70%左右的基础代谢产热量来自内脏和脑等深部组织器官，它们是基础状态下主要的产热器官。肝脏和脑的代谢水平高，产热多。

② 食物特殊动力效应产热

③ 骨骼肌运动产热　骨骼肌是肌肉运动时主要的产热器官，其产热量可占机体总产热量的90%。

④ 寒战产热与非寒战产热　在寒冷环境中此种方式可增加产热量，维持体温的相对稳定。

a. 寒战产热　机体受到寒冷刺激时，最初骨骼肌出现寒冷性肌紧张而增加产热量，其节律为9～11次/分，以维持体温，此时代谢率即已增加。在寒冷刺激继续加强时，伸肌群和屈肌群同时发生不随意的节律性收缩，即寒战，此时不做外功，因此产热量大，机体代谢率可增加4～5倍，使产热量大大增加，以维持机体在寒冷环境中的体热平衡。

b. 非寒战产热　机体处于寒冷环境中时，除寒战产热外，体内还会发生广泛的代谢产热增加，这一现象称为非寒战产热。寒冷环境中，交感神经兴奋，可使褐色脂肪迅速分解产热，尤其对于婴幼儿，其意义更大。较之成人，褐色脂肪组织在婴幼儿体内含量稍多，主要分布在两肩胛之间、颈背部、胸腔及腹腔大血管周围以及体内其他散在部位。褐色脂肪细胞内含有许多线粒体，可产生大量的ATP，因而产生大量的热。在褐色脂肪组织，脂肪细胞接受广泛的交感神经支配，刺激交感神经，其末梢释放去甲肾上腺素，作用于β_3受体，使脂肪分解加速，也使线粒体内脂肪酸氧化加强，从而增加机体的产热量。

（3）产热调节　机体的产热活动受神经、体液等多因素的调节。神经调节主要由交感神经兴奋及下丘脑-腺垂体-甲状腺轴的活动支配；体液调节主要由甲状腺激素、肾上腺素、去甲肾上腺素（NE）及生长激素等激素调节。

① 交感神经兴奋　交感神经兴奋或血中肾上腺素和去甲肾上腺素增加可立即使细胞代谢加强，增加机体产热量。

② 甲状腺激素分泌增多　机体受到寒冷刺激时，下丘脑释放的促甲状腺激素释放激素（TRH）增多，腺垂体分泌促甲状腺激素（TSH）增加，甲状腺激素增多，从而引起全身细胞代谢率增加，使机体产热量增多。

2. 散热

散热的主要部位是皮肤，如前所述，机体的大部分热量产自深部器官，主要是肝脏、脑、心脏以及运动时的骨骼肌，然后由深部组织器官转移到皮肤并散发到空气及周围环境中，小部分体热随呼出气、尿、粪等排泄物散失。

(1) 散热方式

① 辐射 辐射是人体以红外线（一种电磁波）的形式将热量转移给邻近物体的一种散热方式。当机体处于寒冷环境中时，大部分热量以辐射的形式散失掉。人体在正常室温、不着衣的情况下，约有60%的热量是以这种方式散失的。同样，热射线也可以从其他物体辐射给人体。所有温度在冰点以上的物体都可以发出这种射线，只是在机体温度高于周围环境时，机体辐射的热量多于机体所接受的来自外界的辐射热量。机体辐射热量的多少主要取决于皮肤与周围环境的温度差，其次取决于皮肤的散热面积，如皮肤温度高于环境温度，其温差越大，散热量越多；皮肤的有效散热面积越大，散热量也越多，如四肢面积较大，因而在辐射散热中起重要作用。

② 传导 传导是温度不同的两物体表面相互接触时发生的热交换，热传导的效率取决于皮肤表面与接触物表面的温度差、物体的热导率、接触面积等。比如人体将热量传递给座椅、床等物体，由于它们是热的不良导体，这部分热量散失很少，仅占机体散热量的3%。此外人体脂肪的导热度也低，肥胖者和女子皮下脂肪较多，由深部传向皮肤的热量也相对较少。水的导热性能较好，临床上根据这个道理给高热病人用冰帽、冰袋降温。机体散热量的15%是以传导的形式散失给周围的气体，这主要是由于分子的热运动。热是分子运动时产生的动能，皮肤内的分子处于不停的振动中，这种运动可以将热量通过碰撞传递给同它接触的较冷气体，从而增加了气体分子的运动速度。如果加热了的气体不从皮肤近旁流走，一旦与皮肤接触部分的气体温度达到皮肤温度，热传导即告停止。

③ 对流 对流是指通过气体流动来交换热量的一种散热方式。人体首先通过传导将热量传递给与皮肤接触的空气，然后由空气流动而将热量带走。对流散热量的多少，受风速的影响，风速大，散热量多，风速小则散热量少。

以上几种散热方式对体温的调节是在皮肤温度高于环境温度的前提下实现的，当环境温度高于或接近皮肤温度时，皮肤不仅不能散热，反而以辐射和传导的方式从周围环境中获得热量，此时蒸发散热便成了唯一有效的散热方式。

④ 蒸发 蒸发散热是机体通过水分的蒸发来散失热量的一种方式。皮肤每蒸发1g水可带走大约0.6kcal的热量。人体的蒸发分为不感蒸发和发汗两种形式。

机体每刻都有一定量的水分通过皮肤及口腔、呼吸道黏膜蒸发掉而不为人们所觉察，这种蒸发称为不感蒸发。不感蒸发源自皮肤和口腔、呼吸道黏膜表面水分子的扩散，与汗腺活动无关，因而不受人体生理性体温调节的控制，成人每天经此途径蒸发水分约1000mL，可从机体带走热量12～16kcal/h。在活动或运动状态下，不感蒸发可以增加。婴幼儿不感蒸发的速率比成人高，在缺水状态下，婴幼儿更容易发生脱水，因此在炎热的夏季，应注意多给婴幼儿补充水分。有些动物如狗，通过热喘呼吸散失热量，这种快速、表浅的呼吸大大增加了从口腔和呼吸道蒸发的水分，从而增加了热量的散失。

发汗是指汗腺的分泌和汽化达到散热的效果，因为是可以感觉到的，又称可感蒸发。汗液蒸发可以有效地带走热量。人在安静状态下，当环境温度达30℃左右时便开始发汗；在空气湿度大、衣着较多时，气温达25℃时便可发汗；在进行劳动或运动时，即使湿度在20℃以下，也可出现发汗，而且发汗量很大，可达1600mL/h。某些先天性汗腺缺失的病人，虽然他们可以和正常人一样耐受寒冷，但在热带地区或气温高于皮肤温度时，因为缺乏汗腺，他们常因缺失蒸发散热系统而中暑死去。

当汗腺分泌活动增强以后，发汗量的多少取决于环境湿度，环境湿度大，汗液不易蒸发。汗液中水分占99%，固体成分不足1%，主要是NaCl，也有少量KCl及尿素等。汗液是由汗腺主动分泌的，不是简单的血浆滤出物。刚刚从汗腺分泌出来的汗液与血浆是等渗的，不含蛋白质，Na^+和Cl^-的浓度分别为142mEq/L和104mEq/L。在流经汗腺管腔的过程中，大部分的Na^+和Cl^-被重吸收，所以最后排出的汗液是低渗的。因此，当人体因大量发汗而造成脱水时，常表现为高渗性脱水。汗液重吸收的程度取决于发汗的速度。当汗腺分泌活动较弱时，汗液流经导管的速度慢，几乎全部的Na^+和Cl^-被重吸收，它们在管腔中的浓度降至5mEq/L，使汗液的渗透压下降，大部分水分随之被重吸收，从而使管腔中其他成分如尿素、乳酸和钾离子等被浓缩。当汗腺分泌活动旺盛时，腺体分泌大量的汗液，它们流经汗腺导管的速度很快，NaCl重吸收量仅为1/2，水分的重吸收也很少。

机体不同散热方式见图5-7。

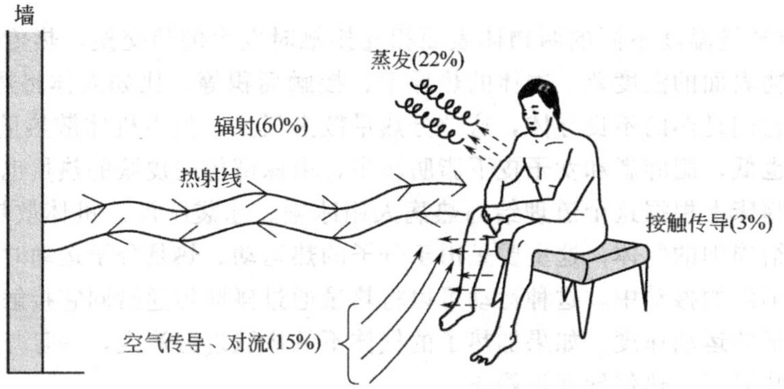

图5-7 机体的散热方式

（2）散热调节 机体热量的散失取决于以下两个因素：热量由体核传导到体表的速度；热量由皮肤散失到周围环境中的速度。机体内的热量通过热传导和血液循环两条途径到达皮肤，再从皮肤散发到外环境中。发汗则是一种反射性的神经活动。

① 热传导 受脂肪层厚度的影响。

② 皮肤血液循环 虽然皮肤温度可以接近环境温度，但体核温度始终是相对恒定的，皮下的隔热系统对于维持恒定体温起着非常有效的作用。皮肤、皮下组织尤其是皮下脂肪组织是机体热的绝缘体。如果没有血流由机体内部器官流向皮肤，对男子来说此绝缘体的绝热效应可相当于正常着衣隔热效果的四分之三，对女性来说，此绝热效应更佳。但我们知道，皮下有丰富的血管分布，血管穿透皮下隔热组织并立即发出许多分支，在乳头下形成动脉网，经皮下毛细血管延续为丰富的静脉丛。在机体的大部分暴露部位如手、足、耳等，血液也经过肌源性的动静脉吻合支流向皮下静脉丛。静脉丛的血流量可在较大的范围内变动，占总的心输出量的0～30%，因此皮肤血流量是决定热量由体核传导至体表的一个非常重要的因素。皮肤血流量增多时，由体核传至皮肤的热量增多，反之，皮肤血流量减少时，由体核传出的热量减少（见图5-8）。皮肤血流量的多少，取决于小动脉和动静脉吻合支的收缩程度，而血管的收缩程度是由交感神经支配的。

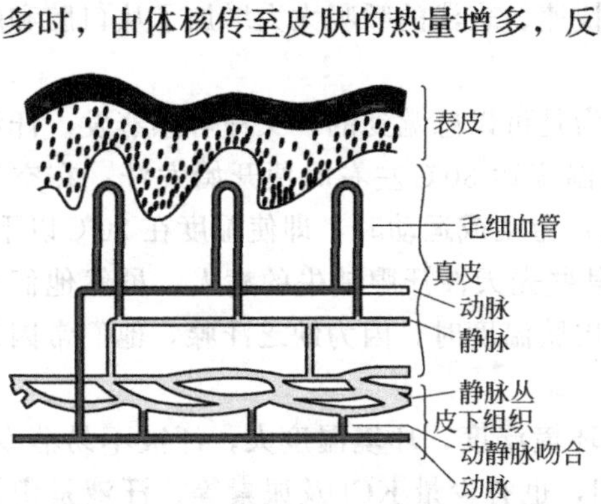

图5-8 皮肤及皮下组织血液循环

皮肤血液循环的特点是具有丰富的血管网和大量的静脉丛及动静脉吻合支，这些结构特点使皮肤血流量可以在较大的范围内变动。机体的体温调节机构正是通过交感神经控制皮肤血管的口径从而调节皮肤的血流量。在炎热的环境中，交感神经紧张度降低，皮肤小动脉开放，动静脉吻合支开放，使皮肤的血流量大大增加，因而机体深部的热量可以较多地被带到机体表层，使皮肤温度升高，散热作用增强。在寒冷的环境中，交感神经紧张度增强，皮肤血管收缩，皮肤血流量剧减，使机体表面仿佛形成了一个隔热器，起到防止体热散失的作用。此外，四肢深部的动脉和静脉是相伴而行的，而且深部静脉呈网状围绕着动脉，这样的结构相当于在温度较低的静脉和温度较高的动脉之间形成了一个热量逆流交换系统，交换的结果是使动脉血带到末梢的一部分热量又被静脉血带回到机体深部，从而减少了热量的散失。

③ 发汗　发汗是一种反射性的神经活动，视前区-下丘脑前部是发汗的中枢，电刺激此部位可引起出汗。人体汗腺受交感胆碱能神经支配，因此乙酰胆碱有促进汗腺分泌的作用。尽管汗腺本身没有被肾上腺素能神经支配，但循环血液中的肾上腺素或去甲肾上腺素可以刺激汗腺的分泌。这种分泌活动在运动时显得尤为重要，此时肾上腺皮质活动增强使肾上腺素和去甲肾上腺素分泌增多，汗腺活动增强使肌肉运动产生的过多热量得以散失。

三、体温的调节

人和其他恒温动物在体温调节机构的控制下，通过增减皮肤的血流量、发汗、战栗及激素分泌等方式，调节机体的产热和散热过程，使体温维持在一个相对稳定的水平。这种调节过程是自主性的，称为自主性体温调节。还有一种行为性体温调节，是机体在感受到内外环境温度变化时，通过改变姿势和行为如增减衣服等以达到保温或降温，以维持体温恒定的一种方式。

1. 温度感受器

温度感受器是感受机体各个部位温度变化的特殊结构，分为外周温度感受器和中枢温度感受器。

(1) 外周温度感受器　分布于中枢神经系统以外的温度感受器，广泛分布于全身皮肤、黏膜、内脏和肌肉等各处，是对温度敏感的游离神经末梢，包括冷感受器和热感受器。皮肤中冷感受器的数目远远高于热感受器，大约是其 10 倍之多，因此外周温度感受器主要是对冷感觉敏感。

(2) 中枢温度感受器　主要分布于脊髓、延髓、脑干网状结构以及下丘脑等处与体温调节有关的温度敏感神经元。局部加热时放电活动增加的神经元称为热敏神经元，因局部冷却时放电活动频率增加的神经元称为冷敏神经元。下丘脑的视前区-下丘脑前部（PO/AH）中某些温度敏感神经元还能对下丘脑以外部位传入的温度变化信息发生反应，用于改变脑组织温度的装置升高或降低脑内的局部温度。在脑干网状结构和下丘脑弓状核中以冷敏神经元居多，而在 PO/AH 中，热敏神经元的数目约为冷敏神经元的 2 倍。局部脑组织温度变动 0.1℃，这两种神经元的放电频率就会增加，而且不出现适应现象。

2. 体温调节中枢

体温调节系统可接受多方面的信息传入，同时也能产生多系统的输出反应，是一种高级的中枢整合作用。虽然从脊髓到大脑皮层的整个中枢神经系统中都存在有调节体温的中枢结构，但是体温调节的基本中枢位于下丘脑，PO/AH 区是体温调节中枢整合的关键部位。

当外界环境温度变化时，可通过皮肤温度感受器的刺激，将温度变化的信息沿躯体传入神经经脊髓到达下丘脑的体温调节中枢；通过血液引起机体深部组织温度改变，直接作用于下丘脑前部；脊髓和下丘脑以外的中枢温度感受器将温度信息传送给下丘脑前部。下丘脑前部和中枢其他部位对信息进行整合，发出传出指令通过交感神经系统调节皮肤血管舒缩反应和汗腺分泌；通过躯体神经改变骨骼肌的活动如战栗等；通过甲状腺激素、肾上腺素、去甲肾上腺素等分泌活动的改变调节机体的代谢率。通过上述复杂的调节过程，使机体温度在外界环境改变时仍能维持相对稳定。

3. 体温调节机制

体核温度是相对稳定的，即使机体的产热和散热发生较大幅度的波动，体核温度也能维持在 37℃左右。当体温高于此水平时，机体散热大于产热，体温回落；当体温低于此水平时，机体产热大于散热，体温上升。此较为稳定的温度水平被称为体温调控机制中的“调定点”。调定点是由 PO/AH 中温度敏感性神经元的工作特性决定的，当体温处于这一温度值时，热敏神经元和冷敏神经元的活动处于平衡状态，产热和散热过程处于平衡状态。

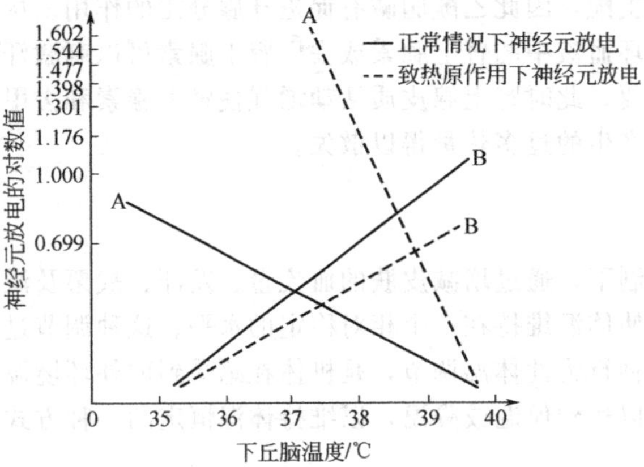

图 5-9　PO/AH 区热敏神经元与冷敏神经元的单位放电频率对局部脑温变化的半对数曲线

A—冷敏神经元；B—热敏神经元

体温调定点学说认为，体温的调节就像是一个恒温器的调节，由温度敏感性神经元在 PO/AH 设定了一个调定点，即规定数值（如 37℃），机体通过反馈控制系统调节产热和散热量，以维持体温的恒定（见图 5-9）。例如细菌感染所致的发热，就是由于致热原的作用使 PO/AH 中热敏神经元的温度反应阈值升高，而冷敏神经元的阈值下降，调定点因而上移（如 39℃）。此时机体通过战栗、皮肤血管收缩等方式使产热增加，散热减少，直到体温上升到 39℃。如果致热因素不消除，机体的产热和散热过程就在此温度水平上保持相对的平衡。当致热因素解除后，体温调定点下移（如 37℃），机体通过发汗等方式使散热大于产热，直至体温回落到 37℃。发热时体温调节功能并无障碍，它不同于中暑，中暑时的体温升高是由于体温调节功能失调引起的。

知识链接

发热的原因

传统上把能引起人体或动物发热的物质，通称为致热原。根据来源又把致热原划分为外源性致热原和内生致热原，用以表示来自体外或体内。外源性致热原是体内产生内生致热原细胞的激活物，或称为发热激活物。

有许多物质（包括外源性致热原和体内某些产物）能够激活内生致热原细胞而使其产生和释放白细胞致热原。比如微生物、致炎物和炎症灶激活物、抗原-抗体复合物、淋巴因子、类固醇等。

1984 年 Beeson 等首先发现家兔腹腔无菌性渗出白细胞培育于无菌生理盐水中，能产生释放致热原，并称之为白细胞致热原。为表示其来自体内，又称之为内生致热原。现在已经证明，白细胞中的单核细胞是产生白细胞致热原的主要细胞。除白细胞致热原外，近年来又发现三种内生致热原，干扰素、肿瘤坏死因子、巨噬细胞炎症蛋白-1。

目标练习

一、单项选择题

1. 基础代谢率的正常范围是不超过正常平均值的（　　）。

A. ±(0～5%)　　B. ±(10%～15%)

C. ±(20%～30%)　　D. ±(30%～40%)

E. ±(40%～50%)

2. 在测量基础代谢率时，正确的做法是（　　）。

A. 测量可在24h内任何时刻进行　　B. 测量前一天晚上的饮食不受任何限制

C. 受试者应处于睡眠状态　　D. 受试者无精神紧张和肌肉活动

E. 室温不限高低，但要求恒定不变

3. 在实际工作中常测试腋窝、口腔或直肠的温度代表体温，这三处温度由高至低的排列顺序为（　　）。

A. 口腔、腋窝、直肠　　B. 腋窝、口腔、直肠

C. 直肠、腋窝、口腔　　D. 直肠、口腔、腋窝

E. 口腔、直肠、腋窝

4. 在一昼夜中，体温最低的时间是（　　）。

A. 清晨2～6时　　B. 早晨7～9时

C. 午后1～5时　　D. 傍晚6～7时

E. 睡前9～10时

5. 昼夜体温变动的特点是（　　）。

A. 昼夜间体温呈现周期性波动　　B. 午后4～6h体温最低

C. 上午8～10h体温最高　　D. 昼夜间波动的幅度超过1℃

E. 体温昼夜的变化与生物节律无关

6. 在安静状态下，人体调节产热活动最重要的体液因素是（　　）。

A. 甲状腺激素　　B. 肾上腺素　　C. 去甲肾上腺素

D. 乙酰胆碱　　E. 孕激素

7. 炎热环境中（30℃以上），机体维持体热平衡是通过（　　）。

A. 增加有效辐射面积　　B. 增加皮肤与环境之间的温度差

C. 交感神经紧张性增加　　D. 发汗及增加皮肤血流量

E. 发汗及减少皮肤血流量

8. 某疟疾患者突发畏寒、寒战，体温达39℃，这主要是由于（　　）。

A. 体温调定点上调　　B. 皮肤血管扩张

C. 散热中枢兴奋　　D. 产热中枢抑制

E. 体温调节功能障碍

二、名词解释

1. 能量代谢　2. 基础代谢

三、简答题

1. 试述体内能量的来源和去路。

2. 试分析体温生理变动的原因。

（周敏）

参考答案扫一扫

第六章

运动系统

骨、骨连接和肌三部分组成运动系统。其中，骨和骨连接构成人体的支架，称骨骼（图 6-1）。肌附于骨的表面，它与骨骼共同完成支持人体、保护体内器官和运动等功能。运动是由肌收缩牵引骨骼而产生的。在运动过程中，骨是运动的杠杆，骨连接是运动的枢纽，肌是运动的动力。

思维导图扫一扫

人体某些部位的骨或肌，常在人体的表面形成比较明显的隆起或凹陷，有的位置虽然较深，但也可以触到。临床常利用在体表可被识别或触到的骨或肌的隆起或凹陷，作为确定深部器官的位置以及穿刺定位的依据。

第一节　骨

一、骨的形态和分类

1. 骨的数目和分布

成人骨约有 206 块，按其所在的部位，可分为躯干骨、颅骨和四肢骨三部分（图 6-1）。

2. 骨的分类和形态

根据骨的外形，可分为长骨、短骨、扁骨和不规则骨四类（图 6-2）。

（1）长骨　呈长管状，中部称骨体或骨干，内部的空腔称髓腔，两端较膨大，称骺，一般都具有光滑的关节面。长骨分布于四肢，如肱骨和股骨等。

（2）短骨　呈立方形，较短小，多位于承受压力较大而运动又较复杂的部位，彼此连接稳固，如腕骨、跗骨等。

（3）扁骨　呈板状，多位于人体中轴，主要构成颅腔、胸腔和盆腔的壁，具有保护腔内器官的作用。如颅盖骨、胸骨和肋骨等。

（4）不规则骨　形状不规则，如椎骨和颞骨等。

二、骨的结构

骨主要由骨质、骨膜和骨髓等构成（图 6-3）。

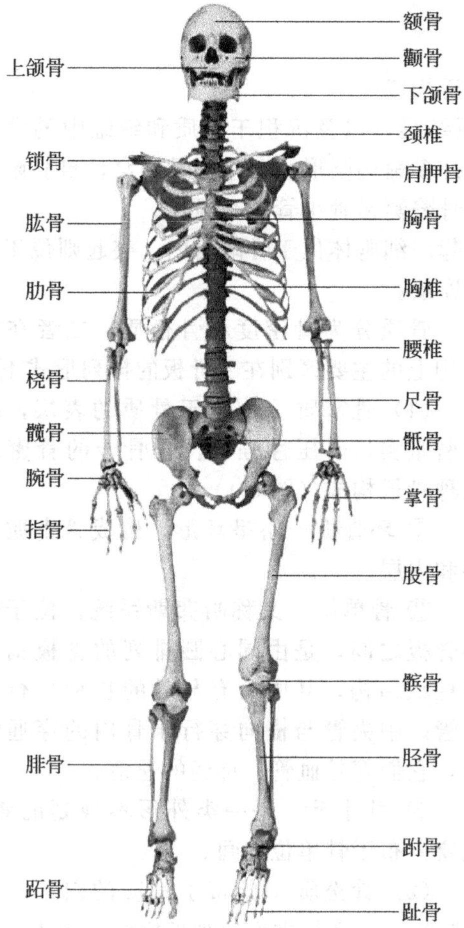

图 6-1 全身骨骼

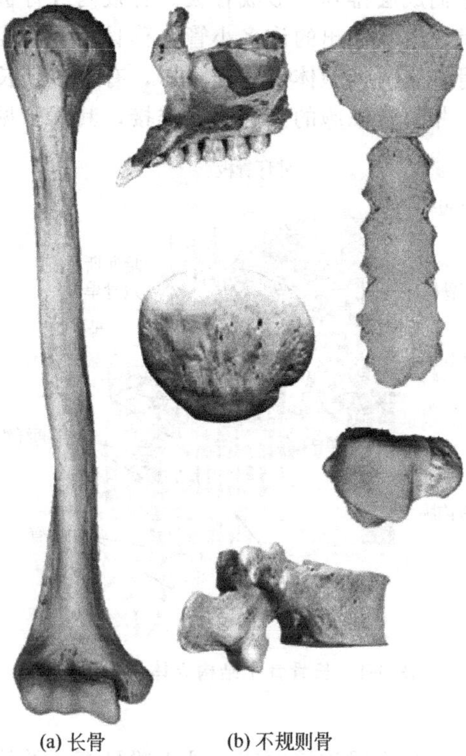

图 6-2 骨的分类

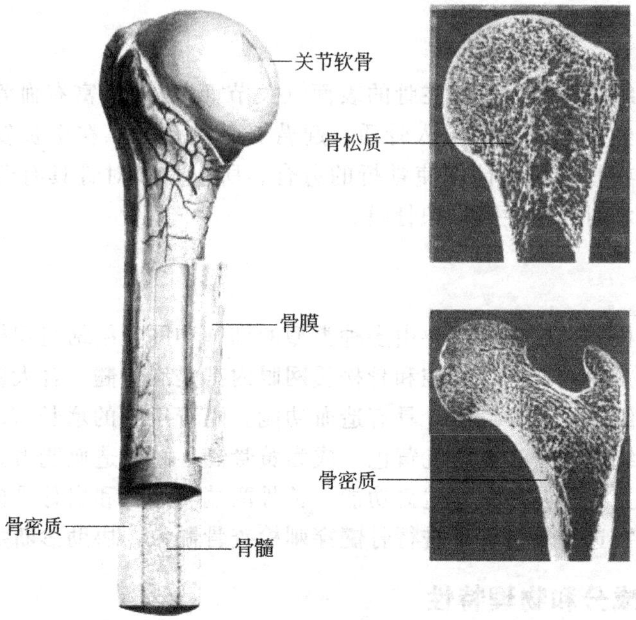

图 6-3 骨的构造

1. 骨质

由骨组织构成。骨组织主要由骨细胞和细胞间质构成。

细胞间质包括凝胶状的骨基质和大量的骨胶原纤维，以及沉积于基质和纤维中的大量钙盐。它们成层排列，形成骨板。骨板内或骨板间有许多扁椭圆形小腔，称骨陷窝，自骨陷窝向四周呈放射状伸出的许多小管，称骨小管。相邻的骨陷窝借骨小管相互通连。

骨细胞的细胞体呈扁椭圆形，有很多细长的突起。细胞体位于骨陷窝内，突起则位于骨小管内。相邻骨细胞的突起相互连接，其间可见缝隙连接。

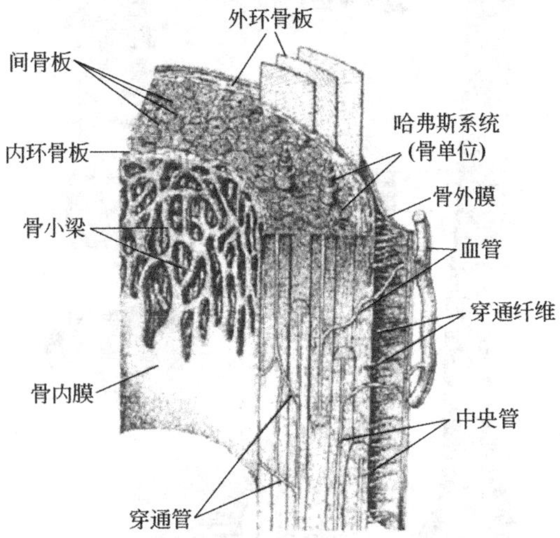

图 6-4　长骨骨干结构立体模式图

骨质分为骨密度和骨松质，二者在微细结构上的主要区别在于骨板的排列形式不同。

（1）骨密质　分布于骨质的表层，结构致密坚实，耐压性强，长骨骨干的骨密质由三种骨板构成（图 6-4）。

① 环骨板　略呈环形，构成骨密质的外层和内层。

② 骨单位　又称哈弗斯系统，位于内外环骨板之间，是由同心圆排列的骨板围成的圆柱状结构，其中央有与骨的长轴平行的中央管。中央管与横向穿行于骨内的穿通管相通，它们都是血管、神经的通道。

③ 间骨板　是一类外形不规划的骨板，主要分布于骨单位之间。

（2）骨松质　分布于骨质的内部，呈海绵状，由骨小梁连接而成。骨小梁呈细小的片状或针状，由平行排列的骨板构成。骨小梁的排列方向，多数都与该骨所承受压力的方向一致。

2. 骨膜

是一层致密的结缔组织膜，紧贴在骨的表面（关节面除外），富有血管、神经和幼稚的成骨细胞。骨膜的血管经骨的滋养孔穿入骨质，起营养骨的作用。在生长发育期间，它可以造骨，使骨逐渐增粗，在骨折时又能促使骨折的愈合。所以骨膜对骨具有营养、生长和修复作用。因此，在骨科手术时，要注意保护骨膜。

3. 骨髓

充填于髓腔和骨松质网眼内，主要由多种类型的细胞和网状结缔组织构成，并有丰富的血管分布。在胎儿和幼儿时期，全部髓腔和骨松质网眼内都是红骨髓，含大量不同发育阶段的红细胞及其他幼稚的血细胞，故呈红色，具有造血功能。随着年龄的增长（5～7 岁），髓腔内的红骨髓逐渐为脂肪组织所代替，变为乳黄色，成为黄骨髓，缺乏造血能力。但当大量失血或贫血时，黄骨髓能转化为红骨髓而执行造血功能。长骨两端、短骨和扁骨骨松质中的红骨髓终生存在，因此，临床上常选择髂骨等处进行骨髓穿刺检查骨髓象，协助诊断疾病。

三、骨的化学成分和物理特性

骨既坚硬，又具有一定的弹性和韧性。骨的这种特性主要取决于它的化学成分。骨的化学成分分为有机质和无机质两类。有机质主要是骨胶原纤维，使骨具有弹性和韧性。无机质主要是钙盐，它使骨坚硬。

骨的化学成分可因年龄、营养状况等因素的影响而变化，其物理特性也随之变化。成人新鲜骨的有机质和无机质比例约 3∶7，骨十分坚硬，又具有一定的弹性和韧性，能承受较大的压力而不变形。幼儿骨的有机质的比例较成人高，骨的弹性和韧性都较大，受外力作用时易变形。老年人的骨，无机质的比例较大，骨的脆性也大，易因外力而引起骨折。

想一想

以下三幅图，分别是幼儿、成人、老年人发生骨折时的X线片典型表现，想一想，为什么？

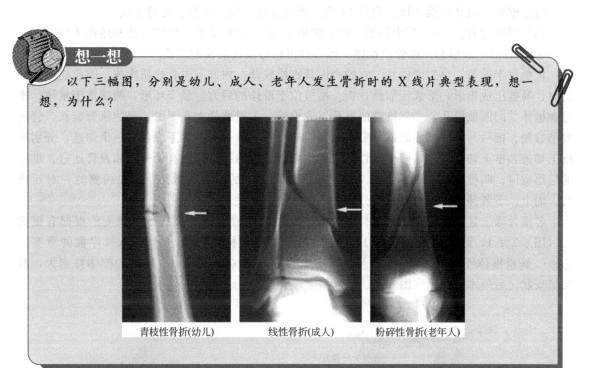

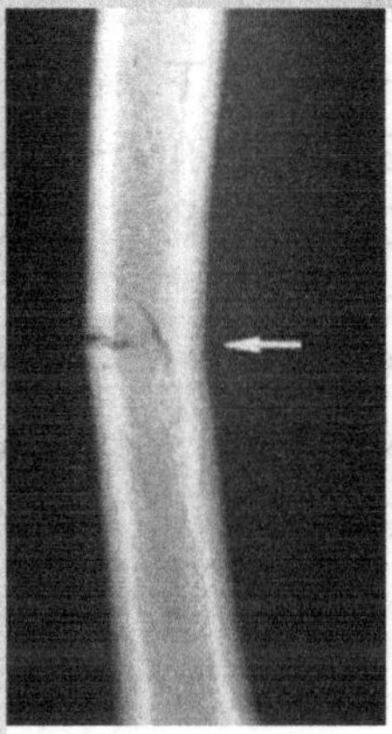
青枝性骨折(幼儿)

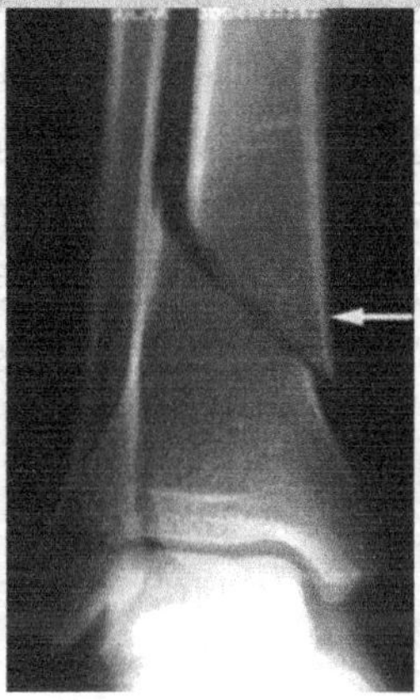
线性骨折(成人)

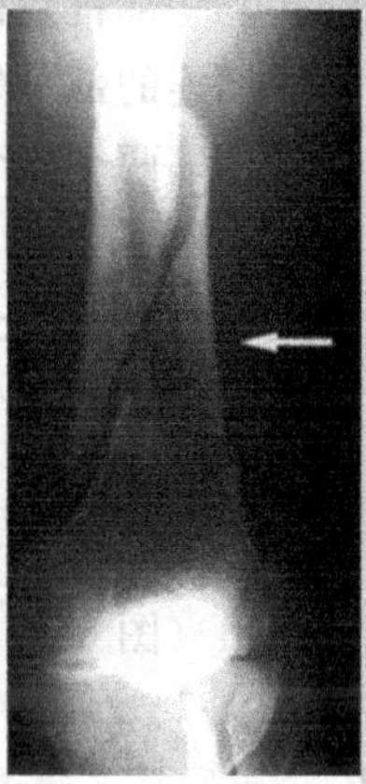
粉碎性骨折(老年人)

四、骨的发生与生长

骨由幼稚的结缔组织发育而成，它的发生有两种方式：一种是幼稚的结缔组织先增殖成结缔组织膜，然后由膜形成骨，此称膜内成骨，如额骨和顶骨都由膜内成骨所形成。另一种是幼稚的结缔组织先形成与成骨形态相似的软骨，再由软骨通过骨化，改建为骨，这种成骨方式称软骨内成骨，如躯干骨和四肢骨都由这种生长发育方式形成。现以长骨为例，简要说明软骨内成骨的发生过程。

胚胎早期，在将要成骨的软骨中部出现一个初级骨化中心，骨化中心内的软骨组织退化消失，成骨细胞积极活动，形成骨组织，这一变化叫骨化。同时，软骨中部的软骨膜内层随着胚胎的发育，骨化的范围不断向软骨的两端扩展，到胎儿出生前，骨干已基本形成。

在胎儿出生前后，大多数长骨两端的软骨内出现次级骨化中心。由次级骨化中心形成的骨性结构称为骺。长骨两端的膨大部多数由骺形成，骺形成以后，骺与骨干之间仍留着一层软骨，这层软骨称骺软骨。骺软骨不断增殖，又不断骨化，致骨的长度不断增加。17～25 岁时，骺软骨停止增殖，并完全骨化，于是骨干与骺融合，从此骨的长度不再增加，人体也就停止长高。

在长骨长度增加的同时，骨膜深层的成骨细胞在骨干的周围，也不断形成新的骨质，使骨干逐渐加粗。成年后，骨的生长进入相对静止期。

五、全身骨

全身的骨包括躯干骨、颅骨和四肢骨三部分。

1. 躯干骨

躯干骨分椎骨、肋和胸骨。

(1) 椎骨　包括颈椎 7 块、胸椎 12 块、腰椎 5 块、骶骨 1 块、尾骨 1 块。

幼年时椎骨有 33 块，其中颈椎 7 块、胸椎 12 块、腰椎 5 块、骶椎 5 块和尾椎 4 块。

① 椎骨的一般形态　椎骨由椎体、椎弓和由椎弓发出的突起组成。

椎体位于前部，呈短圆柱状，它的表面骨密质较薄，内部则由骨松质构成，因此受暴力冲击时，易被压成楔形，形成压缩性骨折。椎弓位于椎体的后方，呈半环形，两端连于椎体。椎弓和椎体共同围成椎孔。全部椎骨的椎孔连成椎管，上至枕骨大孔下缘，下达骶管裂孔，管内容纳脊髓。椎弓与椎体相连的部分短而细，叫椎弓根，椎弓根的上下缘各有一个切迹，分别叫椎上切迹和椎下切迹。相邻两个椎骨的切迹共同围成椎间孔，孔内有脊神经和血管通过。椎弓的后部宽薄，叫椎弓板。椎弓发出 7 个突起，伸向后方的一个叫棘突；伸向两侧的一对叫横突；向上、下各伸出其一对突起，分别叫上关节突和下关节突。

各椎骨除上述形态外，不同部位的椎骨还有各自的特点，如：a. 颈椎横突的根部有横突孔（图 6-5）；b. 第 7 颈椎（图 6-6）棘突特别长，易在体表摸到，是计数椎骨序数的重要标志；c. 胸椎椎体外侧面的后部，有与肋相连接的关节面（图 6-7）；d. 腰椎的椎体特别大，棘突呈板状向后呈水平伸出（图 6-8）。

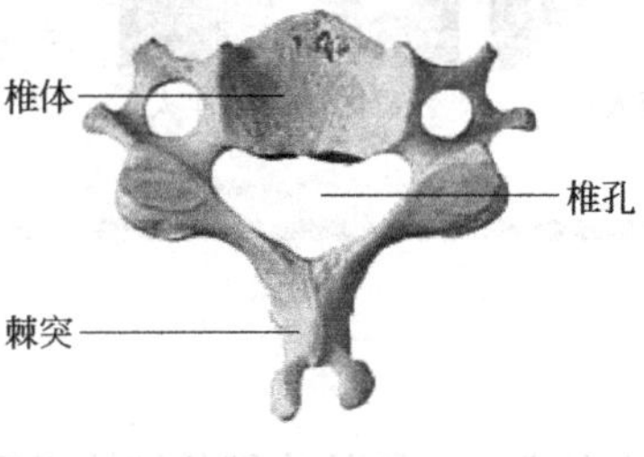

图 6-5　颈椎（上面观）

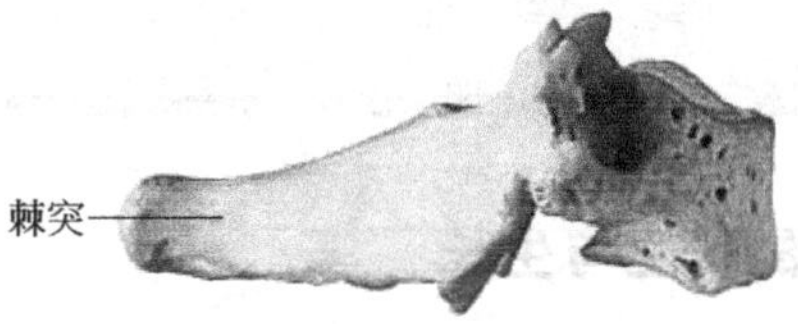

图 6-6　第 7 颈椎（侧面观）

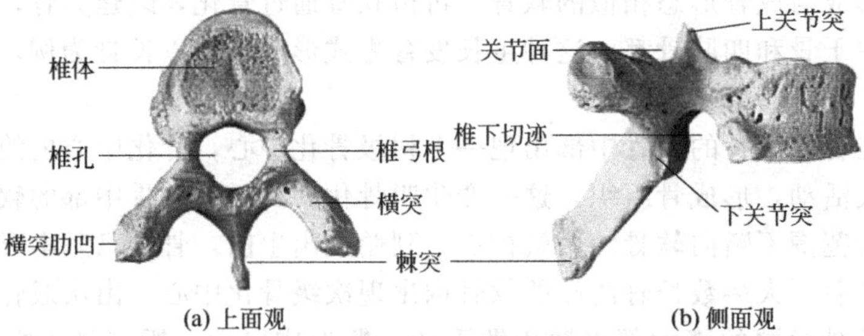

(a) 上面观　(b) 侧面观

图 6-7　胸椎

② 特化的椎骨

a. 第 1 颈椎　又称寰椎（图 6-9），呈环形无椎体和棘突。

b. 第 2 颈椎　又称枢椎（图 6-10），椎体有一个突向上的齿突。

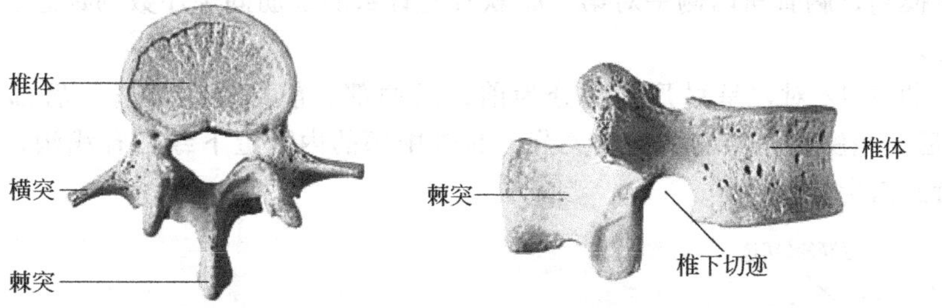

(a) 上面观　　(b) 侧面观

图 6-8 腰椎

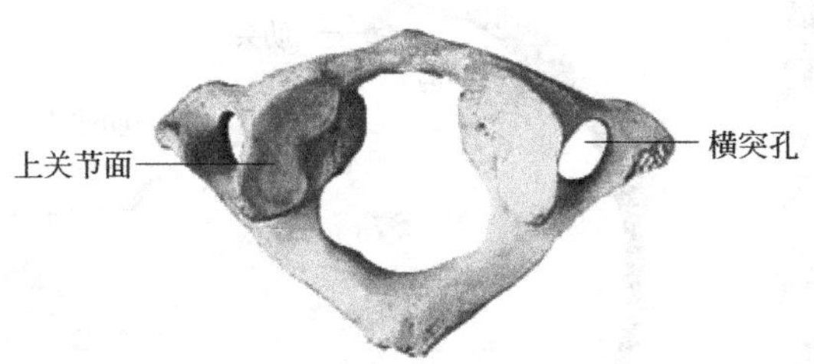

图 6-9 寰椎（上面观）

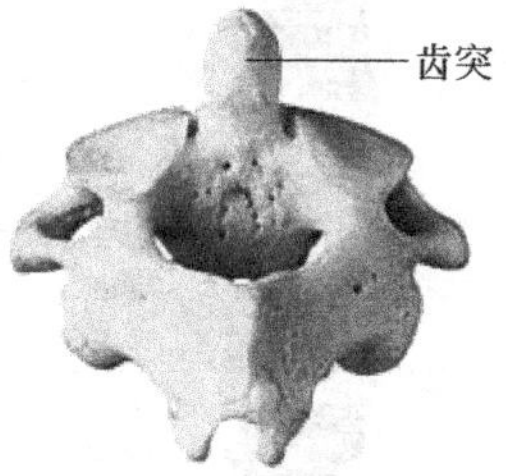

图 6-10 枢椎（上面观）

c. 骶骨　成人骶骨由 5 块骶椎融合而成，骶骨呈三角形（图 6-11），底朝上，接第 5 腰椎，其前缘的中部向前突出，叫岬。尖向下，接尾骨。骶骨的前面微凹而光滑，有 4 对骶前孔；后面粗糙隆凸，有 4 对骶后孔。骶骨两侧面的上部各有一个关节面，叫耳状面（图 6-11），骶骨内的纵行管道叫骶管，与两侧的骶前、后孔相通，骶管的上口与椎管相通，下口呈三角形，叫骶管裂孔，裂孔两侧各有一个向下的突起叫骶角，骶角可在体表扪及，是骶管麻醉时确定进针部位的标志。

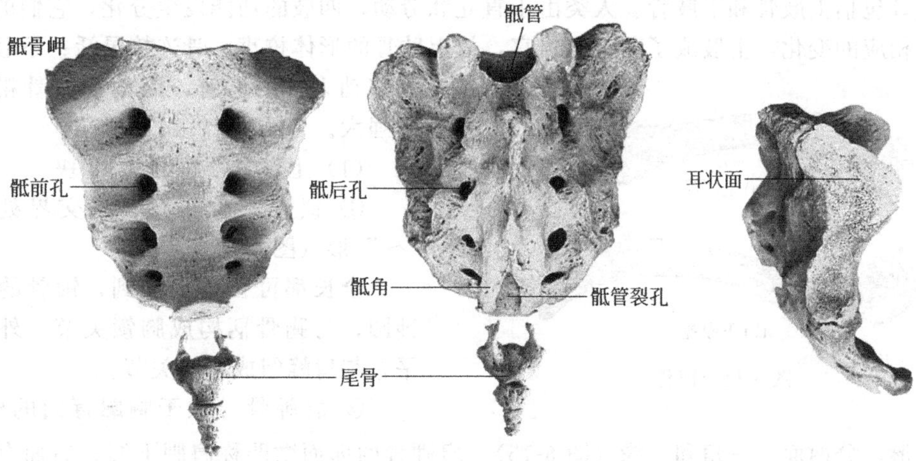

(a) 前面观　　(b) 后面观　　(c) 侧面观

图 6-11 骶骨和尾骨

d. 尾骨　成人尾骨由 4 块尾椎融合而成。尾骨呈三角形（图 6-11），上接骶骨，下端游离。

（2）胸骨　位于胸前壁正中，自上而下依次分为胸骨柄、胸骨体和剑突三部分（图 6-12）。胸骨柄上缘的中部微凹，叫颈静脉切迹。胸骨柄和胸骨体的连接部略向前凸，形成胸骨角。胸骨角易在体表摸到，胸骨角两侧平对第二肋软骨是计数肋及肋间隙序数的标志。剑突扁薄而狭长，下端游离。

(3) 肋　肋共 12 对，呈弓形，可分为前、后两部。前部是肋软骨，后部为肋骨。肋骨(图 6-13) 的后端稍膨大，与胸椎构成关节。肋骨中部的内面近下缘处有浅沟，叫肋沟。肋间血管和神经沿此沟走行。

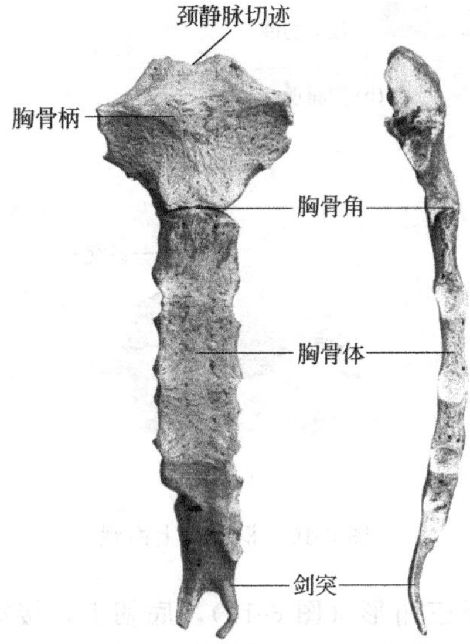

(a) 前面观　(b) 侧面观

图 6-12　胸骨

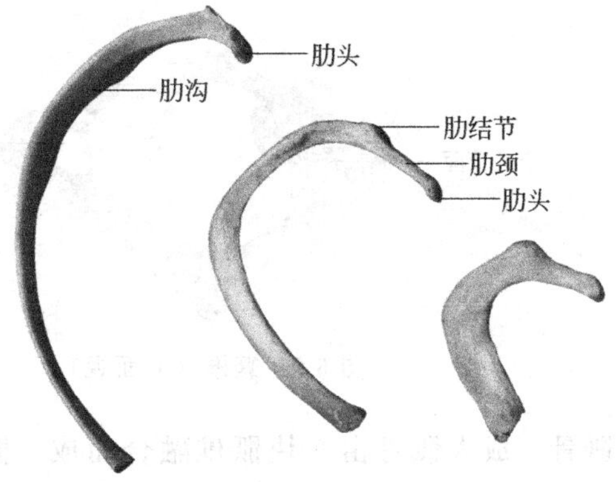

(a) 第7肋骨　(b) 第2肋骨　(c) 第1肋骨

图 6-13　肋骨（右侧）

2. 四肢骨

四肢骨包括上肢骨和下肢骨。人类由于直立和劳动，四肢的功能发生分化，它们的形态结构也发生相应的变化，上肢成了劳动的器官，故上肢骨的形体校小，骨连接灵活；下肢是支持和移动人体的器官，因而下肢骨粗壮、坚实强大。

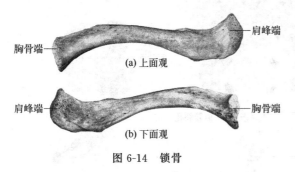

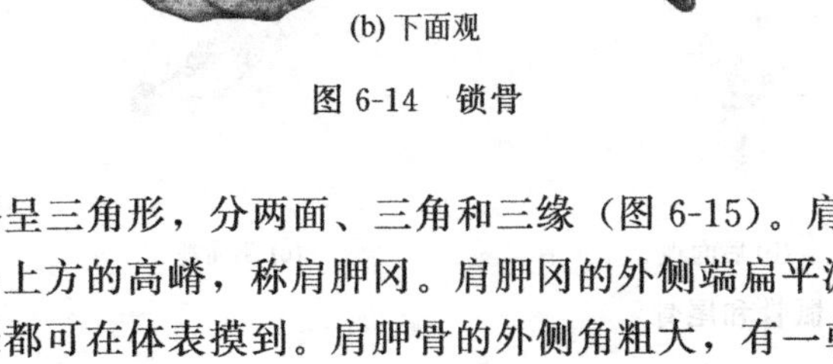

图 6-14　锁骨

(1) 上肢骨　每侧共 32 块。

① 锁骨　位于颈、胸交界处，略呈“～”形（图 6-14）。

全长都可在体表摸到，锁骨的内侧端钝圆，与胸骨柄构成胸锁关节；外侧端扁平，与肩峰组成肩锁关节。

② 肩胛骨　位于胸廓背面的外上部，略呈三角形，分两面、三角和三缘（图 6-15）。肩胛骨的前面微凹称肩胛下窝；后面有一斜向外上方的高嵴，称肩胛冈。肩胛冈的外侧端扁平游离，叫肩峰，是肩部的最高点。肩胛冈和肩峰都可在体表摸到。肩胛骨的外侧角粗大，有一朝向外侧的浅窝，叫关节盂；上角平第 2 肋；下角平第 7 肋，可作为在背部计数肋骨和肋间隙序数的标志，肩胛骨有内、外侧缘和上缘。上缘近外侧角处有一个弯向前外的突起，称喙突。

③ 肱骨　为典型的长骨，位于臂部（图 6-16）。

肱骨可分体及上、下两端，上端膨大，其内上部呈半球形，叫肱骨头，与肩胛骨的关节盂

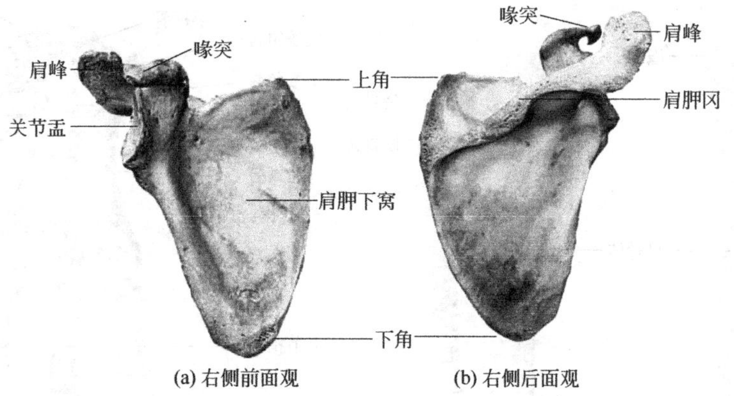

图 6-15 肩胛骨

构成肩关节。肱骨头外侧有一个较大的隆起，叫大结节；前方有一个较小的隆起，叫小结节。肱骨上端与体交界处较缩细，叫外科颈，是肱骨较易发生骨折的部位，肱骨体中部的前外侧面，有一粗糙的微隆区，叫三角肌粗隆，三角肌粗隆后下方，有一条自内斜向外下的浅沟叫桡神经沟。肱骨下端较宽扁，向内、外侧各形成一个突起，内侧的叫内上髁，外侧的叫外上髁，都可以在体表摸到。内上髁的后方有一浅沟，称尺神经沟，两髁之间的前面有两个有关节，它们与前臂骨构成关节，内侧的呈滑车状，叫肱骨滑车；外侧的呈半球状，叫肱骨小头。后面有一深窝称鹰嘴窝。由于肱骨下端两髁之间的上方前后扁薄，并稍向前弯，故此处容易发生骨折，临床称肱骨髁上骨折。

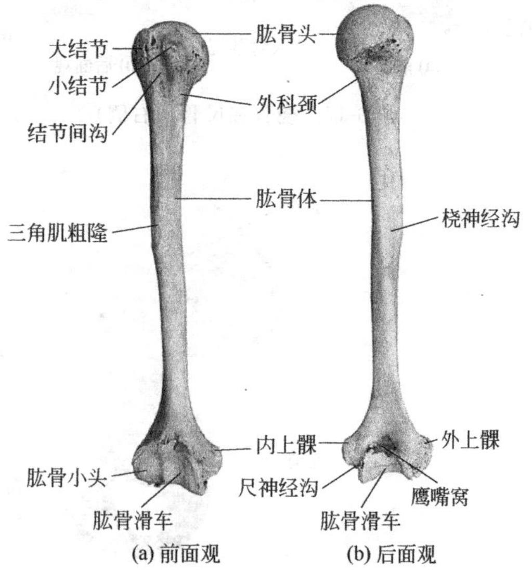

图 6-16 肱骨（右侧）

④ 尺、桡骨　位于前臂，尺骨在内侧，桡骨在外侧（图 6-17）。

尺骨上端粗大，后上方的突起叫鹰嘴；下端较细呈球状，称尺骨头，其后内侧有向下的突起称尺骨茎突。桡骨上端细小，称桡骨头，下端膨大，外侧向下突，称桡骨茎突。鹰嘴和茎突等都可在体表摸到。

⑤ 手骨　包括腕骨、掌骨和指骨（图 6-18）。

a. 腕骨　共 8 块，为小型短骨，排成远近两列，由外侧向内侧，近侧列依次是手舟骨、月骨、三角骨和豌豆骨；远侧列依次是大多角骨、小多角骨、头状骨和钩骨。

b. 掌骨　共 5 块，由外侧向内侧，依次称为第 1、第 2、第 3、第 4 和第 5 掌骨。

c. 指骨　共 14 块，拇指 2 块；其余各指都是 3 块，由近侧向远侧，分别叫近节指骨、中节指骨和远节指骨。

（2）下肢骨　每侧共 31 块。

① 髋骨　位于盆部，它的外侧面中部有一深窝，称髋臼。髋臼前下方的卵圆形孔叫闭孔。在 16 岁左右，髋骨由三块骨融合而成，它的上方是髂骨，前下方是耻骨，后下方是坐骨，三骨会合于髋臼（图 6-19、图 6-20）。

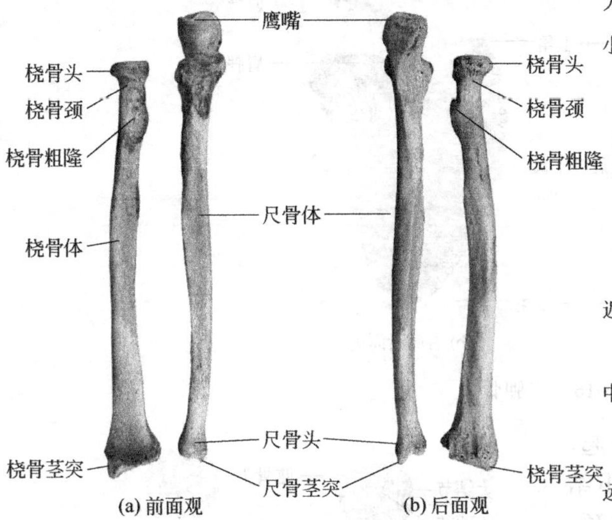

(a) 前面观　(b) 后面观

图 6-17　桡骨和尺骨（右侧）

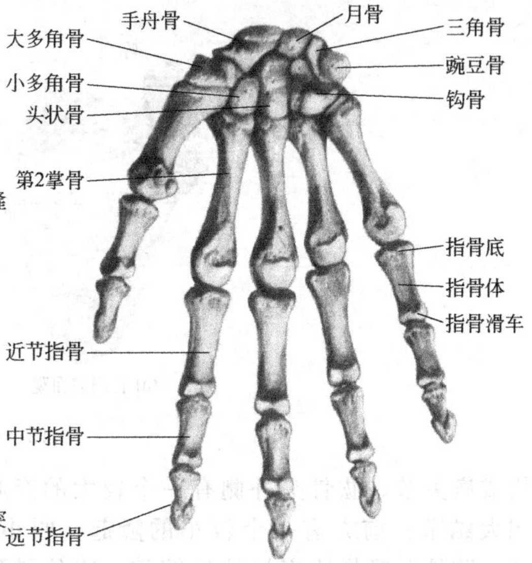

图 6-18　手骨（右手，掌面）

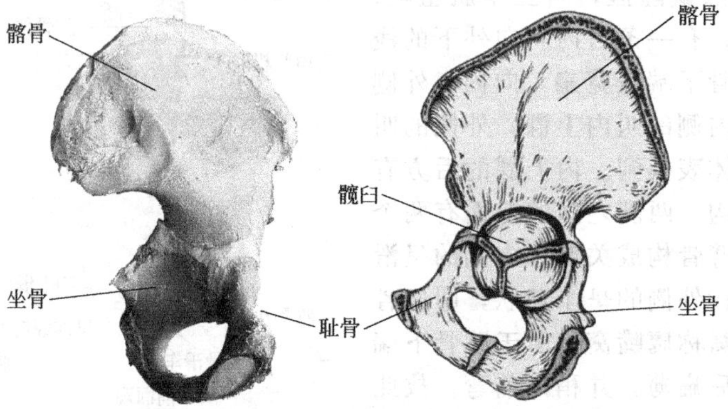

(a) 幼儿髋骨前面观　(b) 幼儿髋骨后面观(模式图)

图 6-19　幼儿髋骨

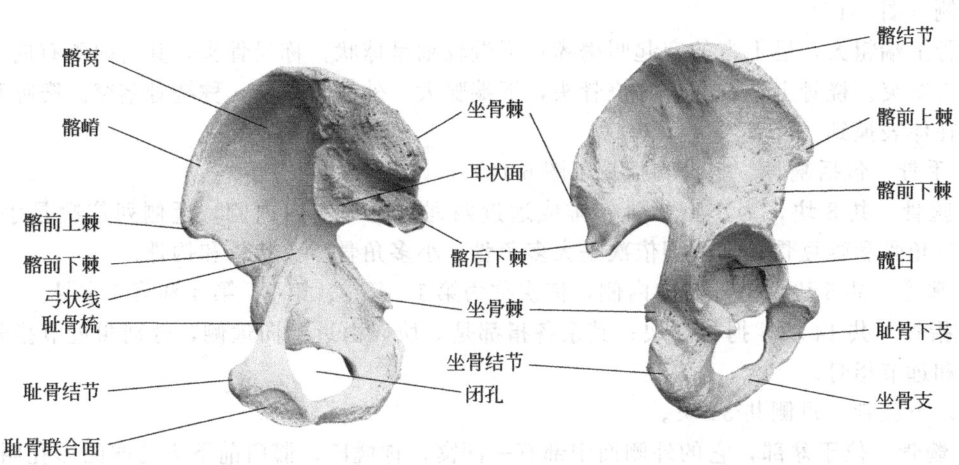

(a) 内面观　(b) 外面观

图 6-20　髋骨（右侧）

髋骨上部扁薄而宽阔，其上缘称髂嵴，髂嵴的最高点约平对第4腰椎棘突，是腰椎穿刺时确定穿刺部位的标志。髂嵴前、后端的突出部，分别称髂前上棘和髂后上棘。髂前上棘的后上方5～7cm处，髂嵴的外缘向外侧突出，形成髂结节。髂骨上部的内侧面光滑而微凹，叫髂窝。髂窝后下方有粗糙的耳状面，与骶骨的耳状面相关节。髂窝下界为钝圆的弓形隆起，称弓状线。由弓状线向耻骨延伸的骨嵴叫耻骨梳，耻骨梳前端终于圆形的耻骨结节。髋骨后下最低部为粗糙的坐骨结节。坐骨结节后上方的三角形突起叫坐骨棘。坐骨棘的上、下方各有一个切迹，分别叫坐骨大切迹和坐骨小切迹。坐骨结节向前上延伸为坐骨支，并续接耻骨下支，两者共同构成闭孔的下界。髂嵴、髂前上棘、髂结节、耻骨结节和坐骨结节等，都可在体表摸到，是重要的骨性标志。

② 股骨　位于大腿，是人体最长、最粗的长骨（图6-21）。

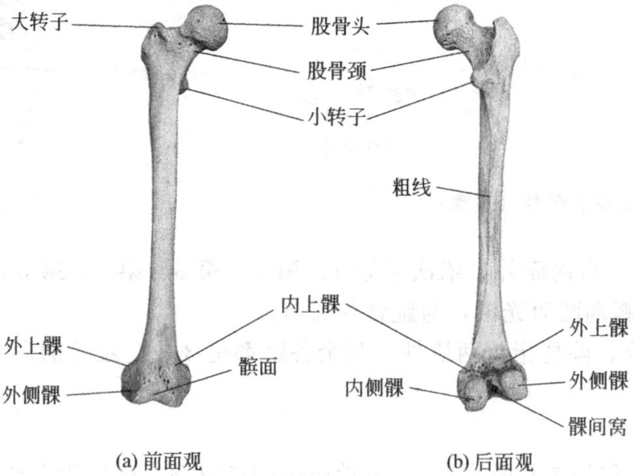

图6-21　股骨（右侧）

上端弯向内上方的球形膨大称股骨头，与髋臼相关节。股骨头外下方缩细的部分叫股骨颈，易骨折。股骨颈以下为股骨体。股骨的颈、体交接部有两个突起：外上方的较大，叫大转子，可在体表摸到；内下方的较小，叫小转子。股骨下端膨大并向后下方突出，形成内侧髁和外侧髁。

③ 髌骨　位于股骨下端的前方。略呈底向上，尖向下的三角形（图6-22）。

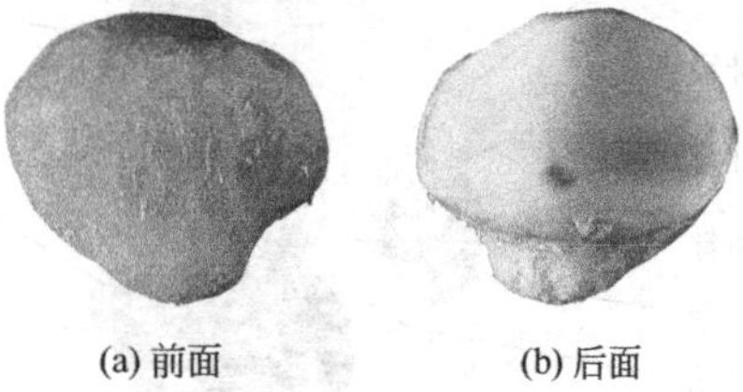

图6-22　髌骨

④ 胫、腓骨　位于小腿，二骨并列，胫骨在内侧，腓骨在外侧（图6-23）。

a. 胫骨　上端膨大，向后方和两侧突出，形成内侧髁和外侧髁，两髁的上面微凹，与股骨的内、外侧髁相对，胫骨上端与胫骨体移行部的前面，有一个三角形的粗糙隆起，叫胫骨粗隆，胫骨体呈三棱柱状，前缘和内侧面位置表浅，无肌覆盖，胫骨的下端较膨大，其内侧部向下的突起叫内踝。内踝、胫骨粗隆，胫骨内侧面和胫骨前缘等，都可在体表摸到。

b. 腓骨　细长，上端膨大，叫腓骨头；下端略呈扁三角形，叫外踝。外踝和腓骨头都可以在体表摸到。

⑤ 足骨　包括跗骨、跖骨和趾骨（图6-24）。

a. 跗骨　共7块，其中构成足跟的是跟骨，跟骨上方是距骨，距骨的前方是足舟骨，足舟骨前方的是内侧楔骨、中间楔骨和外侧楔骨，以及跟骨前方的骰骨。

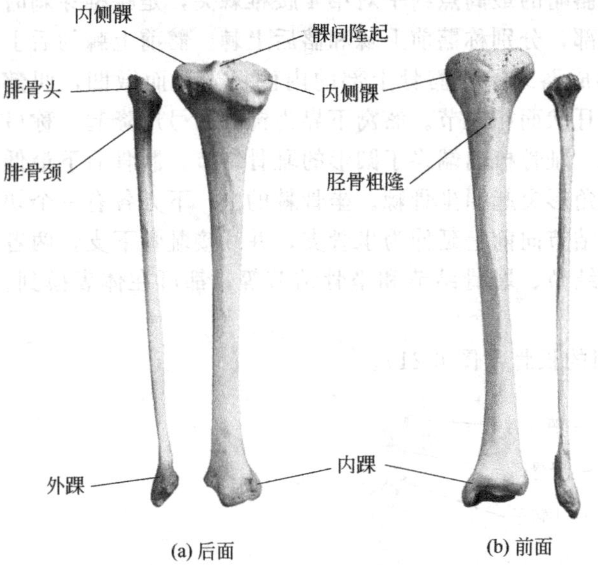

图 6-23 腓骨和胫骨（左侧）

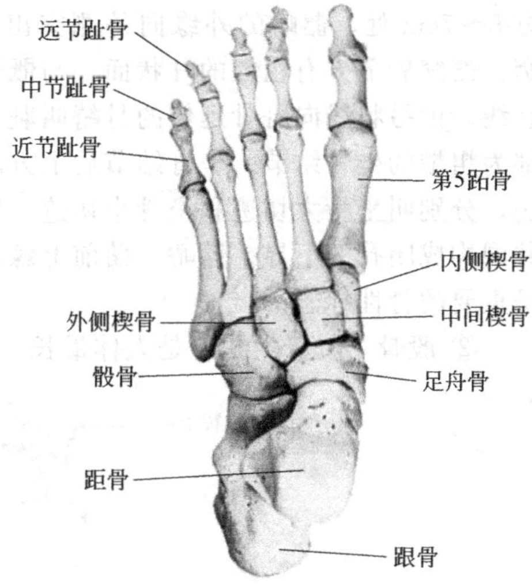

图 6-24 足骨

b. 跖骨 共 5 块，自内而外，依次是第 1、第 2、第 3、第 4、第 5 跖骨。跖骨近侧端膨大，与跗骨相对；远侧端圆而光滑，与趾骨相关节。

c. 趾骨 共 14 块，除拇指为两块外，其余各趾都是 3 块，趾骨的命名原则与指骨相同。

3. 颅骨

颅骨共 23 块（未包括 3 对听小骨），由骨连接相连成颅。颅位于脊柱的上方，借寰枕关节与脊柱相连。

（1）颅的组成 颅分脑颅和面颅（图 6-25、图 6-26）两部分。

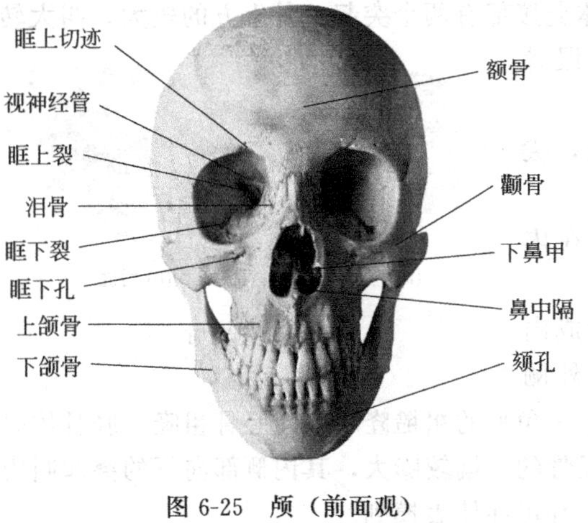

图 6-25 颅（前面观）

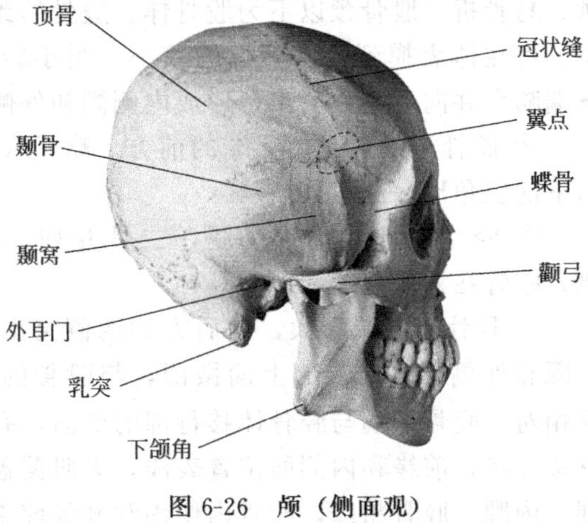

图 6-26 颅（侧面观）

脑颅位于颅的后上部，由 8 块颅骨构成，包括额骨、筛骨、蝶骨、枕骨各 1 块，顶骨、颞骨各 2 块，它们共同围成颅腔，容纳、支持和保护脑。

面颅位于颅的前下部，由 15 块颅骨构成，包括鼻骨、泪骨、上颌骨、颧骨、腭骨、下鼻甲骨各 2 块，犁骨、下颌骨、舌骨各 1 块。

除下颌骨和舌骨外，其他颅骨都紧密结合成为一个整体。

（2）下颌骨和舌骨的形态

① 下颌骨 分一体两支（图 6-27）。下颌体位于前部，呈蹄铁形，其上缘形成牙槽弓。牙槽弓有一列深窝，叫牙槽，容纳牙根。下颌体前部的外侧面，每侧各有一小孔，称颏孔。下颌支位于后部，略呈长方形，其后上部较粗大的突起叫髁突；后下部形成的钝角，称下颌角。下颌角可在体表摸到。下颌支内面的中部有下颌孔，由下颌孔经下颌骨内的下颌管走向前下方，与颏孔相通。

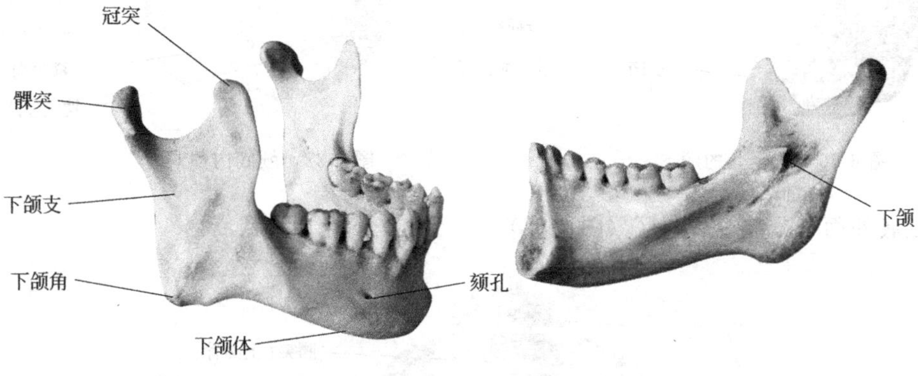

(a) 外侧面观 (b) 内侧面观

图 6-27 下颌骨

② 舌骨 呈蹄铁形（图 6-28），它的中部较宽厚，叫舌骨体；两外侧部细长，伸向后外方，称大角。舌骨体和大角都可在体表摸到。

（3）颅的整体观

① 颅的顶面 颅盖各骨借缝紧密相连，其中额骨与两顶骨之间的缝叫冠状缝；左、右顶骨之间的缝叫矢状缝；两顶骨与枕骨之间的缝叫人字缝（图 6-29）。

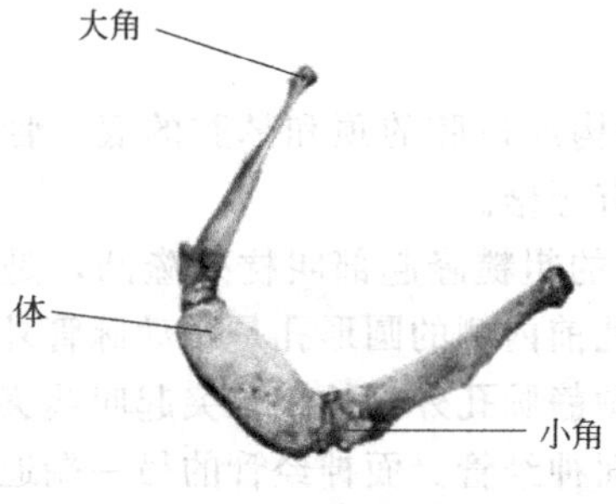

图 6-28 舌骨

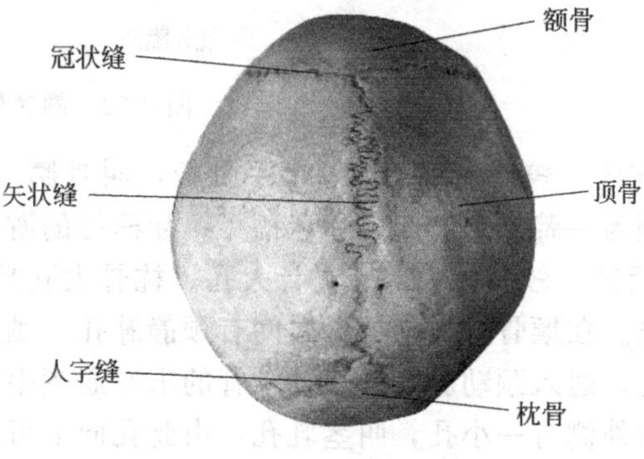

图 6-29 颅的顶面观

新生儿的颅骨因骨化尚未完成，骨与骨之间仍留有一定面积的结缔组织膜，其中面积较大的叫颅囟（图 6-30）。主要的颅囟有：位于矢状缝最前端的叫前囟，呈菱形，于 1～2 岁时闭合；位于矢状缝后端的叫后囟，呈三角形，在出生后不久即闭合。颅囟未闭合之前，颅内压增高时，前囟饱满；佝偻病患儿，颅囟的闭合时间延迟。

② 颅底内面 高低不平，与脑的形态相适应。由前向后，可依次分为颅前窝、颅中窝和颅后窝（图 6-31）。颅前窝最浅，颅后窝最深。

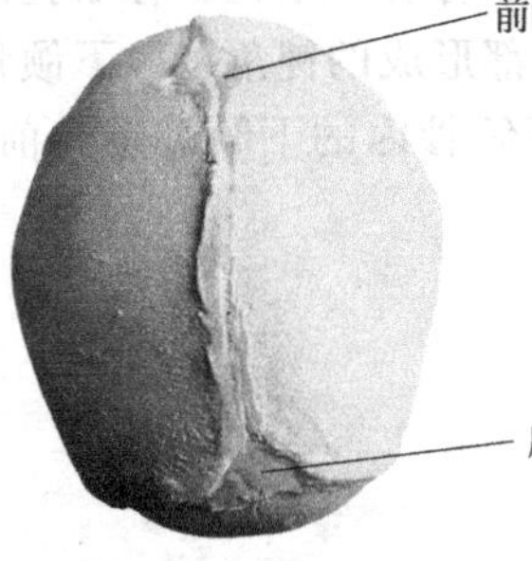

图 6-30 新生儿的颅

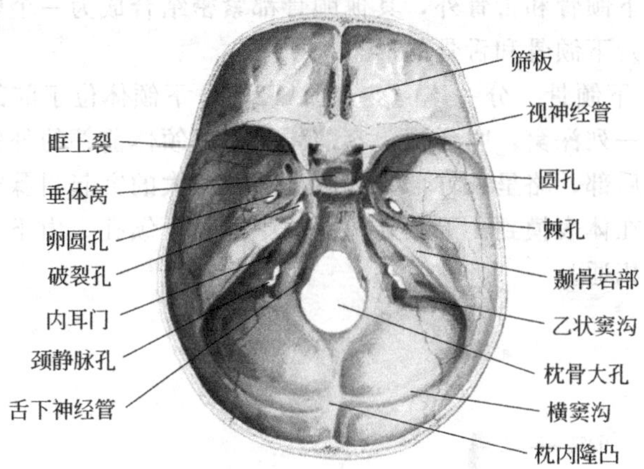

图 6-31 颅底内面观

③ 颅底外面 分前、后两区（图 6-32）。

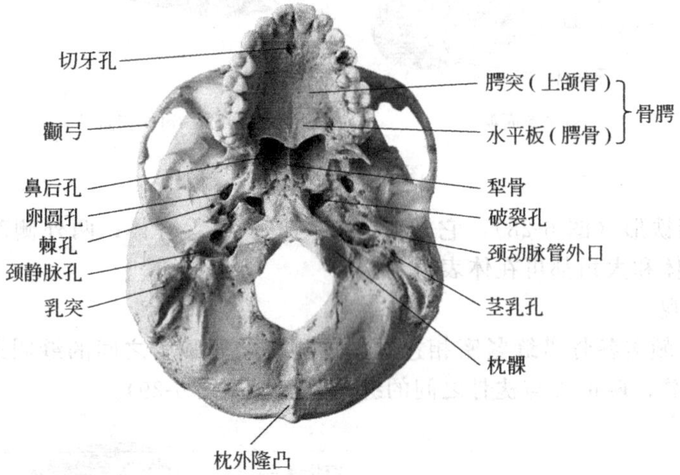

图 6-32 颅底外面观

a. 前区 较低，中部为一水平骨板，叫骨腭。骨腭构成口腔的顶和鼻腔的底。骨腭的前方及两侧为一蹄铁形隆起，称牙槽弓。牙槽弓的游离缘有牙槽。

b. 后区 较高，中部有枕骨大孔。枕骨大孔后上方的粗糙隆起部叫枕外隆凸，是重要的骨性标志。在颞骨岩部与枕骨之间有颈静脉孔。颈静脉孔前内侧的圆形孔是颈动脉管外口，由此向前内，通入颈动脉管。颈动脉管的末端通颅中窝。颈静脉孔外侧的细长突起叫茎突。茎突根部的后外侧有一小孔，叫茎乳孔，由此孔向上可进入面神经管。面神经管的另一端通向内耳门。茎乳孔后外侧的圆锥形突起叫乳突，是重要的骨性标志。乳突前方的光滑凹陷，叫下颌窝，下颌窝前缘的横行隆起叫关节结节，两者均与下颌骨的髁突构成关节。

颅底的沟、管、孔、裂，一般都有血管或神经通过。

④ 颅的侧面 乳突上方的圆形孔是外耳门（图 6-26）。外耳门前方的弓形骨桥称颧弓，可在体表摸到。颧弓内上方浅而大的窝叫颞窝。颞窝的内侧壁由额、顶、颞、蝶四骨构成，四骨的相接处称翼点。翼点骨质较薄，易因外力而发生骨折，伤及行经其内面的血管，引起颅内出血。

⑤ 颅的前面 在额骨下方，有一对大致呈四棱锥形尖斜向后内的深窝，叫眶。眶的内下

方是骨性鼻腔。

a. 眶　容纳视器。分眶尖、眶口和四壁。眶尖处的圆形孔道叫视神经管。眶口由四缘围成。眶上缘的内、中1/3交界处有眶上切迹或眶上孔。眶下缘中点的下方约1cm处，有与眶相通的眶下孔。眶有上、下和内、外侧四壁，其中内侧壁的前部的纵行凹窝叫泪囊窝，此窝向下经鼻泪管通向鼻腔；外侧壁后部的上方有眶上裂，下方有眶下裂。

b. 骨性鼻腔　骨性鼻腔位于正中矢状位的骨板，由犁骨和筛骨垂直板构成，称骨性鼻中隔（图6-33），其将骨性鼻腔分为左、右对称的两部分。骨性鼻腔的外侧壁有三个卷曲的薄骨片，自上而下依次称为上鼻甲、中鼻甲和下鼻甲（图6-34）。各鼻甲下方都有一个间隙，分别叫上鼻道、中鼻道和下鼻道（图6-34）。

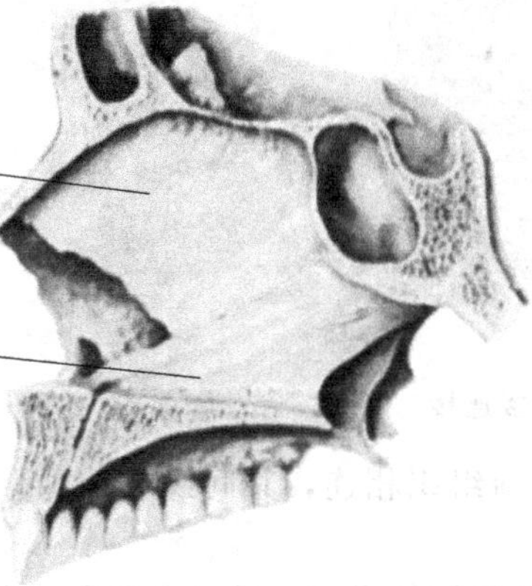

图6-33　骨性鼻中隔

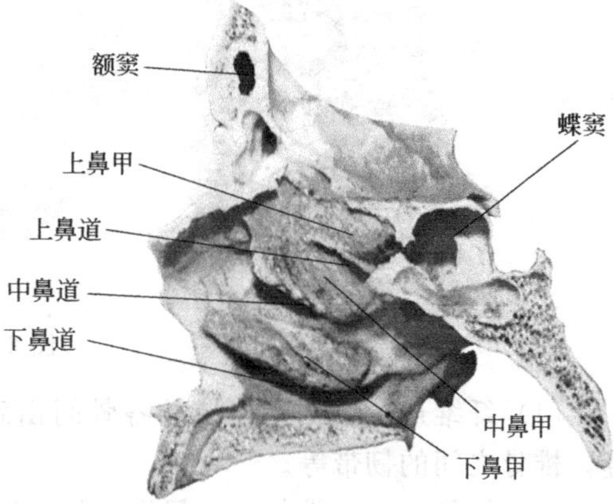

图6-34　骨性鼻腔外侧壁

c. 鼻旁窦　在鼻腔周围的一些颅骨内，有多个与鼻腔相通的含气空腔，总称鼻旁窦。鼻旁窦包括额窦、筛窦、蝶窦和上颌窦，它们分别位于同名的颅骨内。额窦：在鼻腔的前上方，左、右各一；筛窦：位于鼻腔外侧壁的上部，由许多薄壁的泡状小房构成，按其位置可分为前、中、后三群。筛窦紧邻眶的内侧壁，故筛窦感染时，可影响眶内结构；蝶窦：位于鼻腔后上方的蝶骨体内；上颌窦：位于鼻腔的外侧，容积最大，其下壁伸入牙槽弓，故上颌牙病变，有时可波及上颌窦。

4. 骨性标志

人体的骨性标志如下。

（1）躯干骨的骨性标志　有第7颈椎棘突、胸椎和腰椎棘突、胸骨角、肋等。

（2）上肢骨的骨性标志　有锁骨、肩胛冈、肩峰、肩胛骨下角、肱骨内上髁、肱骨外上髁、鹰嘴、尺骨头、桡骨茎突等。

（3）下肢骨的骨性标志　有髂嵴、髂前上棘、髂结节、坐骨结节、耻骨结节、大转子、髌骨、胫骨内侧髁、胫骨外侧髁、胫骨粗隆、内踝、外踝、腓骨头、跟骨结节等。

（4）颅骨的骨性标志　有乳突、颧弓、下颌角、下颌骨髁突等。

第二节　骨连接

一、概述

骨与骨之间借结缔组织相互连接，形成骨连接，以实现运动、支持和保护的功能。根据骨的连接方式，可将全身骨连接分为两大类，即直接连接和间接连接。

1. 直接连接

骨与骨之间没有任何间断或缝隙的连接称直接连接。有三种不同的连接方式，即纤维连接、软骨连接和骨性结合（图 6-35）。这类连接运动性能很小或完全不能运动。

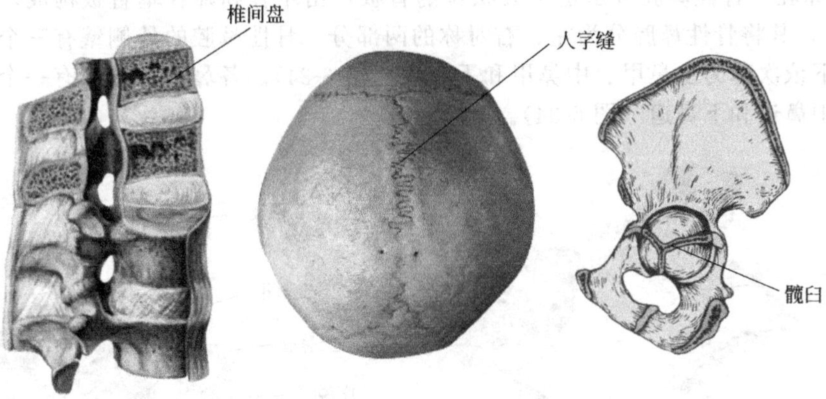

图 6-35　直接连接

（1）纤维连接　相互连接的各骨间由致密结缔组织相连，其间没有腔隙，如颅骨之间的缝，椎骨之间的韧带等。

（2）软骨连接　骨与骨之间借软骨相连，如相邻椎体之间的椎间盘和左、右耻骨之间的耻骨联合等。

（3）骨性结合　两骨以骨组织相连。一般有暂时性软骨连接或缝经骨化演变而成。如骶椎的愈合、颅缝的骨化等。

2. 间接连接

相邻两骨间借膜性的结缔组织囊相连，在相对的骨面之间具有腔隙。在肌的牵动下能够产生运动，这类连接通常称为关节。

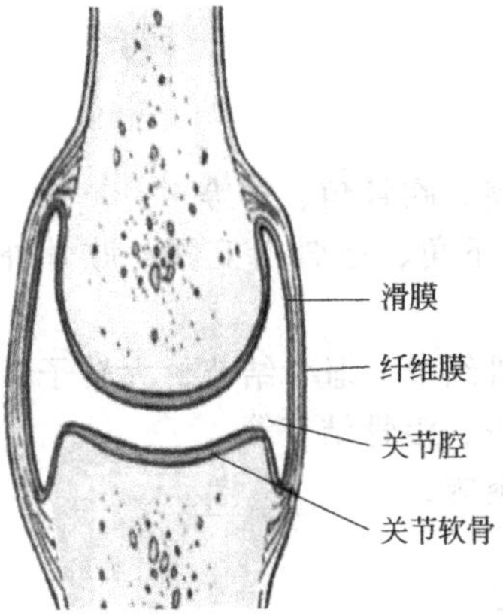

图 6-36　间接连接—关节

（1）关节的基本结构　人体关节的构造虽不尽相同，但都有关节面、关节囊和关节腔等基本结构（图 6-36）。

① 关节面　构成关节各骨的邻接面，表面覆盖关节软骨，关节软骨较薄，多数由透明软骨构成，游离面光滑，具有弹性，运动时可减少关节的摩擦和缓冲外力的冲击。

② 关节囊　是由致密结缔组织构成的膜性囊，附于关节面的周缘或其附近的骨面上。关节囊分内、外两层。外层叫纤维膜，厚而坚韧，与骨膜相延续；内层叫滑膜，薄而平滑、柔软，滑膜能产生滑液，滑液具有润滑关节软骨等作用。

③ 关节腔　是构成关节各骨的关节软骨和关节囊的滑膜层所围成的潜在性密闭腔隙，内含少量滑液，关节腔内为负压，有助于加强关节的稳固性。

（2）关节的辅助结构　关节除上述基本结构外，还具有韧带、关节盘和关节半月板等辅助结构。韧带是位于关节囊周围或关节囊内的致密结缔组织束，可增强关节的稳固性；关节盘和关节半月板只见于少数关节，位于构成关节两骨的关节软骨之间，使相邻关节面的形态更相适应，可增强关节的稳固性和灵活性。

（3）关节的运动 关节运动幅度的大小取决于关节两骨关节面的大小差别，即差别愈大，运动幅度愈大；反之则较小。此外，关节囊的紧张程度、邻近骨的形态和韧带的发达程度等对关节的运动幅度也有一定影响。关节的运动形式主要有以下几种。

① 屈和伸 是骨绕关节冠状轴进行的运动。一般地说，构成关节的骨之间夹角变小的运动叫屈；夹角变大的运动叫伸。

② 内收和外展 是骨绕关节矢状轴进行的运动。骨向正中矢状面靠拢的动作叫内收；远离正中矢状面的运动叫外展。

③ 旋转 是骨绕关节垂直轴进行的运动。骨的前面转向内侧的动作叫旋内；转向外侧的动作叫旋外。

④ 环转 屈、外展、伸和内收四种动作的连续运动。运动时，骨的近侧端在原位转动，远侧端则做圆周运动称环转。

二、躯干骨的连接

躯干骨借骨连接构成脊柱和胸廓。

1. 脊柱

脊柱位于躯干后壁的正中，由椎骨连接而成。脊柱有保护脊髓、支持体重和运动的功能。

（1）椎骨的连接 椎骨之间借椎间盘、韧带和关节等相连接。

① 椎间盘 位于相邻的两个椎体之间。它的周围部由多层同心圆排列的纤维软骨构成，叫纤维环；中央部为髓核，是一种富有弹性的胶状物质。

想一想

椎间盘突出患者如需捡拾地上的物体，采取何种方式能最大限度地减少弯腰时相邻椎体对椎间盘的挤压作用？

椎间盘（图 6-37、图 6-38）既能牢固地连接椎体，又容许椎体之间有少量的运动，当脊柱运动时，髓核在纤维环内，可做轻微的变形和移位，有利于脊柱的稳固、运动及减缓冲击和

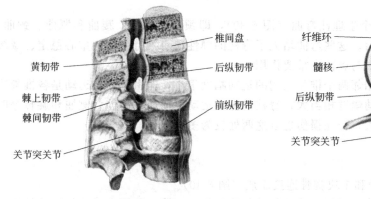

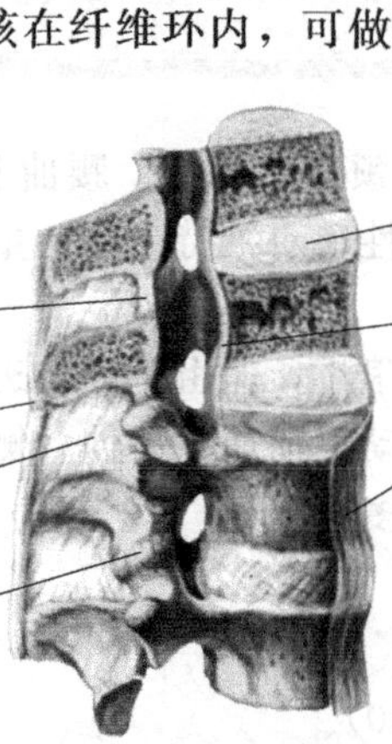

图 6-37 脊柱的韧带

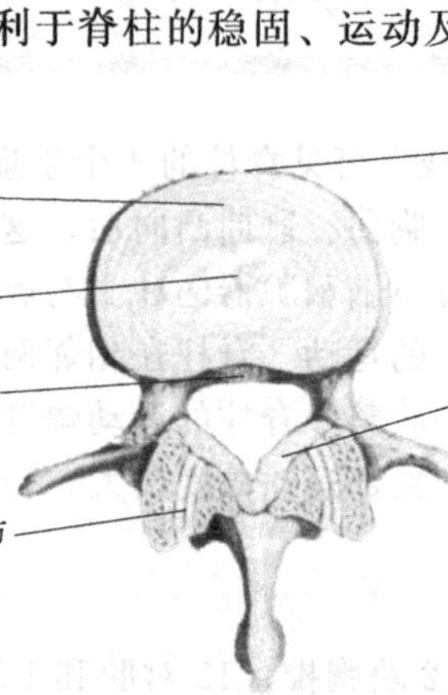

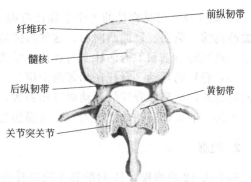

图 6-38 椎间盘和关节突关节

震荡。腰部活动灵活，椎间盘后部薄弱，尤其后外侧部缺乏韧带加强，当猛力弯腰或劳损引起纤维环破裂时，髓核可突向椎间孔和椎管，压迫脊神经和脊髓。

② 韧带　连接椎骨的韧带有长、短两类（图 6-37）。

长韧带几近脊柱全长，共有 3 条，即前纵韧带、后纵韧带和棘上韧带。前、后韧纵韧带都呈较宽的带状，分别位于椎体和椎间盘的前、后两面，对连接椎体和固定椎间盘有重要作用。棘上韧带呈细带状，比较坚韧，连于各个棘突的尖端，但自第 7 颈椎以上变宽变薄，成为矢状位的膜状结构，而称项韧带。

短韧带连接相邻的两个椎骨，其中连接上、下两椎弓板的叫黄韧带，非常坚厚，又叫弓间韧带；连接相邻棘突间的韧带叫棘间韧带，较薄弱。腰椎穿刺时，穿刺针由浅入深，需依次经过棘上韧带、棘间韧带和黄韧带。

③ 关节　脊柱的关节有关节突关节和寰枢关节。

关节突关节由相邻两个椎骨相对的上、下关节突组成，运动幅度很小（图 6-38）。寰枢关节由寰椎和枢椎组成，以齿突为轴，可使寰椎连同头部做旋转运动。此外，寰椎和枕骨之间构成寰枕关节，可使头做前俯、后仰和侧屈运动。

（2）脊柱整体观

① 前面观　可见脊柱的椎体自上而下逐渐增大，至骶骨耳状面以下又渐次变小。椎体大小的这种变化与脊柱承受重力的变化密切相关。

② 后面观　可见脊柱的棘突纵行排列于后正中线上，其中第 7 颈椎棘突水平伸向后，且明显高出其他颈椎的棘突；胸椎棘突斜向后下，呈叠瓦状排列；腰椎棘突水平向后，腰椎棘突之间的距离较大。熟悉棘突排列的这些特征，有重要的临床意义。

知识链接

你知道腰椎穿刺的位置吗？

当中枢神经系统发生病变时，脑脊液会发生变化，常需通过腰椎穿刺抽取脑脊液进行检验帮助临床诊断和治疗，根据不同部位椎骨棘突之间的间隙特点，常选择第 3、4 或第 4、5 腰椎间隙进针（想一想，为什么?），穿刺经过腰椎棘突之间的棘上韧带、棘间韧带、黄韧带外，还需进一步穿经脊髓表面的硬脊膜、蛛网膜，到达蛛网膜下隙处，方可抽取到脑脊液。此外，临床上腰麻刺入的结构与腰穿抽取脑脊液一样，而硬膜外麻醉时则只需穿黄韧带进入硬膜外隙，注射麻醉药实施麻醉。

③ 侧面观　可见脊柱的 4 个生理性弯曲（图 6-39），即颈曲、胸曲、腰曲和骶曲。颈曲、腰曲凸向前，胸曲、骶曲凸向后。这些弯曲增大了脊柱的弹性，对维持人体的重心稳定、减缓行走与跳跃时对脑和脏器的冲击与震荡有重要作用。

（3）脊柱的运动　脊柱在相邻两个椎骨之间的运动幅度很小，但由于脊柱运动是各椎骨连接同时运动，故整个脊柱的运动幅度相当大，脊柱的主要运动有前屈、后伸、侧屈和旋转等四类，下颈、下腰部运动幅度最大，脊柱损伤也以这两处较为多见。

2. 胸廓

胸廓由 12 块胸椎、12 对肋和 1 块胸骨连接而成（图 6-40）。

肋后端与胸椎构成关节，第一至第七肋的前端与胸骨相连，第八至第十二肋的肋软骨依次与上位肋软骨相连，形成肋弓。第十一和第十二肋前端游离，称浮肋。

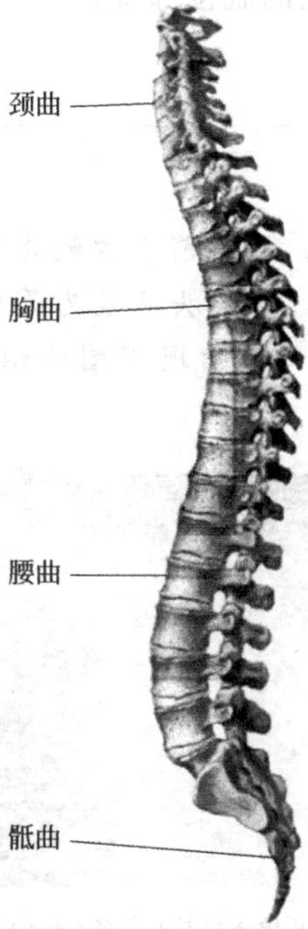

图 6-39　脊柱侧面观

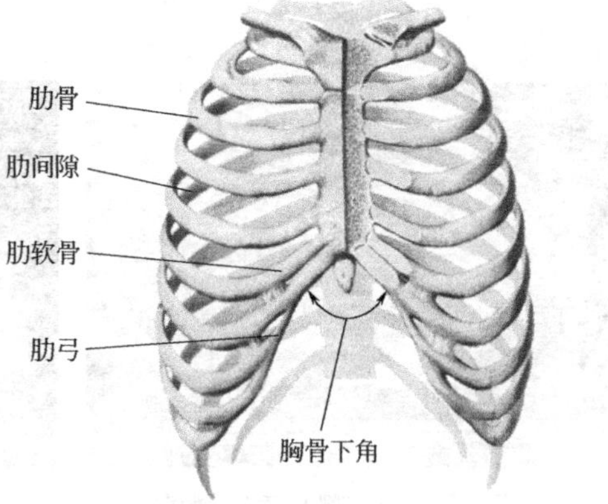

图 6-40　胸廓

胸廓呈扁椎形，上窄下宽，有上、下两口，上口小，由第一胸椎、第一肋及胸骨柄上缘围成；下口大，由第十二胸椎、第十二肋、第十一肋、肋弓及剑突共同围成。相邻两肋之间的间隙称肋间隙。

胸廓具有保护胸腔及部分腹腔脏器的功能。胸廓的肋在呼吸肌牵引下可上提或下降，从而改变胸腔容积，参与呼吸运动。

三、四肢骨的连接

1. 上肢骨的连接

(1) 肩关节　由关节盂和肱骨头组成（图 6-41）。关节盂浅小，肱骨头膨大，两关节面的大小差别较大，关节囊薄而松弛。所以，肩关节的运动幅度大而且运动灵活。关节囊的上、

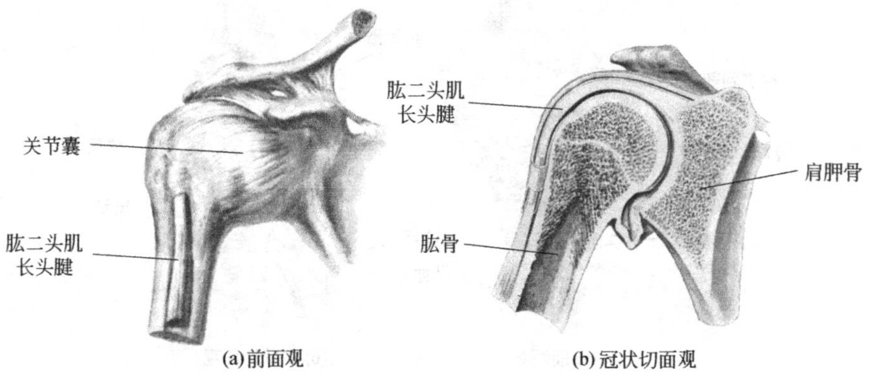

图 6-41　肩关节（右侧）

前、后壁都有肌和腱等增强；下壁较薄弱，是肩关节最常见的脱位部位。

小贴士

肩关节脱位

因肩关节前上后三个方向皆有肌肉、肌腱等包围，只有前下方较为薄弱，所以在受到来自后上方的较强冲击时，常发生肩关节脱位，肱骨头从较为薄弱的关节前下方脱出（见X线片）。患者肩关节失去肱骨头的支撑，出现下图所示的“方肩”畸形。

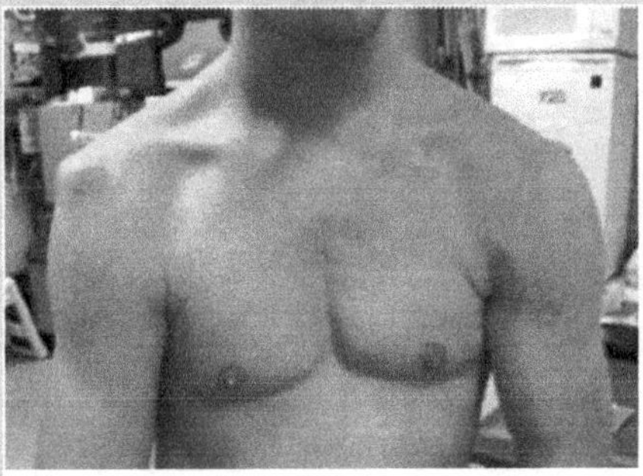
肩关节脱位(右侧)“方肩”畸形

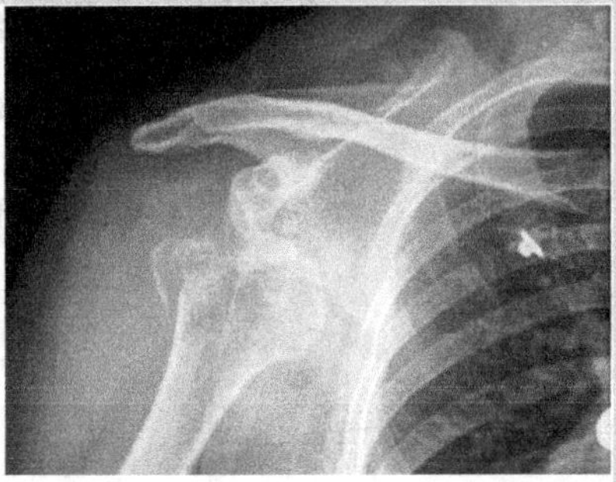
肩关节正位X线片(右侧)示脱位

肩关节是人体运动幅度最大的关节，可作屈、伸、内收、外展、旋内、旋外和环转运动。

(2) 肘关节　由肱骨下端和桡、尺骨的上端组成（图6-42）。它包括三个关节，即肱骨小头与桡骨头组成的肱桡关节，肱骨滑车与尺骨的滑车切迹组成的肱尺关节以及桡骨头和尺骨的桡切迹组成的桡尺近侧关节。三个关节包在一个关节囊内，形成共同的关节腔。关节囊的前、后壁都较薄而松弛，内、外侧壁有韧带加强。关节囊外侧端下部有桡骨环状韧带，从前方、外侧和后方包绕桡骨头，两端分别固定于尺骨桡切迹的前、后缘，与尺骨的桡切迹共同形成下口较上口稍小的短筒状结构，具有固定桡骨头位置的作用。小儿桡骨头发育尚未完成，环状韧带松弛，当手和前臂受到猛力牵拉时，易发生桡骨头半脱位。肘关节可做屈、伸运动。

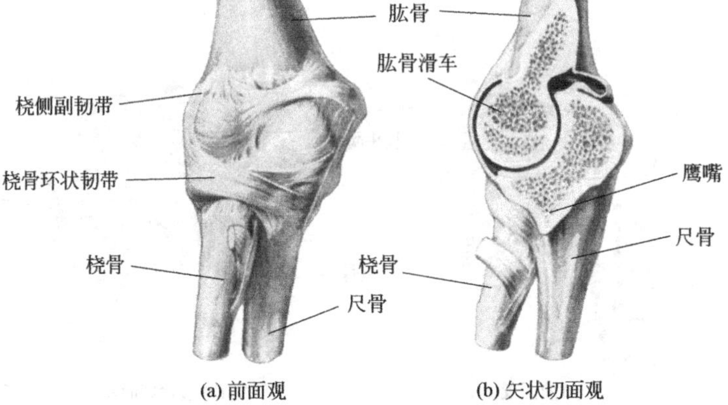

图6-42　肘关节（右侧）

（3）前臂骨的连接 桡、尺骨体的相对缘，借致密结缔组织构成的骨间膜相连接（图 6-43）。桡、尺骨的两端，分别以桡尺近侧关节和桡尺远侧关节相连接。桡尺远侧关节由桡骨的尺切迹和尺骨头构成。

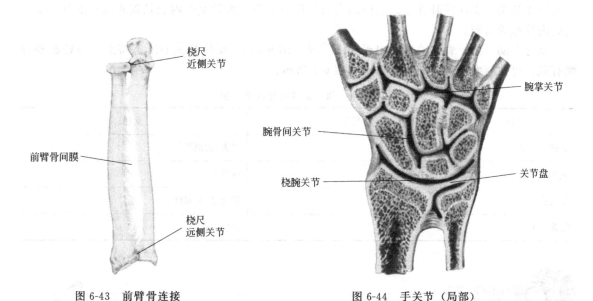

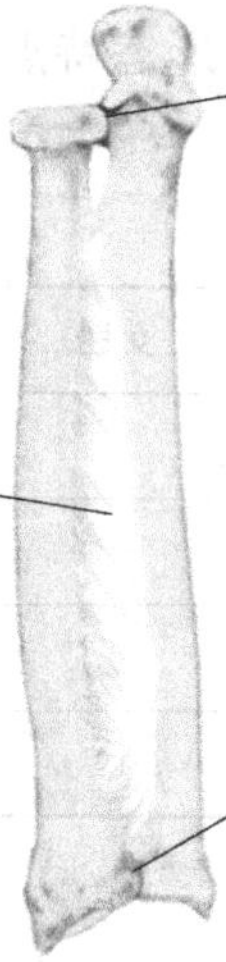

图 6-43 前臂骨连接

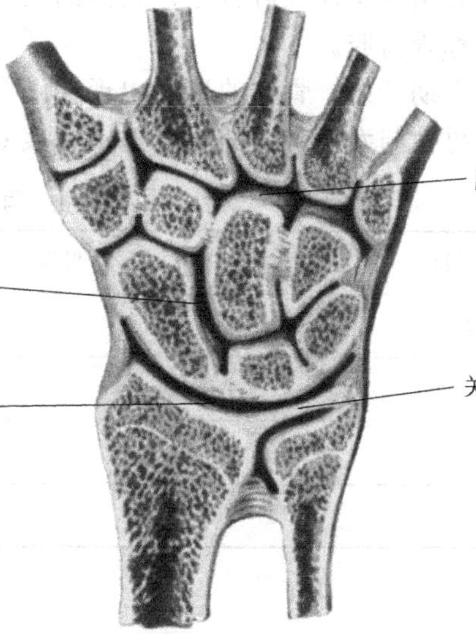

图 6-44 手关节（局部）

桡尺近、远侧关节联合活动时，可使前臂做旋前和旋后运动。运动时，桡骨头原位转动，桡骨下端转向尺骨前内方的运动叫旋前，这时桡、尺骨相交叉，手背朝前；反之，桡骨下端转向尺骨的外侧与之并列、手背朝后的运动，称为旋后。

（4）手关节 包括桡腕关节、腕骨间关节、腕掌关节、掌指关节和指骨间关节，各关节均以构成该关节诸骨的名称命名（图 6-44）。

（5）桡腕关节 由桡骨下端远侧面、尺骨头下方的关节盘与手舟骨、月骨、三角骨共同组成，可作屈、伸、内收、外展和环转运动。

2. 下肢骨的连接

（1）骨盆 由骶骨、尾骨和左、右髋骨连接而成（图 6-45），具有保护盆腔脏器和传递重力等功能。

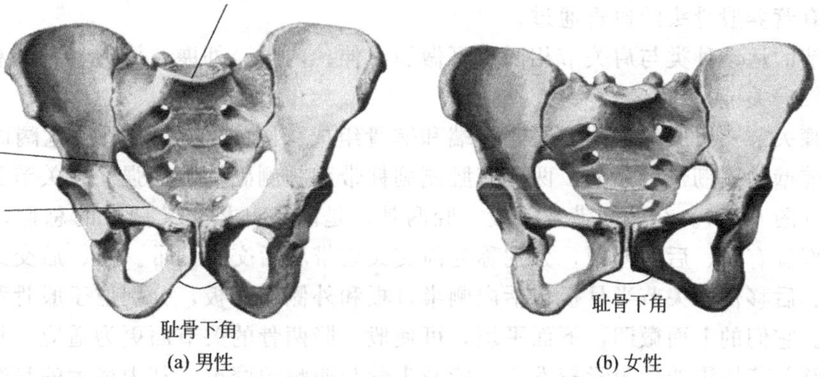

图 6-45 骨盆

骨盆由界线分为大骨盆和小骨盆。界线由骶岬、弓状线、耻骨梳和耻骨联合的上缘依次相连而成，界线以上为大骨盆，界线以下为小骨盆。小骨盆有上、下两口，上口由界线围成；下口由尾骨尖、骶结节韧带、坐骨结节、坐骨支、耻骨下支和耻骨联合的下缘共同围成。两侧的耻骨下支和坐骨支连成耻骨弓，它们的夹角叫耻骨下角。大骨盆的内腔是腹腔的一部分，小骨盆的内腔称骨盆腔。

从青春期开始，骨盆的形态出现性别差异（图 6-45）。女性骨盆的形态特点，与妊娠和分娩有关。男性与女性骨盆的主要差别如表 6-1 所示。

表 6-1　男、女性骨盆形态比较

项目	男性	女性
小骨盆上口	心形	较大，近似圆形
小骨盆下口	较狭小	较宽大
骨盆腔	高而窄，呈漏斗形	短而宽，呈圆桶形
耻骨下角	70°～75°	80°～100°

知识链接

骨盆测量

骨盆测量是在孕中、晚期使用骨盆测量器来测量骨盆的各条径线，以此来评估骨盆的大小及形状，以便来评估产妇是否能经阴道自然分娩。骨盆测量外测量包括：①髂前上棘间径，测量两髂前上棘外缘的距离；②髂嵴间径，测量两髂嵴外缘最宽的距离；③骶耻外径，测量第 5 腰椎棘突尖端至耻骨联合上缘中点的距离；④坐骨结节间径，测量两坐骨结节内侧缘的距离；⑤耻骨弓角度等。骨盆内测量则包括：①骶耻内径（又称对角径），为耻骨联合下缘至骶岬上缘中点的距离；②坐骨棘间径，测量两坐骨棘间的距离。

（2）髋关节　由髋臼和股骨头组成（图 6-46）。关节囊厚而坚韧，股骨颈除后外侧部外都被包入囊内。关节囊的表面有韧带增强，其中位于前壁的髂股韧带最为强大，它限制髋关节过度后伸，对维持人体的直立有一定作用。关节囊内有连于股骨头和髋臼之间的韧带，叫股骨头韧带，内有营养股骨头的血管通过。

髋关节的运动种类与肩关节相同，可做屈、伸、内收、外展、旋内、旋外和环转运动，但运动幅度较肩关节小。

（3）膝关节　由股骨下端、胫骨上端和髌骨组成（图 6-47）。关节囊宽阔而松弛，但韧带发达，其前壁的髌韧带最强大。两侧有胫侧副韧带和腓侧副韧带加强。在关节囊内有交叉韧带和半月板（图 6-48）。交叉韧带连接股、胫两骨，是两条互相交叉韧带的总称，根据它们在胫骨上附着部位有前、后的差别，分别称为前交叉韧带和后交叉韧带。前、后交叉韧带分别限制胫骨向前、后移位。关节半月板包括内侧半月板和外侧半月板，分别位于股骨和胫骨相对的同名髁之间。它们的上面微凹，下面平坦，可使股、胫两骨的关节面更为适应，从而加强关节的稳固性。膝关节周围的滑膜囊较发达，能减少骨与肌腱的摩擦，其中最大的是髌上囊。它位于髌骨的上方，股骨和股四头肌腱之间。髌上囊的下部与膝关节腔相通。

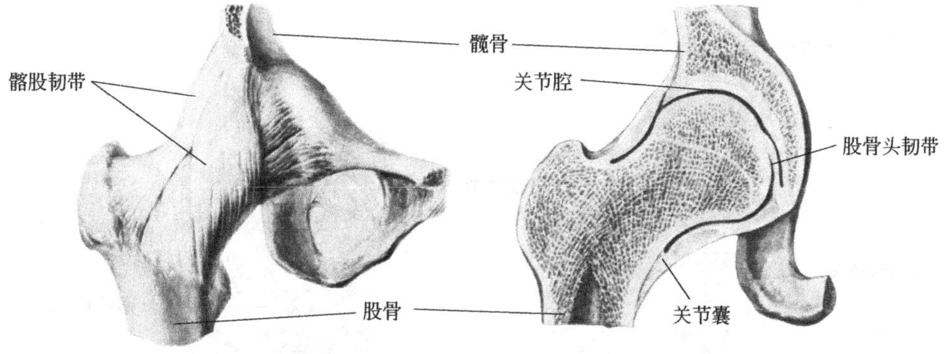

(a) 前面观　　(b) 冠状切面观

图 6-46　髋关节（右侧）

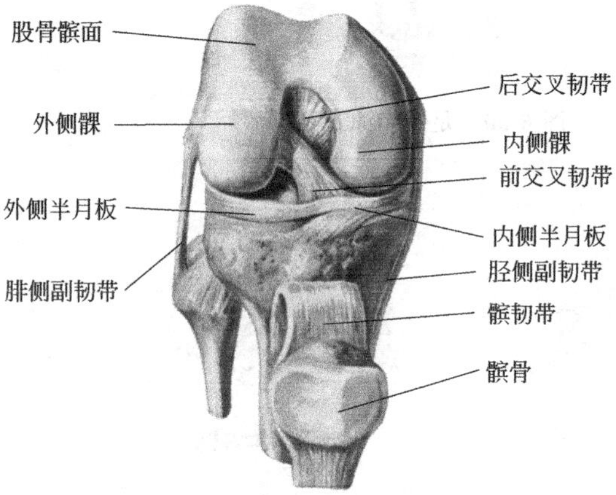

图 6-47　膝关节的内部结构（右侧）

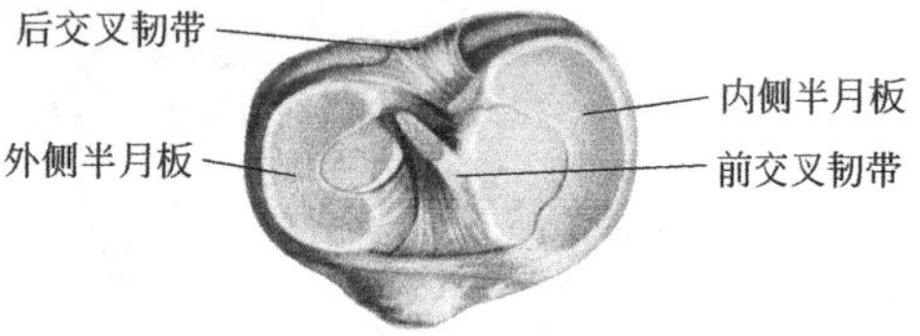

图 6-48　半月板（右膝）

膝关节可做屈、伸运动；当膝关节处于半屈位时，还可做轻度的旋内和旋外运动。

（4）小腿骨的连接　胫、腓二骨的上端连接紧密，有胫腓关节；体和下端分别以骨间膜和韧带相连接（图 6-49）。胫、腓二骨之间的运动极微弱。

（5）足关节　包括距小腿关节、跗骨间关节、跗跖关节、跖趾关节和趾骨间关节（图 6-50），均由与关节名称相应的骨组成。

距小腿关节又称踝关节，由胫、腓二骨的下端和距骨组成。关节囊的前、后壁薄弱而松弛，两侧壁有韧带加强，内侧韧带坚韧；外侧的韧带较薄弱，当足过度内翻时，较易发生损伤。

距小腿关节可做背屈（伸）和跖屈（屈）运动，与跗骨间关节协同作用，可使足内翻和外翻。足底朝向内侧的运动叫内翻，足底朝向外侧的运动叫外翻。

其他足关节的运动性能都较小。

（6）足弓　足骨借关节和韧带紧密连接，在纵、横方向上都形成凸向上的弓形，称足弓（图 6-51）。足弓有弹性，可缓冲行走或跑跳时地面对人体的冲击力，借以保护体内脏器；同时也具有保护足底的血管和神经，使其免受重力压迫的功能。足弓主要凭借足底的韧带、肌和腱等结构来维持。当这些软组织发育不良，或因慢性劳损引起韧带松弛，或因骨折时，都可导致足弓塌陷，形成扁平足。

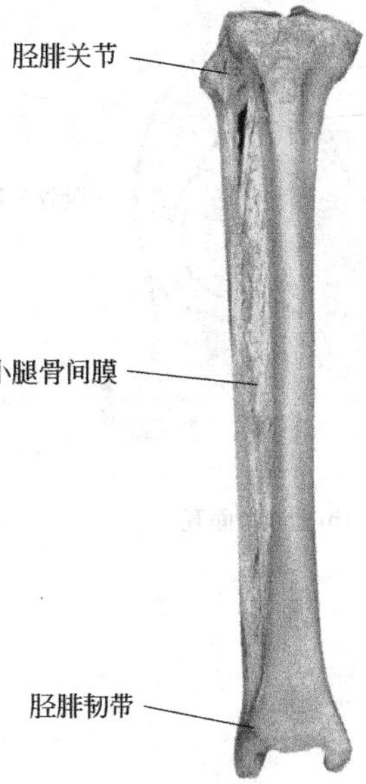

图 6-49　胫腓连接（右侧）

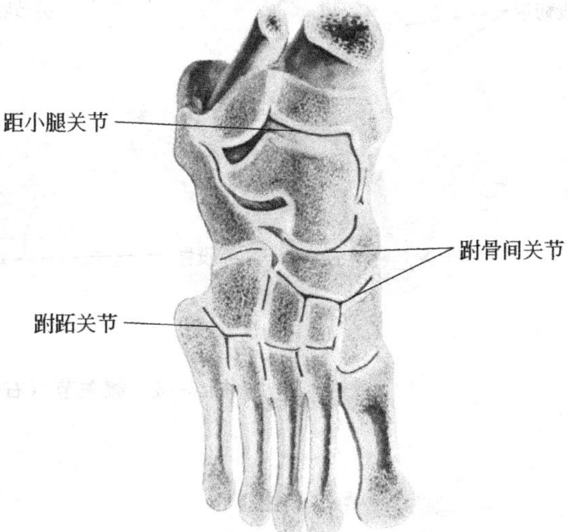

图 6-50　足关节（右侧）

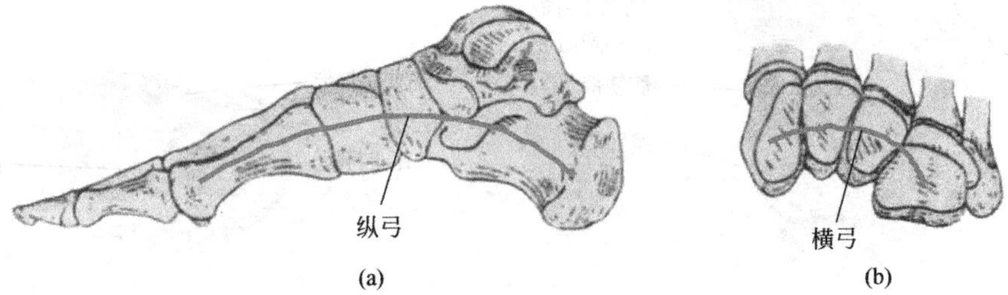

图 6-51　足弓

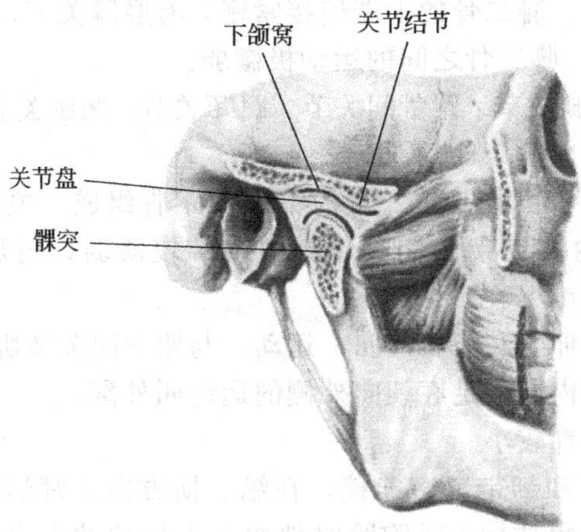

图 6-52　颞下颌关节

四、颅骨的连接

颅骨之间多数以缝或软骨连接，只有下颌骨以颞下颌关节与颞骨相连。

颞下颌关节又称下颌关节，由下颌骨的髁突与颞骨的下颌窝和关节结节组成（图 6-52）。关节囊较松弛，关节腔内有关节盘，把关节腔分为上、下两部分。两侧颞下颌关节必须同时运动，可使下颌骨做上提、下降、前移、后退和侧方运动的动作。

第三节 骨 骼 肌

一、概述

运动系统的肌均属骨骼肌，每一块肌都是一个器官，都有一定的形态结构、血管分布和神经支配。若肌的血液供应阻断，或支配肌的神经遭受损伤，可分别引起肌的坏死和瘫痪。

1. 骨骼肌的分类

骨骼肌有多种分类方法。根据肌的外形，可分为长肌、短肌、扁肌和轮匝肌（图 6-53）。长肌呈长梭形或带状，主要分布于四肢，收缩时可引起较大幅度的运动。短肌较短小，主要分布于躯干深部，收缩时引起运动幅度较小。扁肌扁薄而宽阔，多分布于躯干浅部，除能引起运动外，还对体内脏器起保护和支持作用。轮匝肌呈环形，位于孔、裂的周围，收缩时可关闭孔、裂。

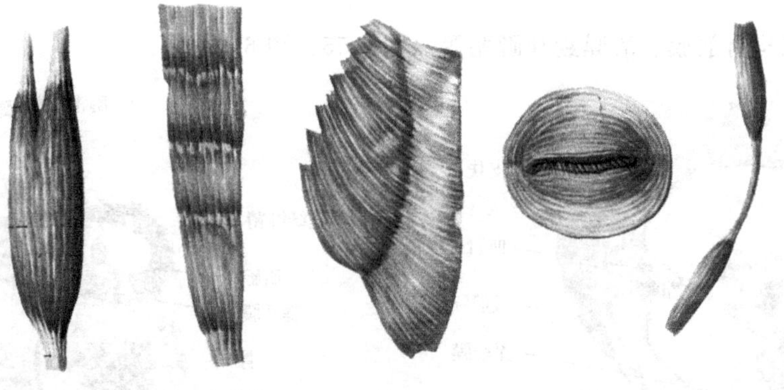

(a) 长肌　(b) 多腹肌　(c) 扁肌　(d) 轮匝肌　(e) 二腹肌

图 6-53　骨骼肌的分类

根据肌的作用，又可分为屈肌、伸肌、收肌、展肌和旋内肌、旋外肌等。

2. 骨骼肌的构造

骨骼肌由肌腹和肌腱构成。肌腹位于肌的中部，肌腱位于肌的两端，肌借肌腱附于骨骼。肌腹主要由大量骨骼肌纤维聚成的许多肌束合成，是肌的收缩部分。肌腱由致密结缔组织构成，呈银白色，非常坚韧。长肌的肌腱多呈条索状；扁肌的肌腱多扁薄宽阔，形成腱膜。肌腱无收缩能力，只起力的传递作用。

3. 骨骼肌的起止和作用

骨骼肌通常都越过一个或多个关节，其两端分别附于一块或数块骨的表面。通常将躯干肌靠近正中矢状面的附着点作为起点，远离正中矢状面的附着点为止点；将四肢肌在四肢近端或靠近躯干侧的附着点作为起点，在远端或远离躯干侧的附着点为止点（图 6-54）。在一般情况下，肌收缩时，止点向起点方向移动。

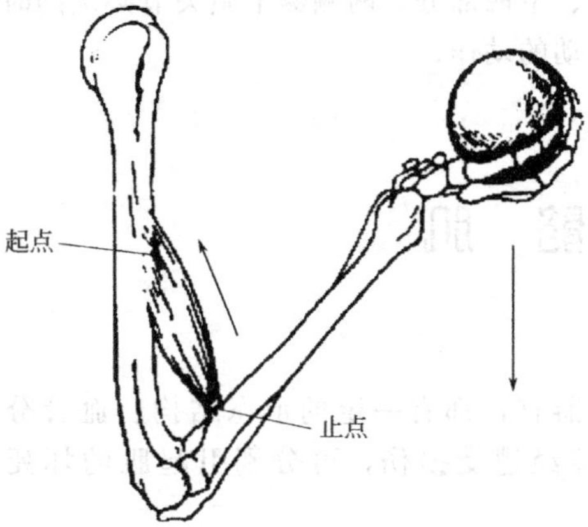

图 6-54　肌的起止点

根据肌的起止点、肌束的排列方向以及肌与关节运动轴的位置关系，可大致判定该肌的作用。例如起自肱骨，向下经过肘关节运动轴的前方，止于前臂骨的肌，即有屈肘作用；反之，经过肘关节运动轴后方的肌，则具有伸肘的作用。

4. 骨骼肌的配布

肌多成群配布在关节的周围，其配布形式多与关节的运动轴密切相关，即在每一个运动轴的两侧，都配布有作用相反的肌或肌群。例如，具有一个运动轴的肘关节，在其运动轴的前、后方，分别配布有屈肌和伸肌；具有两个运动轴的桡腕关节，在其运动轴的前、后和内、外侧，分别配布有能使桡腕关节屈、伸、内收和外展的肌群。配布在运动轴的同一侧，完成同一运动的肌，称协同肌；配布在运动轴的相对两侧，运动作用完全相反的肌或肌群，互称拮抗肌。

5. 骨骼肌的辅助结构

肌的辅助结构有筋膜、滑膜囊和腱鞘等（图 6-55、图 6-56）。

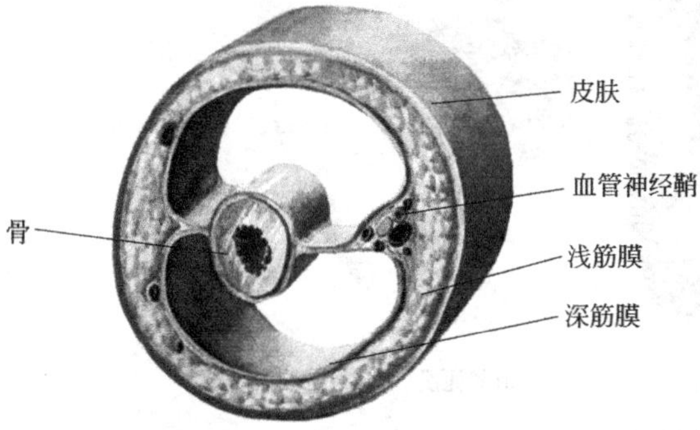

图 6-55　筋膜模式图

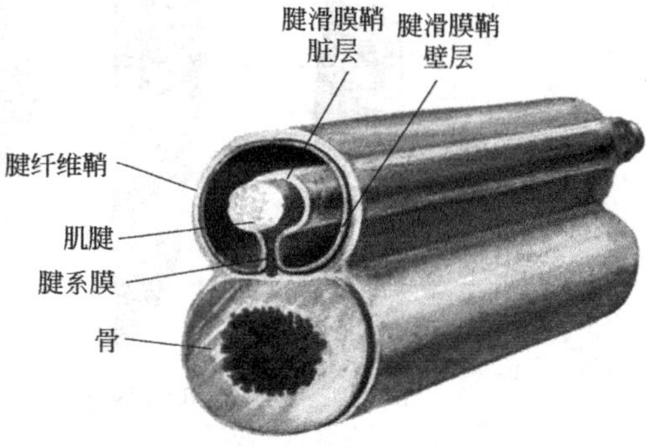

图 6-56　腱鞘模式图

（1）筋膜　分浅筋膜和深筋膜。

① 浅筋膜　又称皮下筋膜，位于皮肤的深面。主要由疏松结缔组织构成，内含脂肪、血管和神经等。脂肪的含量多少，随人体部位、性别、营养状况和年龄等因素的差别而不同。浅筋膜具有保护深部器官等功能。

② 深筋膜　又称固有筋膜，由致密结缔组织构成。它位于浅筋膜的深面，包裹每一块肌，在四肢深筋膜伸入肌群，并附着于骨面，形成肌间膈，以分割肌群。呈鞘状包裹血管和神经，形成血管神经鞘。深筋膜除有保护和约束肌的作用外，在肌收缩时，还可减少相邻肌或肌群之

间的摩擦，有利于肌或肌群的活动。

（2）滑膜囊 为密闭的结缔组织扁囊，壁薄内含滑液，多位于肌腱和骨面之间。在肌收缩时，滑膜囊可减少肌腱与骨的摩擦。

（3）腱鞘 是包绕在某些肌腱周围的双层套管状结构，分为内、外两层，外层为腱纤维鞘，内层为腱滑膜鞘。多位于活动性较大的部位如腕部、踝部、手指掌侧、足趾跖侧等处。

① 腱纤维鞘 是腱鞘的外层，由增厚的深筋膜和骨膜共同构成管状结构。它容纳肌腱及其滑膜鞘。腱纤维鞘对肌腱有固定作用。

② 腱滑膜鞘 位于腱纤维鞘内，由两层滑膜构成，是密闭的套管状结构。可分为脏、壁两层。壁层紧密衬于腱纤维鞘的内面，脏层包于腱的周围。脏、壁两层在腱的深面相互移行，构成系膜样结构，内有腱的血管通过。腱滑膜鞘的脏、壁两层之间有一狭窄的腔隙，内有少量滑液，可减轻腱与骨的摩擦。如腔内积液过多，致局部结节样肿胀，临床称腱鞘囊肿。

二、躯干肌

躯干肌包括背肌、颈肌、胸肌、膈、腹肌和会阴肌。

1. 背肌

位于躯干背面，分浅、深两群（图 6-57）。

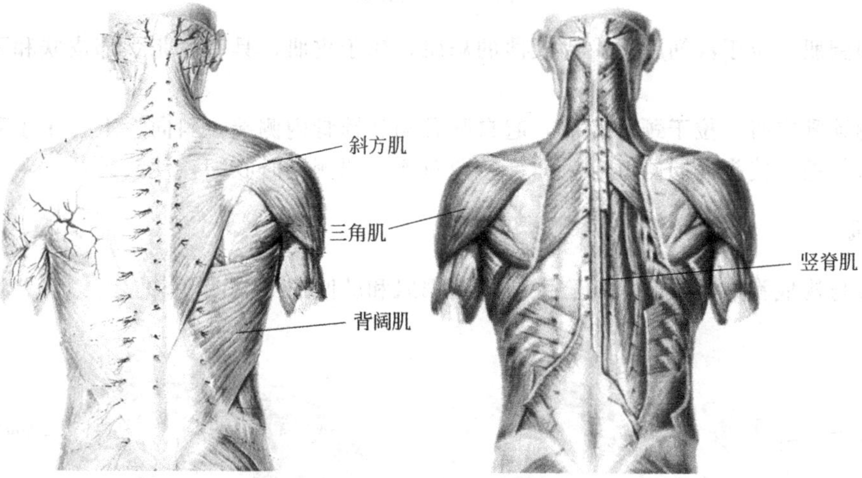

(a) 浅群　　(b) 深群

图 6-57 背肌

（1）浅群 是躯干与上肢相连的肌，主要有斜方肌和背阔肌。

① 斜方肌 位于项部和背上部，为三角形扁肌，两侧相对，构成斜方形。斜方肌起于枕骨、项韧带和全部胸椎的棘突，它的肌束分别向外下、外和外上集中，止于锁骨和肩胛冈等处。该肌的上部肌束收缩，可上提肩胛骨；下部肌束收缩，可使肩胛骨下降；全肌收缩，使肩胛骨向脊柱靠拢。若肩胛骨固定，两侧的上部肌束同时收缩，可使头后仰。

② 背阔肌 位于背下部，起自下部胸椎和全部腰椎的棘突，以及髂嵴等处，肌束向外上方集中，止于肱骨小结节的下方。该肌收缩，可使臂内收、旋内和后伸；若上肢上举固定，此肌收缩可引体向上。

（2）深群 位于棘突两侧，可分数层，在浅层中以竖脊肌最为重要。竖脊肌从骶骨的后面向上延伸到枕骨，收缩时可使脊柱后伸并仰头。

2. 颈肌

位于颅和胸廓之间。主要有颈阔肌和胸锁乳突肌（图 6-58）。

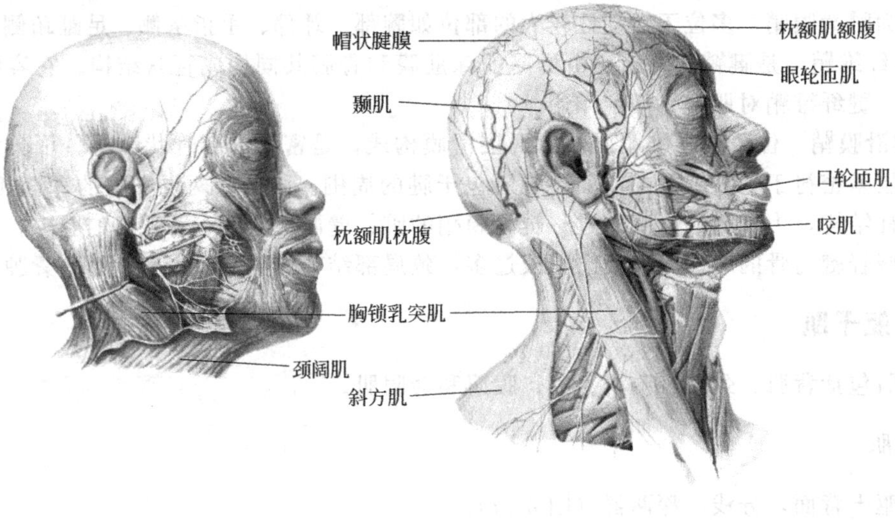

图 6-58 头颈肌

（1）颈阔肌　位于浅筋膜内，为较薄的扁肌，属于皮肌，具有紧张颈部皮肤和下拉口角的作用。

（2）胸锁乳突肌　位于颈外侧部，起自胸骨柄和锁骨内侧端，斜向后上，止于乳突。一侧胸锁乳突肌收缩，使头向同侧倾斜，面部转向对侧；两侧同时收缩，使头后仰。

3. 胸肌

胸肌参与构成胸壁，主要包括胸大肌、前锯肌和肋间肌等（图 6-59）。

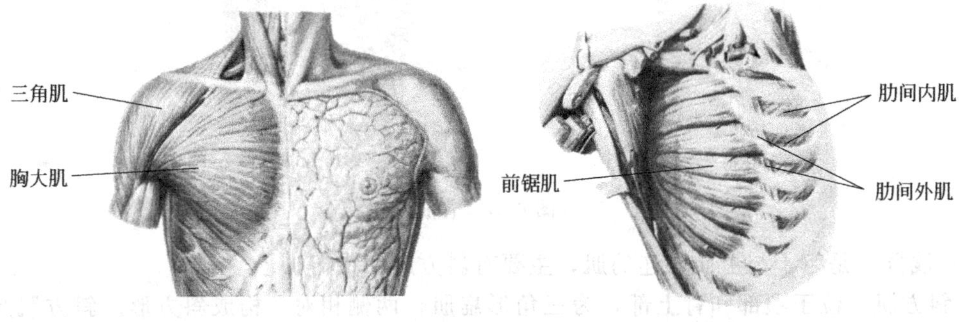

(a) 浅层　(b) 深层

图 6-59 胸肌

（1）胸大肌　位于胸壁的前上部，起自锁骨的内侧端，胸骨和上部数肋软骨的前面，肌束向外上方集中，止于肱骨大结节的下方。此肌可使臂内收和旋内；当上肢上举而固定时，可上提躯干；也可提肋以扩大胸腔协助吸气。

（2）前锯肌　位于胸外侧壁，其主要作用是向前牵引肩胛骨。

（3）肋间肌　位于肋间隙内，分浅、深两层：浅层叫肋间外肌，肌束斜向前下，收缩时，可提肋助吸气；深层叫肋间内肌，肌束方向与肋间外肌相反，收缩时，可降肋以助呼气。

4. 膈

膈分隔胸腔和腹腔，是向上膨隆的扁肌（图 6-60）。膈的周围部由肌束构成，附于胸廓下口及其附近的骨面；中央部为腱膜，叫中心腱。膈有三个裂孔：紧靠于脊柱前方的叫主动脉裂孔；主动脉裂孔的左前方有食管裂孔；在食管裂孔的右前方中心腱内有腔静脉孔。各裂孔分别有主动脉、食管和下腔静脉通过。

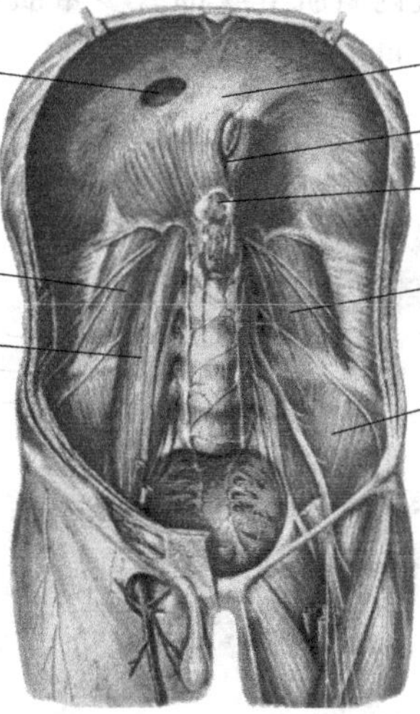

图 6-60 膈和腹后壁肌

膈是重要的呼吸肌。膈收缩时，膈的顶部下降，胸腔容积扩大，引起吸气；舒张时，膈的顶部升复原位，胸腔容积缩小，引起呼气。

5. 腹肌

腹肌位于胸廓和骨盆上缘之间，是腹壁的主要组成部分，可分前外侧群和后群。后群位于腹后壁脊柱的两侧，有腰方肌等。前外侧群包括腹直肌、腹外斜肌、腹内斜肌和腹横肌等（图 6-61）。

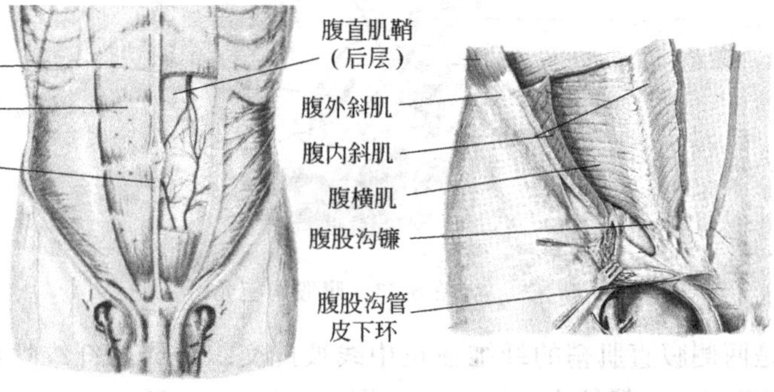

图 6-61 腹肌

（1）腹直肌 呈带状，位于腹前壁正中线的两侧，包于腹直肌鞘内。肌束纵行，前部有 3～4 条横行的腱性结构，叫腱划。

（2）腹外斜肌 是腹前外侧壁最浅层的扁肌，大部分肌束都斜向前下方，移行为广阔的腱膜。腱膜的下部增厚，紧张于髂前上棘和耻骨结节之间，形成腹股沟韧带。

（3）腹内斜肌 位于腹外斜肌的深面，肌束自后向前呈扇形展开，上部肌束行向前上，下部肌束行向前下。大部分肌束在腹直肌的外侧缘附近移行为腱膜。

（4）腹横肌 位于腹内斜肌的深面，肌束横行向前内，在腹直肌的外侧缘附近移行为腱膜。腹内斜肌腱膜的下部与腹横肌腱膜的相应部分结合，形成腹股沟镰（联合腱），止于耻骨结节外侧的骨面。

腹横肌和腹内斜肌下缘都有少量肌束随精索入阴囊，成襻状包绕精索和睾丸，形成提睾肌，该肌收缩，可上提睾丸。

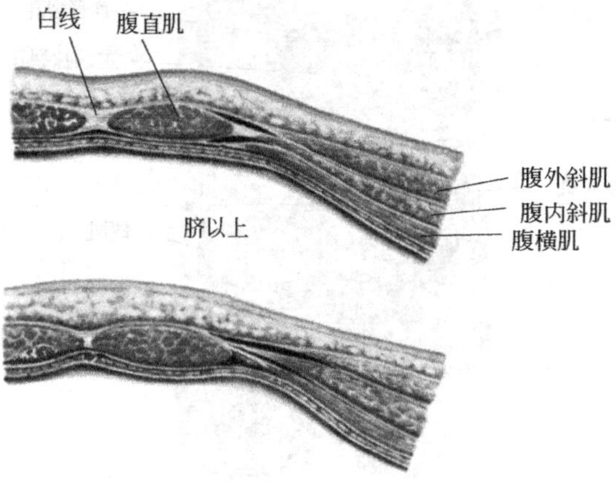

图 6-62　腹直肌鞘

贴附于腹横肌和腹直肌鞘深面的筋膜，叫腹横筋膜，它是腹内筋膜的一部分。

(5) 腰方肌　呈长方形，位于腹后壁脊柱的外侧（图 6-60）。

腹肌具有保护腹腔脏器的作用；它和膈协同收缩，可增加腹压，以助排便、排尿、呕吐和分娩等；也可使脊柱做前屈、侧屈和旋转运动。

(6) 腹前外侧壁的局部结构

① 腹直肌鞘　包裹腹直肌的纤维性鞘，由腹壁三层扁肌的腱膜所形成（图 6-61、图 6-62），分前、后两层：前层完整，并与腹直肌的腱划紧密结合；后层不完整，在脐以下4～5cm 处，形成一条凸向上的弧形游离缘，叫弓状线（图 6-63）。自弓状线以下，腹直肌的后面直接与腹横筋膜相贴。

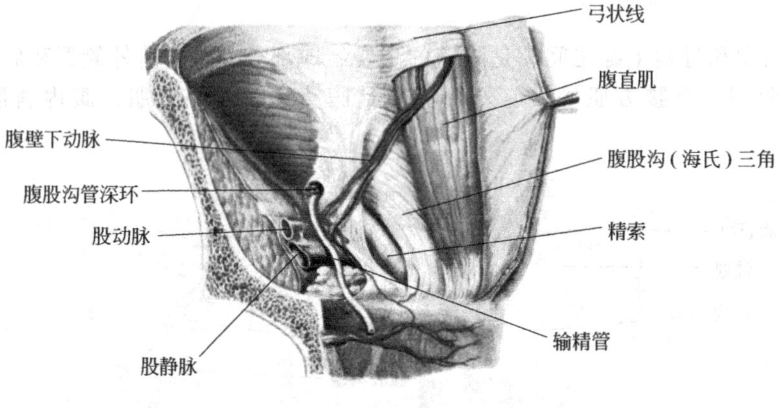

图 6-63　腹股沟三角

② 白线　是两侧腹直肌鞘的纤维在正中线彼此交织形成的纤维性组织，上至剑突，下到耻骨联合，致密坚韧，血管较少（图 6-61、图 6-62）。

③ 腹股沟管　位于腹股沟韧带内侧半的稍上方，为腹壁扁肌间的一条斜行间隙（图 6-61、图 6-63），长 4～5cm。管有内、外二口：内口称腹股沟管深环（腹股沟管腹环），位于腹股沟韧带中点上方约 1.5cm 处，由腹横筋膜形成；外口叫腹股沟管浅环（腹股沟管皮下环），在耻骨结节的外上方，为腹外斜肌腱膜的三角形裂孔。腹股沟管在男性有精索通过，在女性有子宫圆韧带通过。腹股沟管为腹壁结构的薄弱区，是较易发生疝气的部位。

④ 腹股沟三角　又称海氏三角，位于腹前壁的下部，为腹直肌外侧缘、腹股沟韧带和腹壁下动脉围成的三角区（图 6-63）。腹股沟三角也是腹壁的薄弱区和疝气的易发部位。

6. 会阴肌

会阴肌位于小骨盆下口附近，数目较多，其中较重要的有肛提肌和会阴深横肌。

三、头肌

头肌分面肌和咀嚼肌两部分（图 6-58）。

1. 面肌

面肌位于面部和颅顶，收缩时可改变面部皮肤的外形，显示种种表情，故又称表情肌。主要有枕额肌、眼轮匝肌和口轮匝肌等。

位于颅顶的面肌主要是枕额肌，它有两个肌腹，即枕腹和额腹，分别位于枕部和额部，两肌腹之间以帽状腱膜相连。帽状腱膜借浅筋膜与颅顶的皮肤紧密结合成“头皮”，与深层的骨膜则以疏松结缔组织相连。枕额肌收缩时，枕腹可向后牵引“头皮”；额腹可提眉，并使额部皮肤出现横行的皱纹。

眼轮匝肌和口轮匝肌，分别位于睑裂和口裂的周围，有缩小和关闭睑裂和口裂的作用。

2. 咀嚼肌

咀嚼肌配布在颞下颌关节的周围，作用于颞下颌关节，参与咀嚼运动。主要包括咬肌和颞肌等。

咬肌位于下颌支的外面，颞肌位于颞窝内，都可在体表摸到。二肌收缩，都可上提下颌骨。

四、四肢肌

四肢肌分上肢肌和下肢肌。上肢肌比较细小，数目较多，与上肢具有复杂的劳动功能相适应。下肢肌与支持体重和行走等有关，肌都比较粗大有力。

1. 上肢肌

根据它们的所在部位，分为肩肌、臂肌、前臂肌和手肌。

（1）肩肌　配布在肩关节的周围，能运动肩关节，其中最重要的是三角肌（图 6-64）。

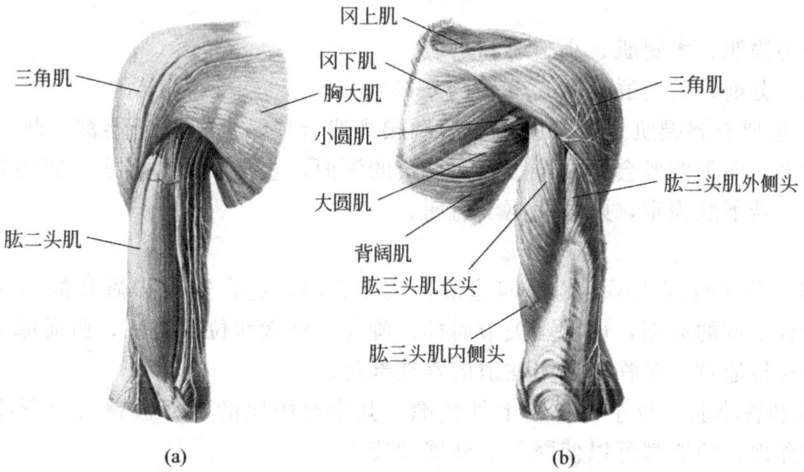

图 6-64　肩肌和臂肌

三角肌略呈三角形，起自锁骨的外侧端、肩峰和肩胛冈，从前、后和外侧三面包被肩关节，止于肱骨三角肌粗隆。该肌收缩，可使肩关节外展。

三角肌的外上 2/3 部，肌质丰厚，且无重要的神经和血管经过，是临床肌内注射的可选用部位。

（2）臂肌　分前、后两群（图 6-64）。

① 前群　主要有肱二头肌。肱二头肌位于臂前部，其长头起自关节盂上方，经肩关节囊内下降；短头起自喙突。二头向下合成肌腹，下端以扁腱止于桡骨上端的内侧面，当屈肘时，在肘关节前方所能摸到的条索状结构，即是该肌腱。肱二头肌的主要作用是屈肘，同时也有屈肩关节和使前臂旋后的作用。

② 后群　主要有肱三头肌。肱三头肌位于臂的后部，起自关节盂的下方和肱骨的后面，止于尺骨鹰嘴，是肘关节的主要伸肌。

（3）前臂肌　位于尺、桡骨的周围，多数起于肱骨的下端，少数起自桡、尺骨及前臂骨间膜；除少数外，多数肌的肌腹位于前臂的近侧部，向远侧部移行为细长的腱，止于腕骨、掌骨或指骨。前臂肌分前、后两群。前群主要是屈肌和旋前肌；后群主要是伸肌和旋后肌。各肌的作用大致与其名称相一致。前臂肌的前、后群，都分为浅、深两层。

（4）手肌　位于手掌，由运动指的许多小肌组成。分为外侧、内侧和中间三群。外侧群位于手掌的外侧部，较发达，共同形成丰满的隆起，称鱼际。此群肌可使拇指做内收、外展、屈和对掌动作（拇指腹与其他各指指腹相对的动作）。内侧群位于手掌的内侧部，共同形成小鱼际，其主要作用是屈小指和使小指外展。中间群包括蚓状肌和骨间肌，分别位于掌心和掌骨之间，蚓状肌能屈第 2、3、4、5 指的掌指关节，伸指骨间关节；骨间肌可使第 2、3、4 等指做内收和外展运动（指向中指正中面靠拢的动作称内收；反之称外展）。

（5）上肢的局部结构

① 腋窝　位于胸外侧壁与臂上部之间，是一个四棱锥形的腔隙，有尖、底和四壁。尖主要由第 1 肋、锁骨和肩胛骨的上缘围成，腋窝借此与颈部相通；底被筋膜和皮肤所封闭；四壁主要由肌构成。腋窝内有重要的血管和神经以及丰富的淋巴管和淋巴结等。

② 肘窝　位于肘关节的前方，是尖朝向远侧的三角形间隙，表面覆有筋膜和皮肤。肘窝内有血管、神经和肱二头肌腱等结构。

2. 下肢肌

按部位分为髋肌、大腿肌、小腿肌和足肌。

（1）髋肌　分前、后两群（图 6-60、图 6-65）。

① 前群　主要有髂腰肌。髂腰肌由髂肌和腰大肌合成。髂肌起于髂窝，腰大肌起自腰椎体的侧面及横突，向下两肌会合，经腹股沟韧带的深面，止于股骨小转子。髂腰肌可使髋关节前屈和旋外等。若下肢固定，则可使躯干前屈。

② 后群

a. 臀大肌　位于臀部浅层，略呈四边形，大而肥厚，起自髋骨和骶骨的后面，肌束斜向外下，止于股骨上部的后面，可使髋关节后伸、旋外。臀大肌位置表浅，肌质厚实，其外上部无重要的血管神经通过，是临床肌内注射的常选部位。

b. 臀中肌和臀小肌　位于臀部的上外侧端，其中臀中肌的下部被臀大肌所掩盖，臀小肌位于臀中肌的深面，两肌都可以使髋关节外展和旋内。

c. 梨状肌　位于臀大肌的深面和臀中肌的下方，可使髋关节旋外。

（2）大腿肌　配布在股骨的周围，分前群、内侧群和后群（图 6-65、图 6-66）。

① 前群　位于股前部，有缝匠肌和股四头肌。

a. 缝匠肌　呈长带状，起自髂前上棘，斜向内下方，止于胫骨上部的内侧面，可屈髋关

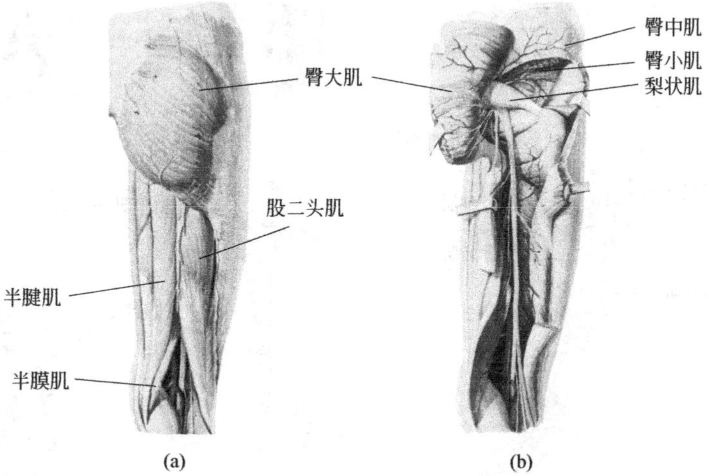

图 6-65 髋和大腿后群肌

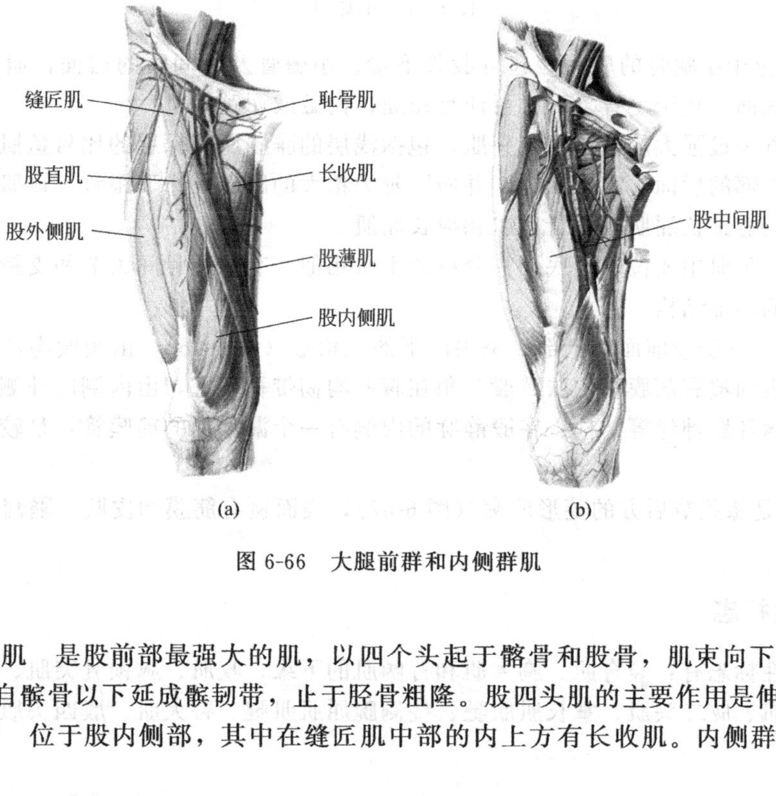

图 6-66 大腿前群和内侧群肌

节和膝关节。

b. 股四头肌　是股前部最强大的肌，以四个头起于髂骨和股骨，肌束向下附着髌骨的侧缘及前面，并自髌骨以下延成髌韧带，止于胫骨粗隆。股四头肌的主要作用是伸膝关节。

② 内侧群　位于股内侧部，其中在缝匠肌中部的内上方有长收肌。内侧群各肌都可使髋关节内收。

③ 后群　位于股后部。其中位于外侧的叫股二头肌，位于内侧的为半腱肌、半膜肌。后群各肌都经髋关节和膝关节的后方，因而都有伸髋关节和屈膝关节的作用。

(3) 小腿肌　配布在胫、腓骨的周围，分前群、外侧群和后群（图 6-67）。

① 前群　主要有胫骨前肌、拇长伸肌和趾长伸肌组成。位于小腿前部，起于小腿骨和骨间膜，经距小腿关节前面下行，止于足骨，可使距小腿关节背屈、足内翻或伸趾等。

② 外侧群　由浅层的腓骨长肌和深层的腓骨短肌组成。位于腓骨的外侧，起于腓骨，肌腱经外踝后方、足外侧缘至足底，止于足骨。此群肌能使足外翻和跖屈。

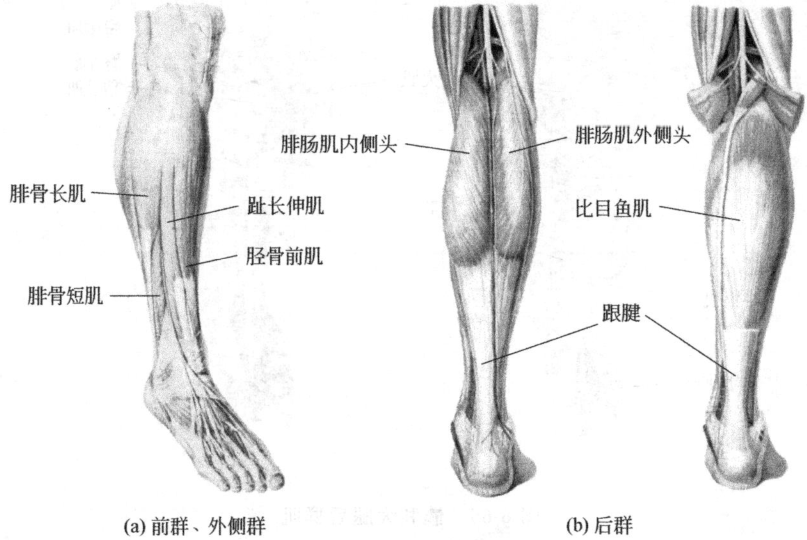

图 6-67　小腿肌

③ 后群　位于小腿骨的后面，起自股骨下端、小腿骨及骨间膜的后面，肌腱经距小腿关节的后面和足底面，止于足骨。后群可使足跖屈、内翻或屈趾。

小腿肌后群中最强大的为小腿三头肌，包括浅层的腓肠肌和深层的比目鱼肌。起自股骨下端和胫、腓骨上部的后面，肌腹膨隆，并向下延为粗大的跟腱，止于跟骨。该肌可使距小腿关节跖屈。其深层有趾长屈肌、胫骨后肌和拇长屈肌。

(4) 足肌　足肌主要位于足底，其分群和手肌相似，有屈趾骨间关节和支持足弓等作用。

(5) 下肢的局部结构

① 股三角　位于股前面的上部，呈尖向下的三角形（图 6-66）。由腹股沟韧带、长收肌和缝匠肌围成。表面覆有筋膜和皮肤。股三角在腹股沟韧带稍下方，由内侧向外侧，依次排列有股静脉、股动脉和股神经等结构。在股静脉的内侧有一个漏斗形的筋膜管，是较易发生疝气的部位。

② 腘窝　是膝关节后方的菱形凹窝（图 6-67），表面覆有筋膜和皮肤。腘窝内有神经和血管等通过。

五、肌性标志

人体的肌性标志有：竖脊肌、胸大肌和背阔肌的下缘、咬肌、胸锁乳突肌、腹直肌、腹股沟韧带、三角肌、肱二头肌、掌长肌肌腱、桡侧腕屈肌肌腱、臀大肌、股四头肌、髌韧带、腓肠肌和跟腱等。

目标练习

一、单项选择题

1. 临床检查骨髓造血功能时，常穿刺的骨是（　　）。

A. 肱骨　　B. 肋骨　　C. 胫骨　　D. 髂骨　　E. 股骨

2. 有关椎孔的描述不正确的是（　　）。

A. 由椎体和椎弓围成　　B. 上下贯穿成椎管

C. 其中容纳脊髓　　D. 内有椎动脉走行

E. 颈椎、胸椎、腰椎都有椎孔

3. 屈颈时，在后正中线上最明显的隆起是（　　）。

A. 第 2 颈椎棘突　　B. 第 6 颈椎棘突　　C. 第 7 颈椎棘突

D. 第 1 胸椎棘突　　E. 第 2 胸椎棘突

4. 参与构成脑颅的骨是（　　）。

A. 额骨　　B. 腭骨　　C. 颧骨　　D. 上颌骨　　E. 泪骨

5. 骨腭构成口腔的顶和鼻腔的底，它是有两块面颅骨共同参与构成，一块是上颌骨，另一块是（　　）。

A. 筛骨　　B. 腭骨　　C. 犁骨　　D. 蝶骨　　E. 颧骨

6. 下列各骨中不含鼻旁窦的是（　　）。

A. 额骨　　B. 鼻骨　　C. 上颌骨　　D. 筛骨　　E. 蝶骨

7. 腰椎穿刺时，穿刺针最后穿过的韧带是（　　）。

A. 后纵韧带　　B. 棘上韧带　　C. 前纵韧带　　D. 黄韧带　　E. 棘间韧带

8. 下列关于腰大肌的描述，正确的是（　　）。

A. 起于髂窝

B. 呈长方形，位于腹后壁脊柱外侧

C. 起自腰椎体的侧面及横突，沿腰椎椎体的两侧下行

D. 与髂肌会合后经腹股沟韧带的浅面下行

E. 与髂肌共同组成髂腰肌，可伸髋关节

9. 有关膈的叙述正确的是（　　）。

A. 穹隆状扁肌　　B. 中央为中心腱

C. 食管裂孔位于主动脉裂孔的左前方　　D. 腔静脉孔位于食管裂孔右前方

E. 以上都对

10. 下列关于骨盆的描述，正确的是（　　）。

A. 由髂骨、骶骨和尾骨构成　　B. 由髂骨、坐骨和尾骨构成

C. 男性骨盆外形短而宽　　D. 女性骨盆耻骨下角的角度比男性的角度小

E. 骨盆以界线为界分为大骨盆和小骨盆两部分

二、名词解释

1. 胸骨角　2. 囟　3. 翼点　4. 肋弓　5. 界线　6. 椎间盘　7. 腹股沟三角

三、简答题

1. 全身可以扪及的主要骨性标志有哪些？

2. 列表比较椎骨间连接的名称、位置或构成、作用。

3. 简述胸廓上口、下口是如何构成的。

4. 组成骨盆的骨有哪些？列表比较男、女性骨盆的差异。

5. 简述参与呼吸运动的肌及其作用。

（焦海山）

参考答案扫一扫

第七章

脉管系统

脉管系统又称循环系统，是人体内一套封闭的管道系统，通过它机体不断地把从体外获取的各种营养物质及药物输送到身体各组织细胞，同时将全身组织细胞的代谢产物送到各种排泄器官排出体外，从而保证人体各种生命活动的正常进行。

营养物质和药物在脉管系统中是如何被输送的？人体代谢产物又是如何被输送到排泄器官的？带着这些问题，我们来学习本章节的内容。

思维导图扫一扫

第一节　概　　述

一、脉管系统的组成与主要功能

脉管系统（循环系统）包括心血管系统和淋巴系统两部分。心血管系统由心和血管组成，血管包括动脉、静脉和毛细血管，血液在心血管系统中不断地流动形成血液循环。淋巴系统由淋巴器官及各级淋巴管道组成，其中淋巴管道包括毛细淋巴管、淋巴管、淋巴干和淋巴导管，淋巴液在淋巴系统中流动，淋巴系统是血液循环的辅助系统。

脉管系统的主要功能是完成体内的物质运输，通过循环系统中的血液和淋巴运输代谢原料和代谢产物，保证新陈代谢不断进行；运输内分泌器官分泌的激素，作用于相应的靶器官而实现机体的体液调节功能；此外，机体内环境的相对稳定、体液的调节及血液的防卫功能也都有赖于血液的不断循环流动。近年还发现，心肌细胞、血管内皮细胞还分泌一些激素参与到心血管活动、呼吸、泌尿、血液凝固及水盐代谢等多种生理活动的体液调节之中。

二、血液循环的概念

血液在心血管系统中周而复始地不间断地沿一个方向流动，称为血液循环。心为血液循环的动力器官，血管为血液循环的管道，毛细血管为物质交换的场所，瓣膜是保证血液朝一个方向流动的特有结构。根据血液循环的途径和功能不同，血液循环可分为体循环（又称大循环）和肺循环（又称小循环）（图 7-1）。

1. 体循环

血液从左心室搏出后，经主动脉及其分支流到全身毛细血管，进行物质交换后，再经各级静脉汇入上、下腔静脉及冠状窦流回右心房的过程称为体循环或大循环。在此途径中，

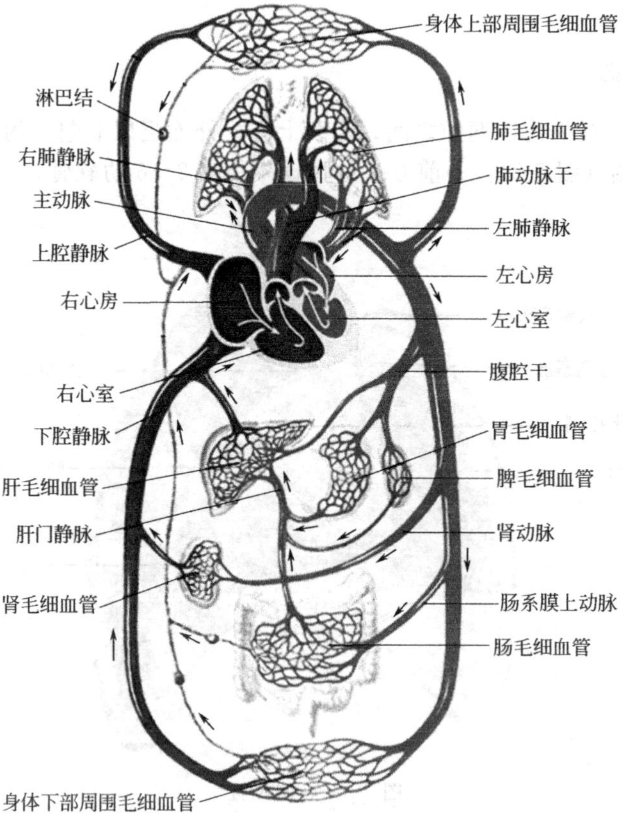

图 7-1 体循环和肺循环模式图

动脉血管里流动的是含氧和营养物质丰富的、鲜红的动脉血，静脉血管里流动的是含二氧化碳较多的、暗红的静脉血。血液中的氧和营养物质从毛细血管的动脉端进入组织，供组织细胞进行物质代谢，组织代谢后的二氧化碳及各种代谢产物再经毛细血管的静脉端进入循环系统。

2. 肺循环

血液从右心室搏出后，经肺动脉及其分支流到肺泡毛细血管，进行气体交换后，再经肺静脉流回到左心房的途径称为肺循环或小循环。由于右心室收集的是来自于全身返回心的、含二氧化碳较多的静脉血，需在肺部进行气体交换成含氧较多的动脉血，因此，肺循环的肺动脉血管里流动的是静脉血，而肺静脉血管里流动的是动脉血。

机体的体循环行程长，流经范围广，以含氧和营养物质丰富的动脉血滋养全身，并将其代谢产物经静脉运回心，而肺循环行程短，只流经肺部完成气体交换，虽然体循环和肺循环的途径不同，功能各异，但都是血液循环的一部分，并且是同步进行的。

第二节 脉管系统的解剖结构

脉管系统由心血管系统（包括心和各种血管）及淋巴系统（包括淋巴器官和各级淋巴管）构成。

一、心

1. 心的位置与形态

心斜位于胸腔的中纵隔内，两肺之间，膈肌上方，外面裹以心包，约 2/3 在身体正中矢状面的左侧，1/3 在右侧（图 7-2）。心前方正对胸骨体和第 2～6 肋软骨，后方对第 5～8 胸椎。

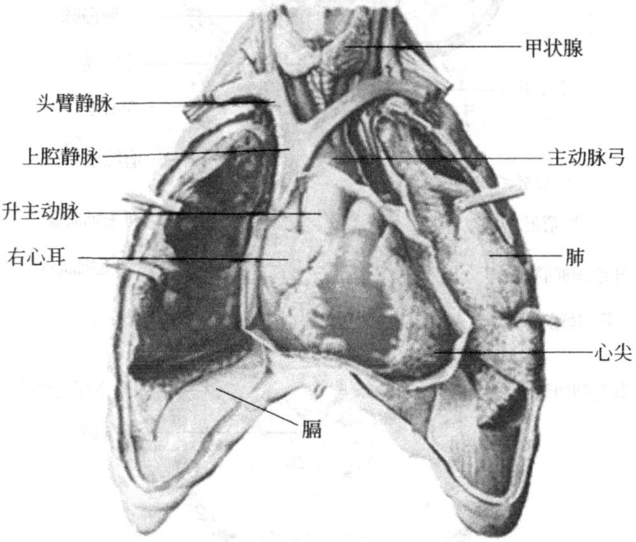

图 7-2 心的位置

心似倒置的前后稍扁的圆锥体，大小与本人拳头相近，可分为一尖、一底、二面、三缘。心尖朝向左前下方，主要由左心室构成，钝圆形，为心搏动最强点，其体表投影于左侧第 5 肋间隙、左锁骨中线内侧 1～2cm 处。心底朝向右后上方，为大血管出入心的位置，相对固定，由左、右心房共同构成。心的两面分别为胸肋面（前面）和膈面（下面）。胸肋面朝向前上方，为贴近胸骨体、肋软骨的前面，约 3/4 由右心室和右心房、1/4 由左心室构成；膈面为几乎水平位朝向膈肌的下面，约 2/3 由左心室、1/3 由右心室构成。心的三缘为左缘、右缘及下缘。左、右缘圆钝，右缘由右心房构成，左缘大部分由左心室，小部分由左心耳构成；下缘锐利，由左心室和心尖构成。

心表面有三条浅沟。近心底的表面有一环形浅沟称为冠状沟，是心房与心室的表面分界线。从冠状沟发出两条纵行的浅沟，分别从心的胸肋面及膈面向下至右侧心尖而形成前室间沟和后室间沟，前、后室间沟为左、右心室在心表面的分界。冠状沟和前、后室间沟内均有血管通过（图 7-3）。

2. 心的结构

（1）心腔的基本结构　心为一中空的肌性器官，由中隔分为互不相通的左、右两半。后上部为心房、前下部为心室，分隔两心房的中隔为房间隔，分隔两心室的中隔为室间隔。因此，心内腔被分为左心房、左心室和右心房、右心室 4 个腔隙（图 7-4），同侧的房、室间有房室口相通，房室口的边缘附有瓣膜，称为房室瓣。

① 左心房　构成心底的大部分，突出左前方的锥形部分称为左心耳，左心房后部较大，有五个开口，四个肺静脉口通往肺部，开口处无瓣膜，一个左房室口，通左心室。

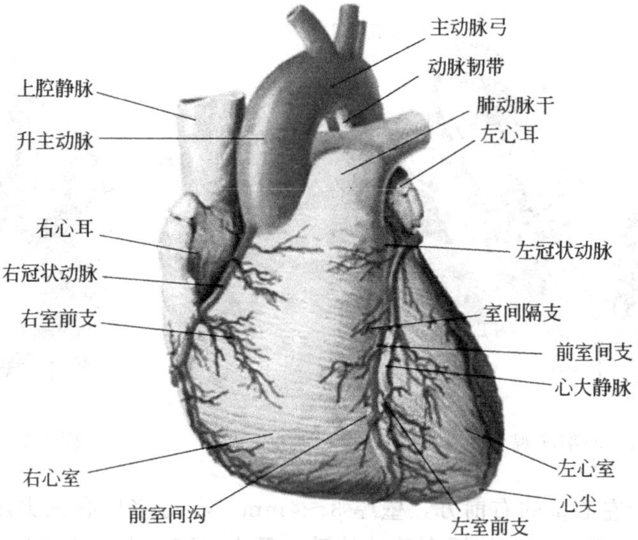

(a) 前面观

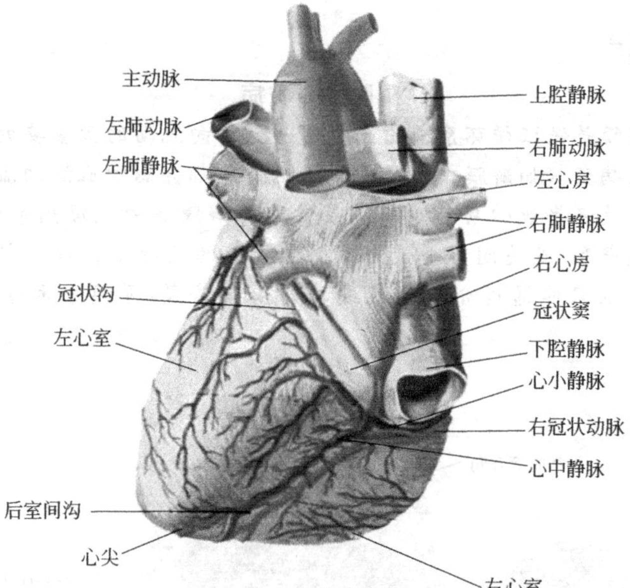

(b) 后面观

图 7-3 心的外形

② 左心室 构成心尖和心的前缘，室壁特别厚，为 9～12mm，为右心室的 3 倍。其尖向左下，即心尖。左心室有一个入口和一个出口，入口即左房室口，开口处有 2 片略呈三角形的瓣膜，称为二尖瓣，每片瓣膜通过腱索和乳头肌相连。二尖瓣、腱索和乳头肌在结构和功能上相互联系，防止血液往心房逆流，从而保证了心室的泵血功能。左心室的出口为主动脉口，口周围有三个半月形的瓣膜称为主动脉瓣，防止血液向左心室逆流（图 7-5）。

③ 右心房 位于左心房的右前方，壁较薄，心房的前壁向前内侧呈锥形突起，称为右心耳。右心房有三个入口、一个出口，入口为上腔静脉口、下腔静脉口和冠状窦的开口，收集体循环回流的静脉血。出口为通向右心室的右房室口。

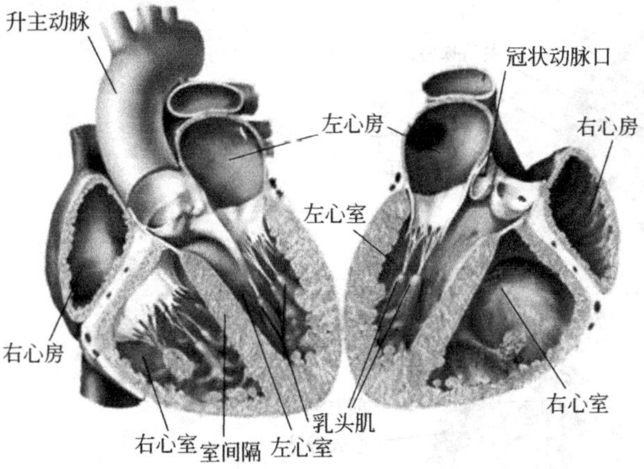

图 7-4　心剖面观

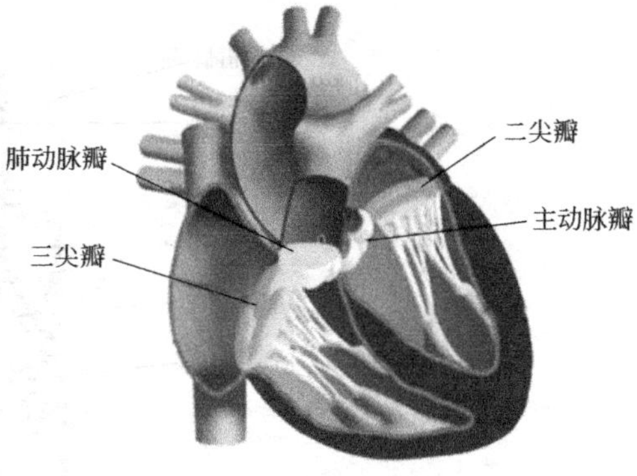

图 7-5　心瓣膜图

④ 右心室　位于左心室的右前方，壁厚 3～4mm。右房室口有三尖瓣，通过腱索连于乳头肌。右心室内有肺动脉口，口周围有肺动脉瓣，阻止血液向右心室逆流。

知识链接

瓣膜性心脏病

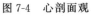

心脏内的瓣膜是保证循环系统的血液朝一个方向流动的最重要的结构基础，任何一个瓣膜发生病变（如瓣膜口狭窄或关闭不全）都会影响血液的流动，从而造成心脏功能异常，最终导致心功能衰竭。最常见的瓣膜病为风湿热导致的瓣膜损害，其中以二尖瓣狭窄和/或关闭不全最为多见。本病的治疗多先以内科方式初步治疗为主，严重病例则只能通过介入方式或外科瓣膜修复/置换手术途径来解决瓣膜问题。

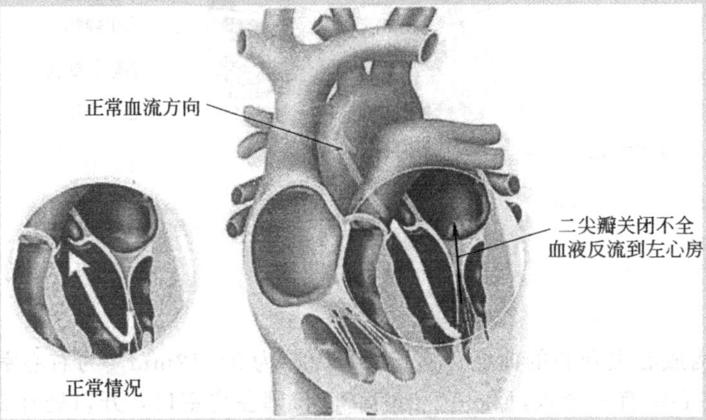

（2）心壁的组织结构　心壁是由心内膜、心肌和心外膜三层组成。心内膜是被覆在心房和心室内表面的光滑膜，表面是内皮，与血管内膜相延续，心内膜折叠成双层，是形成心各瓣膜的结构。心肌是心壁最厚的部分，主要由心肌细胞（纤维）构成。心外膜为被覆于心肌表面的一层光滑的浆膜，主由结缔组织构成，形成浆膜性心包的脏层。

知识链接

心 包

心包是包裹心脏和大血管根部的囊性结构部分，分为内外两层。外层由致密结缔组织构成，称为纤维性心包。内层为浆膜，称为浆膜性心包。浆膜性心包又分为脏层和壁层，其中脏层即为心外膜所构成，壁层贴附于纤维性心包内面，浆膜性心包的脏、壁两层在大血管根部相互移行形成一个潜在的腔隙，称为心包腔，内含少量浆液，有减少心脏跳动时的摩擦，防止心脏过度扩张的功能。

(3) 心的特殊传导系统　是由特殊分化的心肌细胞组成，其功能是引起心自动节律性兴奋并传导到整个心，以维持心的节律性收缩与舒张功能。心的特殊传导系统包括窦房结、心房传导束（结间束和房间支等）、房室交界（主为房室结）、房室束及其分支浦肯野纤维等。窦房结位于右心房和上腔静脉连接处的心外膜深部，内含自律细胞（P 细胞）（图 7-6）。

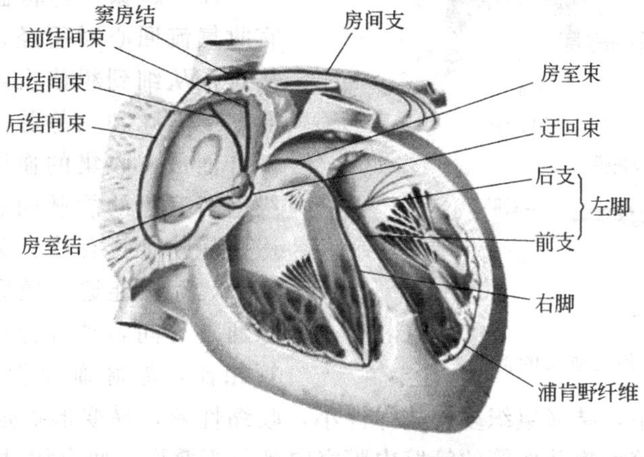

图 7-6　心的特殊传导系统

二、血管

1. 血管的分类及其特点

血管是机体内遍布全身的有着复杂分支的管道，可分为动脉、静脉和毛细血管。除毛细血管外，血管管壁可分为内膜、中膜和外膜三层，内膜的内表面为单层扁皮上皮，称为内皮，表面光滑，内膜的最底层为基底膜层；中膜主要由平滑肌和弹性纤维组成；外膜由结缔组织组成，内含营养管壁的血管。各种血管管壁各层的构造与厚度因血管的种类和功能不同而各有差异。

(1) 动脉　是血液从心射出后流经全身各器官所经过的血管。动脉血管从心室发出后，逐级分支，越分越细，最后移行为毛细血管。动脉血管按管径大小可分为大动脉、中动脉、小动脉和微动脉 4 种，其管壁的厚度、构造及管腔的大小是渐变的。大动脉又称为弹性贮器血管，其管壁厚，富含弹性纤维，具有较大的扩张性，能承受较大的压力。当心室收缩射血时，弹性动脉被动扩张，可贮存 2/3 心室射出的血液，在心室舒张时，被动扩张的血管发生弹性回缩，这种功能称为弹性贮器作用，可维持血管内血液相对稳定的压力状态。机体的大动脉主要指近心的动脉，包括主动脉、肺动脉、无名动脉、颈总动脉、髂总动脉等。

从大动脉血管后分支为小动脉前的动脉血管为中动脉，其管壁的平滑肌较多，收缩性强，故又称为肌性动脉。中动脉的主要功能是将心射出的血液分配到全身各组织器官，因管壁的平滑肌纤维之间还有交感神经的分布，可调节管壁的口径，对组织器官局部血量的分配起调节作用，因此，中动脉又称为分配血管。小动脉和微动脉的管径小，弹性纤维少，而平滑肌纤维较多，易受神经和激素的影响而改变管腔的大小，从而影响组织器官的血流量，故又称为毛细血管前阻力血管。

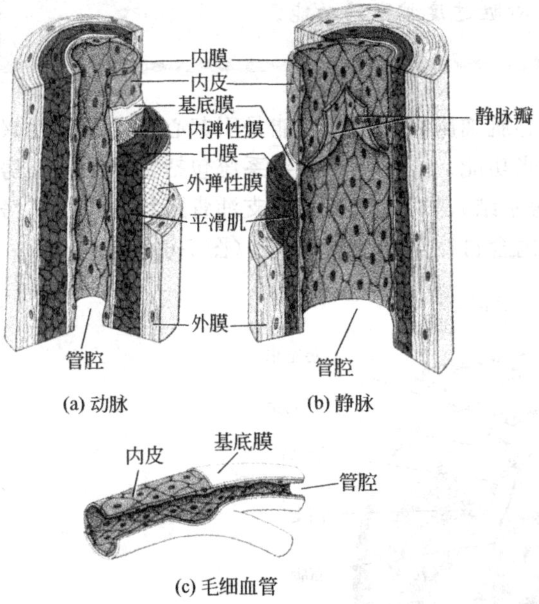

图 7-7 各类血管的构造

（2）毛细血管 是体内连于动脉、静脉末梢之间，口径最小，分布最广的一类血管，此类血管相互交织成网状。毛细血管的管壁最薄，管壁内侧仅由一层内皮细胞构成，管壁外侧为一薄层基底膜，故通透性很强，成为血液与组织液之间物质交换的最重要场所。

（3）静脉 是将血液由全身各组织器官收集流回心时所经过的管道。静脉血管按管径从细到粗依次可分为微静脉、小静脉、中静脉和大静脉。微静脉由毛细血管汇合而成，收集的血液从微静脉后，经各级逐渐变粗的静脉向心汇集，最后注入心房。静脉血管有浅、深之分，浅静脉位于皮下，互相连通，最后注入深静脉。深静脉通常与同名动脉伴行。与相应的动脉血管相比，静脉血管管壁较薄，管腔较大，弹性纤维和平滑肌较小，结缔组织多，故弹性小，收缩性差，易变形扩张，可容纳的血量大，故又称为容量血管。较大静脉血管的管壁内膜突向管腔折叠形成两个相对的半月形小袋，袋口朝向心，称为静脉瓣，可防止血液逆流（图 7-7）。综上所述，静脉血管的主要作用是收集血液向心回流。另外，还可调节血管系统的血容量等。

2. 动脉血管的分布

动脉血管分肺循环动脉和体循环动脉。

（1）肺循环动脉 从右心室发出的是肺动脉干，短而粗，经升主动脉前方往左后上方斜行，至主动脉弓的下方分为左、右肺动脉，经两侧的肺门分别进入肺部，在肺内反复进行分支。

① 左肺动脉 左侧肺门处分为上、下两支，分别进入左肺上、下叶。

② 右肺动脉 右侧肺门处分为上、下两支，上支进入肺上叶，下支再分两支，分别进入右肺中、下叶。

在肺动脉干分支处与主动脉弓下缘间连接一动脉韧带，为一条闭合的结缔组织索，是胎儿时期动脉导管的遗迹。动脉导管在胎儿时期将肺动脉血导向主动脉，出生后不久即闭锁，如不闭锁，即造成动脉导管末闭，属于一种先天性心病。

（2）体循环动脉 主动脉为体循环动脉的主干，全长可分为升主动脉、主动脉弓和降主动脉三部分。

① 升主动脉　起于左心室，很短，向左前上方斜行至右侧第 2 胸肋关节处移行为主动脉弓，其起始处发出左、右冠状动脉分支，作为心的营养血管。

② 主动脉弓　接升主动脉，于胸骨柄的后方呈弓形弯向左后方，移行于降主动脉。主动脉弓上从右向左依次发出头臂干（又称无名动脉）、左颈总动脉、左锁骨下动脉三大分支后往下移行为降主动脉。头臂干又分为右颈总动脉和右锁骨下动脉。左、右锁骨下动脉为营养双上肢的血管，左、右颈总动脉为营养头颈部的血管（图 7-8）。

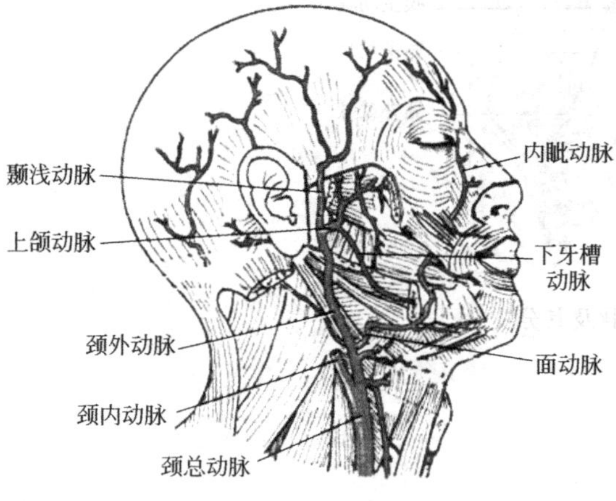

图 7-8　头颈部动脉

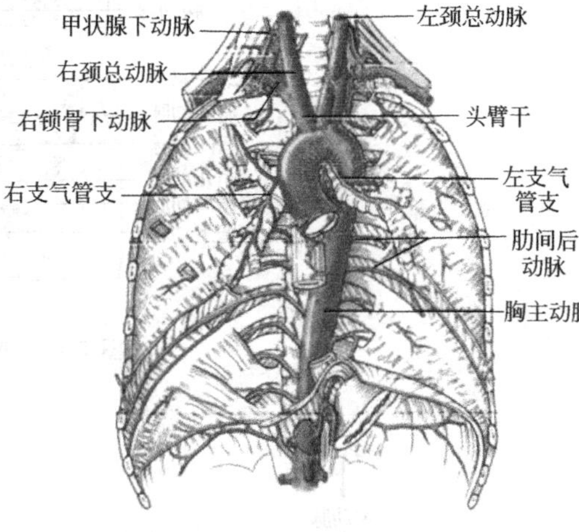

图 7-9　胸主动脉及其分支

颈总动脉共两支，左侧的直接起自主动脉弓，右侧的发自无名动脉，沿食管、气管和喉的外侧上行，至甲状软骨上缘分为颈外动脉和颈内动脉。颈外动脉支配颈及头面部，重要的分支有甲状腺上动脉、面动脉、舌动脉、上颌动脉及颞浅动脉等。颈内动脉进入颅内，支配脑和视器等。

③ 降主动脉　为主动脉最长的一段，上接主动脉弓沿胸椎体前面下降穿过膈的主动脉裂孔进入腹腔。继而沿腰椎前面下降，至第 4 腰椎体处分为左、右髂总动脉。降主动脉以膈的主动脉裂孔为界分为胸主动脉和腹主动脉。

胸主动脉的分支分为脏支和壁支，其中脏支主要有支气管动脉、食管支和心包支等，营养胸腔内的肺、食管等脏器；壁支主要有 9 对肋间后动脉（行于第 3～11 肋间隙内）、1 对肋下动脉（行于第 12 肋下缘）及膈上动脉等，壁支主要供应胸、腹壁的肌肉和皮肤的营养需求（图 7-9）。

腹主动脉沿脊柱左侧下行，沿途发出多条壁支和脏支，负责腹腔脏器和腹壁的血液供应。至第 4 腰椎体高度分为左、右髂总动脉（图 7-10）。腹主动脉的壁支主要有膈下动脉、4 对腰动脉、骶正中动脉等。腹主动脉的脏支分为成对与不成对的脏支，其中成对脏支包括肾上腺中动脉、肾动脉、睾丸动脉（卵巢动脉）；不成对的脏支有腹腔干（又分胃左动脉、肝总动脉，脾动脉）、肠系膜上动脉（支配胰、十二指肠、空肠、回肠、升结肠及横结肠等）、肠系膜下动脉（支配降结肠、乙状结肠及直肠等）。

髂总动脉又分为髂内动脉和髂外动脉。髂内动脉分支到盆腔内器官、臀部等。髂外动脉沿腰大肌下行到大腿移行为股动脉，沿途发出分支支配双下肢（图 7-11）。

3. 静脉血管的分布

静脉血管分肺循环静脉和体循环静脉。

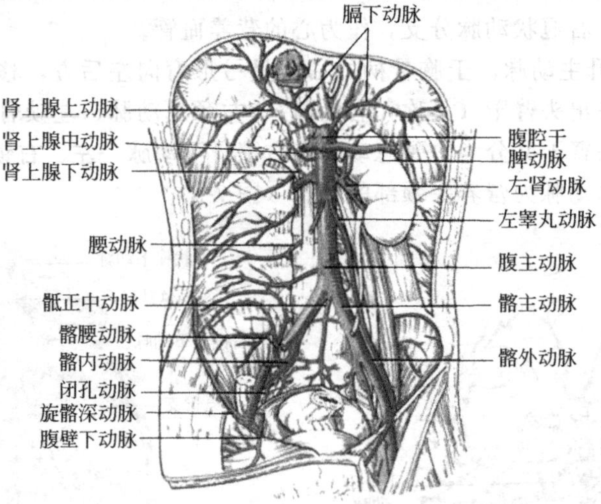

图 7-10　腹主动脉及其分支

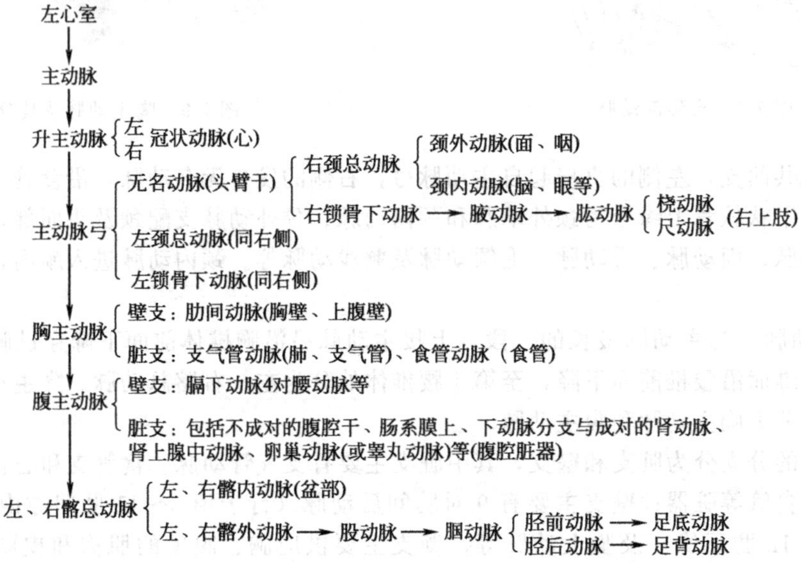

图 7-11　主动脉的重要分支和分布区域

（1）肺循环静脉　主干为肺静脉，左、右各有一对，出肺门后进入左心房，分别称为左肺上、下静脉和右肺上、下静脉。

（2）体循环静脉　可分为上腔静脉系、下腔静脉系和心静脉系 3 个。

① 上腔静脉系　是由上腔静脉及其属支组成，主要收集头颈部、上肢和胸壁的静脉血回流到右心房的静脉管道。上腔静脉是一条粗短的静脉干，由左、右无名静脉在右侧第 1 胸肋关节后方汇合而成。

无名静脉也称为头臂静脉，左右各一，分别由同侧的锁骨下静脉及颈内静脉汇合而成，汇合处的夹角称为静脉角，是胸导管和右淋巴导管将淋巴液注入静脉的部位。

锁骨下静脉是腋静脉的延续，收集上肢的静脉血，在其与颈内静脉汇合前有颈外静脉注入。

颈内静脉是头颈部静脉血回流的主干，其属支有颅内支和颅外支。颅内支通过颅内静脉及硬脑膜窦收集脑膜、脑、眼及颅骨的血液，颅外支通过面静脉及下颌后静脉等收集面部的静脉血。面静脉在口角平面以上没有静脉瓣，并可通过内眦静脉与面深静脉与颅内海绵窦相通，当头面部尤其鼻根至口角间的三角区发生感染处理不当时，病菌可上流到颅内，临床上称此区为危险三角（图 7-12）。

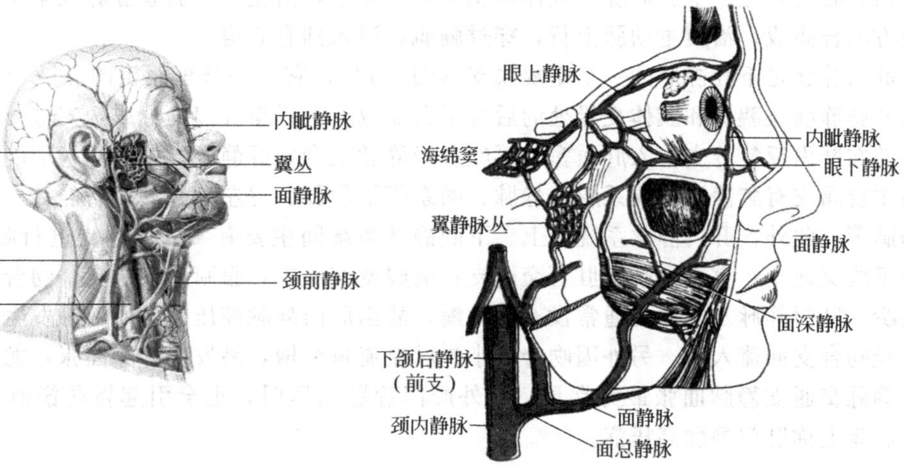

图 7-12　头颈部静脉

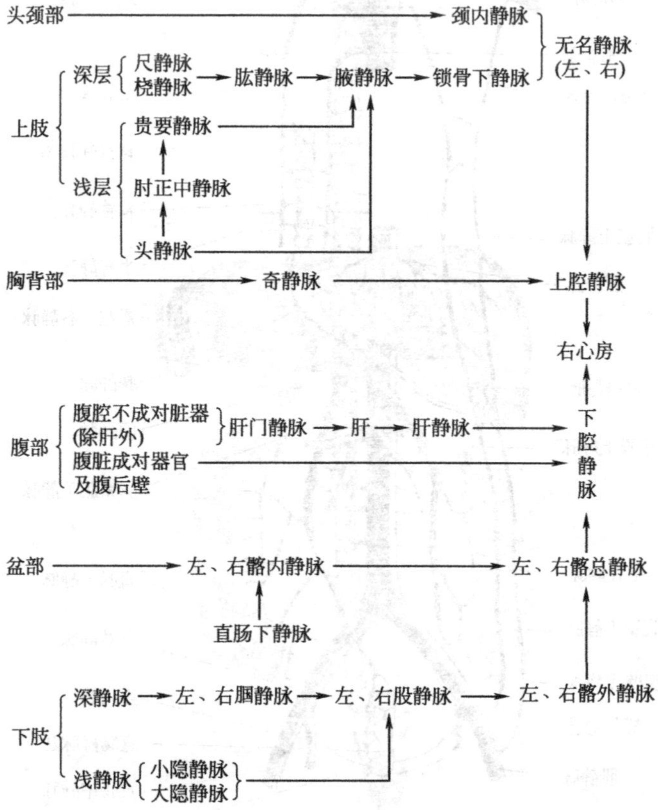

图 7-13　上、下腔静脉系及其属支

奇静脉起自右腰升静脉，沿胸椎体右侧上升，至第4胸椎高度，形成奇静脉弓转向前行，跨越右肺根上缘，注入上腔静脉。奇静脉沿途收纳食管、纵隔、心包和支气管来的静脉血，也接受左侧的半奇静脉和副半奇静脉的血液。半奇静脉收集左侧下部各肋间后静脉、食管静脉及副半奇静脉的血液。副半奇静脉收集左侧中、上部各肋间后静脉的血液，注入半奇静脉。

② 下腔静脉系　由下腔静脉及其属支组成（图7-13），主要收集膈肌以下下半身的静脉血液流回到心的管道。下腔静脉是人体最粗大的静脉干，由左、右髂总静脉在第4至第5腰椎体右前方汇合而成，沿腹主动脉上行，穿过膈肌，注入到右心房。

肝门静脉是下腔静脉的一个重要属支（图7-14），它是一条短而粗的静脉干，由肠系膜上静脉和脾静脉在胰头和胰体交界处的后方汇合而成，上行至肝门处分成两支进入肝左叶和肝右叶，并在肝内反复分支汇入肝血窦，再经各级静脉汇合成肝静脉，最后注入下腔静脉。肝门静脉的主要属支有脾静脉、肠系膜上静脉、肠系膜下静脉、胃左静脉、胃右静脉、胆囊静脉和附脐静脉等，此外，肝门静脉系统与上、下腔静脉系统间主要有4大交通支进行吻合，即胃底、食管下段交通支；直肠下端、肛管交通支；前腹壁交通支；腹膜后交通支。吻合支细小，血流量较少。肝门静脉及其属支通常没有静脉瓣，故当肝门静脉高压时，血液易发生逆流，部分血液可经吻合支回流入心，另外因吻合处小静脉血流量突增，易发生静脉曲张，尤以食管下段及胃底静脉交通支静脉曲张最为常见，此外肝门静脉高压时，也会引起胃肠淤血、脾肿大等现象，临床上称肝门静脉高压症。

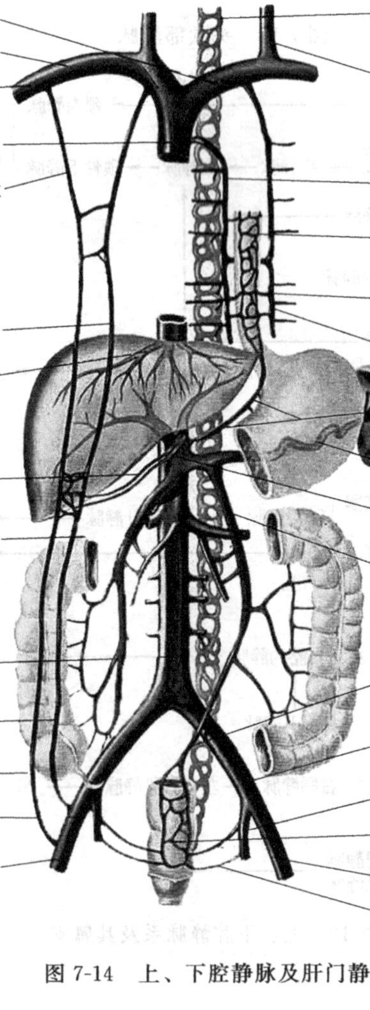

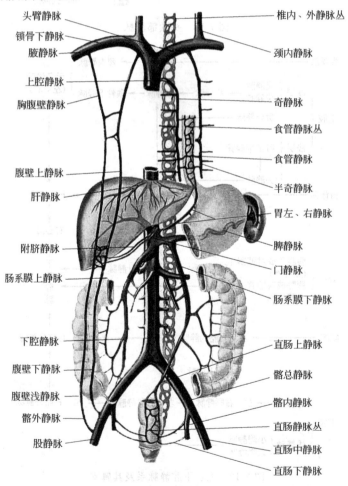

图7-14　上、下腔静脉及肝门静脉

肝门静脉主要收集食管腹部、胃、小肠、大肠（直肠上部）、胰、胆囊和脾等腹腔不成对脏器（除肝脏外）的静脉血，它可将来自胃肠道吸收的营养物质及药物带入肝脏进行处理，尤其是药物在肝脏进行代谢后使其进入体循环的有效药量减少，这种现象称为首关消除。

髂总静脉在骶髂关节的前方，由髂内静脉和髂外静脉汇合而成，其中髂内静脉收集盆部（膀胱、直肠下部等）、臀部和会阴部的静脉血。髂外静脉是股静脉的直接延续，收集双下肢以及部分腹壁的静脉血。

知识链接

药物服用方法

人体生病服药，有多种方法，如舌下吞服、口服（胃肠道给药）、直肠肛门给药、吸入、静脉注射及肌肉注射等，试分析这些给药方法中，药物从给药部位进入血液循环的差异，哪些方式具有首过效应？哪种给药方法药物的药效产生快？

③ 心静脉系　分布在心中，收集心的静脉血，最后汇入冠状窦，由冠状窦口通向右心房。

4. 血管分布规律

人体除角膜、指（趾）甲、毛发、牙质等处无血管外，血管遍布全身，其分布规律主要如下（图 7-15）。

（1）左右对称性分布　血管在体内的分布呈身体左右对称性分布。

（2）与器官功能相关　具泌尿功能的肾，其血管口径较其他脏器要粗大；新陈代谢旺盛的器官，如甲状腺，血管分布较丰富；易变形的器官如胃、肠及易受牵引或挤压的部位如关节周围等处，血管往往吻合成网状或弓状。

（3）与神经伴行，呈长轴分布　机体的血管常与神经一块伴行分布全身，并且被结缔组织包裹形成血管神经束，此束一般与骨的长轴平行分布。

三、淋巴系统

淋巴系统是血液循环的辅助系统，将组织液中无法进入静脉血管的物质以淋巴液的形式收集，之后在静脉角处注入静脉系统，回流到右心房。淋巴系统主要由全身散在的淋巴结、脾和胸腺等淋巴器官及各级淋巴管道组成（图 7-16）。

1. 淋巴管道

淋巴管道是输送淋巴液的管道，根据其结构与功能的不同，可分为毛细淋巴管、淋巴管、淋巴干和淋巴导管。

（1）毛细淋巴管　是淋巴管道的起始部，以稍膨大的盲端起始于组织间隙，管径粗细不均，彼此吻合成网。毛细淋巴管的管壁较薄，仅由单层内皮细胞呈叠瓦状相连而成，无基底膜和周细胞，相连的内皮细胞间隙大，因而毛细淋巴管具有比毛细血管更大的通透性，所以一些不能进入毛细血管的大分子物质如蛋白质、异物、癌细胞和细菌等较易进入毛细淋巴管。此外，毛细淋巴管管壁中相互重叠的内皮细胞具有瓣膜的作用，允许组织液的物质流入管内，但不允许倒流，保证了循环系统中血液流动只朝一个方向进行。

（2）淋巴管、淋巴干和淋巴导管　由毛细淋巴管汇合而成的管道称为集合淋巴管，简称淋

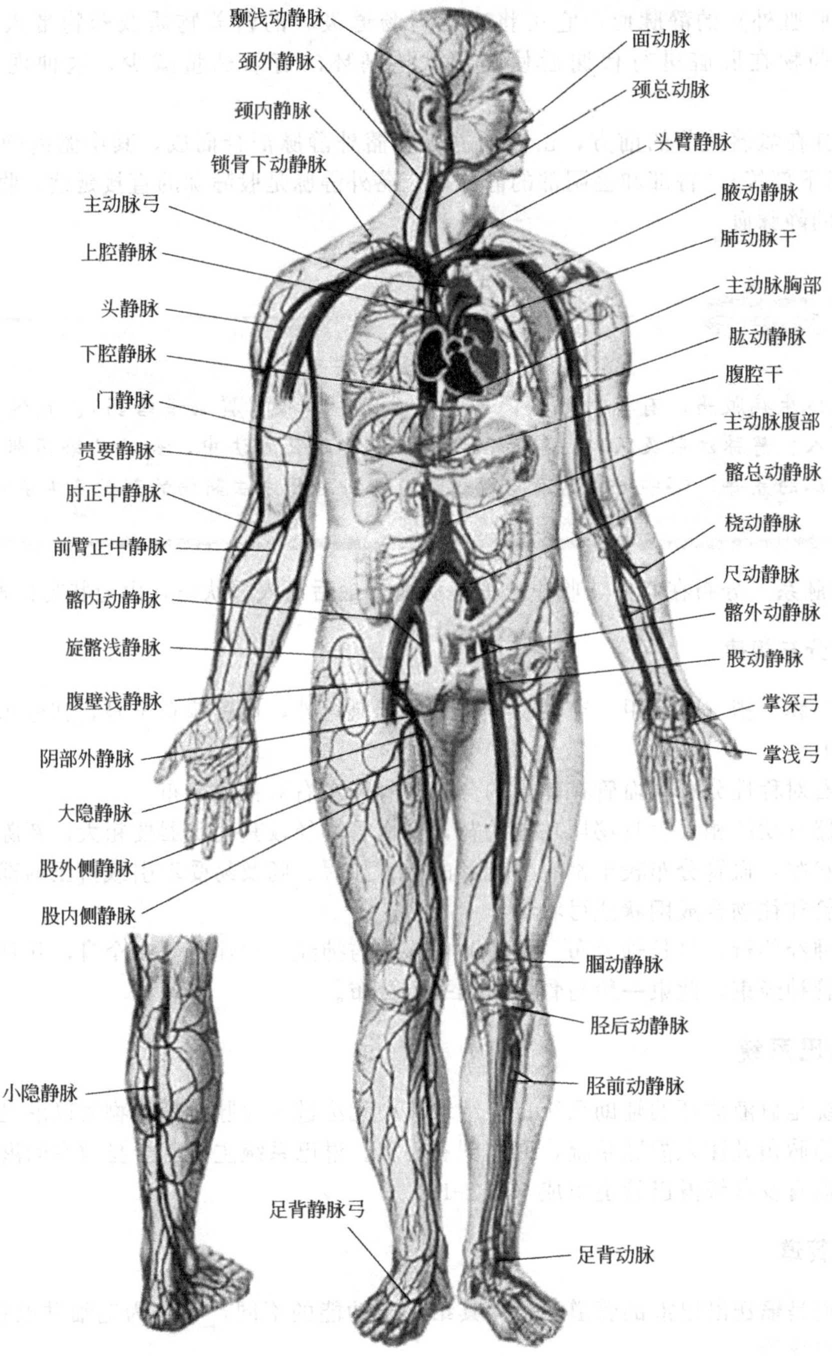

图 7-15　全身血管分布模式图

巴管。淋巴管的管壁较薄、管径较细，但瓣膜多，可防止管内的淋巴液逆流。淋巴管和静脉管道一样，也可分为浅、深两种，浅淋巴管多和浅静脉伴行；深淋巴管常和深部的血管神经束伴行，且浅、深淋巴管存在广泛的交通支。全身各处的浅、深淋巴管在向心收集淋巴液的行程中串联一系列的淋巴结并进行汇合，最后汇合成较大的淋巴管道称为淋巴干。全身共有 9 条淋巴干，其名称及收集淋巴液的区域分别为：左、右颈干，收集头颈部的淋巴液；左、右锁骨下

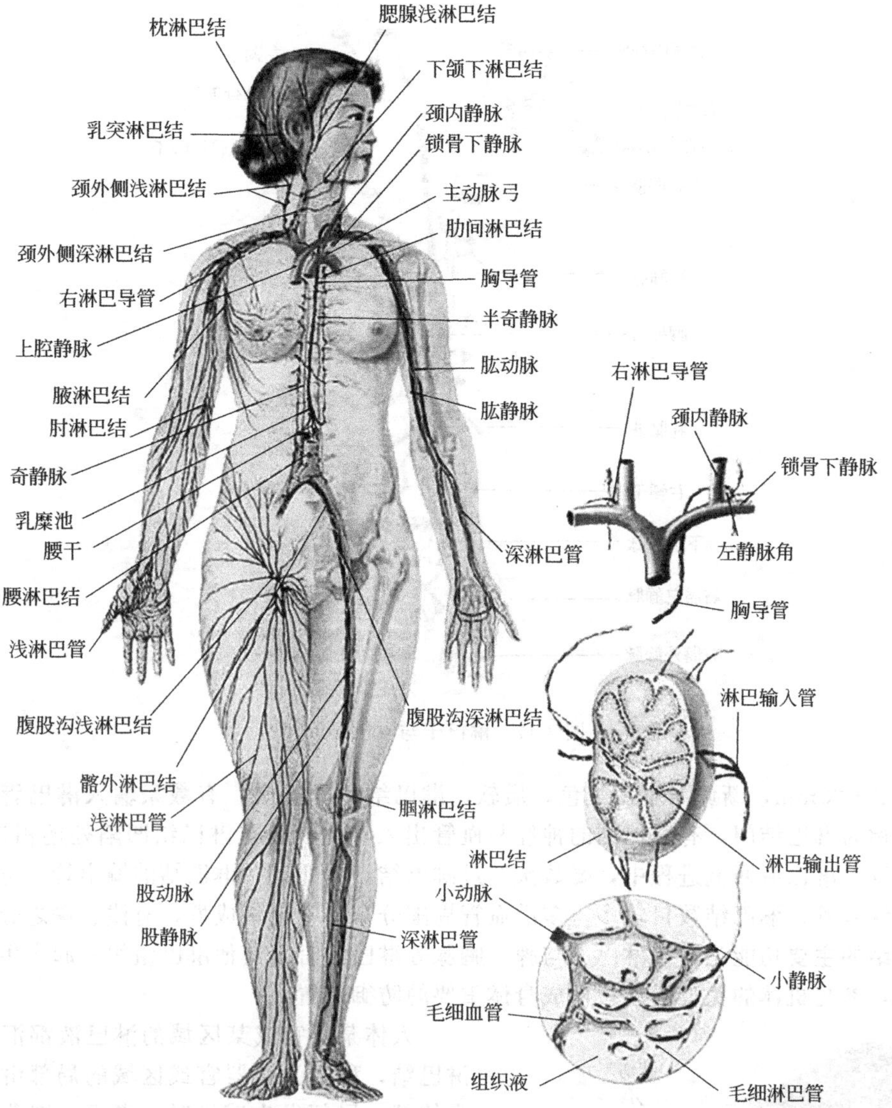

图 7-16 全身淋巴管和淋巴结

干，收集上肢及部分胸腹壁的淋巴液；左、右支气管纵隔干，收集部分胸腹壁的淋巴液；一条肠干，收集腹腔消化器官及脾等处的淋巴液；左、右腰干，收集下肢、盆部、腹腔部分脏器及部分腹壁的淋巴液。9 条淋巴干最终汇合成更大的淋巴管道，称为淋巴导管，全身共有两条，即右淋巴导管及胸导管（图 7-17）。右淋巴导管是由右颈干、右锁骨下干和右支气管纵隔干汇合而成，其余 6 条淋巴干则汇合成胸导管。胸导管是全身最粗最长的淋巴导管，收集身体 3/4 的淋巴液，右淋巴导管则收集身体余下 1/4 的淋巴液，之后分别注入左、右静脉角中。

2. 淋巴器官

淋巴器官包括淋巴结、脾、胸腺和扁桃体等。这些器官同时又是机体的免疫器官，参与身体的免疫功能，下面主要对淋巴结与脾进行简要介绍。

（1）淋巴结　淋巴结为淋巴液向心回流行程中的必经器官，为大小不一的圆形或椭圆形小

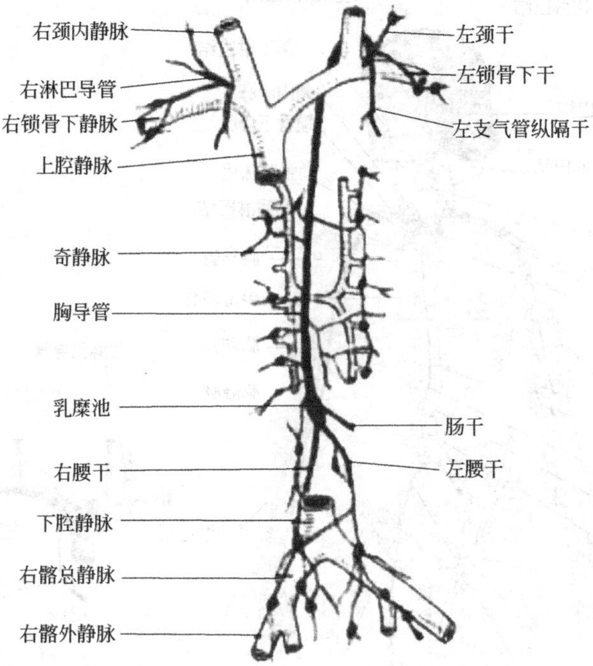

图 7-17　淋巴干与淋巴导管

体，直径 2～20mm，新鲜时呈灰红色，质软。淋巴结一侧隆凸，有数条输入淋巴管进入；另一侧凹陷称为淋巴结门，有淋巴结的神经和血管出入，此外，在淋巴结凹陷处还相连 1～2 条输出淋巴管。淋巴液回流进程中，要数次经过淋巴结，因此某一淋巴结的输出管又可成为下一淋巴结的输入管。淋巴结数目较多，多沿血管周围分布，常聚集成群，有浅、深之分。

淋巴结的主要功能是过滤淋巴，与脾、胸腺等淋巴器官及其他淋巴组织一起产生淋巴细胞和浆细胞，参与机体的免疫活动，构成身体重要的防御装置。

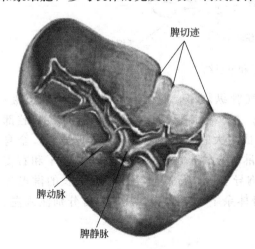

人体某器官或某区域的淋巴液都汇至一定的淋巴结，称之为该器官或区域的局部淋巴结。当身体某一局部发生感染时，毒素、细菌和病毒等可沿淋巴管侵入相应的局部淋巴结，引起淋巴结内细胞增生，功能旺盛，最终相应的局部淋巴结肿大，临床上可依此判断病变的部位，若局部淋巴结不能阻截或清除这些病原微生物或毒素时，则病变可沿淋巴流向继续蔓延。

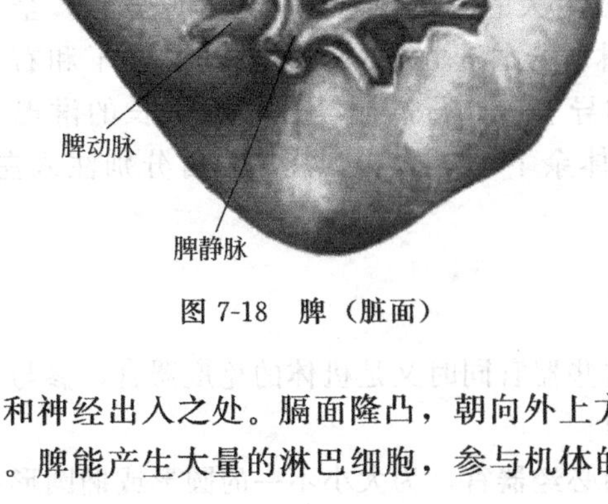

图 7-18　脾（脏面）

（2）脾　脾是人体最大的淋巴器官，位于左季肋区，与第 9～11 肋相对，长轴与第 10 肋一致（图 7-18）。脾质软而脆，活体呈暗红色，受暴力打击时易破裂。

脾分为脏、膈两面，前后两端和上、下两缘。脾的脏面凹陷，近中央处有脾门，为脾的血管和神经出入之处。膈面隆凸，朝向外上方。脾的上缘有 2～3 个脾切迹，为触诊脾的重要标志。脾能产生大量的淋巴细胞，参与机体的免疫反应，此外还可贮血、造血及滤血等。

第三节 心的生理

心的生理功能主要是通过心肌细胞节律性的顺序收缩与舒张而实现泵血功能，心收缩时，心腔内的血液经过动脉管道输送到全身各处组织器官供其营养代谢，由肺动脉输送到肺部的血液则进行气体交换。心舒张时，射血停止，静脉血管内的血液充盈心腔，为下一次射血做好准备。心肌细胞的兴奋过程是触发心肌收缩和泵血的始动因素。因此，根据心肌细胞生物电现象来分析心肌兴奋的产生与传递，从而理解心肌的收缩、舒张与泵血功能是非常重要的。

一、心肌细胞的生物电现象

心肌细胞分为两大类，一类是普通的心肌细胞，又称为工作细胞，包括心房肌细胞和心室肌细胞，其肌细胞中含有丰富的肌原纤维，具有收缩功能，工作细胞还具有兴奋性与传导性。另一类是由特化的心肌细胞组成，其细胞内肌原纤维含量很少，基本无收缩能力，但它们具有产生自动节律性的能力，故又称自律细胞，自律细胞具有兴奋性、传导性和自律性，组成心的特殊传导系统，主要功能是产生和传导兴奋，控制心的节律性活动。

心肌细胞生物电现象产生的原理与骨骼肌细胞、神经细胞基本相同，都是由跨膜转运的离子流形成的，但心肌细胞的跨膜电位在波形和机制上较之复杂。心中不同类型的心肌细胞的膜电位具有各自的特征（图 7-19）。

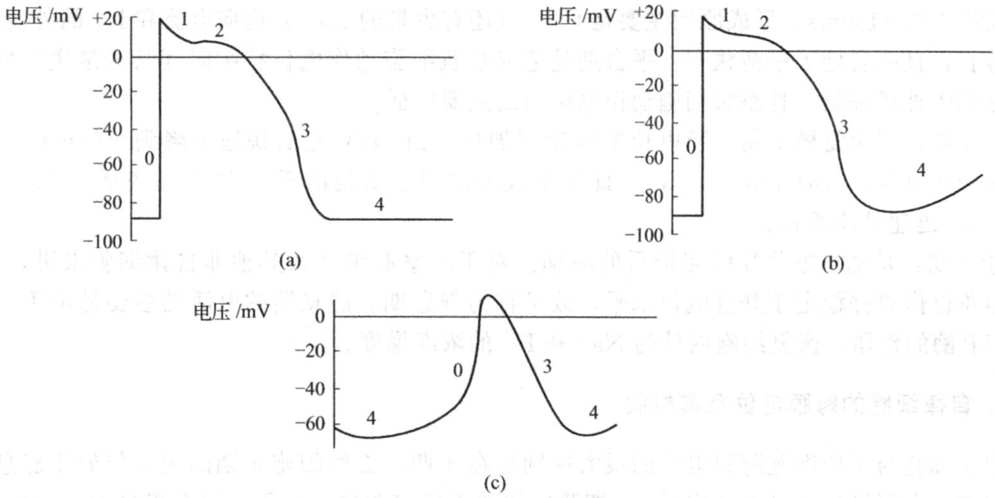

图 7-19 心脏各部分心肌细胞的跨膜电位

（a）心室肌细胞；（b）浦肯野纤维；（c）窦房结

1. 工作细胞的跨膜电位及其机制

心的工作细胞即普通的心房肌细胞和心室肌细胞的跨膜电位都是相似的，这里以心室肌细胞的跨膜电位为代表进行说明。

（1）静息电位　心室肌细胞在静息状态时，膜电位较稳定，膜内电位比膜外电位约－90mV，其形成机制主要是静息状态下，心肌细胞膜对 K^+ 有较高的通透性，K^+ 顺浓度梯度从膜内向膜外扩散达到平衡电位，即形成心室肌细胞的静息电位。

（2）动作电位　心室肌细胞的动作电位包括去极化和复极化两个过程，与神经细胞和骨骼肌细胞明显不同的是，其复极化过程持续时间长，形成机制比较复杂，动作电位的上升支和下降支很不对称。通常把心室肌细胞的动作电位分为 0、1、2、3、4 共 5 个时期（图 7-20）。

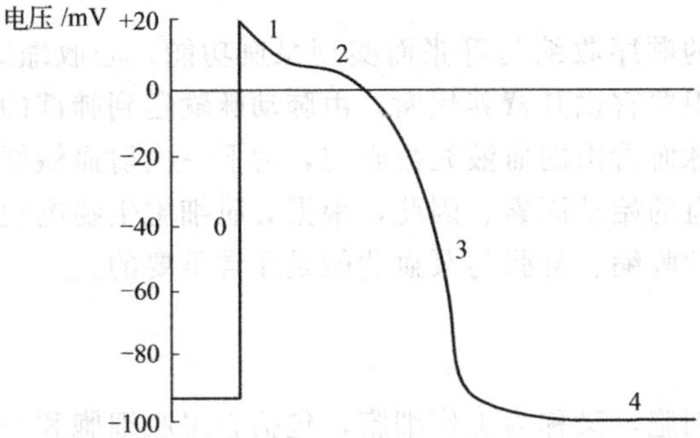

图 7-20　心室肌细胞动作电位的各个时期

① 0 期：又称去极化期。心室肌细胞受到外来刺激时，膜电位从静息状态下的 −90mV开始去极化，若去极化达到其阈电位（−70～−60mV）水平时，膜电位急剧上升，甚至达＋30mV 左右，构成动作电位的上升支。0 期去极化幅度大，时间短暂，仅 1～2ms，因而将具有此电位变化的细胞称为快反应细胞。心的工作细胞和大多数自律性低的自律细胞为快反应细胞。0 期的形成是由于膜上的钠通道开放，Na^+ 顺浓度梯度从膜外向膜内扩散达到平衡电位。

② 1～3 期：又称为复极化期。从 0 期去极化结束到恢复静息电位的过程称为复极化期，构成动作电位的下降支，过程缓慢，时程达 200～300ms，整个过程可分为三个时期。

a. 1 期，快速复极初期，膜内电位从＋30mV 迅速下降到 0mV 左右，历时约 10ms，此期主要由 K^+ 快速外流而形成。0 期去极化和 1 期快速复极期的电位变化速度快，在动作电位图形上呈尖锋状，故把这两个时期合称为锋电位。

b. 2 期，平台期，此期膜电位下降非常缓慢，几乎停滞在 0mV 左右，形成波形上的平台，持续 100～150ms，形成原因主要是 Ca^{2+}（还有少量的 Na^+）内向电流和 K^+ 的外向电流同时存在，且两者处于平衡状态。平台期是造成心肌细胞动作电位持续时间长的最主要原因，也是区别于神经细胞、骨骼肌细胞动作电位的最主要特征。

c. 3 期，快速复极末期，膜电位复极速度加快，由 0mV 左右快速下降到 −90mV，完成整个复极化过程，占时 100～150ms。此期形成的原因主要是由于 Ca^{2+} 通道失活，Ca^{2+} 内流停止，K^+ 迅速外流所致。

③ 4 期：是动作电位复极完毕后的时期。对于心室肌细胞及其他非自律细胞来讲，此期的膜电位已恢复并稳定于静息电位水平，故又称为静息期。静息期的电活动主要是由于 Na^+-K^+ ATP 酶的作用，恢复细胞内外的 Na^+ 和 K^+ 的浓度梯度。

2. 自律细胞的跨膜电位及其机制

自律细胞与工作细胞跨膜电位的最大区别是在 4 期。工作细胞 4 期的膜电位处于静息期，而自律细胞在复极达到最大值之后，4 期膜电位并不稳定在这一水平，没有静息期，而是立即产生自动去极化现象，若去极化达到其阈电位水平，则会引起另一个动作电位。自律细胞 4 期去极化的原因是此期出现了一种逐级增强的净内向电流所致，为自律细胞产生自动节律性兴奋的基础。不同类型的自律细胞，其 4 期自动去极化的离子基础、速度及机制并不完全相同，下面主要以浦肯野和窦房结两种自律细胞为主进行说明。

（1）浦肯野细胞　是一种快反应自律细胞，其最大复极电位约为 −90mV，动作电位的 0、1、2、3 期的形态与心室肌细胞相似，离子基础与机制也基本相同，但其 4 期可产生自动去极化，产生机制主要由 K^+ 的外向电流逐渐减弱和以 Na^+ 为主的内向电流逐渐增强，形成 4 期进行性净内向离子电流而导致的。

（2）窦房结细胞　最大复极电位约为 −70mV，动作电位只有 0、3、4 期，与心的浦肯野等慢反应自律细胞及工作细胞相比，没有明显的复极 1 期与 2 期。窦房结细胞动作电位的 0 期去极化是由 Ca^{2+} 缓慢内流引起的，为其主要特征，0 期去极化的幅度和速度较缓慢，动作电位的上升支不陡峭，称为慢反应电位，因而窦房结细胞属于慢反应自律细胞。3 期复极化是 K^+ 外流引起的，无平台期。4 期复极电位不稳定，可自动产生缓慢的去极化现象，去极化速度（约 0.1V/s）比浦肯野自律细胞（约 0.02V/s）要快，形成机制也较之复杂，主要也是由随时间而增长的净内向电流所引起，但 K^+ 的外向电流进行性衰减是窦房结细胞 4 期自动去极最重要的原因。具体机制不加以详细描述。图 7-19 已显示出窦房结细胞与浦肯野细胞跨膜电位变化的区别。

二、心肌的生理特性

心肌细胞具有兴奋性、自律性、传导性和收缩性四种生理特性。其中，兴奋性、自律性和传导性是以心肌细胞生物电活动为基础的，故将这些称为心肌的电生理特性。收缩性是心肌细胞在动作电位的触发下，以收缩蛋白的功能活动为主要表现的一种机械特性，是心泵血功能的基础。

1. 兴奋性

心肌细胞为可兴奋细胞，具有受刺激后产生动作电位的能力。心肌细胞动作电位的产生包括受刺激后静息电位去极化到阈电位水平以及 0 期去极化的离子通道的激活这两个基本过程，所有影响这两个过程的因素均会改变心肌细胞的兴奋性。与神经元相似，心肌细胞的兴奋性在兴奋的过程中会发生一系列的变化，其变化可分为有效不应期、相对不应期及超常期，没有低常期。下面主要以心室肌细胞为例进行说明（图 7-21）。

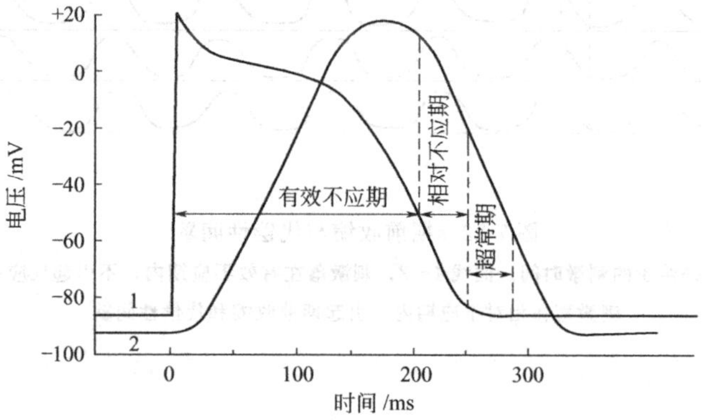

图 7-21　心室肌动作电位期间兴奋性的变化及其与机械收缩的关系

1—动作电位；2—机械收缩

(1) 有效不应期　心肌细胞受到刺激产生动作电位的过程中，从 0 期去极化开始到 3 期快速复极至 −55mV 期间，心肌细胞膜的兴奋性完全丧失，对任何强度的刺激都不产生去极化的反应，称为绝对不应期（ARP）。膜电位从 −55mV 复极到 −60mV 期间，若给予阈强度以上的刺激，心肌细胞可产生一定程度的去极化反应，引发一个局部电位，但不能产生新的动作电位，此期称为局部反应期。因此，从 0 期去极化开始到复极至 −60mV 期间，心肌细胞对任何强度的刺激都不能产生新的动作电位称为有效不应期（ERP）。

(2) 相对不应期　心肌细胞膜电位从 −60mV 复极到 −80mV 时，若给予阈上强度的刺激则可产生一次新的动作电位，称为相对不应期。此期心肌细胞的兴奋性有所恢复，但低于正常。

(3) 超常期 膜电位从−80mV复极到−90mV时，给心肌细胞一个适宜的阈下强度的刺激也能产生一次新的动作电位，此期的兴奋性高于正常，称为超常期。

与骨骼肌细胞相比，心肌的有效不应期特别长，一直持续到其产生机械收缩后的舒张早期，因而在这段时间内，心肌细胞不可能再产生第二次兴奋与收缩，心肌细胞再次收缩的产生必然是在有效不应期之后，在前次机械运动的舒张早期之后，即心肌细胞不可能出现收缩的叠加现象，不会像骨骼肌那样出现强直收缩，这样保证了心的收缩与舒张交替进行，有利于心腔血液的充盈与充分的射血功能。

正常情况下，心工作细胞兴奋的刺激信号来自窦房结，每一次刺激信号都是在工作细胞上一次兴奋的终结之后到达，因而，整个心能够按窦房结的节律而兴奋。但在某些异常情况下，如果工作细胞在有效不应期之后受到一个人为的或窦房结以外的病理性刺激，则可产生一次额外的兴奋，称为期前兴奋，由期前兴奋引起工作细胞的收缩称为期前收缩。期前兴奋也有它自己的有效不应期，随之而来的正常窦房结刺激信号会落在此时期内，而不能引起工作细胞的兴奋与收缩，出现一次“脱失”现象，工作细胞表现为期前收缩之后出现一段较长的舒张期，称为代偿性间歇（图 7-22）。

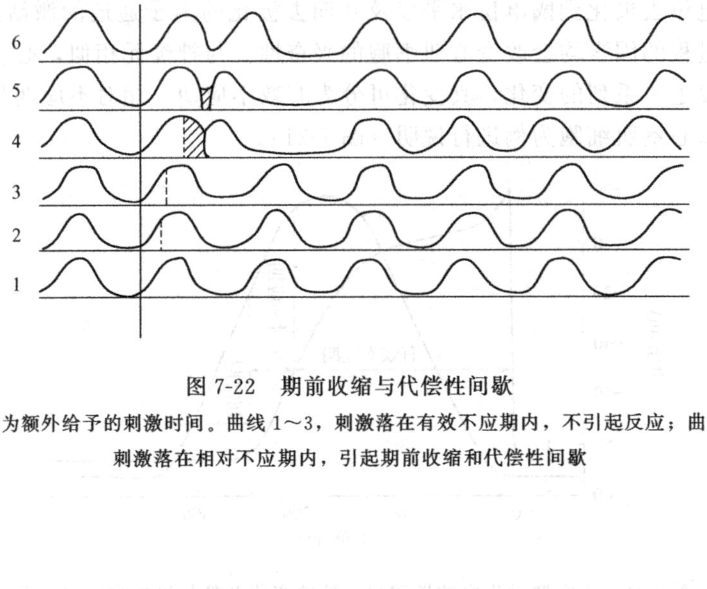

图 7-22 期前收缩与代偿性间歇

图中虚线为额外给予的刺激时间。曲线 1～3，刺激落在有效不应期内，不引起反应；曲线 4～6，刺激落在相对不应期内，引起期前收缩和代偿性间歇

2. 自律性

心肌细胞在没有外来刺激的条件下，能够自动地产生节律性兴奋的特性，称为自动节律性，简称自律性。心内组成特殊传导系统的细胞均具有自律性，其中自律性最高的是窦房结细胞，其自动兴奋的频率约为每分钟 100 次，自律性最低的是浦肯野细胞，每分钟约 25 次，其余传导系统心肌细胞的自律性则介于两者之间。

正常情况下，窦房结自动产生的兴奋依次通过心房肌、房室交界、房室束、浦肯野纤维和心室肌向外扩布，引起整个心按照窦房结的频率进行兴奋和收缩。因而，窦房结是主导整个心兴奋与和收缩活动的正常起搏点。其他部位的自律细胞一般不表现出自身的自动节律性，仅起兴奋传导作用，称为潜在起搏点。以窦房结为起搏点的心节律性搏动称为窦性心律。心搏动一次称一次心跳，单位时间（通常指一分钟）内心跳的次数称为心率，正常成年人安静状态下，心率为每分钟 60～100 次，平均为每分钟 75 次。安静时心率超过每分钟 100 次称为窦性心动过速，低于每分钟 60 次，则称为窦性心动过缓。

知识链接

心律失常

心律失常是一类常见的心血管系统疾病，主要是因为心的冲动起源、传导异常所致的心跳节律和频率的紊乱，如窦房结冲动异常引起的窦性心动过缓或过速，房室传导阻滞等。窦房结以外的冲动起源异常所致的室性早搏、心房纤颤、心房扑动等。心电图检查是确诊心律失常的重要依据。

3. 传导性

不管是普通的工作细胞还是特殊的自律细胞都能够将心肌细胞膜上任何部位产生的兴奋信号以局部电流的方式沿整个细胞膜传导，也能同样地以局部电流的方式通过心肌细胞间的闰盘将兴奋传向邻近的心肌细胞，从而引起所有心肌的同步兴奋和收缩，因而心肌细胞是功能上的合胞体。

正常情况下，窦房结发出的兴奋信号通过心房肌传播到左心房和右心房，尤其是沿着心房中自律细胞组成的“优势传导通路”迅速传到房室交界区，经房室束、左右束支及浦肯野纤维网，引起心室肌的兴奋。心各部位的心肌细胞传导速度不同，心房肌速度较慢，约为0.4m/s，而心房中“优势传导通路”的传导速度较快，窦房结的兴奋信号可以很快沿着这条通路传播到房室交界处，房室交界区细胞传导速度最慢，仅为0.02m/s，心室肌传导速度约为1m/s，末梢浦肯野纤维传导速度较快，约为4m/s，且呈网状分布于心室壁，可快速将兴奋信号向左、右两侧心室壁传导，这对于保持心室的同步收缩相当重要。房室交界的传导速度最慢，故兴奋由心房传向心室时被延搁一段时间，称为房室延搁，它可以使心室在心房收缩完毕之后才开始收缩，不会发生房室收缩重叠的现象，有利于心室血液的充盈和射血。由此可见，心内兴奋传播途径和特点和各心肌组织传导速度的不一致性，对于心各部分有次序的兴奋与机械收缩具有十分重要的意义。

4. 收缩性

心肌细胞在收缩上表现为“全或无”现象，因为心肌细胞的闰盘连接结构及兴奋的传导特点，首先是两心房几乎同步收缩，其次两心室同步收缩，整个心房肌和心室肌的收缩像一个心肌的收缩一样，称为“全或无”现象。此外，心肌的收缩不会发生强直收缩现象，因为心肌细胞每一次兴奋时，有效不应期特别长，一直延续到其产生机械性舒张之后，故心肌每一次兴奋均会产生一次完整的收缩与舒张活动，对实现其泵血功能具有重要意义。心肌收缩性另外一个特点就是，心肌收缩力对细胞外钙离子浓度有很大的依赖性，因为心肌细胞内终末池不发达，贮备的钙量较少，在一定范围内增加细胞外液钙离子浓度，可增加心肌收缩力，反之，则会减弱心肌的收缩力。

三、心的泵血功能

心的主要功能是泵血，即通过动脉管道源源不断地将血液输送到全身各处，再通过静脉管道把血液回抽到心的过程，此种活动是在心肌生物电活动的基础上而实现的，心肌在电活动的基础上进行有节律性的收缩和舒张交替的周期性机械活动，这种机械活动引起心腔内压力和容积的变化，以及由此引起的心瓣膜的开启与关闭的配合，从而推动血液沿单一方向循环流动。

1. 心动周期

心进行一次收缩与舒张即一次心跳构成一个机械活动周期，称为心动周期。在一个心动周期中，心房与心室的机械活动均可分为收缩期与舒张期，由于心室是泵血活动的主要动力，因而心动周期通常指心室活动的周期。

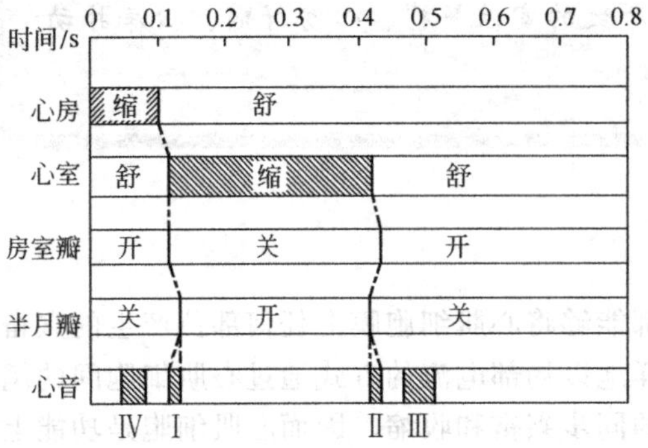

图 7-23 心动周期中心房和心室活动的顺序和时间关系

心动周期的长短与心率有关。正常成年人的心率平均为 75 次/分，则心动周期平均为 0.8s（图 7-23），在这样的心动周期中，首先是两心房收缩 0.1s，之后舒张 0.7s，在心房整个舒张期时，心室首先收缩 0.3s，之后舒张 0.4s，心室舒张期总共为 0.5s，最后舒张 0.1s 的同时心房在收缩，在心室舒张的前 0.4s 内，心房也在舒张，故将此时期称为全心舒张期。当心率加快时，心动周期也缩短，心房与心室的收缩期与舒张期也会缩短，但以舒张期的缩短更为明显，这会导致心肌收缩射血的活动相对延长，而心腔内血液充盈、心肌休息的时间相对缩短，若程度较重则不利于心的泵血功能。

2. 心泵血过程及其机制

心动周期中，左、右心室的泵血过程基本相似，现以左心室为例进行描述。

（1）心室收缩期　根据心室容积及压力的变化、心瓣膜的开关与血液的流动情况可分为等容收缩期与射血期，后者又可分为快速射血期与减慢射血期。

① 等容收缩期：心室开始收缩前，室内压低于房内压与主动脉压，此时主动脉瓣关闭而房室瓣开放，血液经心房流入心室；心室开始收缩后，室内压上升，当室内压上升超过房内压时，心室内的血液推动房室瓣关闭，血液因而不至于倒流。此时的室内压仍低于主动脉压，因而主动脉瓣仍处于关闭状态，心室暂时成为一个密闭的腔，容积未变，但心室仍处于收缩状态，故将此种状态称为等容收缩期，持续约 0.05s。

② 射血期：心室进一步收缩，室内压继续上升，当室内压超过主动脉压时，主动脉瓣被打开，血液迅速射入主动脉，称为射血期。在射血的早期，心室肌强烈收缩，室内压上升并达到峰值，心室的血液以较快的流速进入主动脉，主动脉压相应升高，此阶段称为快速射血期，持续约 0.10s，之后心室肌的收缩力量减弱及心室内血液减少，射血的速度也相应变得缓慢，称为减慢射血期，历时约 0.15s，在减慢射血期，室内压和主动脉压都相应由峰值逐步下降。

（2）心室舒张期　可分为等容舒张期和心室充盈期，后者又可分为快速充盈期、减慢充盈期和心房收缩期。

① 等容舒张期：心射血后，心室肌开始舒张，室内压下降，主动脉内的血液向心室返流而推动主动脉瓣关闭，此时的室内压仍高于房内压，房室瓣为关闭状态，心室又成为一个封闭的腔，容积未变，但心室仍处于舒张期，故称为等容舒张期，此时期持续 0.06～0.08s。

② 心室充盈期：随着心室肌进一步舒张，室内压继续下降，当室内压下降到低于房内压时，心房内的血液冲开房室瓣进入心室，心室容积增大，称为心室充盈期。在心室充盈早期，室内压下降快，血液进入心室的速度也快，进入的血量约占总充盈量的 2/3，将此时期称为快速充盈期，历时约 0.11s。随后，血液以较慢的速度流入心室，心室容积进一步增大，称为减

慢充盈期，历时约 0.22s。在心室舒张，血液充盈的最后 0.1s，心房开始收缩，将心房内剩余的血量进一步挤入心室，可使心室的充盈量再增加 10%～30%。但心房肌较薄，收缩力量弱，时间又短，所以心房收缩进入心室的血量远不及心室舒张“抽吸”的量大。

综上所述可知，心泵血过程中，心房与心室之间及心室与主动脉间的压力梯度变化是推动血液在相应腔室内流动的主要动力，而心室肌的收缩和舒张所形成的室内压力变化是造成房室之间以及心室与主动脉间压力梯度的最根本原因，另外，心瓣膜的开启与关闭的活动保证了血液沿着一个方向流动。

3. 心泵血功能的评定

衡量和评价心泵血功能的方法和指标较多，下面主要对心泵血功能的输出量进行讨论。

（1）心泵血的输出量

① 每搏输出量和射血分数　心每跳动一次由一侧心室射出的血量称为每搏输出量，简称搏出量。在安静状态下，正常成年人左心室舒张末期容积约为 125mL，收缩末期容积约为 55mL，二者的差值即为搏出量的大小，约为 70mL。搏出量占心室舒张末期容积的百分比称为射血分数（EF），健康成年人安静时射血分数一般为 55%～65%。

② 每分输出量和心指数　每分钟由一侧心室输出的血量称为每分输出量，简称心输出量，它等于搏出量乘以心率，若心率按平均 75 次/分计算，则心输出量约为 5L/min，左右两心室的心输出量基本相等。

心的泵血指标心输出量与人体的其他生理指标如基础代谢率一样，不与体重成正比，而是与体表面积成正比，以单位体表面积计算出来的心输出量称为心指数，是分析比较不同个体心功能时常用的评定指标。一般身材的成年人，体表面积为 1.6～1.7m^2，而安静和空腹状态下的心输出量为 5～6L/min，故心指数为 3.0～3.5L/(min·m^2)。安静状态下的心指数随年龄增长而逐渐下降，一般 10 岁时心指数最大，达 4L/(min·m^2) 以上，到 80 岁时则下降至 2L/(min·m^2)。

（2）影响心输出量的因素　凡是影响搏出量和心率的因素均能影响心输出量。

① 心的前负荷　前负荷是指心肌收缩之前所遇到的阻力。对于正常完整心，心室肌的前负荷是由心室舒张末期的血液充盈量决定的，即心室舒张末期容积相当于心室的前负荷，它使心肌在收缩前处于某种程度的拉长状态，即使心肌具有一定的初长度。心肌的初长度是调节心肌收缩的最重要因素，当初长度达到其最适初长度时，心肌收缩力量最强，而在一般情况下，心肌的初长度往往是小于其最适初长度的，说明其具有一定的初长度贮备，故在一定范围内，前负荷增大，心肌的初长度增加，收缩力量增加，心输出量就会增加。在实践中，测量心室内压较方便，而心室内压与心室舒张末期容积有较好的相关性，故常用心室舒张末期压力来反映前负荷。在实验中，逐步改变心室舒张末期压力后，可测量到心室搏功变化的曲线即心室功能曲线（图 7-24），从此曲线可看出，增加心室舒张末期压力（相当于改变前负荷）时，心肌收缩力量增强，搏功增大。这种因心肌初长度变化引起的心肌收缩强度的改变称为异长自身调节。

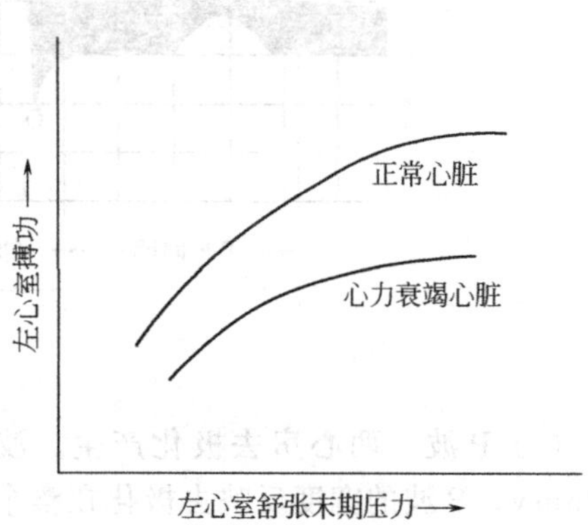

图 7-24　心室功能曲线

各种引起静脉回心血量及心射血后心室内剩余血量变化的因素均能影响心的前负荷，从而影响心输出量。

② 心的后负荷　后负荷是指心肌收缩时遇到的阻力，主要指动脉血压。在其他因素不变的情况下，动脉血压升高时，心动周期中心室等容收缩期会延长，因为只有心室进一步收缩，室内压超过动脉压时，血液才能冲开主动脉瓣进入射血期，故射血期缩短，心搏出量减少。相反，动脉血压降低，则搏出量增加。

③ 心肌收缩能力　是指心肌不依赖前、后负荷而改变其收缩强度和速度的内在特性。凡是影响心肌细胞兴奋-收缩耦联过程中任一环节的因素均能影响心肌收缩能力。在同等条件下，心肌收缩能力越强，搏出量越多，反之，则搏出量就越少。我们把这种心肌收缩不依赖负荷变化而调节搏出量的特性称为等长自身调节。

④ 心率　在一定范围内（40～180 次/分），心率增快，心输出量会增加，但心率过快，超过 170～180 次/分，心室舒张期明显缩短，心室内血液充盈量明显减少，搏出量及心输出量也随之减少；若心率太慢，低于每分钟 40 次，心输出量也减少，尽管心舒张期延长，但心室容积有限，血液充盈到心室的总量有限，而最终使心输出量减少。可见，心率最适宜时，心输出量最大，心率过快或过慢时，心输出量均会减少。

4. 心电图

在每一个心动周期中，窦房结产生的兴奋通过心特殊传导系统依次传向心房与心室，最后使心各处均发生兴奋性变化。在心兴奋产生和传导过程中所伴随的生物电变化，可通过周围组织传导到全身，使后者也发生有规律的电位变化，用引导电极置于身体一定部位时所记录到的心生物电变化的波形，称为心电图（ECG）。心电图与单个心肌细胞兴奋时的膜电位变化曲线无对应关系，它是整个心在心动周期中各心肌细胞电活动的综合向量变化。因引导电极测量位置的差异，心电图波形有很大差异，但基本上都包括一个 P 波，一个 QRS 波群和一个 T 波，有时 T 波后还有一个小的 U 波（图 7-25）。

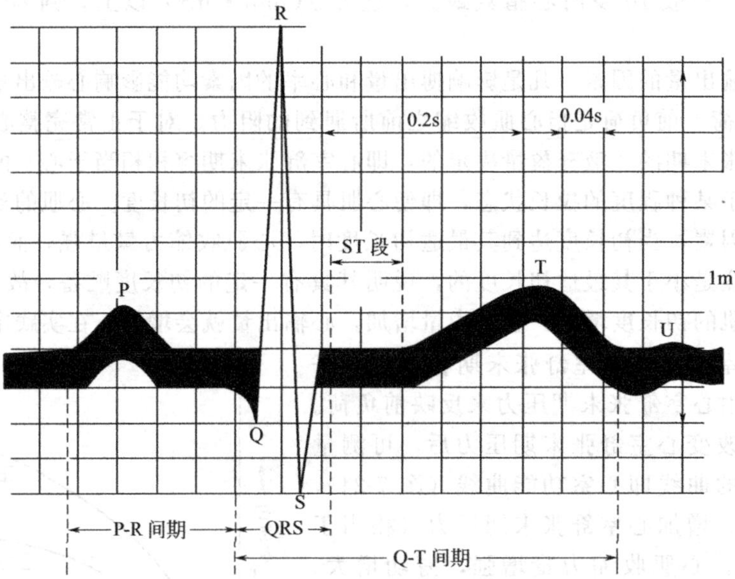

图 7-25　心电图

（1）P 波　两心房去极化产生。波形向上，小而圆钝，历时 0.08～0.12s，波幅不超过 0.25mV。P 波的宽度反映去极化在整个心房传播所需的时间。

（2）QRS 波群　左右两心室去极化产生。QRS 波群由三个紧密相连的波组成，首先出现的是一个向下的Q波，之后是一个高而尖锐的向上的R波，最后为一个向下的S波。QRS波群历时0.06～0.10s。

（3）T波　两心室复极化产生，波的方向与QRS波群的主波方向相同，幅度为0.1～0.8mV，历时0.05～0.25s。

（4）P-R间期（P-Q间期）　从P波的起点至QRS波群起点之间的时程，代表窦房结的兴奋经心房及房室交界处传到心室肌所需的时间。一般为0.12～0.2s。

（5）Q-T间期　是指QRS波群的起点到T波终点之间的时程，代表心室去极化开始至心室复极化结束所需的时间，一般为0.36～0.44s。

（6）ST段　自QRS波群的终点至T波起点间的线段，正常人该时段曲线与基线平齐，代表心室各部分都处于去极化状态，各部分间无电位差。

5. 心音

在心泵血的过程中，由于心肌的收缩与舒张、瓣膜的启闭、血液加速或减速对血管壁的作用以及血液形成涡流等因素引起的机械振动，可传递到胸壁，通过听诊器可听到这些振动形成的声音称为心音。正常心在一次搏动中可产生四个心音，多数情况下只能听到两个心音，即第一心音与第二心音。心若有某些异常活动时，可产生杂音或其他异常心音。

（1）第一心音　出现在心室的收缩期，主要是由于心室肌收缩、房室瓣突然关闭及心室射血使大动脉扩张及血液形成涡流等因素所引起的振动而产生的声音，其特点是音调低，历时较长（约0.15s），在左侧第五肋间隙心尖处听得最清楚。第一心音的强弱可以反映心室收缩的强度和房室瓣的功能状态，是心室收缩开始的标志。

（2）第二心音　出现在心室的舒张期，主要是由于心室舒张，室内压降低，主动脉瓣和肺动脉瓣半闭时的振动所产生的，音调较高，时间短（约0.08s），在第二肋间靠近胸骨左右缘听得最清楚。第二心音的强弱可以反映主动脉压及肺动脉压的高低及其瓣膜的机能状态，是心室舒张开始的标志。

第四节　血管生理

一、血流量、血流阻力和血压

1. 血流量

单位时间内流过血管某一截面的血量称为血流量，又称容积速度，单位常用L/min或mL/min来表示。血管的血流量（Q）与该管道两端的压力差（Δp）成正比，与血管对血流的阻力（R）成反比，即$Q=\Delta p/R$。在机体的循环系统中，Q相当于心输出量。对某一器官来讲，Q相当于器官的血流量，Δp相当于灌注该器官的动静脉血压差，R相当于该器官的血流阻力，大多数器官的Δp差别较小，故器官的血流量主要取决于该器官的血流阻力。因此，机体调节某器官的血流量主要通过改变其血流阻力来进行。

2. 血流阻力

血液在血管中流动时所遇到的阻力称为血流阻力，来源于血液与血管壁及血液之间的摩擦力。根据公式(1)及泊肃叶氏定律公式(2)可推出血流阻力R可用公式(3)进行表示：

$$Q=\Delta p/R \tag{1}$$

$$Q=\pi \Delta p r^{4}/8\eta L \quad (2)$$

$$R=8\eta L/\pi r^{4} \quad (3)$$

式中，η 为血液的黏滞系数；L 为血管长度；r 为血管半径。

人体内血管的长度不会发生较大变化，因而，影响血流阻力的主要因素是血液的黏滞性和血管半径，其中尤以血管半径的影响更为显著。人体能有效地调节各器官的血流量最终是通过机体神经、体液等因素对各血管口径进行调节，改变其血流阻力来达到的。

3. 血压

血管内的血液对于单位面积血管壁的侧压力，称为血压（BP）。按照国际标准计量单位规定，压强单位为帕（Pa）或千帕（kPa），但血压的数值通常习惯用毫米汞柱（mmHg）来表示，1mmHg＝0.133kPa。

二、动脉血压和动脉脉搏

1. 动脉血压的概念与正常值

一般所说的血压主要指动脉血压，而动脉血压通常指主动脉血压。由于大动脉中血压的降落很小，故常将在上臂测得的肱动脉血压代表主动脉血压。

动脉血压在心的泵血活动中随着心的舒缩而发生周期性波动，心室收缩射血时，主动脉血压迅速上升且达到最大值时，称为收缩压（SP）；心室舒张时，主动脉压下降，在心舒张末期动脉血压达到最低值时称为舒张压（DP）。收缩压和舒张压的差值称为脉搏压，又名脉压差，简称脉压。动脉血压在心动周期中的平均值称为平均动脉压，其值大约等于舒张压加 1/3 脉压。

我国健康青年人在安静状态下的收缩压为 100～120mmHg，舒张压为 60～80mmHg，脉压为 30～40mmHg，平均动脉压为 100mmHg 左右。

2. 动脉血压的形成及影响因素

（1）动脉血压的形成　循环系统中有足够的血液充盈是动脉血压形成的基础。心收缩射血是血压形成的动力，血液在血管中流动时会遇到一定的外周阻力，动力与阻力的相互作用是形成动脉血压的两个基本条件。外周阻力主要指小动脉和微动脉对血流的阻力，这些血管口径的变化是影响外周阻力最重要的因素。大动脉管壁的弹性对动脉血压起着一定的缓冲作用，使收缩压不会过高，舒张压不会过低。

（2）影响动脉血压的因素

① 搏出量　在心率和外周阻力不变的情况下，每搏输出量增加时，心收缩射血期射入主动脉的血量增多，收缩压明显升高。由于搏出量增多，收缩压升高，推动血液流向外周血管的速度也增快，因此，到心舒张末期时，大动脉内存留的血量增加并不多，致使舒张压升高不明显，脉压增大。反之，当搏出量减少时，收缩压下降明显，脉压减少。可见，在一般情况下，搏出量的多少主要影响收缩压的高低。

② 心率　若搏出量和外周阻力都不变，心率增快时，心舒张期缩短，血液由主动脉流向外周血管的时间缩短，故心舒张末期贮留在主动脉内的血量增多，舒张压升高明显。由于动脉血压的升高使血流速度加快，心收缩期内有较多的血液流到外周，故收缩压升高的程度较小，脉压变小。如果心率过快，心室舒张期血液充盈的时间严重不够，心输出量减少，动脉血压反而下降。

③ 外周阻力　如果心输出量不变而外周阻力增大，则心舒张期血液由动脉流向外周血管的速度减慢，故心舒张末期贮留在主动脉内的血量增多，舒张压明显升高。在收缩期，由于动脉血压的升高使血流速度加快，所以收缩压的升高不如舒张压升高明显，故脉压减少。可见，在一般情况下，外周阻力的大小主要影响舒张压的高低。

④ 大动脉管壁弹性　大动脉管壁的弹性对动脉血压起着一定的缓冲作用。若大动脉管壁的弹性减弱，则表现为收缩压升高而舒张压降低，脉压明显增大。

⑤ 循环血量和血管系统容量的比例　在正常情况下，循环血量和血管系统容量相适应，才能使循环管道充盈足够的血液，产生一定的体循环平均充盈压。如果循环血量减少而血管系统的容量不变（如大失血），或者循环血量不变而血管系统容量增大时，则体循环平均充盈压都会降低，动脉血压也会下降。

综上所述，主要从单因素的角度分析其对动脉血压的影响变化，而在实际的生理情况下，上述各种因素可同时发生改变，因此，在机体某一特定生理状况下的动脉血压的变化，往往是多因素综合作用的结果。

3. 动脉血压相对稳定的生理意义

在正常情况下，人和恒温动物的动脉血压都是处于相对稳定的状态，这种稳定是通过机体神经、体液等方面调节而实现的，具有重要的生理意义。动脉血压是推动血液流动的动力，相对稳定的动脉血压才能保证全身各组织器官充足的血液供应，各器官的代谢和功能活动才能正常进行。如果动脉血压过低，将引起多组织器官血液供应减少，尤其机体的心、脑等重要脏器血供不足，将会引起严重后果。如果动脉血压过高，心及血管的负担会加重，长期高血压下，血管的管壁出现增厚、变脆、易破裂等病理性改变，心肌发生代偿性肥大，心功能不全甚至心衰等严重后果，所以保持动脉血压的相对稳定是十分重要的。

4. 动脉脉搏

在心动周期中，随着心的收缩与舒张，动脉内的压力和容积发生周期性的变化，引起动脉管壁发生周期性的搏动，称为动脉脉搏，简称脉搏。在手术时暴露动脉，可以直接看到动脉的搏动。在身体某些浅表部位，如手臂的桡动脉处，用手指轻按此处可摸到明显的搏动感，这就是中医中的“切脉”，可以据此诊断一些疾病及判断某些特殊的生理状况（如妊娠中出现的“喜脉”）。

三、静脉血压和静脉回心血量

1. 静脉血压

静脉血压是指静脉血管中的血液对单位面积静脉血管壁的侧压力，其值相对于动脉血压来讲相对较小。因为体循环的血液经过小动脉和毛细血管到达静脉时，需消耗能量以克服阻力，血压降落较大，微静脉的血压降至15～20mmHg。右心房作为体循环的终点，血压降到最低，接近于零。静脉血压根据测量部位的不同，可分为外周静脉压和中心静脉压，机体全身各器官的静脉血压称为外周静脉压，而胸腔内大静脉和右心房的血压称为中心静脉压。正常健康成年人中心静脉压为4～12cmH_2O。中心静脉压的高低也是反映心血管功能的一个重要指标，如果心射血能力强，能及时地将回流于心的血液泵出去，中心静脉压就低。如果静脉血管回流速度及回流血量多（如输血、输液过多），则中心静脉压就高。因此，临床上治疗休克时除了观察动脉血压变化外，中心静脉压可作为控制补液速度和补液量的指标。

2. 静脉回心血量及其影响因素

静脉回心血量主要取决于外周静脉压和中心静脉压的压力梯度，此压力梯度大，则回心血量就多，反之，回心血量就少。压力梯度的形成主要受到心肌收缩力、重力与体位、呼吸运动及骨骼肌的收缩挤压等因素的影响。

（1）心肌收缩力　心肌收缩力量强，搏出量大，心室射血排空完全，中心静脉压低，心对静脉血液回抽的力量就强，静脉回心血量就增加。反之，则静脉回流受阻。左心衰时，血液易淤于肺，形成肺淤血和肺水肿；右心衰时，静脉血液滞留于外周器官，形成广泛的静脉系统淤血和水肿。

（2）重力与体位　平卧时，全身各静脉管道与心处于同一水平，对血流影响不大。直立时，由于血管中血液的重力关系，低于心的静脉血管的静脉压升高，高于心的静脉血管的静脉压降低，但总体上来讲，大量血液过多地滞留在心以下的静脉管道中，故回心血量减少。因此，机体从长期的卧位或长久的蹲位而突然站立时，因回心血量减少，可能引起脑供血不足而出现头晕甚至晕厥的现象。

（3）呼吸运动　吸气时，胸腔容积扩大，胸内负压增加，使胸腔内右心房和大静脉扩张，中心静脉压下降，有利于静脉回流到心。呼气时，静脉回流量则减少。因此，呼吸运动对静脉回流起着“泵”的作用，称为“呼吸泵”。

（4）骨骼肌的收缩挤压　机体在进行体育运动时的静脉回心血量和在没有肌肉运动时是不一样的，骨骼肌收缩时，骨骼肌组织中的静脉血管受到挤压，外周静脉压升高，有助于静脉回流，另一方面，因为静脉瓣的存在，静脉血只能向心流动而不能倒流。这样，骨骼肌的收缩和静脉瓣膜的配合，对静脉回流起着一种“泵”的作用，所以把它们称为“肌肉泵”。

四、微循环

微循环是指微动脉和微静脉之间的血液循环。血液与组织液之间进行物质交换的场所是在微循环中实现的，而这个功能是血液循环最重要的功能。

1. 微循环的组成

微循环的组成随组织、器官而异。典型的微循环由微动脉、后微动脉、毛细血管前括约肌、真毛细血管、直捷通路（或称通血毛细血管）、动静脉吻合支和微静脉 7 个部分组成（图 7-26）。

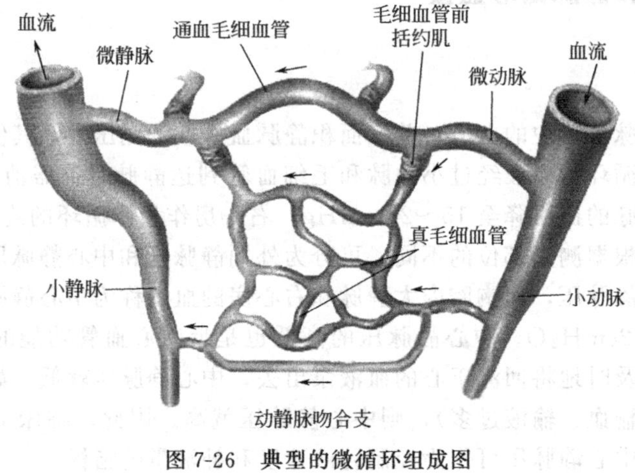

图 7-26　典型的微循环组成图

微动脉的管壁有丰富的平滑肌，其舒缩变化主要受神经与体液因素的调节，它起到了微循环总开关的作用。毛细血管前括约肌为真毛细血管在分支起始处的一小段，其管壁有少量的平滑肌，其舒缩变化不受神经的调节，而主要受组织内部代谢产物的影响。毛细血管前括约肌的收缩状态控制着进入真毛细血管的血流量。微动脉、后微动脉及毛细血管前括约肌共同成为真毛细血管网的前阻力血管。

真毛细血管数量大，形成网状，俗称毛细血管网，其管壁仅由单层内皮细胞构成，无平滑肌，外面一薄层基地膜，内皮细胞的间隙大，因此，真毛细血管具有较大的通透性，是血液与组织液进行物质交换的交换血管。毛细血管的血液经微静脉进入静脉，较大的微静脉管壁有平滑肌，在功能上是毛细血管后阻力血管，是微循环的后闸门。

由此可见，毛细血管前后阻力血管口径的变化都会影响毛细血管的血压，从而影响毛细血管处的液体交换和静脉回心血量。

2. 微循环的血液通路

微循环的血液可通过三条途径由微动脉流向微静脉。

(1) 迂回通路　血液经微动脉、后微动脉、毛细血管前括约肌、真毛细血管网而流入微静脉的通路称为迂回通路。由于真毛细血管是微循环中最主要的交换血管，数量大且通透性高，其迂回曲折穿行于各组织细胞间，再加上此处血流缓慢，血液流经这一通路时，血液与组织细胞之间可进行充分的物质交换，故又称营养通路。安静状态时，真毛细血管仅有20%处于开放状态，运动时开放数量会增加。在某些病理状态下，真毛细血管大量开放则会影响回心血量及心输出量。

(2) 直捷通路　血液从微动脉、后微动脉、通血毛细血管流入微静脉的通路称为直捷通路。此通路中的血管管壁粗短而直，血流速度较快，主要功能不是物质交换，而是使微循环一部分血液快速回流到心，以保持血流量相对恒定。机体正常状态下，直捷通路经常处于开放状态，此通路在骨骼肌组织中较为多见。

(3) 动静脉短路　血液从微动脉通过动静脉吻合支流回到微静脉的通路称为动静脉短路。此通路主要分布在皮肤、手掌、足底和耳郭等处。动静脉短路的血管管壁较厚、有完整的平滑肌，主要功能也不是进行物质交换，而是参与机体的体温调节。一般情况下，动静脉吻合支处于关闭状态下，当体温升高时，动静脉吻合支开放，皮肤等富含动静脉短路的组织血流量增加，有利于散热；当体温下降时，动静脉吻合支关闭，有利于保存体内的热量。

五、组织液的生成与回流及淋巴循环的生理意义

1. 组织液生成与回流的原理及其影响因素

(1) 组织液的生成与回流　组织液是血浆经微循环的毛细血管滤过而形成的，其存在于组织间隙中，绝大部分为胶冻状，不能自由流动，因此不会因重力作用而流至身体低垂部分。组织液中各种离子成分与血浆相同，但蛋白质的浓度要比血浆低得多。组织液的生成和回流主要取决于四个因素：毛细血管血压、组织液静水压、血浆胶体渗透压和组织液胶体渗透压。其中，组织液生成的动力是毛细血管血压和组织液胶体渗透压；组织液回流到血管的力量是血浆胶体渗透压和组织液静水压。这两对力量之差称为有效滤过压。其公式为：

有效滤过压＝(毛细血管血压＋组织液胶体渗透压)－(血浆胶体渗透压＋组织液静水压)

若有效滤过压为正值，造成组织液的生成力量占主导地位，表现为血管中的物质在微循环处滤过为组织液的过程；若有效滤过压为负值，表现为组织液回流入血的过程。微循环中微动

脉与微静脉处的有效滤过压的各种力量大小如图 7-27 所示。

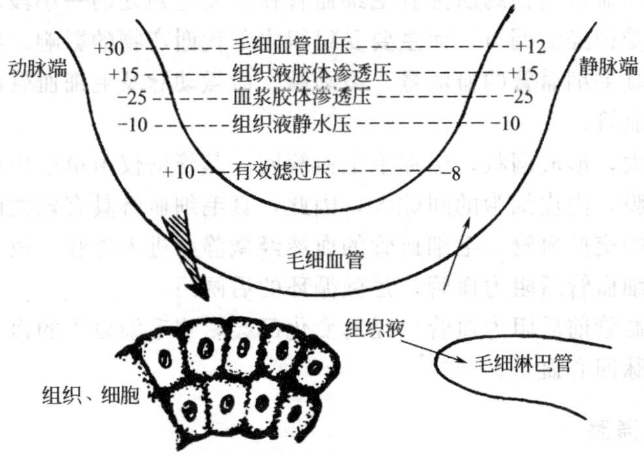

图 7-27 微循环两端有效滤过压大小与组织液的生成与回流

+—使液体滤出毛细血管的力量；-—使液体重吸收回毛细血管的力量；图中数值单位为 mmHg

由图 7-27 可知，组织液总是从微循环动脉端由血浆过滤到血管外生成，新生的组织液 90%在毛细血管静脉端被重吸收入血，10%被重吸收到毛细淋巴管中形成淋巴液，经淋巴循环回到血液循环系统中。通过组织液的生成与回流，将血液中的氧气及营养物质运送到全身各器官的组织间隙，供细胞利用，细胞代谢后的产物大部分再次进入血液被带走，少部分形成淋巴液，再返回血液。故组织液的生成与回流是微循环进行物质交换的具体功能表现。

(2) 影响组织液生成与回流的因素　在正常情况下，组织液不断生成，又不断回流入血，其生成与回流保持着动态平衡，故血量和组织液量能维持相对稳定。如果这种动态平衡遭到破坏，将产生组织液生成过多（组织水肿）或减少（组织脱水）的不良后果。由组织液生成与回流的原理来看，凡是影响有效滤过压的各种因素，均会影响组织液的生成与回流。如各种原因引起毛细血管前阻力血管或后阻力血管扩张时，均会引起毛细血管血压升高，或长期饥饿或肝病、肾病等造成血浆蛋白含量减少时，血浆胶体渗透压降低，结果有效滤过压增大，组织液生成过多，甚至组织水肿。另外，淋巴液回流受阻或毛细血管通透性异常增加时，会使组织液的静水压或组织液的胶体渗透压增大而导致组织液回流减少而引起水肿。

知识链接

水　肿

水肿是指人体组织细胞间隙有过多的液体积聚，通常指皮肤及皮下组织液体潴留，体腔内体液增多则称积液。根据水肿的分布范围，可表现为局部性或全身性，全身性水肿时往往同时有浆膜腔积液，如腹水、胸腔积液和心包腔积液等。水肿主要是继发于一些常见疾病，如原发性高血压、肝硬化、急性肾小球肾炎、低蛋白血症等。

2. 淋巴液的生成原理及淋巴循环的生理意义

组织液进入淋巴管，即成为淋巴液，全身的淋巴液经过毛细淋巴管、淋巴管、淋巴干，最后由右淋巴导管和胸导管注入静脉。淋巴液是组织液向血液回流的一个重要辅助形式。由于毛细淋巴管的内皮细胞呈叠瓦状排列，间隙大，管内具有瓣膜等结构特点，因此，组织液中包括蛋白质等大分子物质可以自由进入毛细淋巴管，且不倒流。组织液和毛细淋巴管内淋巴液的压力差是组织液进入淋巴管的动力，组织液压力升高时，能加快淋巴液的生成速度。在安静状态下，正常成年人每小时大约有 120mL 的淋巴液进入血液循环。

淋巴液回流具有重要的生理意义，它能将组织液中不能被毛细血管重吸收的大分子物质、蛋白质等物质带回到血液，清除组织液中的细菌、红细胞等成分，运输从肠道吸收的脂肪及胆固醇等营养物质，调节血浆量与组织液量之间的平衡等重要功能。

第五节　心血管活动的调节

人体在不同的生理状况下，各组织器官的代谢活动不同，对血流量的需求也不同。机体可通过神经和体液等因素调节心和血管的活动，协调各器官的血流分配，从而适应各组织器官在不同情况下对血流量的需求。

一、神经调节

心肌和血管平滑肌接受自主神经（植物神经）支配。机体对心血管活动的神经调节是通过各种心血管反射实现的。

1. 心和血管的神经支配

（1）心的神经支配　支配心的自主神经为心交感神经和心迷走神经。

① 心交感神经及其作用　心交感神经节前神经元位于脊髓胸段第一至五节的灰质侧角，节后神经元位于星状神经节或颈交感神经节内。心交感神经节后纤维组成心神经丛，支配心的各个部分。心交感节后神经元末梢释放的递质为去甲肾上腺素，作用于心肌细胞膜上的 β_1 受体，使心肌膜上的钙通道激活，钙内流增加，因而心肌收缩力增强，房室结细胞动作电位幅度增加，兴奋在房室交界的传导加快。另外，去甲肾上腺素能加强窦房结细胞 4 期内向电流，使 4 期自动去极化速度加快，自律性提高。这些效应分别称交感神经对心的正性变力作用（心肌收缩力增加）、正性变传导作用（房室交界处兴奋传导加快）和正性变时作用（自律性增加，心率加快）。

② 心迷走神经及其作用　心迷走神经节后纤维末梢释放的递质为乙酰胆碱，作用于心肌细胞膜的 M 型胆碱能受体，使心肌细胞膜 K^+ 通透性增加，K^+ 外流增加，同时钙内流减少，因而心肌收缩力减弱，房室交界信号传导延缓。另外，乙酰胆碱还能使窦房结细胞 4 期自动去极化速度减慢及最大舒张电位水平下降（超极化），导致自律性降低。这些效应分别称迷走神经对心的负性变力作用（心肌收缩力减弱）、负性变传导作用（房室交界传导变慢）和负性变时作用（自律性下降，心率减慢）。

综上所述，心交感神经和心迷走神经对心同时进行支配，且作用相互拮抗。多数情况下，心迷走神经的作用比心交感神经的作用占有更大的优势。

（2）血管的神经支配　自主神经通过支配血管平滑肌而调节血管的收缩及舒张活动，引起血管平滑肌收缩的神经纤维称为缩血管神经纤维，引起血管平滑肌舒张的神经纤维称为舒血管神经纤维。缩血管神经纤维都属于交感神经纤维，故又称为交感缩血管纤维。舒血管神经纤维则可分为交感舒血管神经纤维和副交感舒血管神经纤维。机体内大多数血管（主要指动脉）受单一的交感缩血管神经纤维支配，只有少数器官的血管还受副交感神经支配，这点与心的双重支配不同。

① 交感缩血管神经纤维　交感缩血管神经的节后纤维释放的神经递质是去甲肾上腺素，能与血管平滑肌上的α型或β型两种肾上腺素能受体结合。当去甲肾上腺素与α受体结合时，引起血管平滑肌收缩，当去甲肾上腺素与β受体结合时，引起血管平滑肌舒张，由于去甲肾上腺素对α受体的亲和力比β受体的亲和力高，故总体上，交感缩血管神经兴奋时表现为缩血管效应。

交感缩血管神经在体内的分布随血管种类及器官不同而有很大的差异。血管上，主要在小动脉和微动脉上分布密度高，毛细血管前括约肌少有分布，静脉血管比相应的动脉血管分布要少。器官上，皮肤血管中密度最大，内脏和骨骼肌血管较少，脑血管和冠状血管最少。这种分布特点，使交感缩血管神经在调节外周阻力和器官血流量上具有重要意义。例如，当机体发生急性失血、脱水等情况时，全身交感缩血管神经兴奋，皮肤、内脏等器官的血流量减少，而心、脑血管相对舒张，从而优先保证了这些生命活动中的最重要器官血流量的供应。

② 交感舒血管神经纤维　主要分布在骨骼肌血管，此类神经释放的神经递质为乙酰胆碱，通过与血管平滑肌上的M型胆碱能受体结合，而引起骨骼肌血管舒张。

③ 副交感舒血管神经纤维　只有少数器官的血管平滑肌中有分布，如消化腺、脑及外生殖器等。此类神经纤维末梢释放的神经递质为乙酰胆碱，与血管平滑肌上的M型胆碱能受体结合，引起血管舒张。副交感舒血管神经纤维的活动只对组织器官局部血流起调节作用，对循环系统总的外周阻力影响较小。

2. 心血管中枢

心血管中枢是指在中枢神经系统内，控制心和血管活动有关的神经元集中的部位。心血管中枢广泛分布在各个水平的中枢神经系统中，从脊髓到大脑的每个层面，它们在结构和功能上紧密联系，共同协调心血管系统的活动。

（1）延髓心血管中枢　延髓是心血管最基本中枢，包括延髓内的心迷走神经核团和控制心和交感缩血管神经的交感神经元，这些也称为心迷走中枢，心交感中枢和交感缩血管中枢。按神经元的存在部位及其功能，一般将延髓心血管中枢分成4个部位，它们分别是：缩血管区（位于延髓头端的腹外侧部），主要为交感缩血管中枢和心交感中枢；舒血管区（延髓尾端腹外侧部），其中的神经元向上投射到缩血管区，抑制缩血管区神经元的活动；心抑制区，心迷走神经元的胞体所在区域，即延髓的迷走神经背核和疑核；传入神经接替站，即延髓的孤束核，其功能主要是接受感觉的传入，故称为传入神经接替站。

（2）延髓以上的心血管中枢　在延髓以上的脑干、下丘脑、小脑及大脑等部位，也存在与心血管活动相关的神经元。在调节方面，比延髓心血管中枢更高级、特别是对心血管活动与机体其他系统功能的整合上发挥更重要的协调作用。

3. 心血管活动的反射性调节

（1）颈动脉窦和主动脉弓压力感受性反射　机体的颈动脉窦和主动脉弓血管壁外膜下的感觉神经末梢为压力感觉性反射的感受装置，称为动脉压力感受器（图7-28），它能感受血管壁的机械牵张程度，当动脉血压升高时，血管壁被牵张的程度就升高，反之，血管壁被牵张的程度就减少，因此，此感受器可间接感受血压的变化。压力感受性反射的传入神经为窦神经和主动脉神经，其中，颈动脉窦压力感受器的传入神经纤维组成窦神经，加入舌咽神经中，主动脉弓压力感受器的传入神经纤维组成主动脉神经，加入迷走神经中。当机体血压升高时，压力感受器的传入冲动增多，经窦神经和主动脉神经传入到延髓的孤束核及其邻近区域，再经过延髓以上的各级心血管中枢的联系，使心交感中枢和交感缩血管中枢抑制，心迷走神经中枢兴奋。于是，心交感神经传到心的冲动及交感缩血管神经传到血管的冲动减少，而支配心的迷走神经冲动增多，从而使心肌收缩力减弱，心率减慢，心输出量减少，同时，血管扩张，外周阻力降低，最终血压下降，因此，此反射也称为“窦弓减压反射”。反之，当血压降低时，通过窦神经和主动脉神经传给心血管中枢的冲动减少，使心交感中枢和交感缩血管中枢兴奋，心迷走中枢抑制，最终血压回升。因此，窦弓减压反射是动脉血压的一种负反馈调节，在心输出量、血量及外周血管阻力发生突然变化的情况下，对动脉血压的相对稳定性的调节起重要作用。

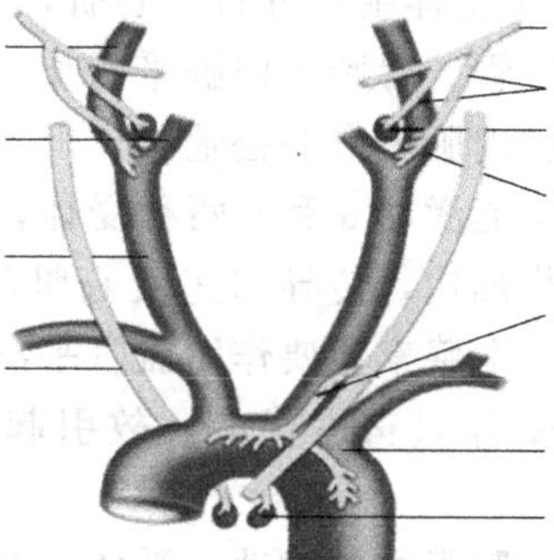

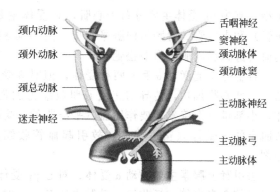

图 7-28 颈动脉窦和主动脉弓的压力感受器及化学感受器

（2）颈动脉体和主动脉体化学感受性反射 在颈总动脉分为颈内、颈外动脉的分叉处以及肺动脉与主动脉之间的血管壁外存在一些感受器，称为颈动脉体和主动脉体，它们能感受血液CO_2分压过高、缺氧及H^+浓度过高等化学成分的变化，称为化学感受器（图 7-28）。当这些化学感受器受到刺激后，由窦神经和迷走神经传入到延髓的孤束核，然后使延髓的呼吸中枢及心血管中枢的神经元活动发生变化，在正常生理状态下，化学感受器反射的主要效应是呼吸加深加快，可间接引起心率加快，心输出量增加，外周血管阻力增大，血压升高。若能维持呼吸频率和深度不变，则化学感受器传入冲动对心血管活动的直接效应是心率减慢，心输出量减少，骨骼肌血管和内脏血管收缩，冠状动脉舒张，由于外周血管收缩引起的作用超过心输出量减少的作用，故血压升高。

在平时，化学感受性反射对心血管活动不起明显的调节作用，只有在失血、低氧、窒息、酸中毒及动脉血压过低的情况下才发生作用。因此，化学感受器反射主要参与应激状态时的心血管功能的调节。

二、体液调节

心血管活动的体液调节是指机体血液与组织液中的一些化学物质对心肌和血管平滑肌舒缩活动的调节作用，其中血液中化学物质（如激素）通过血液循环产生的广泛性调节作用称为全身性体液调节，组织液中化学物质通过调节微动脉及毛细血管前括约肌等方面来实现组织器官局部血流量的调节作用称为局部性体液调节。

1. 全身性体液调节

（1）肾上腺素和去甲肾上腺素 血液中的肾上腺素和去甲肾上腺素主要来自肾上腺髓质的分泌，此外，自主神经系统中的肾上腺素能神经末梢分泌的神经递质去甲肾上腺素有一小部分进入血液中。这两种物质在化学结构上，属于儿茶酚胺类化合物。

肾上腺素和去甲肾上腺素对心和血管的作用有许多共同点，但又各具特点和优势，这主要取决于它们与肾上腺素受体结合的能力及心血管上相应受体分布的类型及密度。能与肾上腺素或去甲肾上腺素结合的受体称为肾上腺素受体，可分为α肾上腺素受体（简称α受体）和β肾上腺素受体（简称β受体）。α受体分布于皮肤、黏膜、肾脏、脾脏及胃肠等内脏血管，其激动时，主要引起这些部位的血管平滑肌收缩，产生缩血管效应。β受体可分为β_1、β_2和β_3等亚型，其中β_1受体主要分布于心肌，β_2受体主要存在于血管平滑肌（冠状动脉和肝及骨骼肌血管）和支气管、胃肠等内脏平滑肌。β_1受体激动引起心率和心收缩力增加，β_2受体激动引起血管舒张和内脏平滑肌松弛。

肾上腺素能激动α和β两种受体，但对β受体的作用更强。肾上腺素通过与心的β_1受体结合，使心跳加快，传导加速及心肌收缩力加强。在血管上，因血管平滑肌有α和β两种受体，小剂量肾上腺素主要作用血管平滑肌的β受体，引起血管舒张。大剂量肾上腺素，血管平滑肌上的α受体兴奋占优势，故引起血管收缩，血压升高。在临床上，肾上腺素多作为强心剂。

去甲肾上腺素主要激动α受体，对心β_1受体作用弱，对β_2受体无作用。因而，去甲肾上腺素可使全身血管广泛收缩，动脉血压升高，对心则有弱的正性作用，但在整体情况下由于血压急剧升高，反射性兴奋迷走神经，使心率减慢。故在临床上，去甲肾上腺素常用作升压药。

(2) 肾素-血管紧张素-醛固酮系统　肾素是由肾近球细胞分泌的一种酸性蛋白水解酶，进入血液后，将血浆中由肝脏产生的血管紧张素原（一种球蛋白）水解成血管紧张素Ⅰ（10肽），后者在血管紧张素转换酶的作用下水解成血管紧张素Ⅱ（8肽）。血管紧张素转换酶存在于血浆和组织中，尤其在肺循环血管内皮表面更多些。血管紧张素Ⅱ又可被血浆和组织中的血管紧张素酶水解成血管紧张素Ⅲ（7肽）。

对体内多数组织、细胞来说，血管紧张素Ⅰ不具有活性，血管紧张素中最重要的是血管紧张素Ⅱ。血管紧张素Ⅱ最重要的作用是升高血压，主要通过两个方面来实现：一方面，它能广泛强烈地收缩血管，动、静脉均可收缩，外周阻力增加，血压升高；另一方面，它能够刺激肾上腺皮质球状带细胞合成和分泌醛固酮，而醛固酮可促进肾小管对Na^+的重吸收，并使细胞外液量增加，循环血量也增多。血管紧张素Ⅲ有弱的缩血管作用，此外，可强烈刺激肾上腺合成和释放醛固酮。

在正常的生理状态下，肾血流量丰富，肾素分泌很少，而且很快被酶所破坏，对血压调节所起的作用不大。但当各种原因引起肾血流灌注减少时，如大失血、严重脱水时，肾素分泌就会增多，另外，血浆中Na^+浓度降低时，肾素也会分泌增加。肾素的分泌受神经和体液调节（详见泌尿系统）。血浆中肾素的增加，通过血管紧张素及醛固酮的作用，对血压及血容量起着重要的调节作用。

知识链接

高血压与ACEI类药物

高血压是最常见的心血管慢性疾病，多发生在中老年人群中，目前发病呈年轻化趋势。其诊断标准为，在安静静息状态下，动脉血压持续高于正常范围，即收缩压≥18.7kPa(140mmHg) 和/或舒张压≥12.0kPa (90mmHg)。高血压的分型主要有两类，一类为原因未明的原发性高血压，占90%；另一类为继发性高血压，占5%～10%，继发于肾动脉狭窄、肾炎、嗜铬细胞/内分泌疾病等。高血压的治疗有非药物治疗和药物降压治疗，前者主要有保持正常体重、改变膳食结构与适量运动等。高血压药物治疗有多种，其中影响肾素-血管紧张素系统的抑制药非常重要，此类药物包括血管紧张素转化酶抑制药（ACEI类药物），如卡托普利、依那普利药，另一类为血管紧张素Ⅱ受体药物，如氯沙坦药物，尤其是ACEI类药物不仅具有很好的降压效果，还可以防止高血压患者血管壁增厚和心肌肥大等病理变化，ACEI类药物是抗高血压药物治疗的一个重大进步。

（3）血管升压素 血管升压素又称抗利尿激素（ADH），由下丘脑视上核和室旁核的神经元合成的一种9肽激素，贮存于神经垂体中，平时少量释放。血管升压素能促使肾小管和集合管对水的重吸收增加，引起尿量减少，故称为抗利尿激素（详见泌尿系统）。在正常情况下，血管升压素最先表现出抗利尿效应，只有大剂量血管升压素才可直接作用于血管，使血管收缩，血压升高。（但近年有些研究表明，血管升压素在生理浓度范围内对血管的紧张性及血压也有影响。）

（4）心房钠尿肽 心房钠尿肽（ANP）又称为心钠素，是由心房肌细胞合成的一种由28个氨基酸组成的多肽，可使血管舒张，还有较强的利钠和利尿作用，故心钠素总的效应是血压下降。

2. 局部性体液调节

（1）组胺 组胺也称组织胺，是由组氨酸在脱羧酶的作用下产生的胺类物质，广泛存在于各种组织中，尤其是皮肤、肺和肠黏膜的肥大细胞中含有大量的组胺。此外，血液中的嗜碱性粒细胞也可产生组胺。当组织受到损伤或发生炎症和过敏反应时，组胺可大量释放出来，在局部发挥作用。组胺具有强烈的舒血管作用，并能使毛细血管和微静脉的管壁通透性增加，血浆漏入组织，导致局部组织水肿。冻疮、荨麻疹、青霉素过敏等引起的充血性水肿主要是由组胺引起的。

（2）激肽 激肽是一类具有舒血管作用的多肽，激肽主要包括缓激肽和血管舒张素。激肽是由血浆中的一种名为激肽原的蛋白质经激肽释放酶水解而来。激肽释放酶存在于血浆或肾、唾液腺及胰腺等组织中，以酶原形式存在，可被某些因素激活。激肽具有强烈的舒张血管作用，可使局部血流量增多，并能使毛细血管的通透性增加，此外，激肽还可使内脏平滑肌收缩。当组织损伤、产生炎症或抗原抗体反应时，激活激肽释放酶原，继而产生激肽物质，使局部血管舒张，血管壁通透性增加，导致局部水肿，激肽还可吸引白细胞及刺激感觉神经末梢引起痛觉等作用，因此参与炎症过程，产生红、肿、热、痛等炎症症状。现认为缓激肽可能是产生局部炎症或过敏反应的直接原因。

（3）前列腺素 前列腺素（PG）是一族含有二十个碳原子的不饱和脂肪酸，其最主要的前体物质是花生四烯酸。前列腺素广泛存在于全身各组织器官中，身体各处几乎都含有生成前列腺素的前体及酶，但由于所含酶的差异而产生多种类型的前列腺素物质。不同类型前列腺素的作用是不同的。如PGF_2具有缩血管作用，PGI_2（也称前列环素）和PGE_2具有强烈的舒血管作用。

心血管功能活动的调节除以上体液因素外，还有其他体液因子的参与，如血管内皮舒张因子（EDRF）及内皮素等。EDRF是由血管内皮细胞产生的，具有舒血管作用，其化学结构未完全弄清楚，目前多数认为是一氧化氮（NO）。内皮素是由血管内皮细胞合成与释放的一种多肽物质，具有强烈的缩血管作用。

目标练习

一、单项选择题

1. 窦房结位于（ ）。

A. 下腔静脉口的右侧　　B. 冠状窦口前上方

C. 上腔静脉与右心房交界处的心外膜深面

D. 房间隔下方　　E. 室间隔下方

2. 心左房室口有（　　）。
A. 二尖瓣　B. 三尖瓣　C. 主动脉瓣　D. 肺动脉瓣　E. 半月瓣
3. 肺动脉里流的液体为（　　）。
A. 动脉血　B. 静脉血　C. 组织液
D. 淋巴液　E. 以上都不是
4. 肺动脉干起始于（　　）。
A. 主动脉弓　B. 左心房　C. 左心室　D. 右心室　E. 升主动脉
5. 体循环终于（　）。
A. 右心房　B. 右心室　C. 左心房
D. 左心室　E. 以上都不是
6. 交换血管是指（　　）。
A. 小动脉　B. 微动脉　C. 真毛细血管网
D. 通血毛细血管　E. 动静脉吻合支
7. 毛细血管前括约肌位于（　　）。
A. 小动脉起始部　B. 微动脉起始部　C. 后微动脉起始部
D. 真毛细血管起始部　E. 小动脉和微动脉之间
8. 心窦房结细胞动作电位去极化是由（　　）。
A. Na^+内流引起　B. Ca^{2+}内流引起　C. Cl^-内流引起
D. K^+外流引起　E. 以上都不是
9. 射血分数是指（　）。
A. 搏出量和每分输出量之比　B. 每分输出量和心室容积之比
C. 搏出量和心室舒张末期容积之比　D. 搏出量和心室收缩末期容积之比
E. 每分输出量占心室舒张末期容积之比
10. 影响心输出量的因素不包括（　　）。
A. 前负荷　B. 后负荷　C. 心率　D. 大动脉弹性
11. 心率增快时（　　）。
A. 收缩期缩短，舒张期不变
B. 收缩期不变，舒张期缩短
C. 收缩期和舒张期都缩短，但收缩期缩短的比例较大
D. 收缩期和舒张期都缩短，但舒张期缩短的比例较大
12. 生理状态下，影响收缩压的主要是（　　）。
A. 外周阻力　B. 每搏输出量　C. 心率
D. 大动脉管壁弹性　E. 心肌收缩力
13. 心室肌的后负荷是指（　　）。
A. 心房压力　B. 快速射血期心室内压
C. 减慢射血期心室内压　D. 大动脉血压
E. 等容收缩期初心室内压
14. 心肌不产生强直收缩的原因是（　　）。
A. 心肌是功能上的合胞体　B. 心肌肌质网不发达，钙贮存少
C. 心肌有自律性，会自动节律性收缩　D. 心肌呈“全或无”收缩
E. 心肌的有效不应期长
15. 当窦房结停止跳动时，首先由哪一部位代替其搏动。（　　）

A. 心房肌　B. 心室肌　C. 心房内优势传导通路
D. 房室交界　E. 浦肯野细胞
16. 下列哪种细胞为非自律细胞。(　　)
A. 房室交界细胞　B. 窦房结细胞　C. 末梢浦肯野细胞
D. 房室束细胞　E. 心室肌细胞
17. 房室延搁的生理意义(　　)。
A. 使心室肌动作电位幅度增加　B. 使心肌有效不应期延长
C. 使心室肌不会产生完全强直收缩　D. 增强心室肌收缩能力
E. 使心房和心室不会同时收缩
18. 第一心音标志着(　　)。
A. 房室瓣开放　B. 房室瓣关闭　C. 动脉瓣开放
D. 动脉瓣关闭　E. 以上都不是
19. 心射血能力增强，静脉回心血量就增加，其最主要的原因是(　　)。
A. 血流速度加快　B. 心输出量增多　C. 心舒期室内压较低
D. 动脉血压升高　E. 外周静脉压升高
20. 外周阻力主要来源于(　　)。
A. 弹性贮器血管　B. 微动脉　C. 毛细血管　D. 微静脉　E. 容量血管
21. 影响外周阻力的主要因素是(　　)。
A. 血液黏滞度　B. 小动脉口径　C. 血管长度
D. 大动脉弹性　E. 红细胞数目
22. 中心静脉压主要反映(　　)。
A. 外周阻力的大小　B. 心率快慢
C. 大动脉管壁顺应性的大小　D. 回心血量的大小
E. 循环系统平均充盈压的大小
23. 组织液生成的动力是(　　)。
A. 组织液静水压　B. 血浆胶体渗透压
C. 毛细血管血压　D. 蛋白质的浓度
24. 微循环最重要的生理意义是(　　)。
A. 维持循环血量的相对恒定　B. 促进散热
C. 提供血液回流通路　D. 物质交换　E. 贮存能量
25. 生成组织液的有效滤过压等于(　　)。
A. (毛细血管血压＋组织液胶体渗透压)－(血浆胶体渗透压＋组织液静水压)
B. (毛细血管血压＋血浆胶体渗透压)－(组织液胶体渗透压＋组织液静水压)
C. (毛细血管血压＋组织液静水压)－(血浆胶体渗透压＋组织液胶体渗透压)
D. 毛细血管血压＋组织液胶体渗透压－血浆胶体渗透压＋组织液静水压
26. 最基本的心血管中枢在(　　)。
A. 脊髓　B. 延髓　C. 脑桥　D. 中脑　E. 大脑皮层
27. 关于人体内多数血管的神经支配，下列哪一项是正确的。(　　)
A. 只接受交感舒血管神经纤维的单一支配
B. 只接受交感缩血管神经纤维的单一支配
C. 既有缩血管纤维又有舒血管纤维支配
D. 只接受副交感舒血管纤维支配

28. 交感缩血管纤维释放的递质是（　　）。

A. 肾上腺素　B. 去甲肾上腺素　C. 乙酰胆碱　D. 5-羟色胺　E. 不确定

29. 下列器官中，缩血管神经纤维分布密度最大的是（　　）。

A. 皮肤　B. 骨骼肌　C. 心　D. 脑　E. 肾脏

30. 减压反射的生理意义是（　　）。

A. 减弱心血管的活动　B. 降低动脉血压

C. 是动脉血压的正反馈调节　D. 是动脉血压的自身调节

E. 维持动脉血压相对稳定

31. 影响毛细血管前括约肌舒缩活动的主要因素是（　　）。

A. 去甲肾上腺素　B. 肾上腺素　C. 组织代谢产物

D. 乙酰胆碱　E. 组胺

32. 下列升高血压作用最强的物质是（　　）。

A. 肾上腺素　B. 去甲肾上腺素　C. 抗利尿激素

D. 血管紧张素Ⅱ　E. 醛固酮

二、名词解释

1. 血液循环　2. 体循环（大循环）　3. 肺循环（小循环）　4. 心特殊传导系统
5. 无名静脉　6. 首关消除　7. 自律细胞　8. 期前收缩
9. 代偿性间歇　10. 自动节律性　11. 窦性心律　12. 心率
13. 心动周期　14. 搏出量　15. 心输出量　16. 射血分数
17. 异长自身调节　18. 心音　19. 血压　20. 脉搏
21. 微循环　22. 组织液　23. 有效滤过压　24. 中心静脉压

三、简答题

1. 简述心腔的基本结构特征。
2. 试述机体主动脉的重要分支及分布区域。
3. 简述上、下腔静脉的组成及重要属支。
4. 比较分析心室肌细胞、窦房结与浦肯野细胞的动作电位发生机理。
5. 简述心肌的电生理特性。
6. 何为心动周期，试述心动周期中心泵血的全过程，以左心室为例进行说明。
7. 影响心输出量的因素有哪些？
8. 什么是血压，动脉血压的形成及影响因素分别有哪些？
9. 什么是静脉血压？描述影响静脉回流的各种因素。
10. 何谓微循环，试述微循环组成、特点与功能。
11. 试述调节心血管活动的心交感神经、心迷走神经及交感缩血管神经的作用。
12. 什么是窦弓压力反射，有何生理意义？
13. 试述肾素-血管紧张素-醛固酮系统的生理作用。

（聂利华）

参考答案扫一扫

第八章

消化系统

第一节 概　　述

思维导图扫一扫

人体要进行正常的生命活动，就必须不断地从外界摄取营养物质。消化系统的主要功能就是对摄入的食物进行消化和吸收，为机体的新陈代谢提供所需的物质和能量来源。

知识链接

Treitz 韧带

上、下消化道的区分是人为的，它是根据其在 Treitz 韧带的位置不同而分的。Treitz 韧带又称十二指肠悬韧带，从膈肌右角有一束肌纤维索带向下与十二指肠空肠曲相连，将十二指肠空肠固定在腹后壁。Treitz 韧带临床手术时用以确定空肠起点的重要标志。位于此韧带以上的食道、胃、十二指肠、空肠上段等消化管道以及肝、胰腺等消化腺及胆道、胰管等腺体导管称为上消化道，Treitz 韧带以下的消化管道称为下消化道。

一、消化系统的组成

消化系统由消化管和消化腺组成（图 8-1）。消化管为一条粗细不等的肌性管道，包括口腔、咽、食管、胃、小肠（又分为十二指肠、空肠、回肠）和大肠（又分为盲肠、阑尾、结肠、直肠和肛管）。临床上常把从口腔到十二指肠的这一段，称为上消化道，空肠以下的部分称下消化道。消化腺是分泌消化液的腺体，有小消化腺和大消化腺两种。小消化腺散在于消化管各部的管壁内，大消化腺有三对唾液腺（腮腺、下颌下腺、舌下腺）、肝和胰。

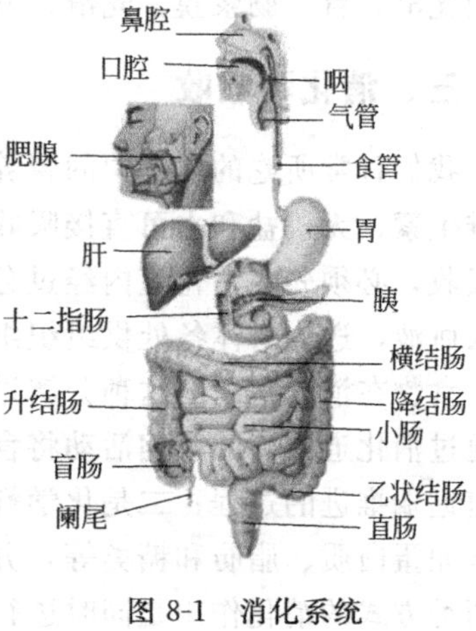

图 8-1　消化系统

二、消化管管壁的一般结构

消化管管壁结构除口腔外有其共同特点（图 8-2），如

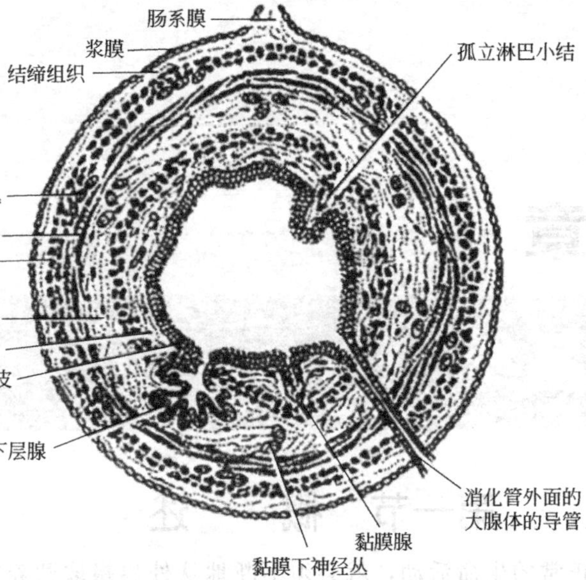

图 8-2　消化管管壁基本组织结构模式图

将消化管横断，观察其管壁的组织结构，由内向外一般可分为四层，依次为黏膜层、黏膜下层、肌层和外膜。

① 黏膜层　消化管最内层，包括上皮、固有膜、黏膜肌层。消化道各段结构差异最大。口腔、咽、食管和肛门处为复层扁平上皮，以保护功能为主；胃肠则为单层柱状上皮，利于消化吸收。小肠上皮和固有层向肠腔突出，形成众多的肠绒毛，扩大了小肠的表面积。黏膜肌层为一薄层平滑肌。

② 黏膜下层　由疏松结缔组织组成。此层内有小血管、淋巴管和黏膜下神经丛等。食管和十二指肠的黏膜下层内分别有食管腺和十二指肠腺。

③ 肌层　除口腔、食管上端和肛门外括约肌属于骨骼肌外，其余各段均有平滑肌组织。平滑肌的排列一般分为内环形、外纵行两层，之间有肌间神经丛，支配平滑肌的活动。肌层之间也有神经丛。有些部位环形肌增厚形成括约肌。

④ 外膜　为消化管最外层，分纤维膜和浆膜。纤维膜由薄层结缔组织构成，主要分布于食管、大肠末端等的外层，与周围组织无明显界限；浆膜则由薄层结缔组织和间皮共同组成，表面光滑，胃、肠浆膜，光滑，并分泌浆液以减少运动时产生的摩擦。

三、消化和吸收

我们日常所吃的食物中的营养成分主要包括糖、蛋白质、脂肪、维生素、无机盐和水，除了维生素、无机盐和水可直接吸收外，蛋白质、脂肪和糖都是复杂的大分子有机物，均不能直接吸收，必须先在消化道内经过分解，分解成结构简单的小分子物质，才能通过消化道的黏膜进入血液，送到身体各处供组织细胞利用。

食物在消化道内的这种分解过程称为“消化”。消化的方式有两种：一是机械性消化，是指通过消化道肌肉的收缩活动将食物磨碎，同时使食物与消化液充分混合，并将食物不断向消化道远端推进的过程；二是化学性消化，即通过消化液中消化酶的作用，将食物中的大分子物质（如蛋白质、脂肪和糖类等）分解成可吸收的小分子物质（表 8-1）的过程。正常情况下，这两种方式的消化作用是同时进行、互相配合的。食物经过消化后，透过消化道的黏膜，进入

表 8-1 消化液的成分及其作用

消化液	分泌量/(L/d)	pH	主要成分	酶的底物	酶的水解产物
唾液	1.0～1.5	6.6～7.1	黏液 α-淀粉酶	淀粉	麦芽糖
胃液	1.5～2.5	0.9～1.5	黏液、盐酸 胃蛋白酶(原) 内因子	蛋白质	胨、多肽
胰液	1.0～2.0	7.8～8.4	HCO_3^- 胰蛋白酶(原) 糜蛋白酶(原) 羧基肽酶(原) 核糖核酸酶 脱氧核糖核酸酶 α-淀粉酶 胰脂肪酶 胆固醇酯酶 磷脂酶	蛋白质 肽 RNA DNA 淀粉 甘油三酯 胆固醇酯 磷脂	氨基酸、寡肽 氨基酸 单核苷酸 麦芽糖、寡糖 脂肪酸、甘油、甘油酯 脂肪酸、胆固醇 脂肪酸、溶血磷脂
胆汁	0.8～1.0	6.8～7.4	胆盐 胆固醇 胆色素		
小肠液	1.0～3.0	7.6	黏液 肠激酶	胰蛋白酶原	胰蛋白酶
大肠液	0.5	8.3	黏液 HCO_3^-		

血液和淋巴循环的过程，称为吸收。消化和吸收是两个相辅相成、紧密联系的过程。食物中不能被消化和吸收的食物残渣，最后以粪便的形式排出体外。

四、消化道平滑肌的生理特性

在整个消化道中，除口腔、咽、食管上段和肛门外括约肌是骨骼肌外，其余部分都是平滑肌组成的。消化道平滑肌具有肌肉组织的共性，如兴奋性、传导性和收缩性，但由于其结构、生物电活动和功能不同，又有其自身的特性。

1. 消化道平滑肌的一般生理特性

(1) 兴奋性　消化道平滑肌的兴奋较骨骼肌为低。收缩的潜伏期、收缩期和舒张期所占的时间比骨骼肌的长得多，而且变异很大。

(2) 自动节律性　离体消化道平滑肌在适宜的环境中仍能进行节律性收缩，但频率缓慢，节律性远不如心肌规则。

(3) 紧张性　消化道平滑肌经常保持在一种微弱的持续收缩状态，即具有一定的紧张性。消化道各部分，如胃、肠等之所以能保持一定的形状和位置，同平滑肌的紧张性有重要的关系；紧张性还使消化道的管腔内经常保持着一定的基础压力；平滑肌的各种收缩活动也就是在紧张性基础上发生的。紧张性消化道平滑肌经常保持微弱的持续收缩状态，与保持消化道管腔内一定的基础压力、维持消化器官一定的形状和位置有关，也是消化道其他运动形式产生的基础。

(4) 伸展性　富有伸展性消化道平滑肌能适应需要进行很大程度的伸展，这使中空的消化器官（尤其是胃）能容纳较多食物而不发生明显的压力变化。

(5) 特殊刺激敏感性　消化道平滑肌对电刺激较不敏感，但对于牵张、温度和化学刺激则特别敏感，轻微的刺激常可引起强烈的收缩。消化道平滑肌的这一特性是与它所处的生理环境分不开的，消化道内容物对平滑肌的牵张、温度和化学刺激是引起内容物推进或排空的自然刺激因素。

2. 消化道平滑肌细胞的电生理特性

消化道平滑肌电活动的形式要比骨骼肌复杂得多，其电生理变化大致可分为三种，即静息电位、慢波电位和动作电位。

(1) 静息电位　是指细胞未受刺激时，存在于细胞膜内外两侧的电位差。由于这一电位差存在于安静细胞膜的两侧，故亦称跨膜静息电位，简称静息电位或膜电位。消化道平滑肌的静息电位很不稳定，波动较大，其实测值为－60～－50mV。

静息电位主要由 K^+ 外流形成，接近于 K^+ 的电化学平衡电位。其形成机制主要有以下三点：

① 细胞内外 Na^+ 和 K^+ 的分布不均匀，细胞外高 Na^+ 而细胞内高 K^+。

② 安静时膜对 K^+ 的通透性远大于 Na^+，K^+ 顺浓度梯度外流，并达到电化学平衡。

③ 钠-钾泵的生电作用，维持细胞内外离子不均匀分布，使膜内电位的负值增大，参与静息电位生成。

静息电位的变化主要受到下列因素的影响。

① 细胞外 K^+ 浓度的改变：当细胞外 K^+ 浓度升高时，静息电位绝对值减小。

② 膜对 K^+ 和 Na^+ 的相对通透性改变：对 K^+ 通透性增高时，静息电位绝对值增大；对 Na^+ 通透性升高时，静息电位绝对值减小。

③ 钠-钾泵的活动水平。

(2) 慢波电位　消化道平滑肌细胞在静息电位基础上自发产生的节律性的去极化和复极化电位波动称为慢波电位，又称基本电节律（BER）。慢波电位起源于纵行肌和环行肌之间的Cajal间质细胞，波幅为5～15mV，持续时间由几秒至十几秒。频率随部位不同而异，如人体内的胃慢波频率为3次/分，十二指肠为12次/分，从十二指肠开始向下其频率逐渐下降，至回肠末端为8～9次/分。

慢波电位的产生可能与细胞膜上生电性钠泵活动的周期性减弱和停止有关，频率受神经和体液因素的调节。

知识链接

慢波电位

慢波电位又称基本电节律，是消化道平滑肌特有的电变化，是细胞自发性节律性去极化形成的。慢波起源于纵行肌，它是局部电位，不能直接引起平滑肌收缩，但动作电位只能在慢波的基础上产生，因此慢波是平滑肌的起步电位，控制平滑肌收缩的节律。

消化道平滑肌慢波有如下特点：①慢波是静息电位基础上产生的缓慢的节律性去极化波；②胃肠道不同部位慢波的频率不同；③它的产生与细胞膜生电钠泵的周期活动有关；④不能引起平滑肌收缩；⑤慢波的波幅通常为10～15mV。

(3) 动作电位　可兴奋组织接受刺激而发生兴奋时，细胞膜原有的极化状态立即消失，并在膜的内外两侧发生一系列的电位变化，这种变化的电位称为动作电位。消化道平滑肌受到各种理化因素的刺激后，膜电位在慢波电位的基础上可进一步去极化，当达到阈电位水平时，钙通道开放，大量 Ca^{2+} 内流而爆发动作电位。所产生动作电位的锋电位可以是单个或多个，这取决于刺激的强度，刺激强度越强，锋电位个数越多。

平滑肌的动作电位与神经和骨骼肌的动作电位的区别在于：①锋电位上升慢，持续时间长；②平滑肌的动作电位不受钠通道阻断剂的影响，但可被 Ca^{2+} 通道阻断剂所阻断，这表明它的产生主要依赖 Ca^{2+} 的内流；③平滑肌动作电位的复极化与骨骼肌相同，都是通过 K^+ 的外流，所不同的是，平滑肌 K^+ 的外向电流与 Ca^{2+} 的内向电流在时间过程上几乎相同，因此，锋电位的幅度低，而且大小不等。

由于平滑肌动作电位发生时 Ca^{2+} 内流的速度已足以引起平滑肌的收缩，因此，锋电位与收缩之间存在很好的相关性，每个慢波上所出现锋电位的数目，可作为收缩力大小的指标。

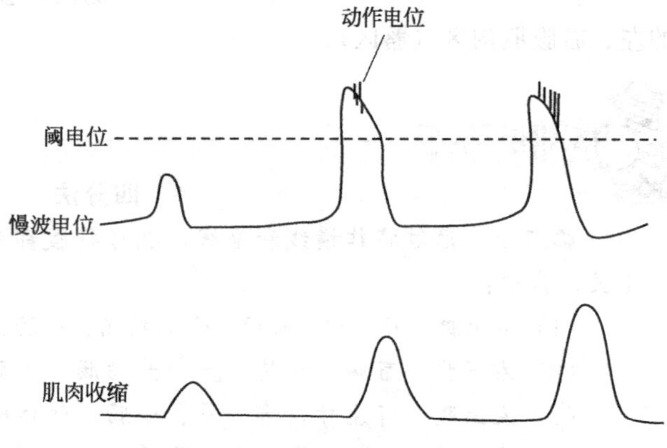

图 8-3　慢波电位、动作电位和消化道平滑肌收缩的关系示意图

慢波、动作电位和平滑肌收缩的关系可简要归纳为：在慢波基础上产生动作电位，动作电位触发平滑肌收缩，肌肉收缩的幅度和张力与动作电位锋电位的数目有关（图 8-3）。因此，慢波电位本身虽不能引起平滑肌的收缩，但却被认为是平滑肌的起步电位，是平滑肌收缩节律的控制波，它决定蠕动的方向、节律和速度。

五、胸腹部的标志线及分区

1. 胸部的主要标志线

为了在体表确定胸壁主要血管、神经的走行以及胸腔内重要器官的正常位置，并适应临床诊断治疗疾病的需要，常在胸部作下列标志线。

① 前正中线　沿身体前面正中所作的垂直线，相当于胸骨的正中垂直线。
② 胸骨线　通过胸骨外侧缘最宽处所作的垂直线。
③ 锁骨中线　通过锁骨中点所作的垂直线，男性通过乳头。
④ 胸骨旁线　为胸骨线与锁骨中线之间的中点所作的垂直线。
⑤ 腋前线　沿腋窝前缘（腋前襞）向下所作的垂直线。
⑥ 腋中线　从腋窝中点（最高点）向下所作的垂直线。
⑦ 腋后线　沿腋窝后缘（腋后襞）向下所作的垂直线。
⑧ 肩胛线　两臂下垂时，通过肩胛骨下角所作的垂直线。

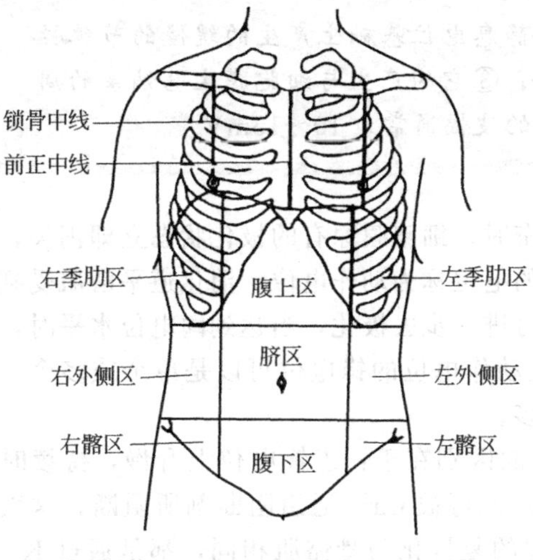

图 8-4 胸腹部的标志线及分区

⑨ 脊柱旁线 沿各椎骨横突外侧端所作的垂直线，此线略凸向内侧。

⑩ 后正中线 沿身体后面正中所作的垂直线，相当于通过各椎骨棘突尖所作的垂直线。

2. 腹部的标志线及分区

在腹部前面，用两条横线和两条纵线将腹部分为 3 部 9 区（图 8-4）。上横线是通过两侧肋弓最低点的连线，下横线是通过两侧髂结节的连线。两条纵线为通过两侧腹股沟韧带中点所作的垂线。两条横线将腹部分为腹上、腹中、腹下 3 部。上述 4 条线相交，将腹部分为 9 区：腹上部分为中间的腹上区和两侧的左、右季肋区，腹中部分为中间的脐区和两侧的左、右外侧区，腹下部分为中间的腹下区（耻区）和两侧的左、右腹股沟区（髂区）。

知识链接

四分法

临床上，通过脐作横线和垂线，也可将腹部分为左、右上腹部和左、右下腹部 4 区。其中：

（1）右上腹 肝、胆、幽门、十二指肠、小肠、右肾上腺、右肾、部分横结肠等。

（2）右下腹 盲肠、阑尾、部分升结肠、小肠、膀胱等。

（3）左上腹 肝左叶，脾、胃、小肠、胰体胰尾、左肾上腺、左肾、结肠等。

（4）左下腹 乙状结肠、部分降结肠、小肠、膀胱、子宫、卵巢、输卵管和输尿管等。

第二节 消化管和消化腺

一、消化管

（1）口腔 口腔是消化管的起始部，向前经口裂通于外界，向后经咽峡通于咽（图 8-5）。口腔内有牙、舌等器官。口腔的前壁为唇、侧壁为颊、顶为腭（前 2/3 为硬腭，后 1/3 为软腭）、口腔底为黏膜和肌等结构。口腔借上、下牙弓分为前外侧部的口腔前庭和后内侧部的固有口腔；当上、下颌牙咬合时，口腔前庭与固有口腔之间可借第三磨牙后方的间隙相通。临床上当病人牙关紧闭时，可借此通道置开口器或插管，注入药物或营养物质，同时防止舌的咬伤。

上、下唇围成口裂，上唇外面中线处有一纵行浅沟，称人中。此处有人中穴，临床上针刺该穴可抢救昏迷患者。软腭由肌和黏膜构成，其后缘游离，正中部有一向下的指状突起，称腭垂或悬雍垂。其两侧弯向下方，形成两条弓形黏膜皱襞，分别为腭舌弓和腭咽弓。两弓间的凹陷内有腭扁桃体。腭垂和两侧腭舌弓及舌根共同围成咽峡，是口腔和咽的分界。

知识链接

牙　　齿

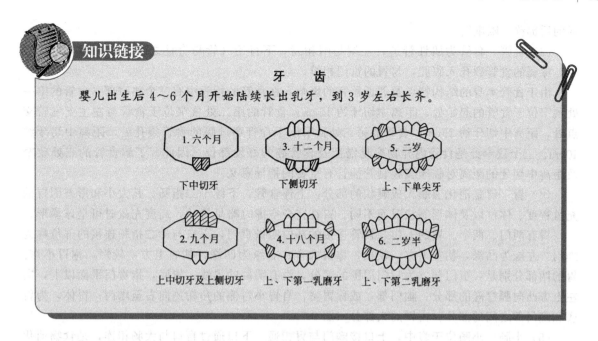

婴儿出生后 4～6 个月开始陆续长出乳牙，到 3 岁左右长齐。

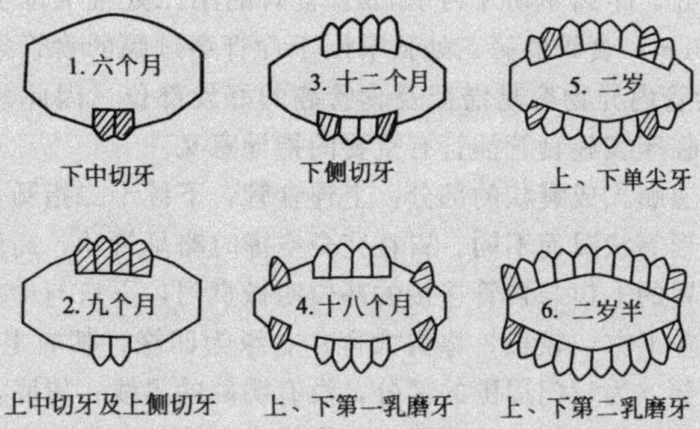

牙是人体最坚硬的器官，嵌入上、下颌骨牙槽内，分别排列成上牙弓和下牙弓。其主要功能是咬切和磨碎食物，并对发音有辅助作用。人的一生中，牙先后有两种形态，即乳牙和恒牙。乳牙共 20 个，一般从出生后 4～6 个月开始陆续长出，到 3 岁左右长齐。在 6 岁左右乳牙开始脱落，逐渐更换成恒牙，至 12～14 岁长齐。成人恒牙有 28～32 个。

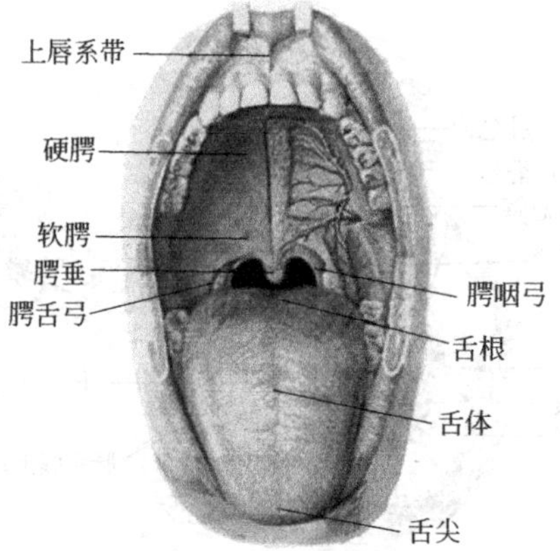

图 8-5　口腔及咽峡

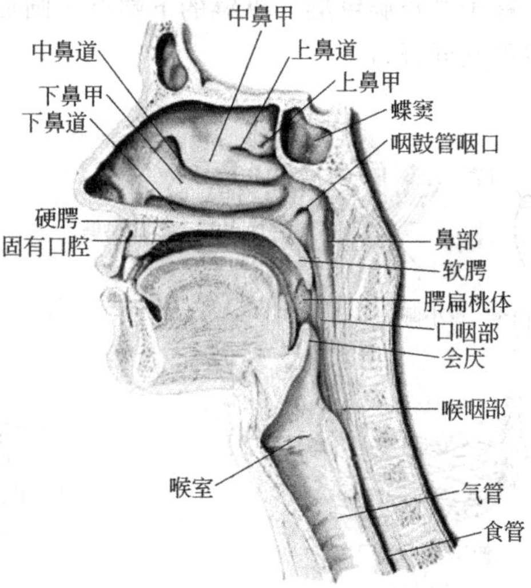

图 8-6　咽的切面

舌位于口腔底，是由横纹肌构成的肌性器官，表面被覆黏膜，具有搅拌食物、协助吞咽、感受味觉和辅助发音等功能。舌黏膜上有许多小突起，称舌乳头。其中形体较大的轮廓乳头和呈钝圆蘑菇形的菌状乳头等的黏膜上皮中含有味蕾，为味觉感受器。

(2) 咽　咽为口腔后部由肌肉和黏膜构成的前后略扁的漏斗状肌性管道，上以盲端起自颅底，下续于食管，两侧是颈部的血管和神经（图 8-6）。咽是消化道和呼吸道的共用通道（亦称“咽头”），分三部分，上段与鼻腔相对称“鼻咽”；中段与口腔相对称“口咽”；下段在喉的后部称“喉咽”。

(3) 食管　食管为肌性管道，上端与咽相续，下行于气管与脊柱之间，经胸廓上口入胸腔，穿膈的食管裂孔入腹腔，与胃的贲门相续。

由于食管本身的结构特点及邻近器官的影响，在食管的行程中有三个狭窄部：食管的第一处狭窄位于食管的起始处，距离中切牙约 15cm；食管的第二处狭窄位于食管与左主支气管交点处，距离中切牙约 25cm；食管的第三处狭窄位于食管穿过膈的食管裂孔处，距离中切牙约 40cm。三个狭窄处是食管内异物容易滞留及食管癌的好发部位。因此，了解食管的三处狭窄及距离中切牙的距离对临床实施食管插管有重要的指导意义。

(4) 胃　胃是消化道膨大成囊状的部分，上连食管，下续十二指肠。其大小和形态因胃的充盈程度、体位以及体形等状况而不同。胃在完全空虚时略呈管状，高度充盈时可呈球囊形。

胃有两门、两弯。胃的上口与食管连接的部位叫做贲门，下口与十二指肠连接的部位称为幽门。左缘为凸缘，朝左下方，较长，称胃大弯；右缘为凹缘，朝右上方，较短，称胃小弯。胃的四部分别是：贲门部，为贲门周围的部分，没有明确的界线；胃底，指贲门平面以上，向左上方凸向膈穹隆的部分；幽门部，或称胃窦，自胃小弯侧的角切迹向右至幽门；胃体，为胃底和幽门部之间的部分，占胃的大部分（图 8-7）。

(5) 小肠　小肠位于腹中，上口接幽门与胃相通，下口通过盲口与大肠相连，是食物消化吸收的主要场所，盘曲于腹腔内，在成人全长 5～7m，分为十二指肠、空肠和回肠三部分。

十二指肠位于腹腔的后上部，紧贴腹后壁，呈 C 形包绕胰头（图 8-8），是小肠中长度最短的部分，全长 20～25cm，依形态分为上部、降部、水平部和升部四部分。其中它的上部连接胃幽门，是溃疡的好发部位。降部的后内侧壁内有胆总管下行，使其黏膜呈略凸向肠腔的纵形隆起，称十二指肠纵襞。纵襞的下端有一圆形隆起，称十二指肠大乳头，乳头的顶端有胆总管和胰管的共同开口。

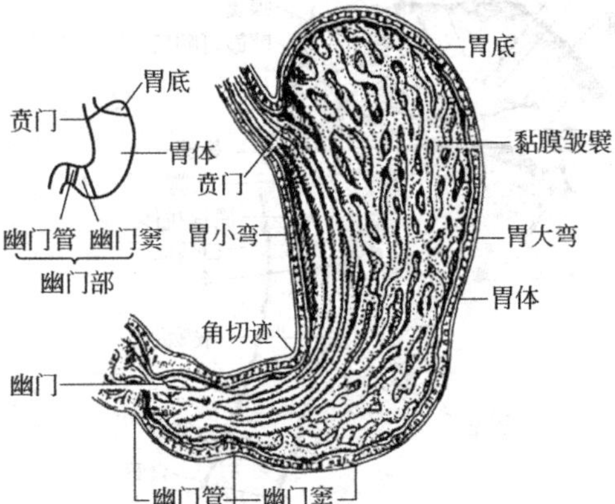

图 8-7　胃的形态及分部

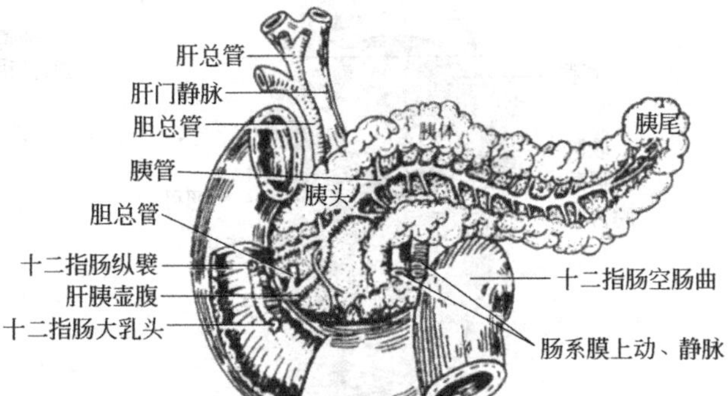

图 8-8　十二指肠与胰

空肠和回肠均由肠系膜连于腹后壁，活动性较大。空肠占近侧 2/5，回肠占远侧 3/5，二者间没有明确的分界。空肠的管径较粗，管壁较厚，黏膜皱襞高而密，血供丰富；回肠的管径较细，管壁较薄，黏膜皱襞稀疏，血管较少。

(6) 大肠　大肠是人体消化系统的重要组成部分，为消化道的末段，成人全长约 1.5m，分盲肠、阑尾、结肠、直肠和肛管等部分。

① 盲肠　为大肠起始的膨大盲端，长 6～8cm，位于右髂窝内，向上通升结肠，向左连回

肠。回、盲肠的连通口称为回盲口。口处的黏膜折成上、下两个半月形的皱襞，称为回盲瓣，此瓣具有括约肌的作用，既可控制小肠内容物进入盲肠的速度，使之充分消化吸收，又可防止大肠内容物返流入小肠。在回盲瓣的下方约 2cm 处，有阑尾的开口。

② 阑尾 形如蚯蚓，又称蚓突。上端连通盲肠的后内壁，下端游离，一般长 2～20cm，直径约 0.5cm。阑尾全长都附有阑尾系膜，其活动性较大。

③ 结肠 位于盲肠和直肠之间，排列呈方框状包围于空、回肠周围，分为升结肠、横结肠、降结肠和乙状结肠四部分。

a. 升结肠 长约 15cm，是盲肠向上延续部分，自右髂窝沿腹后壁的右侧上升，至肝下方向左弯形成结肠右曲，移行于横结肠。升结肠后面借结缔组织附贴于腹后壁，故活动性较小。

b. 横结肠 长约 50cm，起自结肠右曲，向左横行至脾处再向下弯成结肠左曲，移行于降结肠。横结肠全部被腹膜包被，并借横结肠系膜连于腹后壁，其中部下垂，活动性较大。

c. 降结肠 长约 20cm，从结肠左曲开始，沿腹后壁的左侧下降，至左髂嵴处移行于乙状结肠。降结肠后面借结缔组织附贴于腹后壁，所以活动性也小。

d. 乙状结肠 长 40～45cm，平左髂嵴处接续降结肠，呈“乙”字形弯曲，至第 3 骶椎前面移行为直肠。空虚时，其前面常被小肠遮盖，当充盈扩张时，在左髂窝可触及。乙状结肠全部被腹膜包被，并借乙状结肠系膜连于左髂窝和小骨盆后壁，其活动性也大。

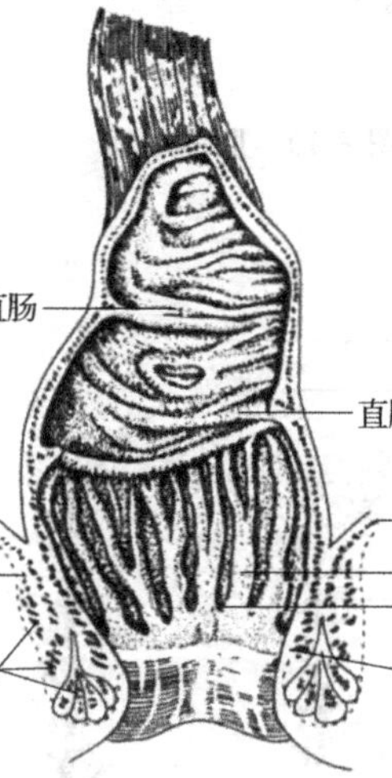

图 8-9 直肠与肛管

④ 直肠 直肠位于小骨盆腔后部、骶骨的前方（图 8-9）。上端与乙状结肠相接，向下穿过盆膈移行于肛管。直肠的下段管径明显扩张，黏膜形成突向管腔的三条半月形的横皱襞，称直肠横襞。此处环形肌增厚，有承托粪便的作用。

⑤ 肛管 肛管上接直肠，下止于肛门，长 3～4cm（图 8-9）。肛管内面有 6～10 条纵形的黏膜皱襞，称肛柱，在儿童尤为明显，其内毛细血管丰富，是栓剂药物吸收的结构基础。肛管周围有肛门括约肌包绕，以控制粪便的排泄。

二、消化腺

1. 肝

（1）肝的一般形态 肝是人体五脏之一，是人体最大腺体，红褐色，质软而脆，呈楔形，右端圆钝，左端扁薄，一般重 1200～1600g，约占成人体重的 1/50，男性的比女性的略重，成年人肝脏男性有 1400～1800g，女性有 1200～1400g。胎儿和新生儿的肝脏相对较大，可达体重的 1/20。正常肝脏外观呈红褐色，质软而脆。肝脏形态呈一不规则楔形，右侧钝厚而左侧偏窄，其左右径约 25.8cm，前后径约 15.2cm，上下径约 6cm。肝在身体里面扮演着去氧化、贮存肝糖、合成分泌性蛋白质等作用，同时肝脏也制造消化系统中的胆汁。

肝大部分位于右季肋区和腹上区，小部分位于左季肋区，大部被肋弓所遮盖。肝被韧带分为左右两叶，右叶大而厚，左叶小而薄。另有膈面（上面）和脏面（下面）两面。膈面隆凸，与膈肌毗邻（图 8-10）；脏面凹凸不平，中间的横沟称肝门，有肝管、肝固有动脉、肝门静脉、淋巴管和神经出入（图 8-11）。肝门的右前方有胆囊窝，容纳胆囊。胆囊为呈梨形的囊状器官，分为胆囊底、胆囊体、胆囊颈、胆囊管四个部分，胆囊管与肝总管合成胆总管。

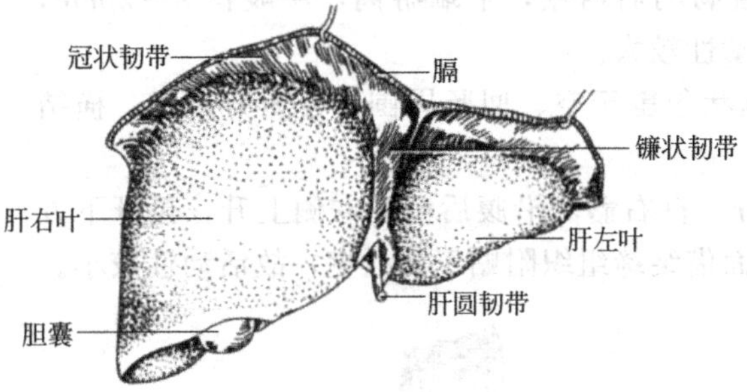

图 8-10　肝的膈面

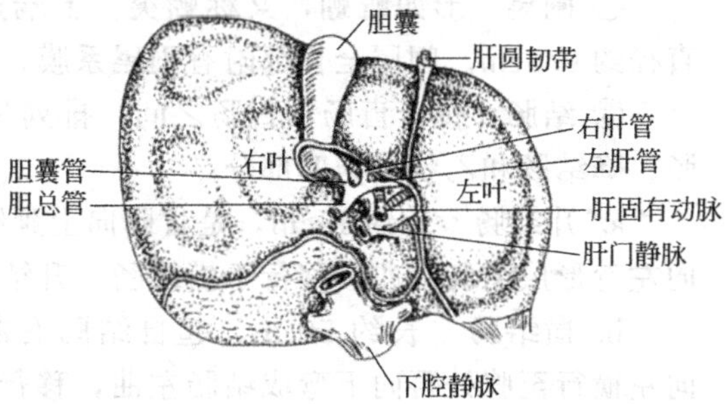

图 8-11　肝的脏面

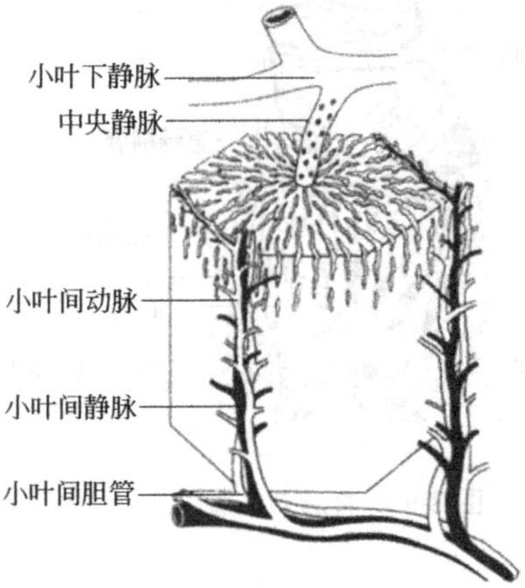

图 8-12　肝小叶立体模式图

（2）肝的组织学构造　肝的表面大部分有浆膜覆盖，通常称为被膜，被膜的结缔组织在肝门处随肝门静脉、肝固有动脉和肝管的分支伸入肝内，将肝实质分隔成几十万个结构基本相同的肝小叶（图 8-12）。肝小叶是肝的基本结构和功能单位，呈多面棱柱体，高约 2mm，宽约 1mm。每个肝小叶的中央贯穿一条小静脉称为中央静脉。肝细胞以中央静脉为中心，向四周呈放射状排列成板状结构，称肝板。相邻肝板吻合连接成网状。在肝的组织切片上，肝板呈索状，又称肝细胞索。肝板之间是肝血窦，腔大而不规则，窦壁上附着肝巨噬细胞，能吞噬异物。血液从肝小叶的周边经肝血窦流向中央，汇入中央静脉。肝板内，相邻肝细胞的细胞膜局部凹陷形成微细管道，称胆小管。它们相互连通成网，从肝小叶中央向周边部走行。

相邻的几个肝小叶之间的区域，结缔组织较多，其中含有 3 种伴行的管道，即小叶间静脉、小叶间动脉和小叶间胆管，这个区域称为肝门管区。小叶间静脉是肝门静脉的分支，小叶间动脉是肝固有动脉的分支，小叶间胆管则由胆小管汇合而成。

（3）肝的血液循环　肝脏的血液循环十分丰富，它是由肝门静脉和肝动脉双重供血：流入肝脏血液的 3/4 来自肝门静脉（由胃、肠、脾、胰等脏器静脉汇集而成），肝门静脉入肝后，反复分支，发出很多的微静脉，在肝门管区形成小叶间静脉，进而经肝小叶周边将血液输入肝血窦。肝门静脉的主要功能是将胃肠吸收的营养物质输送入肝供肝细胞代谢和转化。另外的 1/4 来自肝动脉，它主要供给肝脏所需的氧气，其至肝门管区形成小叶间动脉，最后亦连接至肝血窦，将含氧量高的动脉血液导入肝血窦，营养肝细胞。所以，肝血窦是由肝门静脉和肝动脉血汇合而成的。肝血窦毛细血管壁不完整，内皮细胞之间有较大间隙，故通透性较大，血浆中大分子物质如蛋白质等均可通过，这对肝细胞功能的发挥十分有利。肝血窦起自肝小叶的周边部，有肝门静脉和肝动脉的末梢分支流注其中，汇集到肝小叶的中心，返入中央静脉，最后汇合成肝静脉。肝静脉为肝血流出口，肝血出肝后注入下腔静脉。

（4）输胆管道　输胆管道是将肝细胞产生的胆汁输送到十二指肠的管道，可分为肝内胆道和肝外胆道两部分。肝内胆道包括胆小管、小叶间胆管等。肝外胆道包括左、右肝管，肝总管，胆囊与胆总管。左肝管与右肝管由小叶间胆管逐渐汇合而成，出肝门后两管汇合成肝总管。肝总管在肝十二指肠韧带内下降，并在韧带内与胆囊管以锐角汇合成胆总管。胆总管长4～8cm，在肝十二指肠韧带内下行，经十二指肠上部的后方，下行至十二指肠降部与胰头之间，最后斜穿十二指肠降部中份的后内侧壁与胰管汇合，形成略为膨大的肝胰壶腹，开口于十二指肠大乳头。在肝胰壶腹周围有增厚的环形平滑肌包绕，称肝胰壶腹括约肌。此括约肌的收缩与舒张，可控制胆汁与胰液的排出。

2. 胰

胰是人体的第二大消化腺，呈三棱柱状，在胃的后方，横行于腹后壁，胰腺质地柔软，呈灰红或淡红色，可分为头、体、尾三部：胰头位于十二指肠弯内，胰体占据胰中间的大部，胰尾延伸到脾。胰腺的实质包括外分泌部和内分泌部。外分泌部由腺泡和胰管组成，腺泡分泌胰液，胰管是胰液排出的通道。胰腺管的末端穿入十二指肠壁，会合胆总管，开口于十二指肠乳头。内分泌腺是由散在于外分泌腺之间大小不同的细胞团——胰岛所组成。胰岛分泌胰岛素等激素，直接进入血液和淋巴，主要参与调节糖代谢。胰岛素分泌不足，可引起糖尿病。

第三节 各段消化管的消化

人的消化器官由长8～10m的消化管及与其相连的许多大、小消化腺组成。消化器官的主要生理功能是对食物进行消化和吸收，从而为机体新陈代谢提供了必不可少的物质和能量来源。

一、口腔内消化

消化过程从口腔开始。食物在口腔内停留的时间很短，一般是15～20s。口腔内消化以机械性消化为主，通过咀嚼将食物磨碎，唾液浸润以利于吞咽，唾液中的消化酶可对食物中的成分进行初步的化学性消化。

1. 唾液分泌

（1）唾液的性质和成分　唾液为无色无味近于中性（pH 6.6～7.1）的低渗液体。唾液中水分约占99%，有机物主要为黏蛋白、球蛋白、氨基酸、尿素、尿酸、唾液淀粉酶和溶菌酶等。唾液中的无机物有钠、钾、钙、硫氰酸盐、氯、氨等。此外，唾液中还有一定量的气体，如氧、氮和二氧化碳。

唾液中的黏蛋白几乎全由黏液细胞所分泌，它使唾液具有黏稠性质。浆细胞分泌稀薄的唾液，几乎不含黏蛋白，但浆液腺所分泌的唾液淀粉酶是黏液腺所分泌的4倍。

唾液的渗透压随分泌率的变化而有所不同。在分泌率很低的情况下，其渗透压也低，约为50mOsm/kgH_2O；而在最大分泌率时，渗透压可接近血浆，唾液中钠和氯的浓度升高，钾的浓度降低；分泌率低时则出现相反的现象。目前认为，唾液中电解质成分随分泌率变化的原因是分泌液在流经导管时，导管上皮细胞对电解质的吸收不相同而造成的，而分泌液从腺泡细胞中排出时是等渗的，电解质的组成与血浆是相似的。

（2）唾液的作用　唾液可以湿润与溶解食物，以引起味觉并易于吞咽；唾液还可清洁和保护口腔，可清除口腔中的残余食物，当有害物质进入口腔时，它可冲淡、中和这些物质，并将它们从口腔黏膜上洗掉，唾液中的溶菌酶和免疫球蛋白能杀灭细菌和病毒；唾液中含唾液淀粉酶，可把食物中的淀粉分解为麦芽糖；唾液具有排泄功能，进入体内的铅、汞等可部分随唾液排出。有些生物活性物质如类固醇激素可从唾液排出，因此收集唾液检测某些生物活性物质操作方便、检测敏感，可代替血液检测。

(3) 唾液分泌的调节　唾液分泌的调节完全是神经反射性的，包括非条件反射和条件反射。引起非条件反射性唾液分泌的正常刺激是食物对口腔机械的、化学的和温度的刺激。在这些刺激的影响下，口腔黏膜和舌的神经末梢（感受器）发生兴奋，冲动沿传入神经纤维（在舌神经、鼓索神经支、舌咽神经和迷走神经中）到达中枢，再由传出神经到唾液腺，引起唾液分泌的初级中枢在延髓，其高级中枢分布于下丘脑和大脑皮层等处。支配唾液腺的传出神经以副交感神经为主，节后纤维末梢释放的递质为乙酰胆碱，作用于胆碱受体（M 受体），促使唾液腺分泌大量稀薄的唾液，使用 M 受体阻断剂阿托品，唾液分泌可被明显抑制，产生口渴感觉。交感神经纤维也支配唾液腺，其节后纤维释放去甲肾上腺素，作用于腺细胞膜β肾上腺素受体（β 受体），使唾液腺分泌黏稠的唾液。因此，用对抗乙酰胆碱的药物如阿托品，能抑制唾液分泌，而用乙酰胆碱或其类似药物时，可引起大量的唾液分泌。副交感神经兴奋时，还可使唾液腺的血管舒张，进一步促进唾液的分泌（图 8-13）。

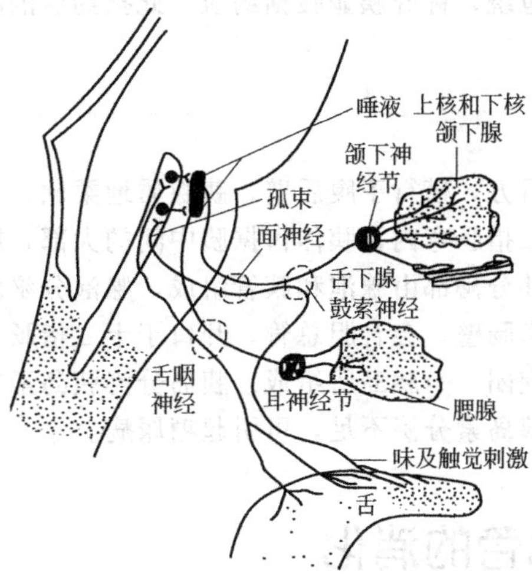

图 8-13　唾液腺的神经支配

人在进食时，食物的形状、颜色、气味，以及进食的环境，都能形成条件反射，引起唾液分泌。“望梅止渴”就是日常生活中条件反射性唾液分泌的一个例子。成年人的唾液分泌，通常都包括条件反射和非条件反射两种成分在内。

2. 咀嚼

口腔通过咀嚼运动对食物进行机械性加工。咀嚼是通过咀嚼肌群协调而有序收缩完成的复杂反射动作，受大脑意识控制。咀嚼肌包括咬肌、翼内肌、翼外肌和颞肌等，它们的收缩可使下颌向上、向下、向左右及向前方运动，这时，上牙列与下牙列相互接触，可以产生很大的压力以磨碎食物。咀嚼肌是骨骼肌，可做随意运动，但在正常情况下，它的运动还受口腔感受器和咀嚼肌内的本体感受器传来的冲动的制约。在咀嚼运动中，颊肌和舌肌的收缩具有重要作用，它们的收缩可将食物置于上下牙列之间，以便于咀嚼。咀嚼还使食物与唾液充分混合，以形成食团，便于吞咽。

吸吮也是一个反射动作，吸吮时，口腔壁肌肉和舌肌收缩，使口腔内空气稀薄，压力降低到比大气压力低 0.98～1.47kPa。凭着口腔内的这个低压条件，液体便可进入口腔。

应当指出，口腔内消化过程不仅完成口腔内食物的机械性和化学性加工，它还能反射性地引起胃、胰、肝、胆囊等的活动，以及引起胰岛素的分泌等等变化，为以后的消化过程及紧随消化过程的代谢过程，准备有利条件。

3. 吞咽

吞咽是指食物由口腔经咽、食管进入胃的过程，是一种复杂的反射性动作。

根据食团在吞咽时所经过的部位，可将吞咽动作分为下列三个时期：

第一时期为由口腔到咽。这是在来自大脑皮层的冲动的影响下随意开始的。开始时舌尖上举及硬腭，然后主要由下颌舌骨肌的收缩，把食团推向软腭后方而至咽部。舌的运动对于这一期的吞咽动作是非常重要的。

第二时期为由咽到食管上端。这是通过一系列急速的反射动作而实现的。由于食团刺激了软腭部的感受器，引起一系列肌肉的反射性收缩，结果使软腭上升，咽后壁向前突出，封闭了鼻咽通路；声带内收，喉头升高并紧贴会厌，封闭了咽与气管的通路；呼吸暂时停止；由于喉头前移，食管上口张开，食团就从咽被挤入食管。这一期进行得极快，通常约需 0.1s。

第三时期为沿食管下行至胃。这是由食管肌肉的顺序收缩而实现的。食管肌肉的顺序收缩又称蠕动，它是一种向前推进的波形运动。在食团的下端为一舒张波，上端为一收缩波，这样，食团就很自然地被推送前进（图 8-14）。

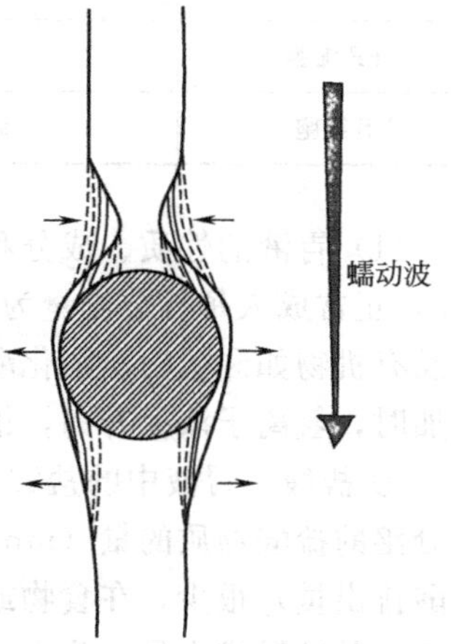

图 8-14 食管蠕动的模式图

在食管和胃之间，虽然在解剖结构上并不存在括约肌，但用测压法可观察到，在食管与胃贲门连接处以上，有一段长 4～6cm 的高压区，其内压力一般比胃高 0.67～1.33 kPa，因此是正常情况下阻止胃内容物逆流入食管的屏障，起到了类似生理性括约肌作用，通常将这一食管称为食管-胃括约肌。当食物经过食管时，刺激食管壁上的机械感受器，可反射性地引起食管-胃括约肌舒张，食物便能进入胃内。食物入胃后引起的胃泌素释放，则可加强该括约肌的收缩，这对于防止胃内容物逆流入食管可能具有一定作用。

总之，吞咽是一种典型的、复杂的反射动作。不同类型的食物从吞咽开始至到达贲门所需的时间不尽相同，还和人体的体位有关。液体食物需 3～4s，糊状食物约 5s，固体食物较慢，需 6～8s，一般不超过 15s。

二、胃内消化

胃是消化道中最膨大的部分。成人的容量一般为 1～3L，具有暂时贮存食物的功能。食物在胃内受到胃液的化学性消化和胃壁肌肉的机械性消化作用。

1. 胃的分泌与调节

胃黏膜是一个复杂的分泌器官，含有三种管状的外分泌腺和多种内分泌细胞，见表 8-2。

外分泌腺包括：①贲门腺，分布在胃与食管连接处的宽 1～4cm 的环状区内，主要由黏液细胞构成，分泌碱性黏液；②泌酸腺，分布在占全胃黏膜约 2/3 的胃底和胃体部，由壁细胞、主细胞和黏液颈细胞组成，壁细胞分泌盐酸和内因子，主细胞分泌胃蛋白酶原，黏液颈细胞分泌黏液；③幽门腺，分布在幽门部，主要分泌碱性黏液。

胃液是这三种腺体和胃黏膜上皮细胞的分泌物的混合液。胃黏膜内分散有多种内分泌细胞，其中 G 细胞分泌促胃液素，D 细胞分泌生长抑素，肠嗜铬样细胞分泌组胺。

表 8-2 主要胃肠内分泌细胞的名称、分布和分泌产物

细胞名称	分泌产物	分布部位
A 细胞	胰高血糖素	胰岛
B 细胞	胰岛素	胰岛
D 细胞	生长抑素	胰岛、胃、小肠、结肠
G 细胞	胃泌素	胃窦、十二指肠
I 细胞	胆囊收缩素	小肠上部

续表

细胞名称	分泌产物	分布部位
K 细胞	抑胃肽	小肠上部
Mo 细胞	胃动素	小肠
N 细胞	神经降压素	回肠
PP 细胞	胰多肽	胰岛、胰腺外分泌部分、胃、小肠、大肠
S 细胞	促胰液素	小肠上部

(1) 胃液的性质、成分和作用　纯净的胃液是一种无色透明呈酸性的液体，pH 为 0.9～1.5，正常成人每日分泌量为1.5～2.5L，胃液的成分包括无机物如盐酸、钠和钾的氯化物等，以及有机物如黏蛋白、消化酶等。与唾液相似，胃液的成分也随分泌的速率而变化，当分泌率增加时，氢离子浓度升高，钠离子浓度下降，但氯和钾的浓度几乎保持恒定。

① 盐酸　胃液中的盐酸又称为胃酸，由泌酸腺中的壁细胞分泌，其含量通常以单位时间内分泌的盐酸物质的量（mmol）表示，称为盐酸排出量。正常成人空腹时盐酸排出量（基础胃酸排出量）很少，在食物或某些药物刺激下，盐酸排出量可大大增加。正常人空腹时盐酸排出量（基础酸排出量）为 0～5mmol/h。在食物或药物（胃泌素或组胺）的刺激下，盐酸排出量可进一步增加。正常人的盐酸最大排出量可达 20～25mmol/h。男性的酸分泌多于女性；盐酸的排出量反映胃的分泌能力，它主要取决于壁细胞的数量，但也与壁细胞的功能状态有关。胃液中 H^+ 的最大浓度可达 150mmol/L，比血液中 H^+ 的浓度高 300 万～400 万倍，因此，壁细胞分泌 H^+ 是逆着巨大的浓度梯度进行的，需要消耗大量的能量，能量来源于氧代谢。

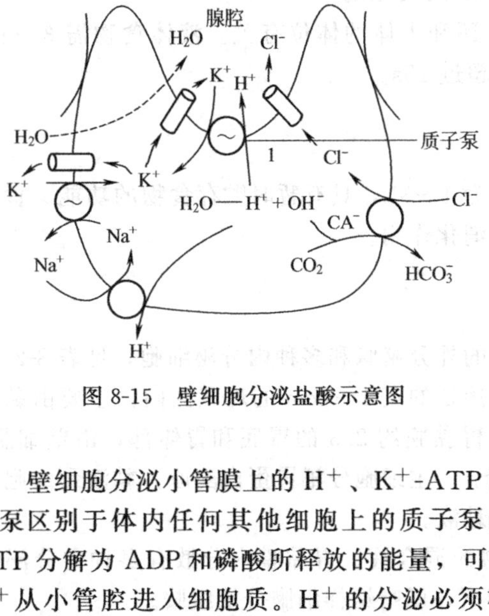

图 8-15　壁细胞分泌盐酸示意图

a. 盐酸分泌的细胞机制　盐酸所需的 H^+ 来自壁细胞质内的水。水解离产生 H^+ 和 OH^-，凭借存在于壁细胞上分泌小管膜上的 H^+、K^+-ATP 酶的作用，H^+被主动地转运入小管腔内，这是一个主动耗能过程，是通过壁细胞顶端膜上的质子泵来完成（图 8-15）。

壁细胞分泌小管膜上的 H^+、K^+-ATP 酶又称质子泵或称酸泵。H^+- K^+交换是壁细胞质子泵区别于体内任何其他细胞上的质子泵的显著特征。H^+、K^+-ATP 酶每催化一分子的 ATP 分解为 ADP 和磷酸所释放的能量，可驱动一个 H^+ 从壁细胞质进入分泌小管腔和一个 K^+ 从小管腔进入细胞质。H^+ 的分泌必须在分泌小管内存在足够浓度的 K^+ 的条件下才能进行。

壁细胞内含有丰富的碳酸酐酶，在它的催化下，由细胞代谢产生的 CO_2 和由血浆中摄取的 CO_2 可迅速地水合而形成 H_2CO_3，H_2CO_3 随即又解离为 H^+ 和 HCO_3^- 这样，在 H^+ 分泌后，留在细胞内的 OH^- 便和由 H_2CO_3 解离的 H^+ 结合而被中和，壁细胞内将不至于因为 OH^- 的蓄积而使 pH 升高。由 H_2CO_3 产生的 HCO_3^- 则在壁细胞的底侧膜，与 Cl^- 交换而进入血液。因此，餐后与大量胃酸分泌的同时，血和尿的 pH 往往升高而出现“餐后碱潮”。与 HCO_3^- 交换而进入壁细胞内的 Cl^- 则通过分泌小管膜上特异性的 Cl^- 通道进入小管腔，与 H^+ 形成 HCl。一些抑制胃酸分泌治疗溃疡的药物，如奥美拉唑就是通过作用于质子泵发挥药理作用的。

知识链接

抑制胃酸分泌药

目前用于抑制胃酸分泌的药物大概有两类：

一类为组胺受体（H_2受体）阻断药，是通过阻断壁细胞上的H_2受体，抑制基础胃酸分泌和夜间胃酸分泌，对促胃液素及M受体激动药引起的胃酸分泌也有抑制作用。常用的H_2受体阻断药抑制胃酸分泌作用较强而持久，治疗溃疡病的疗程短，溃疡愈合率较高，不良反应较少。常见的有西咪替丁（甲氰咪胍）、雷尼替丁等。

另一类是H^+-K^+-ATP酶抑制药（质子泵抑制药）。当壁细胞受到刺激后，H^+-K^+-ATP酶由胞质移至壁细胞的分泌小管膜上并被激活，在有H^+以及Mg^{2+}和ATP存在时，H^+-K^+-ATP酶被磷酸化，将H^+转移至胞外，又与胞外K^+结合，将K^+转运至胞内。H^+-K^+-ATP酶抑制药与H^+-K^+-ATP酶结合，使酶失去活性，抑制H^+的分泌。其抑酸作用强而持久，一次用药后大部分胃酸分泌被抑制24h以上。最常见的是奥美拉唑（洛赛克）。

b. 盐酸的主要生理作用　胃内的盐酸有许多作用，它可杀死随食物进入胃内的细菌，因而对维持胃和小肠内的无菌状态具有重要意义；盐酸还能激活胃蛋白酶原，使之转变为有活性的胃蛋白酶，盐酸并为胃蛋白酶作用提供了必要的酸性环境；盐酸进入十二指肠后，可以引起促胰液素的释放，从而促进胰液、胆汁和小肠液的分泌；盐酸所造成的酸性环境，还有助于小肠对铁和钙的吸收。

胃酸分泌过少时，细菌易在胃内生长，产生腹胀、腹泻等消化不良症状。但若盐酸分泌过多，同样也会对人体产生不利影响。一般认为，过高的胃酸对胃和十二指肠黏膜有侵蚀作用，是溃疡病发病的重要原因之一。

② 胃蛋白酶原　胃蛋白酶原是由主细胞合成的，并以不具有活性的酶原颗粒形式贮存在细胞内。分泌入胃腔内的胃蛋白酶原在胃酸的作用下，从分子中分离出一个小分子的多肽，转变为具有活性的胃蛋白酶。已激活的胃蛋白酶对胃蛋白酶原也有激活作用。

胃蛋白酶能水解食物中的蛋白质，它主要作用于蛋白质及多肽分子中含苯丙氨酸或酪氨酸的肽键上，其主要分解产物是脲和胨，产生多肽或氨基酸较少。胃蛋白酶只有在酸性较强的环境中才能发挥作用，胃蛋白酶作用的最适pH为2.0～3.5，随着pH的升高，酶活性逐步降低，当pH超过5.0时，将发生不可逆的变性。

口服抗酸药可中和胃酸，升高胃内pH，降低胃蛋白酶的活性，从而能缓解溃疡病的疼痛症状。胃蛋白酶与稀盐酸同服可辅助治疗胃酸和消化酶分泌不足引起的消化不良。

③ 黏液和碳酸氢盐　胃的黏液由胃黏膜表面的上皮细胞、泌酸腺的黏液颈细胞、贲门腺和幽门腺共同分泌，化学成分为糖蛋白，糖蛋白是由4个亚单位通过二硫键连接形成的。由于糖蛋白的结构特点，黏液具有较高的黏滞性和形成凝胶的特性。在正常人，黏液覆盖在胃黏膜的表面，形成一个厚约500μm的凝胶层，它具有润滑作用，可减少粗糙的食物对胃黏膜的机械性损伤。胃内HCO_3^-主要是由胃黏膜的非泌酸细胞分泌的，仅有少量的HCO_3^-是从组织间液渗入胃内的。基础状态下，胃内HCO_3^-分泌的速率仅为H^+分泌速率的5%。进食时其分泌速率的增加通常是与H^+分泌速率的变化平行的。由于H^+和HCO_3^-在分泌速率和浓度上的巨大差距，分泌的HCO_3^-对胃内pH显然不会有多大影响。

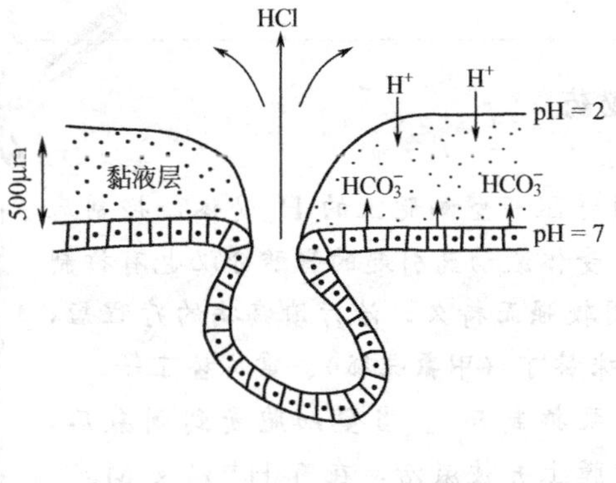

图 8-16　胃黏液层的 pH 梯度

黏液与胃黏膜表面上皮细胞分泌的 HCO_3^- 一起构成“黏液碳酸氢盐屏障”。黏液的黏稠度为水的 30～260 倍，H^+ 和 HCO_3^- 等离子在黏液层内的扩散速度明显减慢，因此，在胃腔内的 H^+ 向黏液凝胶深层弥散过程中，它不断地与从黏液层下面的上皮细胞分泌并向表面扩散的 HCO_3^- 遭遇，两种离子在黏液层内发生中和。用 pH 测量电极测得，在胃黏液层存在一个 pH 梯度（图 8-16），黏液层靠近胃腔面的一侧呈酸性，pH 为 7 左右。因此，由黏液和碳酸氢盐共同构筑的黏液-碳酸氢盐屏障。能有效地阻挡 H^+ 的逆向弥散，保护了胃黏液免受 H^+ 的侵蚀。胃黏液的润滑作用也可保护胃黏膜免受粗糙食物的机械损伤。

除黏液-碳酸氢盐屏障外，胃黏膜上皮细胞顶端膜与相邻细胞间的紧密连接构成了胃黏膜屏障，可防止胃腔内 H^+ 向黏膜内扩散，对胃黏膜也起保护作用。胃黏膜还能通过合成和释放某些前列腺素抑制胃酸和胃蛋白酶原的分泌，刺激黏液和 HCO_3^- 的分泌，使微血管扩张，增加黏膜的血流量，有助于胃黏膜的修复和维持其完整性。

许多因素如酒精、胆盐、阿司匹林类药物以及幽门螺杆菌感染等，均可破坏或削弱胃黏膜的屏障作用，造成胃黏膜的损伤，引起胃炎或溃疡。临床应用增强胃黏膜屏障和黏液，碳酸氢盐屏障的药物可发挥抗溃疡作用。

④ 内因子　内因子是胃黏膜壁细胞分泌的一种糖蛋白，分子量在 50000～60000 之间，其作用是保护维生素 B_{12} 免受小肠内蛋白水解酶的破坏，促进维生素 B_{12} 的吸收。内因子通过其两个活性部位发挥作用：一个活性部位与维生素 B_{12} 结合成复合物以保护维生素 B_{12}。另一个活性部位与回肠黏膜上皮细胞的特异性受体结合，促进维生素 B_{12} 的吸收。如果内因子分泌不足，将引起维生素 B_{12} 吸收障碍，影响红细胞的成熟，可引起巨幼红细胞性贫血。

（2）胃液分泌的调节　胃液分泌受许多因素的影响，其中有的起兴奋性作用，有的则起抑制性作用。空腹时胃液分泌量很少，称为基础胃液分泌或消化间期胃液分泌；进食后，胃液大量分泌，称为消化期胃液分泌。进食是胃液分泌的自然刺激物，胃液分泌受神经和体液因素的影响。

① 促进胃液分泌的内源性物质

a. 乙酰胆碱　大部分支配胃的迷走神经和部分肠壁内在神经末梢释放的递质是乙酰胆碱（ACh），ACh 可直接作用于壁细胞上的 M 受体，刺激胃酸分泌，其作用可被 M 受体拮抗剂（如阿托品）所阻断。

b. 胃泌素　胃泌素又称为促胃液素，主要由胃窦黏膜内的 G 细胞分泌。十二指肠和空肠上段黏膜内也有少量 G 细胞。胃泌素释放后主要通过血液循环作用于壁细胞，刺激其分泌盐酸。

胃泌素以多种分子形式存在于体内，其主要的分子形式有两种：大胃泌素（G-34）和小胃泌素（G-17）。胃窦黏膜内的胃泌素主要是 G-17，十二指肠黏膜中有 G-17 和 G-34 约各占一半。从生物效应来看，G-17 刺激胃分泌的作用要比 G-34 强 5～6 倍，但 G-34 在体内被清除的速度很慢，它半衰期约为 50min，而 G-17 通常只有 6min。

人的小胃泌素的氨基酸，其 *C* 端正的 4 个氨基酸是胃泌素的最小活性片段，因此，用人工合成的四肽或五肽胃泌素是具有天然胃泌全部作用的人工制品。

c. 组胺 组胺由胃泌酸区黏膜中的肠嗜铬样细胞分泌，作用于壁细胞上的 H_2受体，具有很强的刺激胃酸分泌的作用。

以上三种内源性分泌物，一方面可通过各自壁细胞上的特异性受体，独立地发挥刺激胃酸分泌的作用；另一方面，三者又相互影响（图 8-17），表现为当以上三个因素中的两个因素同时作用时，胃酸的分泌反应往往比这两个因素单独作用的总和要大，这种现象在生理学上称为加强作用。组胺被认为是胃酸分泌最重要调控因素，H_2受体阻断药西咪替丁既能阻断壁细胞对组胺的反应而抑制胃酸分泌，同时又能降低壁细胞对胃泌素和 ACh 的敏感性，临床用于消化性溃疡的治疗。

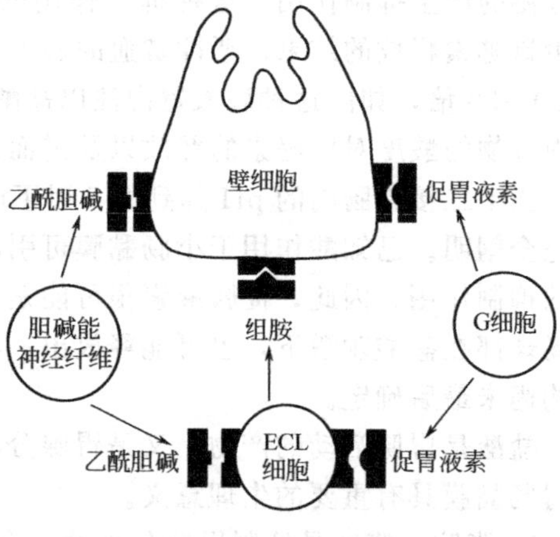

图 8-17 三种刺激胃酸分泌的内源性物质的作用

② 消化期胃液分泌 进食后胃液分泌的机制，一般按接受食物刺激的部位，分成三个时期来分析，即头期、胃期和肠期。但必须注意，三个时期的划分是人为的，只是为了便于叙述，实际上，这三个时期几乎是同时开始的、相互重叠的。

a. 头期胃液分泌 指食物刺激头面部的感受器（眼、鼻、耳、口腔、咽、食管等）所引起的胃液分泌。引起头期胃液分泌的机制包括条件反射和非条件反射。反射的传出神经是迷走神经，迷走神经可直接作用于壁细胞引起胃液分泌，也可通过作用于 G 细胞引起促胃液素释放，从而间接作用于壁细胞而引起胃液分泌。

头期胃液分泌量占进食后总分泌量的 30%，酸度和胃蛋白酶原含量都很高，消化力强。分泌量的多少与食欲有很大关系，并受情绪影响。

b. 胃期胃液分泌 指食物入胃后，对胃的机械和化学刺激所引起的胃液分泌，包括神经调节和体液调节。其主要途径为：Ⅰ. 扩张刺激胃底、胃体部的感受器，通过迷走、迷走神经长反射和壁内神经丛的短反射，引起胃腺分泌；Ⅱ. 扩张刺激胃幽门部，通过壁内神经丛，作用于 G 细胞，引起胃泌素的释放；Ⅲ. 食物的化学成分直接作用于 G 细胞，引起胃泌素的释放。

刺激 G 细胞释放胃泌素的主要食物化学成分是蛋白质的消化产物，其中包括肽类和氨基酸。G 细胞为开放型胃肠内分泌细胞，顶端有绒毛样突起伸入胃腔，可以直接感受胃腔内化学物质的作用。用放射免疫方法测定血浆中胃泌素浓度，正常人空腹时为 30～120pg/mL，在进食蛋白质食物后，血浆胃泌素可升高到 50～200pg/mL，在食后 2～3h 逐渐恢复至进食前水平。糖类和脂肪类食物不是胃泌素释放的强刺激物。胃期胃液分泌量最多，占进食后总分泌量的 60%，酸度很高，但胃蛋白酶原的含量较头期少，消化力比头期弱。

c. 肠期胃液分泌 将食糜内的提取液、蛋白胨液由瘘管直接注入十二指肠内，也可引起胃液分泌的轻度增加。食糜对肠壁的扩张和化学刺激可使小肠黏膜释放一种或几种胃肠激素，从而影响胃液分泌，其中最主要的是十二指肠黏膜 G 细胞分泌的促胃液素。食糜还能使小肠黏膜释放肠泌酸素而刺激胃液分泌。

肠期胃液分泌的量不大，大约占进食后胃液分泌总量的 10%，酸度低，胃蛋白酶原少，这可能与食物在小肠内同时还产生许多对胃液起抑制性作用的调节有关。

③ 消化期抑制胃液分泌的因素 消化期胃液的分泌除受上述促进因素调节外，还受到以下抑制性因素的调节。

a. 盐酸 当胃窦的pH降到1.2～1.5或十二指肠内的pH降到2.5以下时，便可能对胃液分泌的产生抑制作用。这种抑制作用的机制可能是盐酸直接抑制了胃窦黏膜中的G细胞，减少胃泌素释放的结果。恶性贫血的病人胃酸分泌很低，他们血浆中胃泌素的浓度却比正常人高20～30倍，如向这种病人胃内注以盐酸，使胃内酸化，血浆胃泌素的浓度即下降，这说明胃内容物的酸度对胃泌素的释放以及进而影响胃液分泌具有重要作用。

当十二接指肠内的pH降到2.5以下时，对胃酸分泌也有抑制作用，但其作用机制目前尚未完全阐明。已知酸作用于小肠黏膜可引起促胰液素释放，后者对胃泌素引起的酸分泌具有明显的抑制作用，因此，促胰液素很可能是十二指肠酸化抑制胃分泌的一种抑制物。此外，十二指肠球部在盐酸刺激下，也可能释放出一种抑制胃分泌的肽类激素——球抑胃素，但球抑胃素结构尚未最后确定。

盐酸是胃腺活动的产物，又是胃腺分泌的一种负反馈调节物质，对防止胃酸过度分泌，保护胃肠黏膜具有重要的生理意义。

b. 脂肪 脂肪是抑制胃液分泌的一个重要因素。脂肪及其消化产物进入小肠后可刺激小肠黏膜释放缩胆囊素、抑胃肽、促胰液素等多种抑制胃液分泌的激素，统称为肠抑胃素。早在20世纪30年代，我国生理学家林可胜就发现，从小肠黏膜中可提取出一种物质，当由静脉注射后，可使胃液分泌的量、酸度和消化力减低，并抑制胃运动。这个物质被认为是脂肪在小肠内抑制胃分泌的体液因素，而可能是几种具有此种作用的激素的总称。小肠黏膜中存在的抑胃肽、神经降压素等多种激素，都具有类似肠抑素的特性。

c. 高渗溶液 十二指肠内高渗溶液可刺激渗透压感受器，通过肠-胃反射以及刺激小肠黏膜分泌肠抑胃素而抑制胃液分泌。

2. 胃的运动

胃既有贮存食物的功能，又具有泵的功能。胃底和胃体的前部（也称头区）运动较弱，其主要功能是贮存食物；胃体的远端和胃窦（也称尾区）则有较明显的运动，其主要功能是磨碎食物、使食物与胃液充分混合，以形成食糜，以及逐步地将食糜排至十二指肠。

(1) 胃的容受性舒张 当咀嚼和吞咽时，食物对口腔、食管等外感受器的刺激，可通过迷走神经反射性地引起胃底和胃体的舒张。胃壁肌肉的这种活动称为胃的容受性舒张。容受性舒张使胃腔容量由空腹时的50mL，增加到进食后的1.5L，它适应于大量食物的涌入，而胃内压力变化并不大，从而使胃更好地完成容受和贮存食物的功能，其生理意义是显然的。

胃的容受性舒张是通过迷走神经的传入和传出通路反射地实现的，切断人和动物的双侧迷走神经，容受性舒张即不再出现。在这个反射中，迷走神经的传出纤维是抑制性纤维，其末梢释放的递质既非乙酰胆碱，也非去甲肾上腺素，而可能是某种肽类物质。

(2) 胃的蠕动 食物进入胃后约5min，蠕动即开始。蠕动是从胃的中部开始，有节律地向幽门方向进行（图8-18）。胃蠕动波的频率约每分钟3次，并需1min左右到达幽门。蠕动波在初起时比较小，在向幽门传播过程中，波的深度和速度都逐步增加，当接近幽门时，明显加强，可将一部分食糜（1～2mL）排入十二指肠，因此有幽门泵之称。并不是每一个蠕动波都到达幽门，有些蠕动波到胃窦后即行消失。一旦收缩波超越胃内容物，并到达胃窦终末时，由于胃窦终末部的有力收缩，胃内容物部分将被反向地推回到近侧胃窦和胃体部。食糜的这种后退，非常有利于食物和消化液的混合，还可机械地磨碎块状固体食物。总之，蠕动主要的生理意义在于一方面使食物与胃液充分混合，以利于胃液发挥消化作用；另一方面，则可搅拌和粉碎食物，并推进胃内容物通过幽门通向十二指肠。

胃的蠕动是受胃平滑肌的基本电节律控制的。胃的基本电节律起源于胃大弯上部，沿纵行

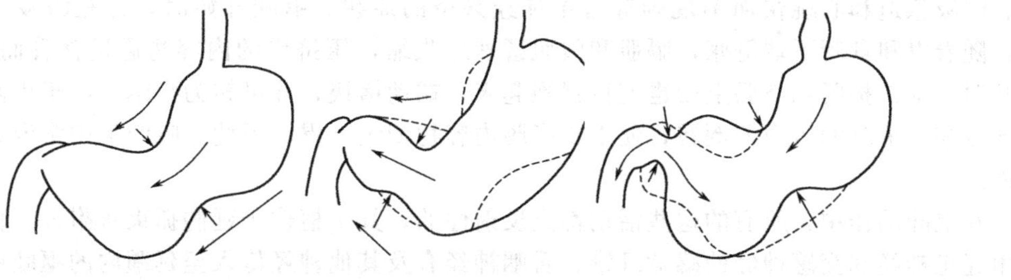

图 8-18 胃的蠕动

肌向幽门方向传播，每分钟约 3 次。胃肌的收缩通常出现在基本电节律波后 6～9s，动作电位后 1～2s。神经和体液因素可通过影响胃的基本电节律和动作电位而影响胃的蠕动；迷走神经冲动、胃泌素和胃动素（小肠黏膜中的一种胃肠激素）可使胃的基本电节律和动作电位出现的频率增加，使胃的收缩频率和强度增加；交感神经兴奋、促胰液素和抑胃肽则作用相反。

(3) 胃排空及其控制　食糜由胃排入十二指肠的过程称为胃排空。一般在食物入胃后 5min 即有部分食糜被排入十二指肠。不同食物的排空速度不同，这和食物的物理性状和化学组成都有关系。稀的、流体食物比稠的或固体食物排空快；切碎的、颗粒小的食物比大块的食物排空快；等渗液体比非等渗液体快。在三种主要营养物质中，糖类的排空时间较蛋白质要短，脂肪类食物排空最慢。混合食物由胃完全排空通常需要 4～6h。

胃的排空率受来自胃和来自十二指肠两方面因素的控制：胃排空的动力来源于胃的运动以及由此形成的胃和十二指肠之间的压力差，胃排空的速率受胃和十二指肠内容物的双重影响。

① 胃内促进因素

a. 胃内食物量对排空率的影响　胃的内容物作为扩张胃的机械刺激，通过壁内神经反射或迷走-迷走神经反射，引起胃运动的加强。一般，食物由胃排空的速率和留在胃内作物量的平方根成正比。

b. 胃泌素对胃排空的影响　扩张刺激以及食物的某些成分，主要是蛋白质消化产物，可引起胃窦黏膜释放胃泌素。胃泌素除了胃酸分泌外，对胃的运动也有中等程度的刺激作用，它提高幽门泵的活动，使幽门舒张，因而对胃排空有重要的促进作用。

② 十二指肠内抑制因素

a. 肠-胃反射对胃运动的抑制　在十二指肠壁上存在多种感受器，酸、脂肪、渗透压及机械扩张，都可刺激这些感受器，反射性地抑制胃运动，引起胃排空减慢。这个反射称为肠-胃反射，其传出冲动可通过迷走神经、壁内神经，甚至还可能通过交感神经等几条途径传到胃。肠-胃反射对酸的刺激特别敏感，当 pH 降到 3.5～4.0 时，反射即可引起，它抑制幽门泵的活动，从而阻止酸性食糜进入十二指肠。

b. 十二指肠产生的激素对胃排空的抑制　当过量的食糜，特别是酸或脂肪由胃进入十二指肠后，可引起黏膜释放几种不同的激素，抑制胃的运动，延缓胃的排空。促胰液素、抑胃肽等都具有这种作用，统称为肠抑胃素。

上述在十二指肠内具有抑制胃运动的各项因素是经常存在的，随着盐酸在肠内被中和，食物消化产物的被吸收，它们对胃的抑制性影响便渐渐消失，胃运动又逐渐增强，因而又推送另一部分食糜进入十二指肠。如此重复，使胃内容物的排空较好地适应十二指肠内消化与吸收速度。

(4) 呕吐　呕吐是将胃及十二指肠内容物经口腔强力驱出体外的一种反射性动作。机械和化学刺激作用于舌根、咽部、胃、大小肠、胆总管、腹膜及泌尿生殖器官等处的感受器，都可以引起呕吐。视觉和内耳庭的位置感觉发生改变时，也可引起呕吐。呕吐前常出现恶心、流涎、呼吸急迫和心跳快而不规则等自主神经兴奋的症状。呕吐开始时，先是深吸气，声门紧闭，随着胃和食管下端舒张，膈肌和腹肌猛烈地收缩，压挤胃的内容物通过食管而进入口腔。呕吐时，十二指肠和空肠上段也变得强烈起来，蠕动增快，并可转为痉挛。由于胃舒张而十二指肠收缩，平时的压力差倒转，使十二指肠内容物倒流入胃，因此，呕吐物中常混有胆汁和小肠液。

在呕吐动作中，所有的这些活动都是反射性的，其中枢位于延髓孤束核附近。传入冲动的是由迷走神经和交感神经的感觉纤维、舌咽神经有及其他神经传入至延髓内的呕吐中枢。由中枢发出的冲动则沿迷走神经、交感神经、膈神经和脊神经等传到胃、小肠、膈肌和腹壁肌等处。呕吐中枢的位置在延髓外侧网状结构的背外侧缘。颅内压增高（脑水肿、脑瘤等情况）可直接刺激呕吐中枢而引起呕吐。某些中枢性催吐药（如阿扑吗啡）能够刺激呕吐中枢附近的化学感受区，进而兴奋呕吐中枢，临床用于抢救食物中毒患者。呕吐反射中枢以及传入、传出神经纤维中含有多巴胺、5-羟色胺（5-HT）、组胺及胆碱能神经纤维，通过释放相应递质参与呕吐反应，应用相应的受体阻断剂可降低呕吐中枢的活动，临床作为止吐药，治疗和预防晕动病、颅脑损伤及化疗引起的恶心、呕吐。

呕吐是一种具有保持意义的防御反射，它可把胃内有害的物质排出。但长期剧烈的呕吐会影响进食和正常消化活动，并且使大量的消化液丢失，造成体内水、电解质和酸碱平衡的紊乱。

三、小肠内消化

食糜由胃进入十二指肠后，即开始了小肠内的消化。小肠内消化是整个消化过程中最重要的阶段。在小肠内，食糜受到胰液、胆汁和小肠液的化学性消化以及小肠运动的机械性消化，最终转变成可被吸收的小分子物质，未被消化的食物残渣从小肠推进到大肠。在这一部位许多营养物质被吸收入机体。食物在小肠内停留的时间，随食物的性质而有不同，一般为3～8h。

1. 胰液的生理功能及其分泌调节

胰液由胰腺腺泡细胞和小导管上皮细胞分泌，经胰腺导管排入十二指肠，是最重要的消化液。

（1）胰液的成分和作用　胰液是无色、无味的碱性液体，pH为7.8～8.4，成人每日分泌量为1～2L，渗透压与血浆相等。胰液中含有无机物和有机物。在无机成分中，碳酸氢盐的含量很高，它是由胰腺内的小的导管细胞分泌的。导管细胞内含有较高浓度的碳酸酐酶，在它的催化下，二氧化碳可水化而产生碳酸，后者经过解离而产生HCO_3^-，人胰液中的HCO_3^-的最高浓度为140mmol/L，其浓度随分泌速度的增加而增加。HCO_3^-的主要作用是中和进入十二指肠的胃酸，使肠黏膜免受强酸的侵蚀；同时也提供了小肠内多种消化酶活动的最适宜的pH环境（pH为7～8）。除HCO_3^-外，占第二位的主要负离子是Cl^-。Cl^-的浓度随HCO_3^-的浓度的变化而有变化，当HCO_3^-浓度升高时，Cl^-的浓度就下降。胰液中的正离子有Na^+、K^+、Ca^{2+}等，它们在胰液中的浓度与血浆中的浓度非常接近，不依赖于分泌的速度。胰液中的有机物主要是蛋白质，含量为0.1%～10%，随分泌的速度不同而有不同。胰液中的蛋白质主要由多种消化酶组成，它们是由腺泡细胞分泌的。

胰液中的消化酶主要有：

① 胰淀粉酶　胰淀粉酶是一种α-淀粉酶，它对生的或熟的淀粉的水解效率都很高，胰淀粉酶能将淀粉分解为糊精、麦芽糖及麦芽寡糖。胰淀粉酶作用的最适pH值为6.7～7.0。

② 胰脂肪酶　胰脂肪酶可将甘油三酯分解成甘油一酯、甘油和脂肪酸。胰脂肪酶作用的

最适 pH 值为 7.5～8.5。胰脂肪酶只有在胰腺分泌的辅脂酶的帮助下才能发挥作用。胰液中还有胆固醇酯酶和磷脂酶 A_2，能分别水解胆固醇和磷脂。

③ 胰蛋白酶原和糜蛋白酶原　腺泡细胞分泌的胰蛋白酶原和糜蛋白酶原是以无活性的酶原形式存在于胰液中，随胰液进入小肠后，小肠液中的肠激酶迅速激活胰蛋白酶原为有活性的胰蛋白酶，胰蛋白酶又可激活胰蛋白酶原和糜蛋白酶原为胰蛋白酶和糜蛋白酶。另外，胃酸及组织液也能使胰蛋白酶原激活。胰蛋白酶和糜蛋白酶都能分解蛋白质为䏡和胨，两者协同作用于蛋白质时，可将蛋白质分解为小分子的多肽和氨基酸。

正常情况下，胰液中的蛋白水解酶并不消化胰腺自身，这是因为它们以无活性酶原的形式被分泌。此外，胰腺细胞还可分泌少量的胰蛋白酶抑制物，后者能与胰蛋白酶和糜蛋白酶结合而使其失活，因而能阻止少量活化的胰蛋白酶对胰腺的自身消化。当胰腺受到损伤或导管阻塞时，大量的胰液汇集在胰组织中，超过了胰蛋白酶抑制物的作用量，胰蛋白酶原在胰组织中被激活，对胰组织自身进行消化，引起急性胰腺炎。

正常胰液中还含有羧基肽酶、核糖核酸酶、脱氧核糖核酸酶等水解酶。羧基肽酶可作用于多肽末端的肽键，释放出具有自由羧基的氨基酸，后两种酶则可使相应的核酸部分地水解为单核苷酸。

由于胰液中含有水解三大营养物质的消化酶，因而是所有消化液中最重要的一种。临床和实验均证明，当胰液分泌障碍时，即使其他消化腺的分泌都正常，也会明显影响蛋白质和脂肪的消化和吸收，但对糖的消化和吸收影响不大。脂肪吸收障碍可影响脂溶性维生素 A、维生素 D、维生素 E、维生素 K 的吸收。

(2) 胰液分泌的调节　在非消化期，胰液几乎是不分泌或很少分泌的。进食开始后，胰液分泌即开始。所以，食物是兴奋胰腺的自然因素。胰液的分泌受神经和体液因素的双重调节，以体液调节为主。

① 神经调节　食物的形状、气味及食物对口腔、食管、胃和小肠的刺激，都可通过神经反射引起胰液分泌。反射的传出神经主要是迷走神经。切断迷走神经或注射阿托品阻断迷走神经的作用，都可显著地减少胰液分泌。迷走神经可通过其末梢释放乙酰胆碱直接作用于胰腺，也可通过引起胃泌素的释放，间接地引起胰腺分泌。迷走神经主要作用于胰腺的腺泡细胞，对导管细胞的作用较弱，因此，迷走神经兴奋引起胰液分泌的特点是：水分和碳酸氢盐含量很少，而胰酶的含量却很丰富。

内脏大神经对胰液分泌的影响不明显。内脏大神经中的胆碱能纤维可增加胰液分泌，但其上腺素能纤维则因使胰腺血管收缩，对胰液分泌产生抑制作用。

② 体液调节　促胰液素和缩胆囊素是调节胰腺分泌的两种主要胃肠激素，二者共同作用于胰腺时有相互加强的作用。

a. 促胰液素　当酸性食糜进入小肠后，可刺激小肠黏膜释放促胰液素。小肠上段黏膜含促胰液素较多，距幽门越远，含量越小。促胰液素由小肠上段黏膜 S 细胞分泌，主要作用于胰腺小导管细胞，引起水和碳酸氢盐分泌，使胰液量增加，而胰酶含量不高。

b. 缩胆囊素　缩胆囊素由小肠黏膜的Ⅰ型细胞分泌，主要作用是促进腺泡细胞分泌胰酶以及促进胆囊平滑肌收缩。缩胆囊素还可作用于迷走神经传入纤维，通过迷走神经反射刺激胰酶分泌。促进胰液中各种酶的分泌是胆囊收缩素的一个重要作用，因而也称促胰酶素；它的另一重要作用是促进胆囊强烈收缩，排出胆汁。胆囊收缩素对胰腺组织还有营养作用，它促进胰组织蛋白质和核糖核酸的合成。

影响胰液分泌的体液因素还有胃窦分泌的胃泌素、小肠分泌的血管活性肠肽等，它们在作用分别与胆囊的收缩素和促胰液素相似。

促胰液素和胆囊收缩素之间具有协同作用，即一个激素可加强另一个激素的作用。此外，迷走神经对促胰液素的作用也有加强作用，例如阻断迷走神经后，促胰液素引起的胰液分泌量将大大减少。激素之间以及激素与神经之间的相互加强作用，对进餐时胰液的大量分泌具有重要意义。

2. 胆汁的生理功能及其分泌调节

胆汁是由肝细胞不断生成的，生成后经肝管流出，经胆总管至十二指肠，或由肝管转入胆囊而贮存于胆囊，当消化时再由胆囊排出至十二指肠。刚从肝细胞分泌出来的胆汁称肝胆汁，贮存于胆囊内的胆汁称胆囊胆汁。胆汁和胰液、肠液一起，对小肠内的食糜进行化学性消化。

(1) 胆汁的性质和成分　胆汁是一种味苦的有色液体，成年人每日分泌胆汁 800～1000mL。胆汁的生成量和蛋白质的摄入量有关，高蛋白食物可生成较多的胆汁。肝胆汁（由肝直接分泌的胆汁）呈金黄色或橘黄色，pH 为 7.4；胆囊胆汁（在胆囊中贮存过的胆汁）为深棕色或墨绿色，胆囊胆汁则因碳酸氢盐在胆囊中被吸收而呈弱酸性，pH 为 6.8。胆汁的成分很复杂，除水、钠、钾、钙、碳酸氢盐等无机成分外，还有胆盐、胆色素、胆固醇、卵磷脂和黏蛋白等有机成分，胆汁中无消化酶。胆盐是肝细胞分泌的胆汁酸与甘氨酸或牛磺酸结合形成的钠盐或钾盐，它是胆汁参与消化和吸收的主要成分。胆汁中的胆色素是血红蛋白的分解产物，包括胆红素的氧化物——胆绿质。胆色素的种类和浓度决定了胆汁的颜色，肝能合成胆固醇，其中约一半转化成胆汁酸。其余的一半则随胆汁进入胆囊或排入小肠。

在正常情况下，胆汁中的胆盐（或胆汁酸）、胆固醇和卵磷脂的适当比例是维持胆固醇成溶解状态的必要条件。当胆固醇分泌过多，或胆盐、卵磷脂合成减少时，胆固醇就容易沉积下来，这是形成胆石的一种原因。

(2) 胆汁的作用　胆汁中不含消化酶，但胆汁对脂肪的消化和吸收有重要作用。

a. 乳化脂肪　胆汁中的胆盐、胆固醇和卵磷脂等都可作为乳化剂，降低脂肪的表面张力，使脂肪乳化成微滴，增加胰脂肪酶的作用面积，促进脂肪的消化分解。

b. 促进脂肪吸收　胆盐因其分子结构的特点，当达到一定浓度后，可聚合而形成微胶粒。肠腔中脂肪的分解产物，如脂肪酸、甘油一酯等均可掺入到微胶中，形成水溶性复合物（混合微胶粒）。因此，胆盐便成了不溶于水的脂肪水解产物到达肠黏膜表面所必需的运载工具，对于脂肪消化产物的吸收具有重要意义。

c. 促进脂溶性维生素吸收　胆汁在促进脂肪分解产物吸收的同时，也促进脂溶性维生素A、维生素 D、维生素 E、维生素 K 的吸收。

d. 利胆作用　胆盐进入肠道后，大部分在回肠末端被吸收入血，由门静脉运送到肝，称为胆盐的肠肝循环。通过肠肝循环到达肝细胞的胆盐还可刺激肝细胞合成和分泌胆汁，此作用称为胆盐的利胆作用。

此外，胆汁在十二指肠中还可以中和一部分胃酸；胆盐在小肠内吸收后还是促进胆汁自身分泌的一个体液因素。

(3) 胆汁分泌和排出的调节　肝细胞是不断分泌胆汁的，但在非消化期间，肝胆汁都流入胆囊内贮存。胆囊可以吸收胆汁中的水分和无机盐，使肝胆汁浓缩 4～10 倍，从而增加了贮存的效能。在消化期，胆汁可直接由肝以及由胆囊中大量排出至十二指肠。因此，食物是消化道内引起胆汁分泌和排出的自然刺激物。高蛋白食物（蛋黄、肉、肝）引起胆汁流出最多，高脂肪或混合食物的作用次之，而糖类食物的作用最小。在胆汁排出过程中，胆囊和 Oddi 括约肌的活动通常表现出协调的关系，即胆囊收缩时，Oddi 括约肌舒张；相反，胆囊舒张时，Oddi 括约肌则收缩。

知识链接

Oddi 括约肌

胆总管末端和胰管末端的环形平滑肌与胆胰壶腹周围的环形平滑肌一起合称为 Oddi 括约肌，又称胆胰壶腹括约肌，具有控制胆汁和胰液排放的作用。进食时，Oddi 括约肌松弛，胆汁和胰液流入十二指肠；不进食时 Oddi 括约肌收缩，关闭其围绕的管道。

a. 神经因素的作用　神经对胆汁分泌和胆囊收缩的作用均较弱。进食动作或食物对胃、小肠的刺激可通过神经反射引起肝胆汁分泌的少量增加，胆囊收缩也轻度加强。反射的传出途径是迷走神经，切断两侧迷走神经，或应用胆碱能受体阻断剂，均可阻断这种反应。

迷走神经除了直接作用于肝细胞和胆囊外，它还可通过引起胃泌素释放而间接引起肝胆汁的分泌和胆囊收缩。

b. 体液因素的作用　胃泌素、促胰液素、缩胆囊素和胆盐都有一定程度的促进胆汁分泌和排出的作用。

Ⅰ. 胃泌素　胃泌素对肝胆的分泌及胆囊平滑肌的收缩均有一定的刺激作用，它可通过血液循环作用于肝细胞和胆囊；也可先引起胃酸分泌，后者再作用于十二指肠黏膜，引起促胰液素释放而促进肝胆汁分泌。

Ⅱ. 促胰液素　促胰液素主要的作用是刺激胰液分泌，但它还有一定的刺激肝胆汁分泌的作用。促胰液素主要作用于胆管系统而非作用于肝细胞，它引起的胆汁分泌主要是量和 HCO_3^- 含量的增加，胆盐的分泌并不增加。

Ⅲ. 胆囊收缩素　在蛋白质分解产物、盐酸和脂肪等物质作用下，小肠上部黏膜内的Ⅰ型细胞可释放胆囊收缩素，它通过血液循环兴奋胆囊平滑肌，引起胆囊的强烈收缩。胆囊收缩素对 Oddi 括约肌则有降低其紧张性的作用，因此可促使胆囊汁的大量排放。胆囊收缩素也能刺激胆管上皮细胞，使胆汁流量和 HCO_3^- 的分泌增加，但其作用较弱。

Ⅳ. 胆盐　胆盐是由肝细胞分泌的胆汁酸与甘氨酸或牛磺酸结合而形成的钠盐或钾盐。它是胆汁中参与脂肪消化和吸收的主要成分。胆汁中的胆盐或胆汁酸当排至小肠后，绝大部分（约 90%以上）仍可由小肠（主要为回肠末端）黏膜吸收入血，通过肝门静脉回到肝，再组成胆汁而又分泌入肠，这一过程称为胆盐的肠肝循环。胆盐每循环一次约损失 5%，每次进餐后 6～8h 胆盐排出。每次进餐后可进行 2～3 次肠肝循环。返回到肝的胆盐有刺激肝胆汁分泌的作用，实验证明，当胆盐通过胆瘘流失至体外后，胆汁的分泌将比正常时减少数倍。

总之，由进食开始，到食物进入小肠内，在神经和体液因素调节下，都可引起胆汁的分泌和排出活动，尤以食物进入小肠后的作用最为明显。在这一时期中，不仅肝胆汁的分泌明显增加，而且由于胆囊的强烈收缩，使贮存在胆囊中的胆汁也大量排出。很多药物可经胆汁排泄。口服药物经胃肠道吸收进入肝门静脉系统后到达肝脏，在肝脏中一些酶的催化作用下发生氧化、还原、水解或结合反应，大多数药物转化成为毒性或药理活性较小、水溶性较大而易于排泄的物质。被分泌到胆汁中的药物及其代谢产物经由胆排入膈外肠肝循环，反复的肠肝循环延长了药物的半衰期和作用时间，中断肠肝循环可加快药物从粪便的排泄；胆道引流的患者，药物可随胆汁排出体外，使药物的血浆半衰期显著缩短。

3. 小肠液的生理功能及其分泌调节

小肠内有两种腺体：十二指肠和小肠腺。十二指肠又称勃氏腺，分布在十二指肠的黏膜下层中，分泌碱性液体，内含黏蛋白，因而黏稠度很高。这种分泌物的主要功能是保持十二指肠的上皮不被胃酸侵蚀。小肠腺又称李氏腺，分布于全部小肠的黏膜层内，其分泌液构成了小肠液的主要部分。

（1）小肠液的成分和作用　小肠液是一种弱碱性液体，pH 约为 7.6，渗透压与血浆相等。成年人每日分泌量 1～3L，其中除水和无机盐外，还含有肠激酶、黏蛋白等。大量的小肠液可以稀释消化产物，使其渗透压下降，有利于吸收。小肠分泌后又很快地被绒毛重吸收，这种液体的交流为小肠内营养物质的吸收提供了媒介。

在各种不同条件下，小肠液的性状变化也很大，有时是较稀的液体，而有时则由于含有大量黏蛋白而很黏稠。小肠液还常混有脱落的肠上皮细胞、白细胞以及由肠上皮细胞分泌的免疫球蛋白。

近年来认为，真正由小肠腺分泌的酶只有肠致活酶一种，它能激活胰液中的胰蛋白酶原，使之变有活性的胰蛋白酶，从而有利于蛋白质的消化。小肠本身对食物的消化是以一种特殊的方式进行的，即在小肠上皮细胞的纹状缘和上皮细胞内进行的。在肠上皮细胞内含有多种消化酶，如分解多肽的肽酶、分解双糖的蔗糖酶和麦芽糖酶等。这些存在于肠上皮细胞内的酶可随脱落的肠上皮细胞进入肠腔内，但它们对小肠内消化并不起作用。

小肠液的生理作用主要包括：①保护十二指肠黏膜免受胃酸侵蚀；②肠激酶可激活胰蛋白酶原，有助于蛋白质的消化；③稀释消化产物，使其渗透压降低，有利于消化产物的吸收。

（2）小肠液分泌的调节　小肠液的分泌受神经和体液因素的双重调节。食糜对肠黏膜的机械和化学刺激可通过肠壁内在神经丛的局部反射引起小肠液的分泌，其中小肠黏膜对扩张刺激最为敏感，小肠内食糜量越多，分泌也越多。在胃肠激素中，胃泌素、促胰液素、胆囊收缩素和血管活性肠肽都有刺激小肠分泌的作用。

4. 小肠的运动

小肠的运动功能是靠肠壁的两层平滑肌完成的。肠壁的外层是纵行肌，内层是环行肌。其可以继续研磨食糜，使食糜与消化液混合，并与肠壁广泛接触，促进消化和吸收，同时向小肠下段推送食糜。

（1）小肠的运动形式　小肠的运动形式包括紧张性收缩、分节运动和蠕动三种。

① 紧张性收缩　小肠平滑肌紧张性是其他运动形式有效进行的基础。紧张性收缩增强时，食糜在肠腔内的混合和推进加快；紧张性收缩降低时，肠内容物的混合和推进减慢。

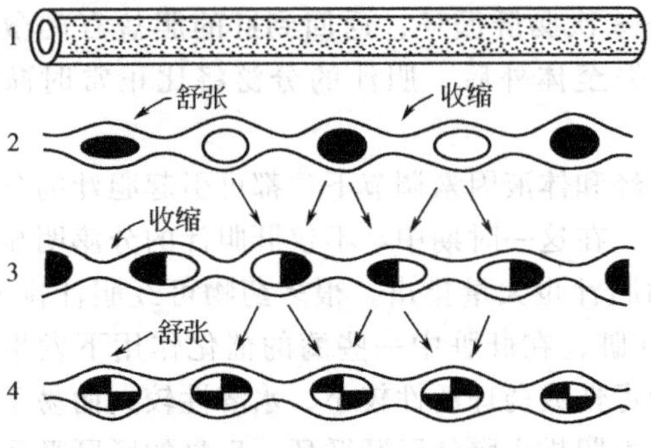

图 8-19　小肠的分节运动示意图
1—肠管表面观；2～4—肠管切面观，表示不同阶段的食糜节段分割和合拢的情况

② 分节运动　分节运动是一种以小肠壁环行肌收缩和舒张为主的节律性运动，是小肠特有的运动形式。表现为食糜所在的肠管上相隔一定间距的环行肌同时收缩，把食糜分割成许多节段；随后，原来收缩的部位开始舒张，舒张的部位开始收缩，使每段食糜又分成两半，而相邻的两半则合拢形成新的节段，如此反复进行（图 8-19）。分节运动的推进作用很小，它的作用在于使食糜与消化液充分混合，便于

进行化学性消化，它还使食糜与肠壁紧密接触，为吸收创造了良好的条件。分节运动还能挤压肠壁，有助于血液和淋巴的回流。

分节运动在空腹时几乎不存在，进食后才逐渐变强起来。小肠各段分节运动的频率不同，小肠上部频率较高，下部较低。人体内的十二指肠分节运动的频率约为每分钟 1 次，回肠末端为每分钟 8 次。这种活动梯度对于食糜从小肠的上部向下部推进具有一定意义。

③ 蠕动　小肠的蠕动由纵行肌和环行肌协调的顺序舒缩引起，小肠的蠕动可发生在小肠的任何部位，其速率为 0.5～2.0cm/s，近端小肠的蠕动大于远端。通常小肠蠕动波很弱，通常只进行一段短距离（约数厘米）后即消失。蠕动的意义在于使经过分节运动作用后的食糜向前推进一步，到达新的肠段再开始分节运动。蠕动的意义在于使经过分节运动作用的食糜向前推进一步，到达一个新肠段，再开始分节运动。食糜在小肠内实际的推进速度只有 1cm/min，也就是说，食糜从幽门部到回盲瓣，需要历时 3～5h。

在小肠还常可见到一种进行速度很快（2～25cm/s）、传播较远的蠕动，称为蠕动冲。蠕动冲可把食糜从小肠始端一直推送到大肠。蠕动冲可能是由于进食时吞咽动作或食糜进入十二指肠而引起的。有些药物（泻药）的刺激可引起蠕动冲。

人在消化间期或禁食期，小肠的运动形式与消化期不同，呈周期性变化，称为移行性运动综合波（MMC）。MMC 以一定的间隔在胃或小肠上部发生，沿着肠管向肛门方向移行。在传播途中，其移行速度逐渐减慢。当一个波群到达回盲肠时，另一波群又在十二指肠发生，其间隔通常为 90～120min。

（2）小肠运动的调节

① 内在神经丛的作用　位于纵行肌和环行肌之间的肌间神经丛对小肠运动起主要调节作用。当机械和化学刺激作用于肠壁感受器时，通过局部反射可引起平滑肌的蠕动运动。切断小肠的外来神经，小肠的蠕动仍可进行。

② 外来神经的作用　一般来说，副交感神经的兴奋能加强肠运动，而交感神经兴奋则产生抑制作用。但上述效果还依肠肌当时的状态而定。如肠肌的紧张性高，则无论副交感或交感神经兴奋，都使之抑制；相反，如肠肌的紧张性低，则这两种神经兴奋都有增强其活动的作用。

③ 体液因素的作用　小肠壁内的神经丛和平滑肌对各种化学物质具有广泛的敏感性。除两种重要的神经递质乙酰胆碱和去甲肾上腺素外，还有一些肽类激素和胺，如脑啡肽和 5-羟色胺等，都有兴奋肠运动的作用；而促胰液素和胰高血糖素则抑制小肠运动。

（3）回盲括约肌的功能　回肠末端与盲肠交界外的环行肌显著加厚，起着括约肌的作用，称为回盲括约肌。回盲括约肌在平时保持轻度收缩状态，其内压力约比结肠内压力高 2.67kPa（20mmHg）。回盲括约肌在平时保持轻度的收缩状态，当食物进入胃后，可通过胃-回肠反射引起回肠蠕动，当蠕动波通过回肠末端时，回盲括约肌舒张，少量食物残渣（约 4mL）被推入结肠。结肠以及盲肠内容物的机械扩张刺激，可通过内在神经丛的局部反射，使回盲括约肌收缩加强，延缓回肠内容物推入大肠。回盲括约肌的这种活瓣作用既可防止回肠内容物过快地进入结肠，有利于小肠内容物的充分消化和吸收，又可阻止结肠内容物反流进入回肠。

总之，回盲括约肌的主要功能是防止回肠内容物过快地进入大肠，延长食糜在小肠内停留的时间，因此有利于小肠内容物的完全消化和吸收。正常情况下每天有 450～500mL 食糜进入大肠。此外，回盲括约肌不定还具有活瓣作用，它可阻止大肠内容物向回肠倒流。

小肠内容物向大肠的排放，除与回盲括约肌的活动有关外，还与食糜的流动性和回肠与结肠内的压力差有关：食糜越稀，通过回盲瓣也越容易；小肠腔内压力升高，也可迫使食糜通过括约肌。

四、大肠内消化

人的大肠内没有重要的消化活动。其主要功能是：①吸收肠内容物中的水和电解质，参与机体对水、电解质平衡的调节；②吸收由大肠内细菌合成的B族维生素、维生素K等物质；③完成对食物残渣的加工，形成并暂时贮存粪便，并控制排便。

1. 大肠液的生理功能及其分泌调节

大肠液由大肠黏膜表面的柱状上皮细胞和杯状细胞分泌，pH为8.3～8.4，每日的分泌量为600～800mL，主要成分是黏液和碳酸氢盐，还可能含有少量二肽酶和淀粉酶。大肠液的主要作用是保护肠黏膜和润滑粪便。

食物残渣对肠壁的机械刺激通过局部神经反射可引起大肠液的分泌。副交感神经兴奋可使大肠液分泌增加，交感神经兴奋可使大肠液分泌减少。尚未发现重要的体液调节。

2. 大肠的运动与排便

大肠的运动少而慢，对刺激的反应也较迟缓，这些特点对于大肠作为粪便的暂时贮存所是适合的。

(1) 大肠运动的形式

① 袋状往返运动　这是在空腹时最多见的一种运动形式，由环行肌无规律地收缩所引起，它使结肠袋中的内容物向两个方向作短距离的位移，但并不向前推进。

② 分节或多袋推进运动　这是一个结肠袋或一段结肠收缩，把肠内容物被推移到下一段的运动。进食后或结肠受到拟副交感神经药物刺激时，这种运动增多。

③ 蠕动　大肠的蠕动是由一些稳定向前的收缩波所组成，收缩波前方的肌肉舒张，往往充有气体；收缩波的后面则保持在收缩状态，使这段肠管闭合并排空。

在大肠还有一种进行很快且前进很远的蠕动，称为集团蠕动。它通常开始于横结肠，可将一部分大肠物推送至降结肠或乙状结肠。集团蠕动常见于进食后，最常发生在早餐后60min之内，可能是胃内食物进入十二指肠，由十二指肠-结肠反射所引起。这一反射主要是通过内在神经丛的传递实现的。

应用刺激结肠推进性蠕动的药物如酚酞、比沙可啶等可促进排便。硫酸镁等盐类泻药口服后在肠道难被吸收，使肠内容物为高渗状态，可抑制水分的吸收，增加肠容积，刺激肠蠕动，可用于外科手术前或结肠镜检查前排空肠内容物。

(2) 排便反射　食物残渣在大肠内停留的时间较长，一般在10h以上，在这一过程中，食物残渣中的一部分水分被大肠黏膜吸收。同时，经过大肠同细菌的发酵和腐败作用，形成了粪便。粪便中除食物残渣外，还包括脱落的肠上皮细胞和大量的细菌。此外，机体代谢后的废物，包括由肝排出的胆色素衍生物，以及由血液通过肠壁排至肠腔中的某些金属，如钙、镁、汞等的盐类，也随粪便排至体外。

正常的直肠通常是空的，没有粪便在内。当肠的蠕动将粪便推入直肠时，刺激了直肠壁内的感受器，冲动经盆神经和腹下神经传至脊髓腰骶段的初级排便中枢，同时上传到大脑皮层，引起便意和排便反射。这时，通过盆神经的传出冲动，使降结肠、乙状结肠和直肠收缩，肛门内括约肌舒张。与此同时，阴部神经的冲动减少，肛门外括约肌舒张，使粪便排出体外。此外，由于支配腹肌和膈肌的神经兴奋，腹肌和膈肌也发生收缩，腹内压增加，促进粪便的排出。正常人的直肠对粪便的压力刺激具有一定的阈值，当达到此阈值时即可引起便意。

知识链接

便　秘

便秘是临床常见的复杂症状，而不是一种疾病，主要是指排便次数减少、粪便量减少、粪便干结、排便费力等。上述症状同时存在2种以上时，可诊断为症状性便秘。通常以排便频率减少为主，一般每2～3天或更长时间排便一次（或每周<3次）即为便秘。

大多数情况下的便秘可通过生活治疗恢复正常，如晨起饮用凉开水促进排便，避免抑制便意；平时多食用含纤维素多的食物（如麦麸或糙米、蔬菜、含果胶丰富的水果如芒果、香蕉等）、多饮水、供给足量B族维生素及叶酸（如食用粗粮、酵母、豆类及其制品、菠菜、包心菜等）、避免久坐不动、多做放松性运动；调节好情绪和心理状态。除此以外还可以通过药物治疗、生物反馈训练和手术治疗，以恢复正常排便生理。

排便运动受大脑皮层的影响是显而易见的，意识可以加强或抑制排便。人们对便意经常予以制止，就使直肠渐渐地对粪便压力刺激失去正常的敏感性，加之粪便在大肠内置留过久，水分吸收过多而变得干硬，引起排便困难，这是产生便秘的最常见的原因之一。直肠给予润滑性泻药如甘油和液体石蜡可润滑并软化粪便，促进粪便排出。

近些年来，对于食物中纤维素对肠功能和肠疾病发生的影响，引起了人们极大的重视。有证据表明，适当增加纤维素的摄取有增进健康，预防便秘、痔疮、结肠癌等疾病的作用。食物中纤维素对肠道功能具有重要的影响，包括：①大部分多糖纤维能与水结合而形成凝胶，从而限制了水的吸收，并使肠内容物容积膨胀加大；②纤维素多能刺激肠运动，缩短粪便在肠内停留时间和增加粪便容积；③纤维素可降低食物中热量的比率，减少高热量物质的摄取，从而有助于纠正不正常的肥胖。服用不被肠道吸收的纤维素类药可增加肠内容积，产生通便作用。

知识链接

胆 结 石

胆石症又称胆结石，是指胆道系统包括胆囊或胆管内发生结石的常见疾病，按发病部位分为胆囊结石和胆管结石。结石在胆囊内形成后，可刺激胆囊黏膜，引起胆囊的慢性炎症。当结石嵌阻在胆囊颈部或胆囊管，可以引起继发感染，导致胆囊的急性炎症。由于结石对胆囊黏膜的慢性刺激，还可能导致胆囊癌的发生。

胆结石最为典型的症状就是胆绞痛，患者上腹或者右上腹部位出现阵发性痉挛性的疼痛。因为当胆囊管被结石阻挡之后导致胆囊内的压力升高，造成胆囊平滑肌收缩而引起痉挛性疼痛，如果胆囊在这个过程中将胆结石排出就会表现出非常剧烈的疼痛感。九成以上的胆绞痛会突然出现，尤其是在吃太饱或者是过度劳累、剧烈运动之后更加明显。在躺着的时候结石很容易进入胆囊管内，因此患者在晚上睡觉的时候会突然疼痛起来。每次疼痛发作的时候持续时间会长达十分钟到几个小时，当这种疼痛感慢慢消失之后就代表着结石慢慢进入了胆囊。

粪便中含有大量细菌，粪便中细菌占粪便固体总量的20%～30%。大肠内细菌主要来自食物和空气，大肠内的酸碱度和温度适宜于细菌的生长繁殖，由大肠内的细菌利用肠内简单物质合成的B族维生素和维生素K可被大肠吸收，能为人体所利用。如果长期大量使用广谱抗生素，大肠内的细菌被抑制或杀灭，引起B族维生素和维生素K缺乏。

第四节 吸 收

在消化和吸收中，消化是吸收的前奏和基础，而吸收则是消化的延续。人体摄入的食物先经过消化进而被吸收才可为机体提供所需的营养物质和能量。

一、吸收的部位

消化管不同部位的吸收能力存在很大差异，这主要取决于消化管各部位的组织结构、食物在各部位消化的程度及停留的时间。口腔和食管基本不吸收任何食物，但有些药物如硝酸甘油通过舌下给药，可经黏膜吸收；胃黏膜没有绒毛，上皮细胞之间都是紧密连接，只能吸收少量的水分、酒精和某些易溶于水的药物（如阿司匹林）；小肠是营养物质吸收的主要部位，绝大部分糖、脂肪和蛋白质的消化产物以及水、维生素和无机盐等在小肠被吸收（图8-20）；大肠主要吸收食物残渣中剩余的水和无机盐类。

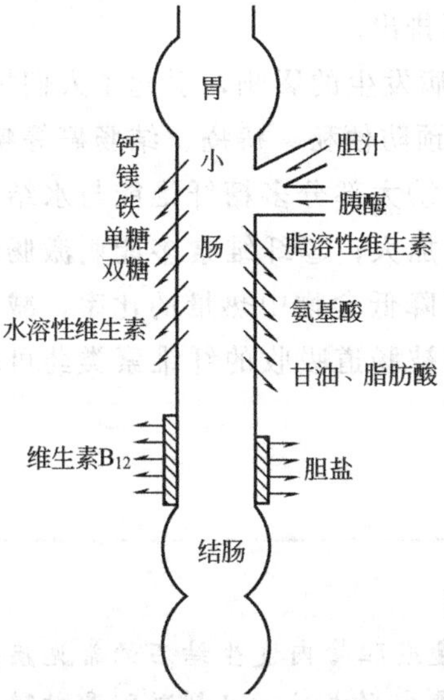

图8-20 各种营养物质的吸收部位

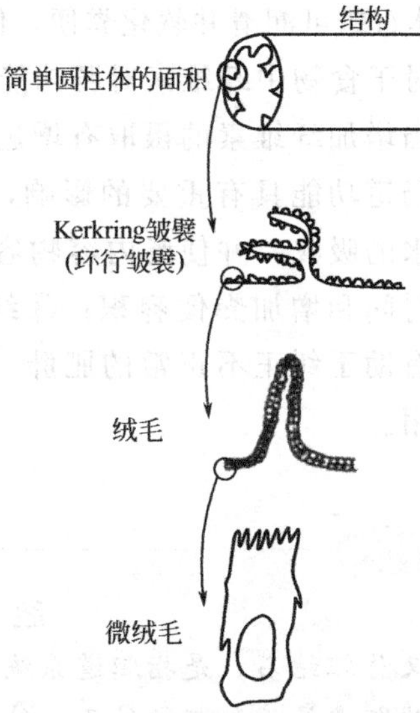

图8-21 小肠黏膜皱襞、绒毛和微绒毛示意图

小肠的结构和功能特点非常有利于吸收：①小肠的吸收面积大，成人的小肠长4～5m，小肠黏膜具有向肠腔突出的环状皱襞，皱襞上又密布绒毛，绒毛的表面是一层柱状上皮细胞，细胞的顶端膜又形成许多微绒毛，这使小肠的吸收面积增加了600倍，达到$200m^2$左右（图8-21）；②食物在小肠内停留的时间较长（3～8h），使食物在小肠内已被消化成可吸收的小分子物质；③小肠黏膜绒毛内有较丰富的毛细血管、毛细淋巴管，绒毛内平滑肌纤维的舒缩可加速绒毛内血液和淋巴的流动，有利于物质的吸收。吸收主要在上段小肠进行。钙、镁、铁等主要在十二指肠内被吸收；糖类、蛋白质和脂肪的消化产物及维生素、水和无机盐主要在十二指肠和空肠内吸收；回肠能主动吸收胆盐和维生素B_{12}等。

二、吸收的途径与方式

营养物质吸收可经跨细胞和细胞旁两条途径进入血液或淋巴液。跨细胞途径是指营养物质通过小肠黏膜上皮细胞的顶端膜进入细胞内，再经过细胞的基底侧膜进入组织间隙的过程；细胞旁途径是指肠腔内的营养物质通过上皮细胞间的紧密连接进入细胞间隙的过程（图 8-22）。

营养物质的吸收方式有被动转运、主动转运、入胞和出胞等方式。

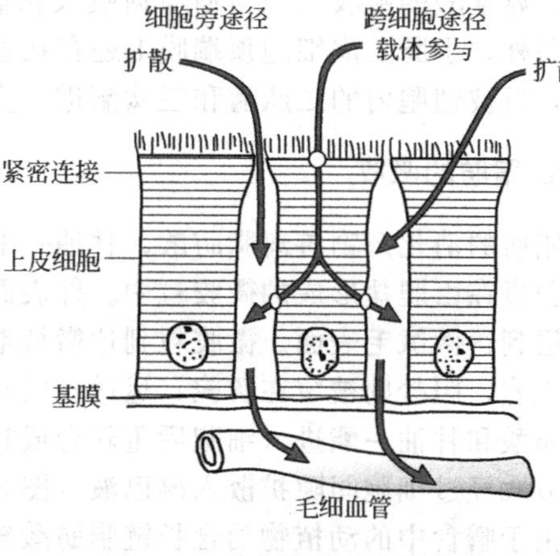

图 8-22 水和溶质在小肠黏膜吸收的途径示意图

三、主要营养物质的吸收

1. 糖的吸收

食物中的糖类必须分解为单糖才能被小肠吸收。糖的吸收途径是进入血液。小肠内的单糖主要是葡萄糖，约占单糖总量的 80%，半乳糖和果糖很少。各种单糖的吸收速率不同，以葡萄糖和半乳糖最快，果糖次之。葡萄糖的吸收是逆浓度差进行的继发性主动转运过程，需要消耗能量（图 8-23）。

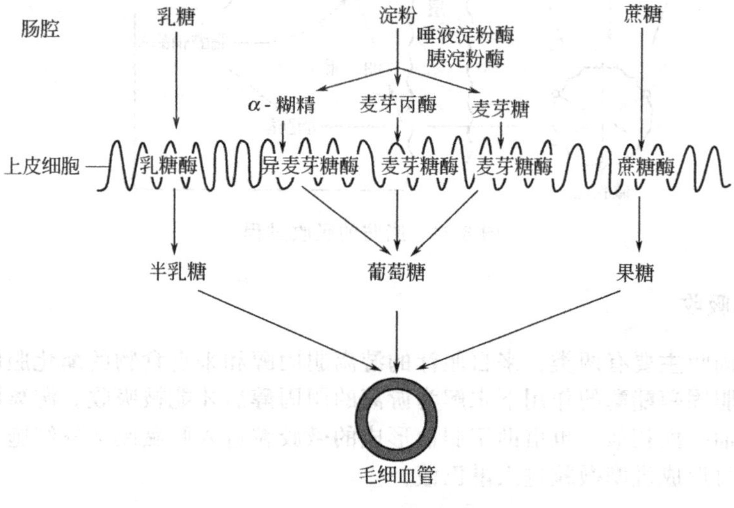

图 8-23 糖在小肠的消化和吸收过程示意图

葡萄糖的主动转运需要 Na^+ 的配合，小肠绒毛上皮细胞顶端膜上有 Na^+-葡萄糖同向转运体，基底侧膜上有钠泵。钠泵的活动是维持细胞内外的 Na^+ 浓度梯度，Na^+ 经转运体不断转运入胞，从而为葡萄糖逆浓度梯度入胞提供能量。而二者的吸收存在耦联作用，而 Na^+ 的吸收又可带动 Cl^- 和水的吸收，所以临床上口服含葡萄糖、NaCl、$NaHCO_3$ 和 KCl 的等渗溶液可以收到较好的补液效果。某些药物，如毒毛花苷 G 可抑制钠泵功能，根皮苷可竞争性地与载体结合，都能抑制糖的主动转运。果糖和甘露糖等属于被动吸收。

2. 蛋白质的吸收

食物中的蛋白质在小肠内分解成氨基酸被吸收。小肠对中性氨基酸比对酸性或碱性氨基酸的吸收能力强。一般情况下，小肠转运左旋氨基酸比右旋的要快。蛋白质吸收的主要形式是氨基酸。氨基酸的吸收过程与葡萄糖吸收相似，也是通过与 Na^+ 耦联进行的继发性主动转运过程。另外，小肠上皮细胞顶端膜上还存在着二肽和三肽转运系统，能将二肽和三肽完整地转运入胞，再被细胞内的二肽酶和三肽酶进一步水解成氨基酸后吸收入血液。

3. 脂肪的吸收

脂肪的消化产物游离脂肪酸、甘油一酯、甘油和少量的甘油二酯都是脂溶性分子，在小肠内被包裹在由胆盐形成的微胶粒中。外表面具有亲水性的微胶粒能通过肠黏膜上皮细胞表面的静水层到达微绒毛表面。微胶粒到达微绒毛后，脂肪水解产物从混合微胶粒中释放出来，进入上皮细胞，胆盐则被留在肠腔，运送到回肠后被吸收。脂肪的吸收有血液和淋巴两条途径。长链脂肪酸和甘油一酯进入细胞后重新合成甘油三酯，与细胞内的载脂蛋白合成乳糜微粒，再以出胞方式经过细胞间隙扩散入淋巴液（图 8-24）。中短链脂肪酸及甘油一酯可直接扩散进入血液。由于膳食中的动植物油含长链脂肪酸较多，所以脂肪的吸收以淋巴途径为主。

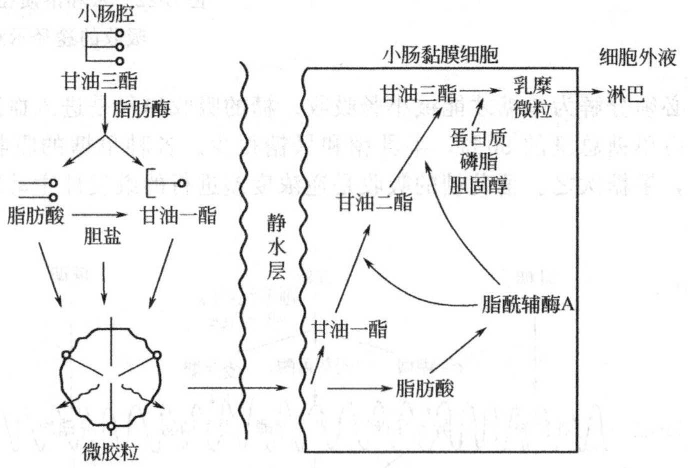

图 8-24　脂肪的吸收过程

4. 胆固醇的吸收

小肠内的胆固醇主要有两类：来自胆汁的游离胆固醇和来自食物的酯化胆固醇。酯化的胆固醇需在肠腔内胆固醇酯酶的作用下水解为游离的胆固醇后才能被吸收。游离胆固醇的吸收与长链脂肪酸及甘油一酯相似，也借助于胆盐形成的微胶粒进入肠黏膜上皮细胞，在细胞内被酯化成胆固醇酯，再形成乳糜微粒进入淋巴液。

5. 维生素的吸收

多数水溶性维生素通过依赖于 Na^+ 的同向转运体被吸收；但维生素 B_{12} 先与内因子结合形成复合物后再到回肠被吸收；脂溶性维生素 A、维生素 D、维生素 E、维生素 K 的吸收机制与脂肪相似。在临床上，口服药物要经过胃肠道吸收后再进入血液，胃、肠内的 pH 值对药物的吸收有较大影响。大多数药物为弱酸性或弱碱性，一般只有在胃肠道内呈分子状态不解离的药物，才易于被胃肠道吸收。如弱酸性药物（阿司匹林、磺胺类等）在胃内吸收良好，而弱碱性药物（氨茶碱、奎尼丁等）在小肠碱性环境中吸收较快。另外，胃排空和肠蠕动的快慢也影响药物的吸收。小肠吸收药物的能力比胃大得多，这是因为肠道吸收表面积大、血供丰富及药物在肠内溶解较好等。

6. 水的吸收

成人每日摄入的水约 1.5L，消化腺分泌约 7.0L 液体，而随粪便排出的水分仅约 0.15L，每日由胃肠道吸收的液体量为 8～9L。消化管内的水分主要依靠滤过和渗透作用被吸收。水分的吸收都是被动的，各种溶质，特别是 NaCl 主动吸收产生的渗透压梯度是水吸收的主要动力。在严重腹泻、剧烈呕吐时，会使消化液大量丢失，导致水和电解质平衡紊乱，对这类患者应及时补充水分和无机盐。

7. 无机盐的吸收

(1) 钠的吸收　成人每日吸收 25～30g 的钠。钠的吸收是主动过程，依赖于钠泵的活动。肠腔内的 Na^+ 吸收与小肠黏膜对葡萄糖或氨基酸转运相耦联，并为葡萄糖和氨基酸的吸收提供动力。

(2) 铁的吸收　人每日吸收的铁约为 1mg，仅为每日膳食中含铁量的 1/10。铁主要在十二指肠和空肠主动吸收。食物中的铁大部分是三价铁，不易被吸收，需还原为二价铁才能被吸收。维生素 C 能将三价铁还原为二价铁从而促进铁的吸收。胃液中的盐酸促进铁的吸收，胃大部分切除或胃酸减少的患者，常伴有缺铁性贫血。给贫血患者补充铁时，应补充二价铁，并应配合口服维生素 C 或稀盐酸，以促进铁的吸收。

(3) 钙的吸收　正常人每日钙的净吸收量约为 100mg。钙的吸收主要在十二指肠，通过细胞基底侧膜上钙泵的活动实现。多种因素会影响钙的吸收，如维生素 D、胆汁酸可促进小肠对钙的吸收；而脂肪酸、磷酸盐等可与钙结合成不易溶解的钙盐，进而妨碍钙的吸收。

(4) 负离子的吸收　在小肠内吸收的负离子主要是 Cl^- 和 HCO_3^-。钠泵活动产生的电位差可促进肠腔内的负离子，如 Cl^- 和 HCO_3^- 向细胞内转移而被动吸收。

四、药物的吸收

口服给药方便，且多数药物能在消化道充分吸收，是最常用的给药途径。根据药物种类不同，可在消化道不同部位产生吸收，如硝酸甘油可经口腔黏膜吸收，阿司匹林可经胃黏膜吸收，但药物吸收主要在小肠。主要是因为小肠的吸收面积大且肠道内适宜的酸碱度对药物解离影响小。有些药物也可经直肠或舌下给药。

知识链接

电解质紊乱

电解质紊乱是一种很常见的症状，当患者大量出汗、严重腹泻或呕吐时，很容易出现电解质紊乱，一旦不及时治疗，甚至会出现神志不清、心脏停搏等严重后果。

人体血浆中主要的阳离子是 Na^+、K^+、Ca^{2+}、Mg^{2+}，阴离子以 Cl^- 和 HCO_3^- 为主，对维持细胞外液的渗透压、体液的分布和转移起着决定性的作用。正常体液容量、渗透压及电解质含量是机体正常代谢和各器官功能正常进行的基本保证。

当电解质紊乱的时候，会出现身体疲劳、心情烦躁不安、并且思维意识混乱，甚至还出现尿少、呕吐、嘴巴干的情况，其中尿少是典型的症状，患者可能七八个小时以上没有排尿的意识。

一般情况下，大多数都是因自身问题而引起的电解质紊乱，如食欲不振或因减肥导致的进食过少，或因饮食不洁导致的严重腹泻。患者适当补充电解质，使体内达到电解质平衡时，就可以止吐止泻了，如果是严重的低钠血症，则最好是使用静脉滴注，能够更有效地缓解电解质紊乱。

大多数药物在胃肠道内以单纯扩散方式被吸收。从胃肠道吸收入肝门静脉系统的药物在到达全身血液循环前先通过肝脏，在肝脏代谢转化后经血液到达相应的组织器官发挥作用，最终经肾脏从尿中排出或经胆汁从粪便排出。如果肝脏对药物的代谢能力强或胆汁排泄量大，会使进入全身血液循环的有效药量明显减少，因此，凡是在肝脏易于代谢转化而被破坏的药物，口服效果差，以注射为好。而经舌下及直肠途径给药，由于药物不经过肝门静脉即进入全身血液循环，避免了药物被肝脏代谢而导致的对药效的影响。

第五节 腹 膜

一、腹膜的解剖生理特点

腹膜为覆盖于腹腔、盆腔壁内面和腹、盆腔脏器表面的一层薄而光滑的浆膜，由间皮和少量结缔组织构成，呈半透明状。衬于腹腔、盆壁内面的腹膜，称为壁腹膜或腹膜壁层；披覆于脏器表面的腹膜，称为脏腹膜或腹膜脏层，构成腹膜内位器官的外膜。脏、壁腹膜相互移行所围成的潜在性腔隙，称为腹膜腔，腔内仅有少量具有润滑作用的浆液。男性腹膜腔为一封闭的腔隙，女性腹膜腔则借输卵管腹腔口（图 8-25）经输卵管、子宫、阴道与外界相通。腹膜具有分泌、吸收、保护、支持、修复等功能。腹膜主要有以下作用：①分泌少量浆液，有润滑作用，可减少脏器之间的摩擦；②有一定的吸收功能，而且上部吸收能力较下部强。因此，腹膜炎或腹盆部手术后的患者多采取半卧位，以减少腹膜对毒素的吸收；③有很强的修复和再生能力；④腹膜形成的韧带、系膜等结构对脏器有支持、固定和保护作用。

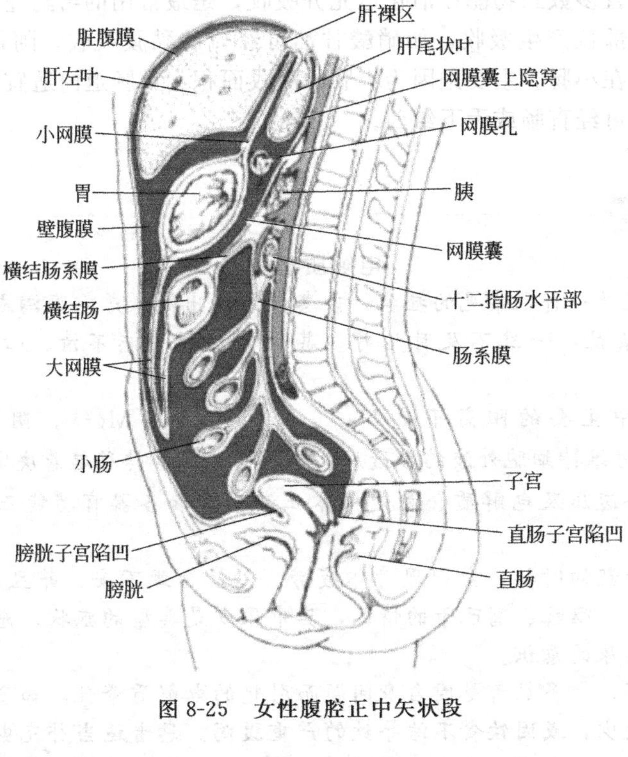

图 8-25 女性腹腔正中矢状段

二、腹膜与内脏器官的关系

根据脏器被腹膜覆盖的范围大小不同，可将腹腔、盆腔脏器分为三类，即腹膜内位器官、腹膜间位器官和腹膜外位器官，见图 8-26。

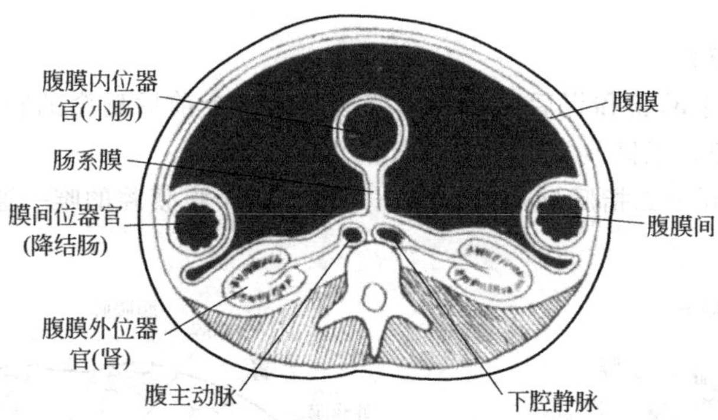

图 8-26 腹膜与脏器的关系示意图

1. 腹膜内位器官

腹膜内位器官是指表面均被腹膜覆盖的器官。脏器表面几乎全部被腹膜覆盖，如胃、十二指肠上部、空肠、回肠、盲肠、阑尾、横结肠、乙状结肠、脾、输卵管、卵巢等。

2. 腹膜间位器官

腹膜间位器官是指表面大部分被腹膜覆盖的器官。脏器 3 个面大部分被腹膜覆盖，如肝、胆囊、升结肠、降结肠、膀胱、子宫、直肠上段等。

3. 腹膜外位器官

腹膜外位器官是指仅有一面被腹膜覆盖的器官，如肾、肾上腺、输尿管、胰、十二指肠降部及水平部、直肠中下段等。

了解脏器与腹膜的关系有重要的临床意义。如腹膜内位器官，必须通过腹膜腔才能进行手术，但对肾、肾上腺等腹膜外位器官则可不经腹膜腔便可进行手术，从而避免损伤腹膜，防止腹膜腔的感染和减少术后粘连。

三、腹膜形成的结构

腹膜从腹壁、盆壁内面移行于器官表面或由一个器官移行到另一个器官表面的过程中，可形成网膜、系膜、韧带和陷凹等多种结构。这些结构不仅对器官有支持、连接和固定作用，有些还是血管和神经出入脏器的通路。

1. 网膜

网膜（图 8-27）是指连于胃的腹膜结构，包括小网膜和大网膜。

（1）小网膜　由肝门向下移行到胃小弯与十二指肠上部的双层腹膜结构，两层腹膜间含有血管、神经、淋巴结和淋巴管等。小网膜的左侧部分，连于肝门与胃小弯之间，称肝胃韧带，右侧部分连于肝门与十二指肠上部之间，称十二指肠韧带，其右侧游离，构成小网膜的右缘。在肝十二指肠韧带内有 3 个重要结构通过，即位于右前方的胆总管、左前方的肝固有动脉及两者之后的肝门静脉。

（2）大网膜　为连于胃大弯和横结肠之间的 4 层腹膜结构。形似围裙悬覆在横结肠和小肠的前面。大网膜内含大量脂肪组织、毛细血管及巨噬细胞，有防御和限制炎症扩散的功能。当腹腔脏器发炎时（如阑尾炎），大网膜可将病灶部位包裹起来，防止炎症扩散。故有“腹部卫士”之称。

（3）网膜囊和网膜孔

① 网膜囊　位于小网膜和胃后方与腹后壁之间的一个前后扁窄的腹膜间隙，属腹膜腔的一部分，又称小腹膜腔，以区别于网膜囊以外的大腹膜腔。

② 网膜孔　位于肝十二指肠韧带的后方，是网膜囊与腹膜腔的唯一通道，成人可插入1～2个手指，见图8-28。

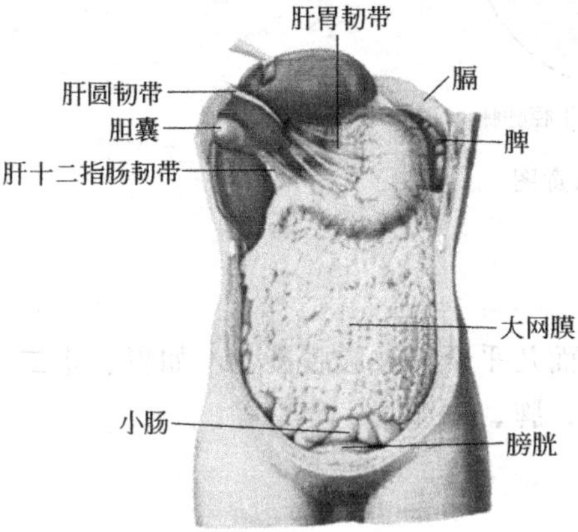

图 8-27　网膜

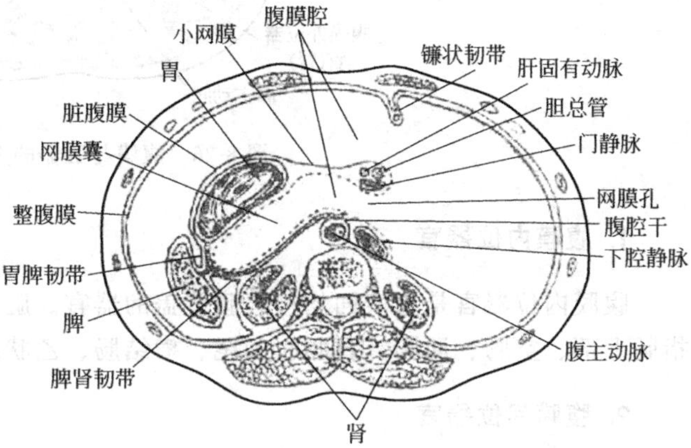

图 8-28　上腹部（平网膜孔）横切面示意图

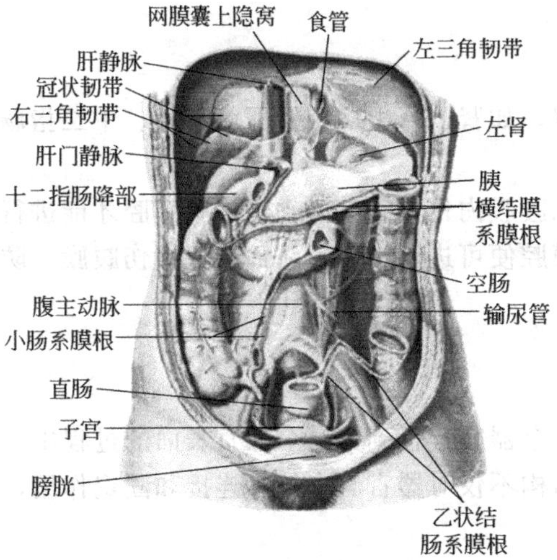

图 8-29　系膜

2. 系膜

系膜（图8-29）是脏、壁腹膜相互移行将肠管等连于腹后壁的双层腹膜，内有丰富的血管、神经、淋巴管、淋巴结和脂肪。如空回肠系膜、阑尾系膜、横结肠系膜、乙状结肠系膜等。有系膜的器官活动性均较大，如空肠或回肠，在剧烈活动时会发生肠扭转。

（1）空回肠系膜　是将空肠、回肠固定于腹后壁的双层腹膜结构。附着于腹后壁的部分称为肠系膜根，长约15cm，它自第2腰椎左侧起斜向右下，直至右骶髂关节前方。

（2）阑尾系膜　是将阑尾连于肠系膜下端的三角形双层腹膜结构，阑尾的血管走行在系膜游离缘内，阑尾切除时应从系膜游离缘进行血管结扎。

（3）横结肠系膜　是将横结肠连于腹后壁的双层腹膜结构，起自结肠右曲，横行向左，直至结肠左曲。

（4）乙状结肠系膜　是将乙状结肠连于左下腹后壁的双层腹膜结构，其根部附于左髂窝和骨盆左后壁。

3. 韧带

韧带是连于腹、盆壁与器官之间或连接相邻器官之间的腹膜结构，主要对器官起固定作用，如肝镰状韧带、肝冠状韧带、脾胃韧带、脾肾韧带等。

（1）肝的韧带　肝脏面有肝胃韧带、肝十二指肠韧带和肝圆韧带裂内的肝圆韧带；肝上面有镰状韧带、冠状韧带和左、右三角韧带（图 8-30）。

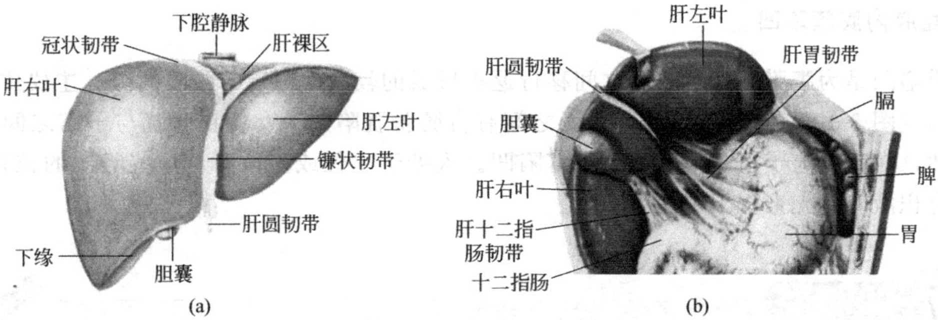

图 8-30　肝的韧带

镰状韧带呈矢状位，是上腹前壁和膈下面连于肝上面的双层腹膜结构，位于前正中线右侧，侧面观形似镰刀。镰状韧带下缘游离并增厚，由脐连于肝下面的肝圆韧带裂，内含肝圆韧带，后者是胚胎时脐静脉闭锁后的遗迹。由于镰状韧带偏中线右侧，脐以上腹壁正中切口需向下延长时，应偏向中线左侧，以避免损伤肝圆韧带及伴其走行的附脐静脉。

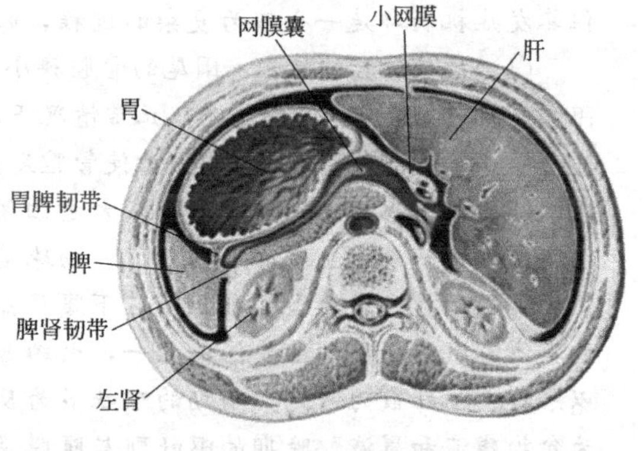

图 8-31　脾的韧带

冠状韧带呈冠状位，由膈下面的壁腹膜返折至肝膈面所形成的双层腹膜组成。前层向前与镰状韧带相延续，前、后两层之间无腹膜被覆的肝表面称为肝裸区。冠状韧带左、右两端，前、后两层彼此黏合增厚形成左、右三角韧。

（2）脾的韧带　为自脾门向周围器官移行的双层腹膜结构，包括胃脾韧带、脾肾韧带、膈脾韧带（图 8-31）。胃脾韧带是连于脾门到胃底间的双层腹膜结构。脾肾韧带是自脾门连至左肾前面的双层腹膜结构。胃脾韧带是连于胃底和胃大弯上份与脾门之间的双层腹

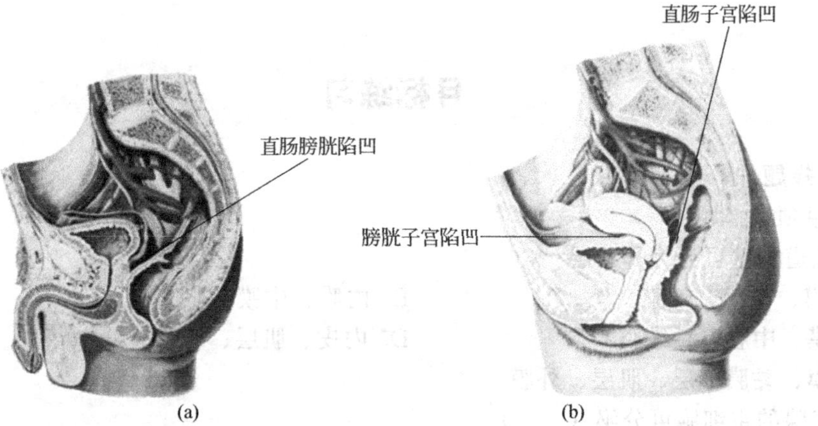

图 8-32　腹膜陷凹

膜结构，向下与大网膜左侧部相延续。内含胃短血管和胃网膜左血管及淋巴管、淋巴结等。脾肾韧带为脾门至左肾前面的双层腹膜结构，内含胰尾、脾血管，以及淋巴结、神经等。膈脾韧带为脾肾韧带的上部，由脾上极连至膈下。偶尔在脾下极与结肠左曲之间，有脾结肠韧带。

4. 盆腔内腹膜陷凹

腹膜陷凹是为腹膜在盆腔脏器之间移行返折形成的较大而恒定的腹膜间隙，主要位于盆腔脏器之间（图 8-32）。男性在膀胱与直肠之间有直肠膀胱陷凹。女性在膀胱与子宫之间有膀胱子宫陷凹，在直肠与子宫之间有直肠子宫陷凹。人处于立位或坐位时，这些陷凹的位置较低，腹腔内有积液时首先聚积于这些陷凹内。

知识链接

急性阑尾炎

急性阑尾炎是腹部外科中最为常见的疾病之一，可发生在任何年龄，但以青少年为多见，约占总数的 40%。性别方面，男性发病较女性略高。有统计表明，在青春期以前两性发病率相等，成年后男性发病率有所下降。

急性阑尾炎虽然常表现为阑尾壁受到不同程度的细菌侵袭所致的化脓性感染，但其发症机制却是一个较为复杂的过程，归纳起来与下列因素有关。

（1）阑尾管腔的阻塞　阑尾的管腔狭小而细长，远端又封闭呈一盲端，管腔发生阻塞是诱发急性阑尾炎的基础。正常情况下，阑尾腔的内容物来自盲肠，经阑尾壁的蠕动可以完全排出，如果不同因素使管腔发生阻塞后，这种正常排空的能力受阻。

（2）细菌感染　阑尾腔内存在大量细菌，包括需氧菌及厌氧菌两大类，菌种与结肠内细菌一致，主要为大肠杆菌、肠球菌及脆弱类杆菌等。

急性阑尾炎最典型的症状是右下腹压痛，它是急性阑尾炎所独有的特征，也是和其他急腹症鉴别的主要依据之一，大约 80%的病人具有这一特点。胃肠道的反应以恶心、呕吐最为常见，早期的呕吐多为反射性，常发生在腹痛的高峰期，呕吐物为食物残渣和胃液，晚期的呕吐则与腹膜炎有关。急性阑尾炎初期，部分病人自觉全身疲乏，四肢无力，或头痛、头晕，发热，极少数病人出现寒战高烧，体温可升到 40℃以上。

目标练习

一、选择题

（一）单项选择题

1. 消化道管壁可分为哪几层。（　　）

A. 内膜、中膜、外膜　　B. 内膜、中膜、浆膜

C. 内膜、中膜、纤维膜　　D. 内皮、肌层、纤维膜

E. 黏膜、黏膜下层、肌层、外膜

2. 胃底腺的主细胞可分泌（　　）。

A. 盐酸　　B. 胃蛋白酶　　C. 胃蛋白酶原

D. 内因子　　E. 维生素 B_{12}

3. 胃黏膜之所以能抵御胃液等的侵蚀，是因为（　　）。

A. 胃液中的酶只是一种酶原，尚无分解消化作用

B. 上皮细胞分泌含有酸性黏多糖的黏液，具有保护作用

C. 上皮中杯状细胞分泌保护性黏液

D. 上皮细胞间紧密连接与表面黏液层构成的胃黏液屏障作用

E. 以上都正确

4. 盐酸的主要作用是（　　）。

A. 激活胃酶　　B. 稀释毒物　　C. 参与蛋白质的消化

D. 激活胃蛋白酶原和杀菌　　E. 以上答案都对

5. 胆汁中与消化有关的是（　　）。

A. 胆固醇　　B. 胆色素　　C. 胆盐　　D. 胆绿素　　E. 卵磷脂

6. 不属于出入肝门的结构是（　　）。

A. 肝门静脉　　B. 肝固有动脉　　C. 左右肝管　　D. 胆总管

7. 胆总管（　　）。

A. 由左、右肝管汇合而成　　B. 由肝总管和胆囊管合成

C. 在肝十二指肠韧带后方下降　　D. 直接开口于十二指肠上部

8. 属于腹膜内位器官的是（　　）。

A. 子宫　　B. 胃　　C. 升结肠　　D. 输尿管

9. 属于腹膜间位器官的是（　　）。

A. 脾　　B. 横结肠　　C. 肾　　D. 肝

10. 属于腹膜外位器官的是（　　）。

A. 胰　　B. 胆囊　　C. 脾　　D. 胃

（二）多项选择题

1. 胃液分泌的调节主要通过以下哪种途径。（　　）

A. 交感神经　　B. 迷走神经　　C. 促胰酶素　　D. 促胃液素　　E. 胰岛素

2. 关于胰液分泌的调节，错误的是（　　）。

A. 食物是胰腺分泌的自然因素　　B. 在非消化期，胰液仍大量分泌

C. 胰腺分泌受神经与体液双重调节，而以神经调节为主

D. 迷走神经兴奋可促进胰液分泌　　E. 体液因素主要是促胰液素与缩胆囊素

3. 唾液的成分除了大量的水和无机盐外还有（　　）。

A. 唾液淀粉酶　　B. 黏蛋白　　C. 溶菌酶

D. 尿素和尿酸　　E. 氨基酸

4. 在消化期内，抑制胃液分泌的因素（　　）。

A. 盐酸　　B. 蛋白质　　C. 脂肪

D. 高渗溶液　　E. 氨基酸和多肽

5. 迷走神经兴奋时，可引起（　　）。

A. 胃平滑肌收缩　　B. 胃液分泌增加

C. 胃液分泌减少　　D. G 细胞分泌促胃液素增多

E. 抑制胃排空

6. 消化道的功能有（　　）。

A. 消化作用　　B. 分泌作用　　C. 吸收作用　　D. 排泄作用　　E. 防御作用

7. 促胰液素的作用有（　　）。

A. 抑制胃酸分泌　B. 抑制胃的运动

C. 促进胰腺小导管细胞分泌碳酸氢盐

D. 抑制胰腺小导管细胞分泌水分　E. 促进胃蛋白酶分泌

8. 参与脂肪消化和吸收的消化液有（　　）。

A. 唾液　B. 胰液　C. 胆汁　D. 胃液　E. 小肠液

9. 大肠的运动形式有（　　）。

A. 蠕动冲　B. 分节推进运动　C. 集团蠕动

D. 袋状往返运动　E. 容受性舒张

10. 小肠分节运动的作用是（　）。

A. 使食糜与消化液充分混合　B. 增加食糜与肠黏膜的接触机会

C. 促进肠壁内血液和淋巴液回流　D. 促进食糜向前推进

E. 促进小肠分泌消化液

二、名词解释

1. 胃排空　2. 吞咽　3. 胃黏膜屏障　4. 胃泌素　5. 腹膜

三、简答题

1. 简述消化和吸收的概念。

2. 一幼儿误食一分硬币后，过两天在粪便中发现，请按顺序写出该硬币都经过哪些器官排出体外。

3. 叙述小肠绒毛的结构和与消化食物、吸收营养的关系。

4. 简述脂肪的吸收过程。

（周　敏　李　超）

参考答案扫一扫

第九章

呼吸系统

婴儿出生时的第一声啼哭，标志着呼吸运动的开始。在生命的每时每刻，不论是在激情澎湃的赛场上，还是在夜深的睡梦中，机体无时无刻地进行着呼吸。呼吸是维持机体生命活动所必需的生理过程之一，呼吸运动是人体生命活动的重要体征。

什么是呼吸？什么是呼吸运动？诸多药物会直接或间接地影响人体的呼吸，呼吸也是药物作用于人体的途径之一，就让我们从“呼吸”说起。

思维导图扫一扫

人体从外界环境获取 O_2，用以氧化体内营养物质，驱动新陈代谢，并将产生的 CO_2 排出体外，维持内环境的动态稳定。机体与外界环境之间进行气体交换的过程，称为呼吸。呼吸由肺通气、肺换气、气体运输和组织换气四部分组成，其中肺通气和肺换气合称外呼吸。呼吸系统是机体完成外呼吸的主要部位（图 9-1）。

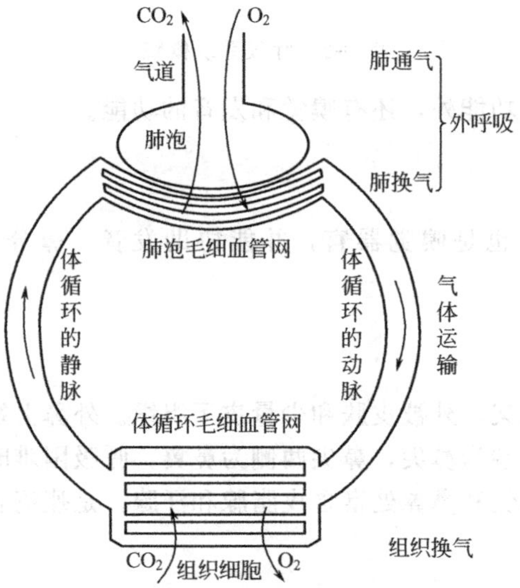

图 9-1　呼吸全过程

第一节　呼　吸　道

呼吸系统由呼吸道和肺组成（图 9-2）。

呼吸道由鼻、咽、喉、气管和支气管组成，鼻、咽、喉称上呼吸道，气管和各级支气管为

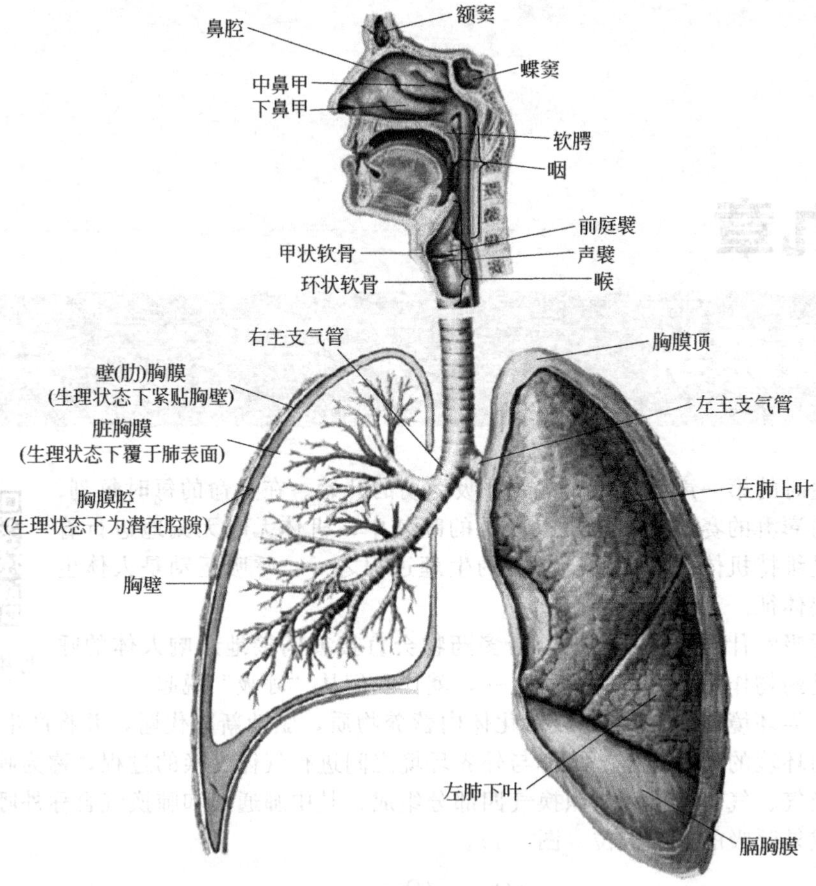

图 9-2　呼吸系统概貌

下呼吸道。呼吸系统除呼吸功能外，还有嗅觉和发音的功能。

一、鼻

鼻是呼吸道的起始部，也是嗅觉器官，并能协助发音。鼻分为外鼻、鼻腔和鼻旁窦三部分。

1. 外鼻

由鼻骨和鼻软骨构成支架，外被皮肤和少量皮下组织。外鼻上端位于双眼之间的部分为鼻根，向下延续为鼻背，前下端为鼻尖，鼻尖两侧为鼻翼，呼吸困难时可见其扇动。鼻翼与口角之间的浅沟，称鼻唇沟。鼻尖和鼻翼处富含皮脂腺和汗腺，是痤疮和酒糟鼻的好发之处。

2. 鼻腔

外鼻下端的一对开口为鼻孔，是气体进出呼吸道的门户。鼻腔被鼻中隔分为左右两腔，以一对鼻后孔通向咽腔鼻部（见消化系统）。左右鼻腔以鼻阈为界分为前下部的鼻前庭和后上部的固有鼻腔。

（1）鼻前庭由鼻翼围成，内衬皮肤，长有鼻毛，可过滤空气。同时皮脂腺发达，是疖肿好发部位。

（2）固有鼻腔由骨性鼻腔衬以黏膜构成，可分为嗅区和呼吸区。嗅区位于上鼻甲内侧以及对应的鼻中隔部位，活体为淡黄色，有嗅觉作用；呼吸区活体为淡红色，毛细血管和鼻腺丰富，可加温、加湿空气。固有鼻腔外侧壁上有上、中、下三个鼻甲，各鼻甲的下方依次为上、中、下三个鼻道。下鼻道的前端有鼻泪管的开口，故眼部用药时部分药物可借此途径进入鼻腔。固有鼻腔黏膜在鼻中隔前下部有着丰富的毛细血管吻合丛，称易出血区，是鼻出血的常见部位。

3. 鼻旁窦

由骨性鼻旁窦内衬黏膜构成，共有 4 对。依其所在骨的位置而命名为上颌窦、额窦、蝶窦和筛窦，各窦口均与鼻腔相通。鼻旁窦对发音有共鸣作用，窦壁的黏膜与鼻腔黏膜相移行，与鼻腔黏膜共同湿润和温暖吸入的空气。当鼻腔黏膜发炎时，常蔓延到鼻旁窦。

知识链接

嗅黏膜与嗅觉

嗅黏膜分布于上鼻甲及部分中鼻甲内侧面及相对应的鼻中隔部分，为假复层无纤毛柱状上皮，由嗅细胞、支持细胞、基底细胞组成。其固有层内含分泌浆液的嗅腺，以溶解有气味物质微粒，使之作用于嗅毛。嗅细胞为双极神经细胞，其中央轴突汇集多数嗅细胞嗅毛，穿过筛板达嗅球，周围轴突突出上皮表面，成为细长的嗅毛。

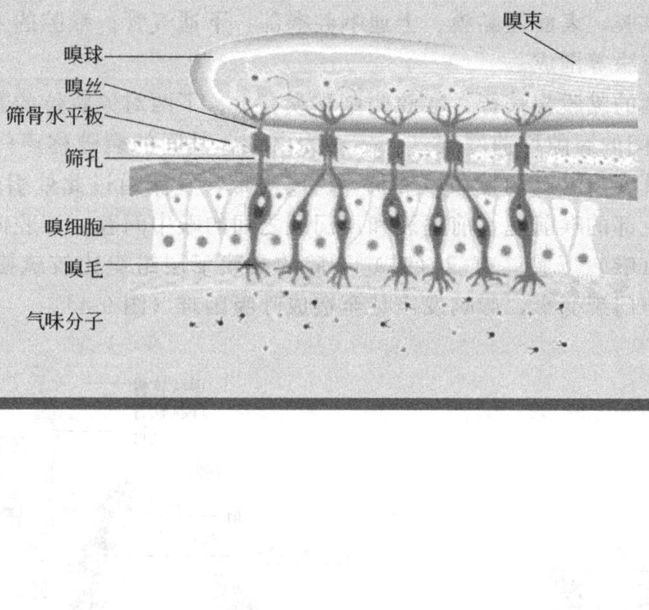

二、咽

详见消化系统。

三、喉

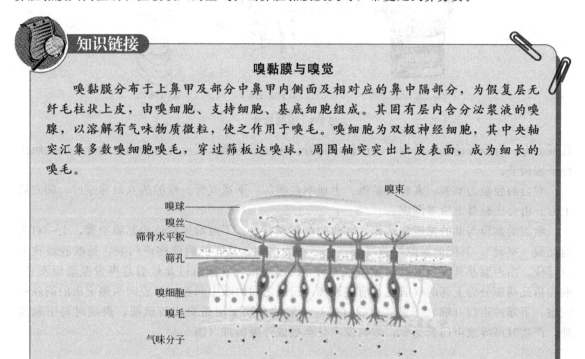

喉位于颈前部中份，成人相当于第 4～6 颈椎高度，上部借韧带和肌肉与舌骨相连，下部借肌肉连于胸骨，可随吞咽或发声而上下移动，活动性较大。喉上通咽腔的喉部，下接气管，既是气体通道，又是发声器官。

喉以软骨作支架（图 9-3），借关节、韧带和肌肉连接，内面衬以黏膜。构成喉的软骨中，甲状软骨是喉软骨中最大的一块，组成喉的前侧壁，由两块近似方形软骨板构成，两板前缘以直角（女性为钝角）相连形成前角，前角的上部向前突出，称喉结，是成年男性重要的体表标志；环状软骨位于甲状软骨下方，形似指环，是喉软骨中唯一完整的软骨环；会厌软骨形似树叶，吞咽时，喉上升，会厌遮盖喉口，可防止异物进入喉腔；杓状软骨左右各一，位于环状软

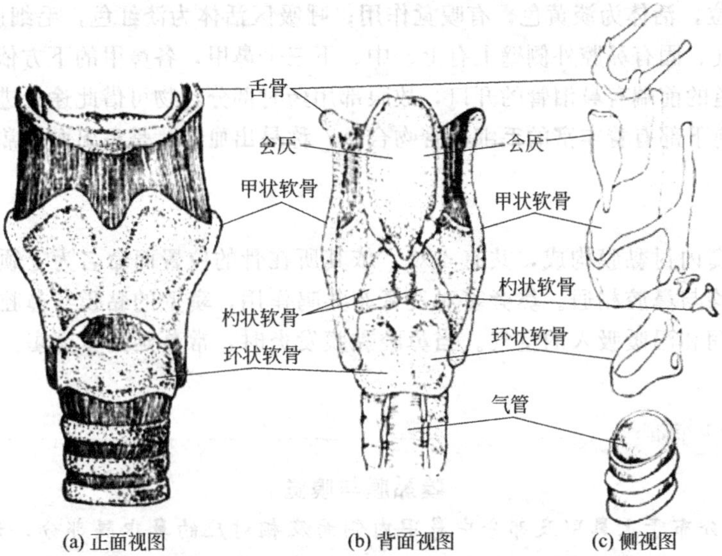

图 9-3　喉的软骨

骨板上方，有发音的基本结构——声韧带附着，声韧带的紧张度可由附于杓状软骨上的喉肌进行舒缩调节。

喉内的腔隙为喉腔，表面覆黏膜。上通咽腔喉部，下通气管。喉腔的入口称喉口，朝向后上方，由会厌软骨上缘等围成。

喉腔的黏膜与咽的黏膜相移行。喉腔侧壁黏膜有上、下两对矢状位的黏膜皱襞，上一对为前庭襞（室襞），其间的裂隙称前庭裂。下一对为声襞，其间的裂隙称声门裂，是喉腔最狭窄的部位。由声襞及其襞内的声韧带和声带肌等构成声带，气流通过此处引起声带振动而发音。喉腔借此两裂分为上部的喉前庭，前庭裂和声门裂之间的喉中间腔，该腔向两侧突出的间隙称喉室，下部的声门（喉）下腔。声门（喉）下腔的黏膜下层组织比较疏松，炎症时易引起水肿，严重时可导致声门裂变窄，影响发声甚至造成呼吸困难（图 9-4）。

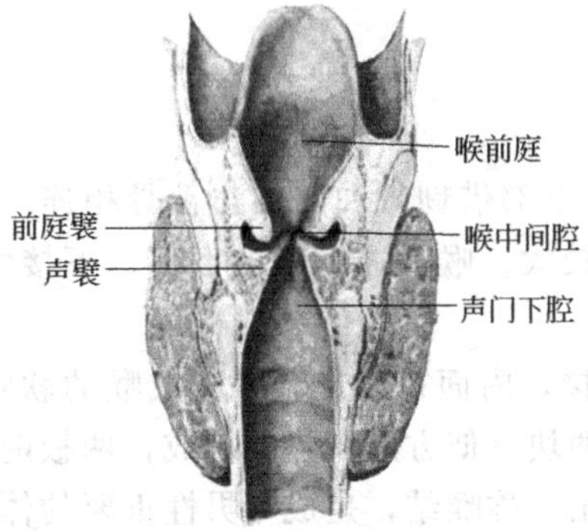

图 9-4　喉冠状切面后面观

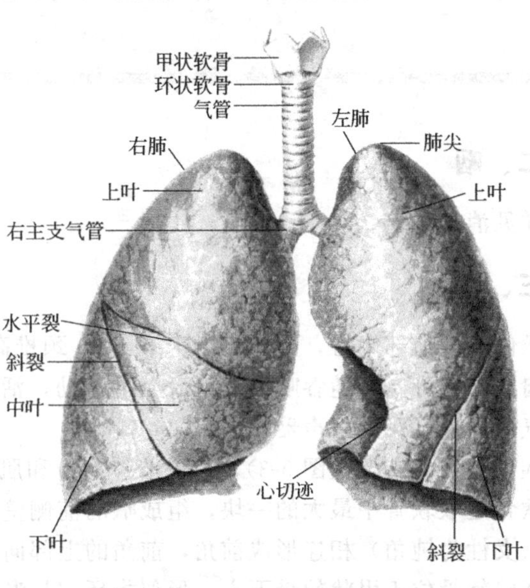

图 9-5　气管、主支气管和肺前面观

附于喉软骨周围的喉肌，都是细小的骨骼肌。不同喉肌的收缩与舒张可使环甲关节或环杓关节运动，引起声韧带紧张或松弛，声门裂开大或缩小，从而调节音调的高低和音量的大小。

四、气管和主支气管

气管和主支气管是连接喉和肺的管道（图 9-5）。

1. 气管

由 14～16 个“C”字形软骨以及连于各软骨间的结缔组织、平滑肌构成，缺口向后由平滑肌和结缔组织封闭。气管位于食管前方，经颈部正中下行入胸腔，至胸骨角水平分左右主支气管，分杈处称气管杈，其内面有凸向上的半月形隆嵴，称气管隆嵴，是气管镜的定位标志。气管可分颈部和胸部，颈部短而表浅，常选在第 3～5 气管软骨处行气管切开术。

知识链接

气管切开

把保障人民健康放在优先发展的战略位置，立足国情，将促进健康的理念融入公共政策制定实施的全过程，实现健康与经济社会良性协调发展。气管切开术系切开颈段气管前壁，插入气管套管，以解除喉源性呼吸困难、呼吸机能失常或下呼吸道分泌物潴留所致呼吸困难的一种急救手术。切开时常选第3～5 气管软骨处施行。由浅入深，分别为皮肤、浅筋膜、肾筋膜、舌骨肌群、气管环。因第 2～4 气管软骨环前方有甲状腺峡，切开气管时需注意，避免损伤。

2. 主支气管

由气管在胸骨角平面分支而来，行向外下，经左右肺门入肺。左主支气管细长，走行水平；右主支气管粗短，走行垂直。因此异物多坠入右主支气管内。

知识链接

吸烟对支气管的影响

烟草燃烧会产生上千种化学物质，如尼古丁、烟焦油等，对人体均有危害。上述化学物质可使支气管黏膜充血、水肿，假复层纤毛柱状上皮当中的杯状细胞分泌作用亢进，平滑肌痉挛等，因此吸烟者会出现咳嗽、咳痰等现象。“共建共享、全民健康”，是建设健康中国的战略主题。开展健康中国行动和爱国卫生运动，倡导文明健康生活方式，减少疾病发生。

第二节　肺

1. 肺的位置和形态

肺位于胸腔内，左右两肺分居纵隔的两侧，下借膈与腹腔器官相隔。右肺因肝的影响而位置较高，故宽而短；左肺因心偏左，所以较窄而长。两肺之间有心、大血管、气管和食管等重要脏器。

肺的表面被以脏胸膜（浆膜），光滑湿润，柔软而有弹性，呈海绵状。透过脏胸膜可见多边形肺小叶的轮廓。肺形似半个圆锥形，有一尖一底，两面（外侧面、内侧面）和三缘（前缘、后缘和下缘）。

肺尖呈钝圆形，高出锁骨内 1/3 上方 2～3cm；肺底微凹，与膈相邻，又称膈面；外侧面（肋面）隆凸，邻接肋和肋间肌；内侧面（纵隔面）邻贴纵隔，中间凹陷处称肺门，是主支气管、肺动脉、肺静脉、淋巴管、神经等进出肺之处。上述主支气管等结构由结缔组织连接，并由胸膜包绕成束，将肺固定于纵隔，称为肺根。

肺被肺裂分为数叶，左肺由斜裂分为上、下二叶；上叶下份前缘有凹陷的心切迹；右肺除斜裂外，还有一条近于水平方向的右肺水平裂，将右肺分为上、中、下三叶（图 9-5）。左右主支气管在肺门处便分出肺叶支气管，进入各肺叶后分枝为肺段支气管、小支气管等，呈树状，故称支气管树。

知识链接

新型冠状病毒肺炎

新型冠状病毒肺炎（Corona Virus Disease 2019，COVID-19），简称新冠肺炎。新型冠状病毒感染的肺炎患者的临床表现为：以发热、乏力、干咳为主要表现，鼻塞、流涕等上呼吸道症状少见，但会出现缺氧低氧状态，因为新冠肺炎病毒主要累及的是肺间质，当出现大面积的肺实变时影像学就表现出大面积的白色影像，也称“白肺”。部分患者起病症状轻微，可无发热，多在 1 周后恢复，约半数患者多在一周后出现呼吸困难，严重者快速进展为急性呼吸窘迫综合征、脓毒症休克、难以纠正的代谢性酸中毒和凝血功能障碍，少数患者病情危重，甚至死亡。

2. 肺的组织结构

肺的表面覆的浆膜（即脏层胸膜）伸入肺内将肺实质分隔成众多肺小叶。肺小叶为肺的结构单位，由细支气管及其所属的肺组织构成。肺组织分为肺间质和肺实质，肺间质是指深入肺小叶和肺泡之间的结缔组织及其包绕的逐级分枝深入肺实质间的血管、淋巴管、神经等组织。

肺实质分为导气部和呼吸部。

（1）导气部　是肺内传导气体的管道，为各肺叶支气管在肺内终末细支气管以前的各级分支，此部无气体交换功能。肺导气部的结构与肺外支气管基本相似，也分为黏膜、黏膜下层和外膜三层。但随着支气管的反复分支，其管径逐渐由大变小，管壁逐渐由厚变薄，结构渐趋简单，主要表现为上皮由假复层纤毛柱状逐渐变为单层纤毛柱状；杯状细胞、腺体和软骨片逐渐减少至消失；平滑肌渐渐形成连续的环行层，并随着管径的变细而相对增加。由于平滑肌的存在，支气管有蠕动和螺旋样运动，以调控进出肺泡的气流量，并维持其管壁的紧张度。呼吸道平滑肌的舒缩和腺体的分泌活动都受自主神经节后纤维支配，儿茶酚胺类和胆碱类药物对于其活动发挥相应的作用。若平滑肌发生痉挛性收缩，加上黏膜水肿，可以导致管腔变窄甚至阻塞，从而发生呼吸困难。

（2）呼吸部　包括呼吸性细支气管、肺泡管、肺泡囊和肺泡。呼吸性细支气管是终末细支气管的分支，管壁上有肺泡开口，故具有气体交换功能；肺泡管是呼吸性细支气管的分支，管壁上有许多肺泡和肺泡囊的开口，其断面上肺泡开口处的肺泡隔末端呈结节状膨大；肺泡囊是肺泡管的连续，为数个肺泡共同开口的管腔；肺泡是多面形薄壁囊泡，开口于肺泡囊、肺泡管或呼吸性细支气管，是气体交换的场所。成人有3亿～4亿个，平均直径约为0.2mm，总面积约140m^2（图9-6）。

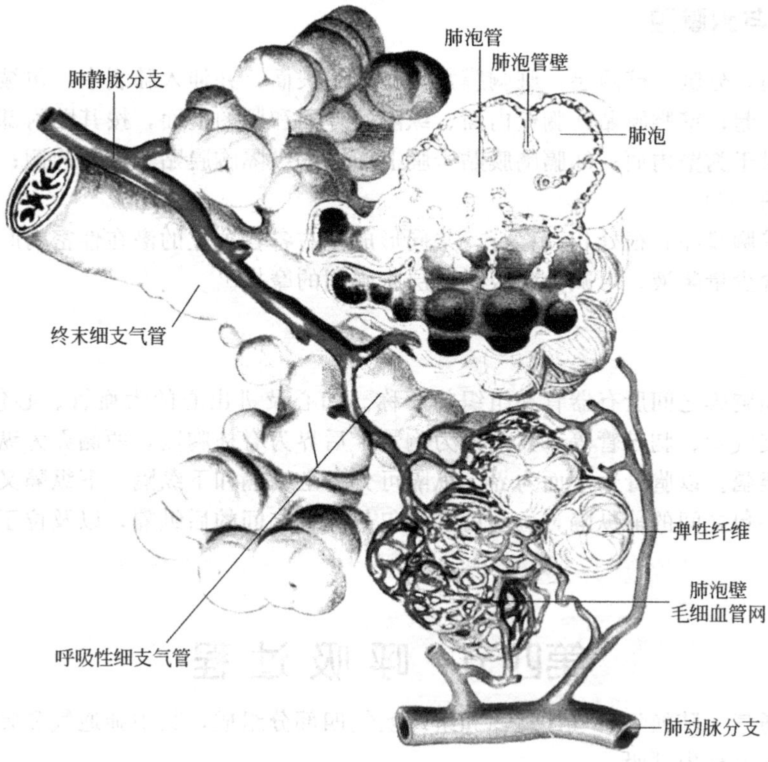

图9-6　肺呼吸部主要结构模式图

相邻肺泡紧密相贴，以薄层结缔组织分隔，称肺泡隔，内有丰富的毛细血管及弹性纤维，还有胶原纤维和网状纤维，故肺泡具有良好的弹性和扩张性。位于肺泡隔内的巨噬细胞，细胞体积较大，可穿过肺泡上皮进入肺泡腔内吞噬尘粒，吞噬后即称尘细胞，对肺起净化作用。

肺泡壁有两种上皮细胞：Ⅰ型细胞，细胞扁平，表面光滑，在肺泡表面形成一层连续性上皮；Ⅱ型细胞，细胞呈圆形或立方形，嵌于Ⅰ型肺泡细胞之间，仅覆盖肺泡表面的一小部分。Ⅱ型细胞主要分泌表面活性物质，调节肺泡表面张力，防止肺泡在表面张力作用下萎陷。

肺泡与血液间进行气体交换所通过的结构包括：肺泡表面液体分子层、肺泡Ⅰ型上皮细胞及其基膜、薄层结缔组织、毛细血管的内皮与基膜，通常称为气-血屏障或呼吸膜（图9-7），其总厚度仅0.2～0.5μm，故具有良好的通透性。屏障中任何一层发生病理改变，均会影响气体交换。

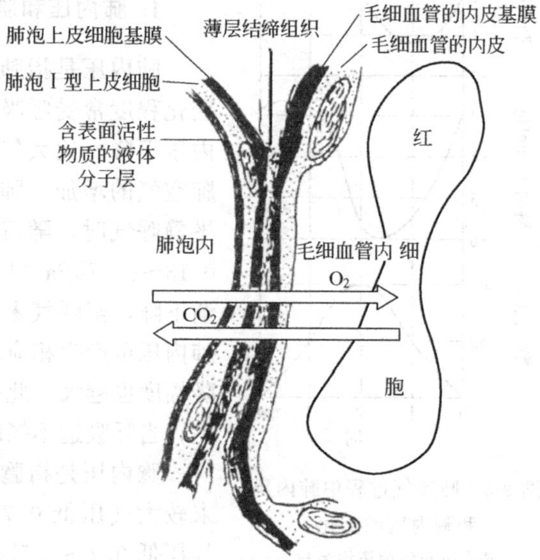

图9-7　气-血屏障模式图

第三节　胸膜和纵隔

一、胸膜与胸膜腔

胸膜为浆膜，分脏、壁两层。脏胸膜紧贴在肺的表面，并伸入肺裂中，包被肺叶且与肺实质紧密结合在一起；壁胸膜贴在胸壁内面、纵隔的外面和膈的上面，按其贴附部位可分为四部分：①肋胸膜衬于胸壁内面；②膈胸膜贴于膈上面；③纵隔胸膜贴于纵隔两侧；④胸膜顶覆盖于肺尖之上（图 9-2）。

脏胸膜、壁胸膜在肺根处相互移行，共同形成左右各自独立的潜在性密闭腔隙，称为胸膜腔。胸膜腔内含少量浆液，可减少呼吸时两层胸膜间的摩擦。

二、纵隔

是两侧纵隔胸膜之间所有器官和组织的总称。如心及进出心的大血管、心包、食管胸段、气管、左右主支气管、胸导管等。其前界为胸骨，后界为脊柱胸段，两侧界为纵隔胸膜，上至胸廓上口，下至膈。以胸骨角平面为界，纵隔可分为上纵隔和下纵隔。下纵隔又可分为：位于胸骨体与前部心包之间的前纵隔，位于后部心包与胸椎之间的后纵隔，以及位于前后纵隔之间的中纵隔。

第四节　呼吸过程

呼吸由肺通气、肺换气、气体运输和组织换气四部分组成，其中肺通气和肺换气合称外呼吸，而组织换气又称内呼吸。

一、肺通气

肺通气是指气体经呼吸道进出肺的过程。肺通气是肺通气的动力克服肺通气的阻力，改变胸内压进而改变肺内压实现的。

1. 肺内压和胸内压

肺内压是指肺泡内压强，在呼吸过程中呈周期性变化，其变化程度常受呼吸深度和呼吸道阻力的影响。平静吸气时，肺内压下降，比大气压低 0.13～0.27kPa（1～2mmHg）；随着入肺空气的增加，肺内压逐渐升高，至吸气末肺内压等于大气压；平静呼气时，随着胸廓的缩小，肺内压升高，呼气初高于大气压 0.13～0.27kPa（1～2mmHg）；随着肺内气体的减少，肺内压逐渐下降，至呼气末肺内压又等于大气压。随着呼吸深度的改变，肺内压可产生相应的变化（图 9-8）。呼吸深度越大，肺内压的升降幅度也越大。此外，肺内压的变化与呼吸道的通畅与否密切相关，当呼吸道不畅时，则肺内压变化幅度明显增加。

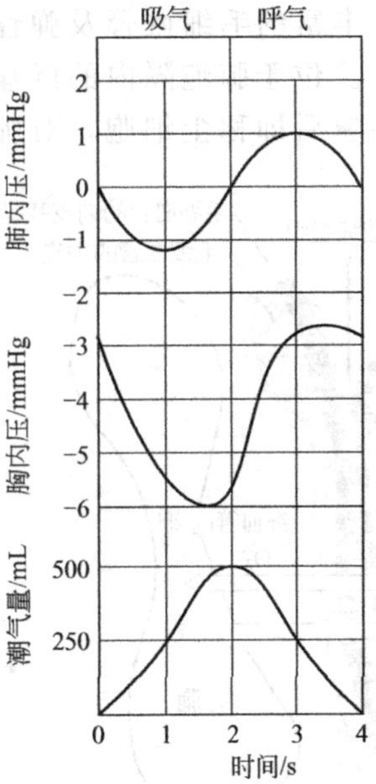

图 9-8　肺通气过程中肺内压和胸内压的变化
肺内压和胸内压均为与1个大气压之差

胸内压是指胸膜腔内的压强。正常人的胸内压在平静吸气末较大气压低 0.7～1.3kPa（5～10mmHg）；平静呼气末较大气压低 0.4～0.7kPa（3～5mmHg），故呈负压（图 9-8）。

胸膜腔是密闭的腔隙，内部只有少量浆液，其脏膜面附于肺表面，由于肺的回缩力而形成负压。胸膜腔负压对于维持肺的扩张状态，实现呼吸运动和肺通气；同时可使胸腔内的上、下腔静脉，胸导管等略有扩张，从而促进静脉血液、淋巴液的回流。因此，一旦胸膜腔的密闭性受到破坏，造成气胸，胸内负压消失，肺回缩而不张，肺通气受阻甚至消失，同时血液和淋巴回流受影响，常危及生命。

知识链接

气胸的分类

胸膜腔由脏、壁胸膜在肺根处相移行而来，胸膜腔密闭、呈负压，且左右互不相通。若胸膜腔破裂，空气进入胸膜腔内则称气胸。此时密闭、负压状态消失，转变为开放、正压，肺的呼吸功能受限。气胸是呼吸科急症之一，可危及患者生命，应及时、正确处理。

按气胸与外界空气的关系可分为三类。①闭合性气胸：胸膜裂口较小，随着肺萎缩和浆液性渗出而封闭，不再有空气漏入胸膜腔，胸内压接近或超过大气压；②开放性气胸：胸膜裂口持续开放，气体随呼吸自由进出胸膜腔，胸内压在大气压上下波动；③张力性气胸：胸膜裂口呈单向活瓣或活塞作用，吸气时裂口张开，空气进入胸膜腔；呼气时裂口关闭，气体不能排出，导致胸膜腔内空气越积越多，胸内压迅速升高呈正压，这种气胸引起病理生理改变最大，如不及时处理减压，可导致猝死。

推进健康中国建设，要坚持预防为主，推行健康文明的生活方式，营造绿色安全的健康环境，减少疾病发生。

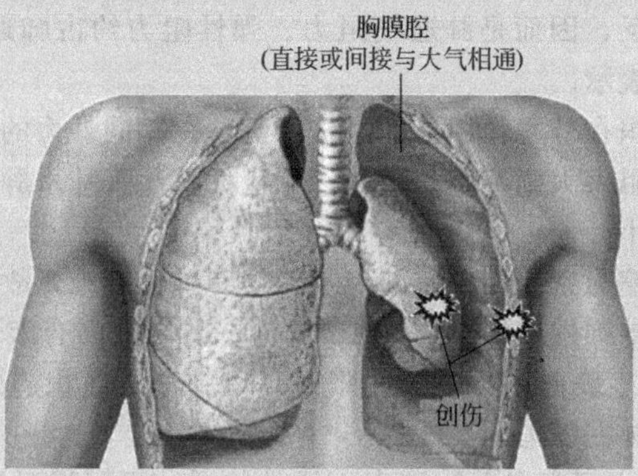

2. 肺通气的动力

呼吸运动是肺通气的原动力，而呼吸运动所引起的大气压与肺内压之间的压强差是肺通气的直接动力。

(1) 呼吸运动　呼吸肌收缩和舒张引起的胸廓扩大和缩小的活动，称为呼吸运动。包括吸气动作和呼气动作。平常所说的“呼吸”多是指呼吸运动。呼吸运动按其参与的呼吸肌和呼吸的深度不同，可分为平静呼吸和深（加强）呼吸两种。

① 平静呼吸　人体在安静状态下的呼吸运动，主要是由膈肌和肋间外肌的舒缩驱动。当吸气时，膈收缩，膈顶下降，胸廓的上下径扩大；同时肋间外肌收缩，肋上提且外翻，胸廓的前后径和左右径均增加，胸廓的容积增大，肺随之扩张，肺内压降低，当低于外界大气压时，空气即进入肺；呼气时，膈肌和肋间外肌舒张回位，引起胸廓缩小，肺随之缩小，肺容积缩小，肺内压升

高，当高于外界大气压时，气体顺着气压差经呼吸道出肺。由此可见，平静呼吸的特点是：吸气是消耗能量的，是主动的过程；呼气时只有吸气肌的舒张回位，是不耗能的过程，故为被动的。

② 深呼吸（加强呼吸） 人体在劳动或运动时，用力加强的呼吸运动，称加强呼吸或深呼吸。其特点是：在加强吸气时，除膈肌、肋间外肌加强收缩外，胸锁乳突肌、胸大肌、胸小肌等辅助吸气肌也收缩，使胸廓进一步扩大，从而产生加强吸气动作；加强呼气时，不仅吸气肌舒张回位，尚有呼气肌（肋间内肌）收缩，使胸廓更进一步缩小，腹肌收缩，使腹内压增高，从而产生加强呼气动作。因此，加强呼吸时，吸气和呼气都是主动的。

（2）呼吸频率 是指每分钟呼吸的次数。正常成人安静时的呼吸频率为12～18次/分，女性较男性频率高2～3次/分，小儿的频率高于成人，新生儿则可达60～70次/分。老年人的呼吸频率低于成年。当人体从事体力劳动、情绪激动或气温升高时，呼吸频率明显增快。

（3）胸式呼吸和腹式呼吸 肋间肌的活动可引起肋和胸骨的上下移动，表现为胸壁的起伏，这种以胸壁起伏为主的呼吸，称为胸式呼吸。以膈肌活动为主的呼吸运动，表现为腹壁的起伏，称为腹式呼吸。正常人为混合型呼吸，但在妊娠或腹水、腹腔肿瘤等疾患者，因膈肌活动受限制，主要表现为胸式呼吸；胸膜炎、胸腔积液等患者，由于疼痛使肋间肌活动受限，主要表现为腹式呼吸。

3. 肺通气的阻力

气体进出肺所遇到的阻力，称为肺通气阻力。肺通气阻力来自两方面：弹性阻力和非弹性阻力，前者来自胸廓和肺组织，后者主要是气流通过呼吸道产生的摩擦力。

（1）弹性阻力 是指胸廓和肺的弹性回缩力。这种弹性回缩力的作用方向，总是与引起它们扩张的外力作用方向相反，因而是肺通气阻力。弹性阻力约占肺通气阻力的70%。弹性阻力的大小，可用顺应性来表示。

顺应性是表示弹性组织在外力作用下的可扩张性。在相同外力的作用下，弹性阻力小，容易扩张，顺应性大；弹性阻力大则不容易扩张，顺应性就小。肺水肿、肺不张、肺纤维化等病理情况，肺的顺应性均减小。

顺应性与肺的弹性回缩力密切相关。肺泡隔内含有弹性纤维，故当肺扩张时，即产生弹性回缩力，这种回缩力约占肺弹性回缩力的1/3。肺泡壁的向腔面有液体分子层，它与肺泡气体间形成液-气界面，从而产生表面张力。表面张力是使肺泡表面积趋向缩小的力，从而成为肺泡缩小的重要因素，约占肺回缩力的2/3。

由于肺泡内液-气界面之间存在着肺泡表面活性物质，可以通过降低肺泡的表面张力而降低肺回缩力，使肺容易扩张，增加了肺的顺应性，并能阻止肺毛细血管中的液体向肺泡内滤出。如果肺泡表面活性物质减少，肺泡表面张力增大，肺回缩力加强，可引起肺不张或产生肺水肿。有些早产儿，因肺泡Ⅱ型细胞尚未成熟，缺乏肺泡表面活性物质，导致肺不张，可引起死亡。临床上可直接使用肺泡表面活性药物，或使用促进肺泡Ⅱ型细胞成熟分化和分泌肺泡表面活性物质的药物治疗。

此外，胸廓也有弹性，呼吸运动时也产生弹性阻力。但胸廓处于自然位置时，不表现有弹性回缩力，只有当肺内进入一定气量后，胸廓扩大，超过自然位置，才表现出弹性回缩力，其作用的方向与肺的弹性回缩力相同，共同组成肺扩张的阻力。

弹性阻力在呼吸运动过程中发挥的作用是变化的：平静呼吸时，在吸气过程中为“阻力”，在呼气过程中发挥着“动力”的作用。

（2）非弹性阻力 是指气流通过呼吸道时受到的阻力。呼吸道阻力的大小不仅与呼吸道管径的变化有密切关系，而且也受呼吸速度和深度的影响。呼吸道的管径缩小时阻力增加，管径变大时则阻力减小。呼吸道的阻力与其半径的 4 次方成反比，另外与气流速度有关。加强呼吸时，气流速度快，阻力大；平静呼吸时，气流速度缓慢，阻力变小。支气管哮喘病人，由于支气管管壁的平滑肌痉挛，口径变小，呼吸道的阻力明显增加，而出现呼吸困难。

4. 肺容积和肺容量

肺容积是指肺容纳气体的体积，肺容量是指两项或两项以上的肺容积之和。肺容积和肺容量是衡量肺功能的一系列指标。常用的肺容积有潮气量、补吸气量、补呼气量和残气量，常用的肺容量有肺活量、肺总量、深吸气量和功能残气量等。

(1) 潮气量　平静呼吸时，每次吸入或呼出的气量，称为潮气量。正常成人约为 500mL。

(2) 补吸气量　在平静吸气之后，再用力吸气所能增加的吸入气量，称为补吸气量，正常成人为 1500～2000mL。

(3) 补呼气量　在平静呼气之后，再用力呼气所能增加的呼出气量，称为补呼气量，正常成人为 900～1200mL。

(4) 肺活量和时间肺活量　最大吸气后，再作最大呼气所能呼出的气量，称为肺活量。其数值等于潮气量、补吸气量和补呼气量三者之和，反映一次呼吸中的最大通气量。正常成年男性平均为 3500mL，女性为 2500mL。肺活量除与性别有关外，与年龄、身材和呼吸肌的强弱以及体位有关，而且个体间差异较大，一般变动在±20%的范围内均属正常。肺活量的测定方法简单，且可重复性好，常作为测试肺通气功能的指标之一。

肺气肿、支气管哮喘等病人由于肺组织弹性降低、气道狭窄，肺通气功能已明显受到影响，虽然肺活量仍正常，但如果限制呼气时间，在一定时间内呼出的气量少于正常，以时间肺活量加以测定：受试者做最大吸气后以最快的速度尽力呼出气体，记录第 1、2、3s 内呼出的气量占肺活量的百分数，即时间肺活量。正常人第 1、2、3s 的时间肺活量依次为 83%、96%和 99%。其中第 1s 的时间肺活量最有意义，低于 60%为不正常。凡呼吸道狭窄的病变等肺通气异常的患者，常常出现时间肺活量减少。时间肺活量反映了肺通气的动态功能。

(5) 残气量和功能残气量　最大呼气之末，仍存留肺内的气量，称为残气量，也称为余气量。正常成人男性约为 1500mL，女性约为 1000mL。患有支气管哮喘、肺气肿时，肺通气功能下降，残气量可增加。在平静呼气之末，肺内存留的气量，即补呼气量和余气量之和，称为功能残气量，也称为功能余气量。正常成年男性约为 2500mL，女性约为 2000mL，约占肺总容量的 40%。

(6) 肺总量　肺所容纳的最大气量，称肺总量，其数值等于余气量和肺活量之和。正常成年男性约为 5000mL，女性约为 3500mL（图 9-9）。

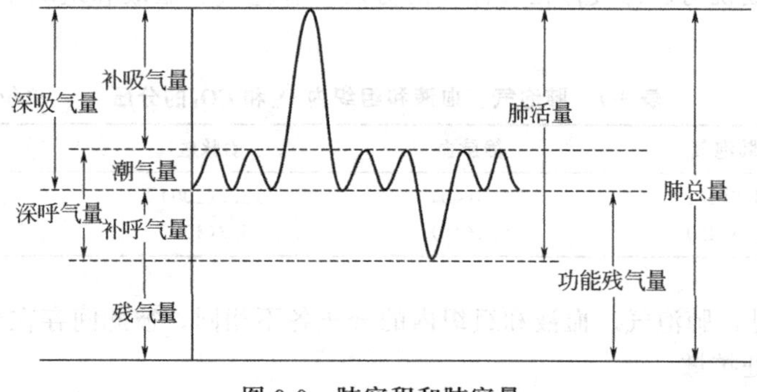

图 9-9　肺容积和肺容量

5. 肺通气量

(1) 每分肺通气量　指每分钟吸入或呼出的气体总量，称为每分肺通气量。其数值等于潮气量与呼吸频率的乘积，即潮气量×呼吸频率。正常成人在安静状态下的每分肺通气量为6～8L/min。以最快的速度和最大深度呼吸时的每分肺通气量，称为最大通气量，正常可达70～120L/min。

(2) 每分肺泡通气量　每分钟进出肺泡的气体量称每分肺泡通气量。呼吸道和肺的导气部(即从鼻至肺的终末细支气管）只是气体进出肺的通道，而无气体交换功能，被称为解剖无效腔，其容积约为150mL，故平静呼吸时：

每分肺泡通气量=(潮气量−解剖无效腔容积)×呼吸频率

正常情况下，解剖无效腔容积变化不大，每分肺泡通气量主要取决于呼吸的深度（潮气量）和呼吸频率。成人安静状态下，肺泡通气量约为4.2L，相当于肺通气量的70%。当潮气量减半而呼吸频率加倍或呼吸频率减半而潮气量加倍时，每分肺通气量皆不变，而每分肺泡通气量则因解剖无效腔的存在将发生很大变化，表现为浅而快呼吸时，肺泡通气量明显减少，而深而慢呼吸时，则增加。故浅快的呼吸运动并不利于有效地提高肺泡通气量，而适当深度和频率的呼吸，可使肺泡通气量加大，有利于气体交换。

此外，在某些病例和特殊生理状态下，肺泡与血液进行气体交换不充分。这部分未能与血液进行气体交换的肺泡腔，称为肺泡无效腔。解剖无效腔加上肺泡无效腔，合称为生理无效腔。正常人肺泡无效腔接近于零，因此，正常情况下，生理无效腔与解剖无效腔几乎相等。而肺内血液分布明显不均匀或有肺动脉部分梗死等情况而导致通气/血流比值异常，肺泡无效腔增大，故生理无效腔也增大，影响气体交换。

二、肺换气和组织换气

气体交换包括肺泡与血液之间以及血液与组织细胞之间氧和二氧化碳的交换。前者为肺换气，后者为组织换气。这两种气体交换都是通过气体分子的扩散来进行的，也就是气体分子从分压高处向分压低处扩散来实现的。

1. 气体交换的动力

气体交换的动力是气体的分压差。所谓分压是指在混合气体中，各组分气体所产生的压强。例如空气是混合气体，总压强为101.3kPa（760mmHg)，其中O_2的容积百分比约为21%，则O_2分压为101.3×21%=21.2kPa（159mmHg)；CO_2的容积百分比约为0.04%，则CO_2分压为101.3×0.04%=0.04kPa（0.3mmHg)。驱动溶解于组织液和血液中的气体分子逸出的动力，也被视为这种气体在液体中的分压。肺泡气、血液和组织中O_2和CO_2的分压见下表。

表9-1　肺泡气、血液和组织内O_2和CO_2的分压　　单位：kPa（mmHg)

	肺泡气	静脉血	动脉血	组织
O_2	13.6(102)	5.3(40)	13.3(100)	4.0(30)
CO_2	5.3(40)	6.1(46)	5.3(40)	6.7(50)

由表9-1中可见：肺泡气、血液和组织内的分压各不相同，彼此间存在着分压差，气体从分压高处向分压低处扩散。

2. 气体交换过程

(1) 肺换气　肺泡内O_2分压高于静脉血O_2分压，而CO_2分压则低于静脉血CO_2分压，因此O_2由肺泡向静脉血扩散，而CO_2则由静脉血向肺泡扩散。经气体交换后，静脉血变成动脉血。由于肺通气不断在进行，肺泡气的成分保持相对稳定，故肺泡内的 O_2 分压总是比静脉血的高，CO_2 分压总是比静脉血的低。

(2) 组织换气　组织内 O_2 分压低于动脉血 O_2 分压，CO_2 分压则高于动脉血 CO_2 分压，因此 O_2 由血液向组织扩散，而 CO_2 则由组织向血液扩散。经气体交换后，动脉血变成静脉血。由于组织细胞的代谢不断消耗 O_2，产生 CO_2，故组织内 O_2 分压总是低于动脉血，而 CO_2 分压总是高于动脉血。

综上所述，肺循环中毛细血管的血液，不断从肺泡中获取 O_2，释出 CO_2，而体循环毛细血管的血液则不断地从组织带走 CO_2，释出 O_2。

3. 影响肺换气的因素

(1) 气体扩散速率　单位时间内气体扩散的容量，称为气体扩散速率。气体扩散速率与气体的分压差和溶解度成正比；而与气体分子量平方根成反比。CO_2 在血浆中的溶解度约为 O_2 的 24 倍，CO_2 与 O_2 的分子量平方根之比为 1.14∶1。如果 CO_2 和 O_2 的分压差相同，则 CO_2 的扩散速率约为 O_2 的 21 倍。但正常肺换气时，O_2 的分压差约为 CO_2 分压差的 10 倍，故 CO_2 的扩散速率是 O_2 扩散速率的 2 倍。所以当肺换气障碍时，往往缺 O_2 显著，而 CO_2 贮留却不明显。

(2) 呼吸膜　呼吸膜是肺泡与毛细血管中血液进行气体交换所通过的结构。呼吸膜的面积和通透性均会影响气体交换的效率。正常时，呼吸膜非常薄，通透性极大，故气体扩散迅速。但在某些病理情况下，肺气肿时，肺泡融合；肺不张，使肺泡萎陷，均致呼吸膜面积减小，因而气体扩散总量减少；又如肺炎、肺水肿等，导致呼吸膜增厚，其通透性降低，气体的交换速度减慢。

(3) 通气/血流比值　是指每分钟肺泡通气量与每分钟肺血流量（心输出量）的比值。正常人安静时，每分肺泡通气量约为 4.2L，每分肺血流量约为 5L，通气/血流比值等于 0.84，此时肺换气效率最高，混合血通过肺泡毛细血管时，气体交换最充分，静脉血完全变为动脉血。通气/血流比值增大或减小，都可导致肺换气效率降低。如肺的某一局部肺泡周围血管狭窄或阻塞时，其通气量虽然不变，但血流量减少，通气/血流比值增大，即扩大了生理无效腔；反之，肺某一局部发生肺不张或大片炎症时，即使血流量不变，因通气量减少，导致通气/血流比值减少。通气/血流比值增大或减小，均影响到肺换气（图 9-10）。

三、氧和二氧化碳在血液中的运输

气体在血液中的运输是沟通内呼吸和外呼吸的重要环节。其运输形式共有两种，即物理溶解和化学结合。物理溶解的量虽少，但气体必须先物理溶解于血浆后，才能发生化学结合。

1. 氧的运输

物理溶解取决于分压的大小，分压高，溶解多；分压低，溶解少。动脉血氧分压为 13.3kPa（100mmHg），此时每 100mL 血液中仅溶解 0.3mL O_2，约占血液运输 O_2 总量的 1.5%，显然只靠溶解形式来运输 O_2，无法适应机体代谢的需要。

正常成人每 100mL 血液中与血红蛋白结合的氧，即化学结合的氧，约为 19.5mL，占血液运输氧总量的 98.5%。

(1) O_2 与血红蛋白的结合　是指氧和红细胞内血红蛋白（图 9-11）中 Fe^{2+} 结合，形成氧合血红蛋白（HbO_2），而 HbO_2 使血液呈鲜红色。由于 HbO_2 中的 Fe^{2+} 保持低价状态，故不是氧化作用而称为氧合。

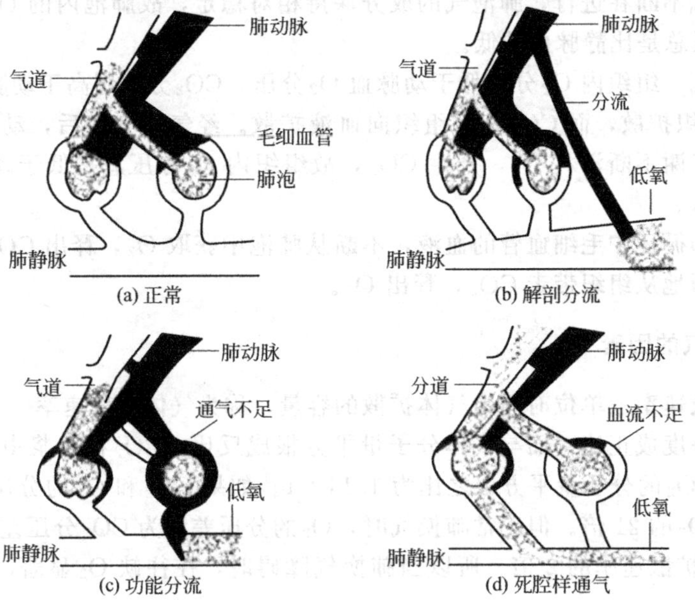

图 9-10　肺泡通气与血流比例正常和异常

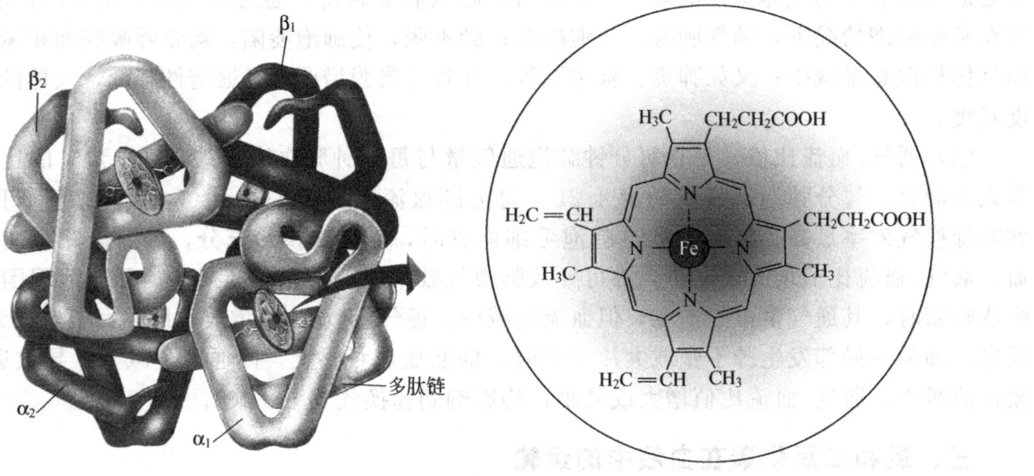

图 9-11　血红蛋白分子

血红蛋白与 O_2 结合是可逆性的，既能迅速结合，又能迅速解离，这主要取决于血液中的氧分压。当血液流进肺部时，因与肺泡进行气体交换后，血液中的氧分压增高，血红蛋白与氧结合成氧合血红蛋白；血液流进组织时，由于组织的氧分压低，氧合血红蛋白迅速解离，成为脱氧血红蛋白，血液呈暗红色。

$$Hb+O_2 \underset{组织\ \ 氧分压低}{\overset{肺部\ \ 氧分压高}{\rightleftharpoons}} HbO_2$$

血液含脱氧血红蛋白越多，颜色越暗。当血液中脱氧血红蛋白达 50g/L 以上时，则口唇、甲床、黏膜等浅表毛细血管丰富的部位，可呈青紫色，称为发绀（紫绀）。发绀一般表明缺氧。但在严重贫血患者，当其脱氧血红蛋白含量低于 50g/L 血液时，患者虽有缺氧，并不出现发绀；反之，某些红细胞增多的人（如高原性红细胞增多症），虽不缺氧，但因血液的血红蛋白含量较高，静脉血中的脱氧血红蛋白也可达 50g/L 以上，因而也可表现为发绀。此外，在 CO

中毒时，由于 Hb 与 CO 的亲和力比 O_2 大得多，血中 Hb 均与 CO 结合成一氧化碳血红蛋白（HbCO），此时患者虽有严重缺氧，但不表现发绀，口唇甲床和黏膜等呈现 HbCO 所特有的樱桃红色。

（2）血红蛋白的氧饱和度　在足够的氧分压下，每克血红蛋白最多可结合 1.34mL 的 O_2。1L 血液中，血红蛋白能结合 O_2 的最大量称血红蛋白氧容量。但实际上，血液的含 O_2 量并非都能达到最大值。每 1L 血液中，血红蛋白实际结合 O_2 的量称血红蛋白氧含量。血红蛋白氧含量占血红蛋白氧容量的百分数，称为血红蛋白氧饱和度，简称血氧饱和度，即：

血氧饱和度＝(氧含量/氧容量)×100％

（3）氧离曲线　在一定范围内，血红蛋白氧饱和度与氧分压（p_{O_2}）呈正相关，即氧分压高，血红蛋白氧饱和度也高；氧分压低，血红蛋白氧饱和度也低。但它们并非完全呈线性关系，而是呈近似 S 形的曲线，称氧离曲线（图 9-12）。该曲线的特点是：血液 p_{O_2} 在 8.0～13.3kPa（60～100mmHg），Hb 氧饱和度变化很小，p_{O_2} 在 13.3kPa（相当动脉的 p_{O_2}）时，Hb 氧饱和度为 98％；p_{O_2} 当降至 10.7kPa（80mmHg）时，Hb 氧饱和度约为 96％；降至 8.0kPa（60mmHg）时，Hb 氧饱和度仍保持约 90％的高水平。

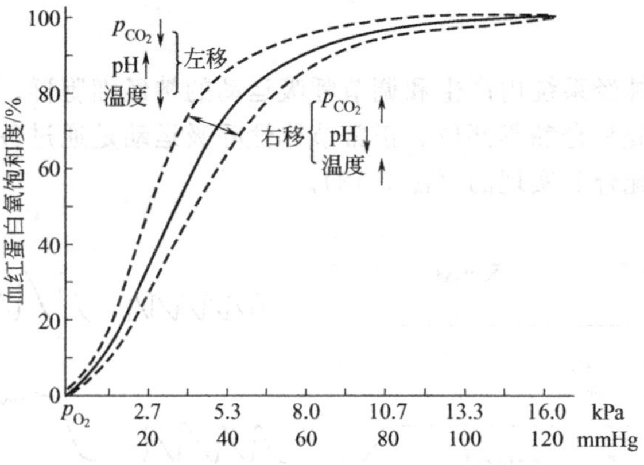

图 9-12　氧离曲线

p_{O_2} 在 2.0～8.0kPa（15～60mmHg），Hb 氧饱和度的变化则很显著，尤其是 p_{O_2} 在 2.0～5.3kPa（15～40mmHg），曲线更为陡直，在这个范围内，p_{O_2} 稍有降低，Hb 氧饱和度就明显减小，即 HbO_2 的解离加强，可释放出较多的 O_2。

氧离曲线受血液 CO_2 含量、pH、温度等的影响。p_{CO_2} 升高、pH 减小、体温升高，都可使氧离曲线向右偏移（右移），即 Hb 与 O_2 的亲和力降低，有利于 O_2 的释放；反之，p_{CO_2} 降低、pH 增大、体温降低，则氧离曲线左移，不利于 O_2 的释放。

2. 二氧化碳的运输

正常成人每 100mL 静脉血中含 CO_2 约 53mL，其中物理溶解于血浆的约 3mL，占运输量的 6％左右。以化学结合形式运输的 CO_2，占总运输量的 94％。化学结合形式有两种：

（1）碳酸氢盐形式　是血液运输 CO_2 的主要形式。血液流经组织时，组织代谢产生的 CO_2 顺分压差扩散入血浆，使血浆中的 CO_2 分压增高，大部分 CO_2 扩散入红细胞，小部分在血浆中运输。进入红细胞的 CO_2，在细胞内碳酸酐酶的催化下与水生成碳酸（H_2CO_3），又迅速解离成碳酸氢根（HCO_3^-）和氢离子（H^+）。由于 CO_2 不断进入红细胞，因此 HCO_3^- 的浓度不断增加，除一小部分与钾离子（K^+）结合成碳酸氢钾（$KHCO_3$）外，大部分 HCO_3^- 则顺浓度梯度扩散入血浆中。与此同时，血浆中的氯离子（Cl^-）进入红细胞内，以保持其膜内外两侧的电平衡，这种现象称为氯转移，使 HCO_3^- 不会积蓄于红细胞内，故 CO_2 可不断地进入红细胞生成 HCO_3^-。进入血浆的 HCO_3^- 与 Na^+ 结合成 $NaHCO_3$，在血液中运输。

当血液流经肺泡毛细血管时，由于肺泡内 CO_2 分压低，上述反应向相反的方向进行。

（2）氨基甲酸血红蛋白形式　进入红细胞的 CO_2，除大部分形成 $NaHCO_3$ 之外，另有一部分直接与血红蛋白的自由氨基结合，形成氨基甲酸血红蛋白，又称碳酸血红蛋白（$HbCO_2$）。这一反应不需要酶的催化，而且也是可逆的，其反应方向主要取决于 CO_2 分压。

由上可知，红细胞不仅在氧的运输中很重要，对二氧化碳的运输也起重要作用。此外，血浆中 $NaHCO_3$ 是血液中重要的碱贮备，对机体酸碱平衡的调节起着重要作用。

第五节　呼吸运动的调节

生命活动过程中，呼吸运动随人体活动情况，改变其频率和深度，从而使肺通气量与机体的代谢水平相适应，保持血液 O_2 和 CO_2 含量的相对恒定。这主要是通过神经系统的调节而实现的。

一、呼吸中枢

呼吸中枢是指中枢神经系统内产生和调节呼吸运动的神经细胞群。这些细胞群分布在大脑皮层、间脑、脑桥、延髓和脊髓等部位。正常节律性呼吸运动是通过各级呼吸中枢之间的复杂联系，反馈控制和相互配合而实现的（图 9-13）。

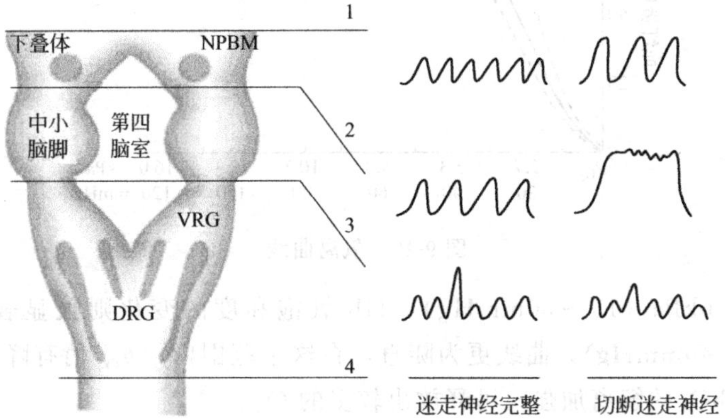

图 9-13　不同平面切断脑干后呼吸的变化示意图

NPBM—臂旁内侧核；VRG—腹侧呼吸组；DRG—背侧呼吸组；

1—中脑脑桥之间；2—脑桥上、中部之间；3—脑桥延髓之间；4—延髓脊髓之间

1. 脊髓

脊髓灰质前角中有支配呼吸肌的运动神经元。该神经元受到损伤，可引起呼吸肌运动障碍。该支配呼吸肌运动的神经元，称为调节呼吸运动的初级中枢。若在延髓和脊髓间横断脊髓与脑的连接，则呼吸立即停止，说明节律性呼吸运动不产生于脊髓，而有赖于脊髓以上的中枢。某些作用于神经肌接头处的药物可造成呼吸麻痹，进而危及生命。

2. 延髓呼吸中枢

延髓网状结构中产生和调节呼吸运动的神经细胞群，称为延髓呼吸中枢，延髓是调节呼吸

运动的基本中枢。这些神经元根据其功能不同，可分为两组：一组与吸气运动密切相关，为吸气中枢；另一组与呼气运动密切相关，为呼气中枢。如果破坏动物的延髓，其呼吸立即停止；若保留延髓而除去延髓以上的脑组织，其呼吸运动虽可维持，但其节律不规则，说明基本呼吸中枢位于延髓内，而正常的节律性呼吸还有赖于高位中枢的调控。

3. 脑桥呼吸调整中枢

在上述动物的中脑和脑桥之间横断脑干，该动物的呼吸节律正常，说明脑桥内存在着呼吸调整中枢。它位于脑桥的上部，主要对延髓吸气神经元产生抑制作用，促进吸气向呼气转化，防止吸气过深过长。可见正常呼吸节律的形成，是延髓和脑桥呼吸中枢互相协调、共同作用的结果。

4. 高位中枢对呼吸运动的调节

在中脑和间脑，包括丘脑底部、海马等处，都有与呼吸活动有关的神经元，呼吸运动在一定范围内受到大脑皮层的随意调节。例如在日常生活中，在一定限度内，可以随意进行屏气或呼吸加深加快，说话、唱歌或吹奏乐器时，呼吸运动都受大脑皮层的随意控制，有意识地改变呼吸运动的深度和频率，才能唱出或吹出动听的旋律。大脑皮层对呼吸运动的调节途径有二：一是大脑皮层运动神经元发出的轴突，直接或间接调节脊髓运动神经元，以此调节呼吸肌的运动；二是调控脑桥呼吸调整中枢，从而改变呼吸频率和深度。

呼吸中枢可接受来自呼吸器官本身的各种传入冲动，也可接受来自其他系统的传入冲动，通过反射影响呼吸的频率和深度，使肺通气适应人体的机能状态。

二、呼吸运动的反射性调节

1. 肺牵张反射

由于肺扩张或缩小所引起的吸气抑制或加强的反射，称肺牵张反射（图 9-14）。该反射的感受器主要分布在支气管和细支气管的平滑肌层中，一般称为肺牵张感受器。吸气时，肺扩张到一定程度时，肺牵张感受器兴奋，其冲动沿迷走神经传入延髓呼吸中枢，抑制吸气中枢的神经元，促使吸气向呼气转化，最后吸气终止，转为呼气。随着呼气的加深而肺逐渐缩小，对牵张感受器的刺激随之减弱，迷走神经发出的冲动减少，从而解除了对吸气中枢的抑制，吸气中枢再度兴奋，开始下一个新的呼吸周期。

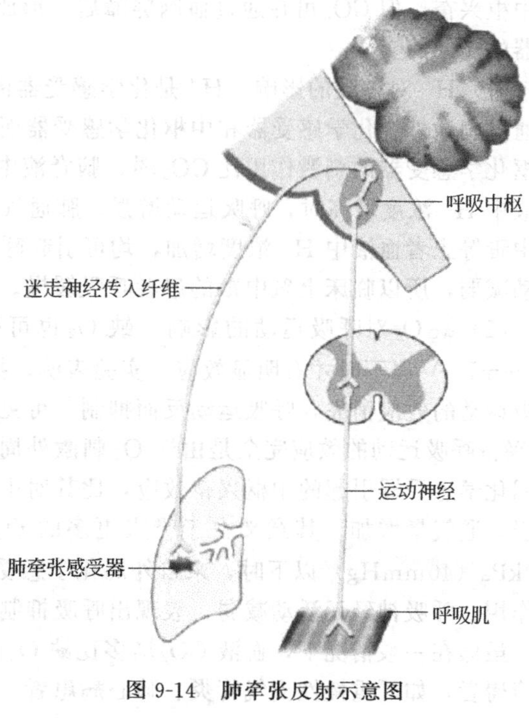

图 9-14 肺牵张反射示意图

肺牵张反射是一种负反馈调节机制。其主要生理意义在于防止吸气过深、过长，促进吸气向呼气转化，同时避免肺泡过度扩张，并能加快呼吸节律。这一反射在正常成人平静呼吸中意义不大，在深吸气时可起到一定的调节和保护作用。在肺水肿、肺不张等病理情况下，由于肺的顺应性减小，肺扩张时气道扩张较大，刺激较强，可以引起该反射，而使呼吸变浅、变快。切断实验动物的双侧迷走神经，其呼吸变得深而慢，这是因为切断了反射弧的传入神经，无法实现肺牵张反射这一负反馈而造成的。

2. 化学感受性反射

动脉血中化学成分，特别是缺氧或CO_2及H^+浓度增加，均可刺激化学感受器，反射性兴奋呼吸中枢，而使呼吸运动增强，调整并保持血液中这些化学成分的相对稳定，称为化学感受性反射。

按其所在部位，化学感受器可分为外周化学感受器和中枢化学感受器两种。前者为颈动脉体与主动脉体，能感受血液中p_{CO_2}、p_{O_2}和H^+浓度的变化，反射性地调节呼吸；后者位于延髓锥体外的表浅部。中枢化学感受器只对脑脊液和局部组织间隙液的H^+浓度敏感，不能感受低O_2刺激。血液中的H^+不易通过血脑屏障，故血液pH变动对中枢化学感受器的直接作用不大。

CO_2兴奋呼吸运动的作用很强，是维持正常呼吸的生理性刺激。CO_2浓度适当增加时，可促使呼吸加强。当吸入的气体中CO_2含量增加到1%时，肺通气量开始增加；若吸入气体中CO_2增加到3%时，肺通气量就超过一倍；若吸入气体中CO_2增加到4%时，不仅呼吸的深度加大，而且呼吸频率也增加。一般吸入气中CO_2超过7%时人体出现头昏、头痛、不安等表现；当吸入气体中的CO_2超过20%时，肺通气量反而下降，还会出现惊厥或昏迷，引起中枢神经系统麻痹，甚至可导致呼吸停止。

CO_2对呼吸的影响是通过作用于外周和中枢化学感受器，来调节呼吸中枢活动，其中对中枢化学感受器的作用是主要的。CO_2可刺激外周化学感受器，神经冲动分别经窦神经和主动脉神经传入延髓呼吸中枢，反射性地使呼吸加深加快，肺通气量增加。关于作用中枢化学感受器的方式，现在知道是CO_2通过血脑屏障，在脑脊液或脑组织液中与水结合，生成H_2CO_3。而后，H_2CO_3又解离成H^+与HCO_3^-、而H^+是兴奋中枢化学感受器的有效刺激，可再引起呼吸中枢兴奋。但CO_2可在通过血脑屏障后，形成H_2CO_3，再解离出H^+发挥刺激中枢化学感受器的作用的。

(1) H^+对呼吸的影响　H^+是化学感受器的有效刺激物质。其作用机制与CO_2相似，也是通过刺激外周化学感受器和中枢化学感受器而引起的。但由于H^+不易透过血脑屏障，故对中枢化学感受器的刺激作用比CO_2弱。脑脊液中的H^+才是中枢化学感受器的最有效刺激。当血液中H^+浓度增高时，呼吸运动增强，肺通气增加。临床上如糖尿病、肾功能衰竭或代谢性酸中毒等患者血液中H^+浓度增加，均可引起呼吸运动增强；若血液中H^+浓度降低时，呼吸运动减弱，所以临床上碱中毒的患者呼吸缓慢。

(2) 缺O_2对呼吸运动的影响　缺O_2也可引起呼吸运动增强，通常血液p_{O_2}降到8kPa(60mmHg)以下时才有明显效应。实验表明，摘除实验动物的外周化学感受器，则缺O_2兴奋呼吸运动的效应消失，呼吸运动反而抑制。可见，缺O_2对呼吸中枢的直接作用是抑制，而缺O_2兴奋呼吸运动的效应完全是由缺O_2刺激外周化学感受器所引起的。通常，由于缺O_2刺激外周化学感受器引起的中枢兴奋效应，比其对中枢的直接抑制作用更强，所以一般表现为呼吸加强，通气量增加。其意义在于吸入更多的O_2，以提高血液氧分压。但在动脉血p_{O_2}降到5.0kPa(40mmHg)以下时，来自外周化学感受器的兴奋作用已不足以抵消低O_2对中枢的抑制作用，呼吸神经元活动减弱，表现出呼吸抑制。

虽然在一般情况下，血液CO_2增多比缺O_2的刺激作用更强，但在一些严重的慢性呼吸功能障碍者，如严重慢性支气管炎、肺心病患者，既缺O_2又有CO_2潴留，由于血中长期保持高浓度的CO_2，呼吸中枢对CO_2刺激的敏感性已降低，此时低O_2刺激所引起的外周化学感受性反射，已成为维持呼吸中枢兴奋性的重要因素，此类病人不宜高浓度吸入氧气，也不可快速给氧，宜采取低浓度持续给氧，以免突然解除低O_2的刺激作用，反而导致呼吸抑制，加剧CO_2潴留。

综上所述，血液中p_{CO_2}和H^+浓度的升高以及O_2分压降低均能刺激呼吸，但它们之间又相互影响，而且三者往往同时发生变化，因此，血液化学成分的改变对呼吸的影响必须全面分析，综合考虑。

三、防御性呼吸反射

1. 咳嗽反射

咳嗽反射是由机械或化学因素作用于喉、气管和支气管黏膜上皮的感受器引起的。咳嗽反射具有清洁、保护和维持呼吸道通畅的作用。但由于咳嗽时胸内压和肺内压升高明显，胸内压升高阻碍静脉血回流，肺内压长期升高可导致肺气肿，此外，长期而频繁的咳嗽加重机体负担，不利于休息，对机体影响较大，应针对病情选择祛痰、止咳或镇咳药物对症对因治疗。

2. 喷嚏反射

该反射是由鼻黏膜受到刺激而引起。气流从鼻腔猛烈冲出，以达到清除鼻腔中的异物的目的。

目标练习

一、选择题

(一) 单项选择题

1. 鼻黏膜易出血部位是（　　）。

A. 下鼻甲　B. 中鼻甲　C. 固有鼻腔　D. 上鼻甲　E. 鼻中隔

2. 气管切开常选部位（　　）。

A. 第1～3气管软骨处　B. 第2～4气管软骨处
C. 第3～5气管软骨处　D. 第4～6气管软骨处
E. 第6～7气管软骨处

3. 某人肺通气量为7.5L/min，呼吸频率为20次/分，无效腔容量为125mL，每分心输出量为5L，他的通气/血流比值是（　　）。

A. 0.8　B. 0.7　C. 1.0　D. 0.9　E. 1.1

4. 衡量肺通气效率的最佳指标是（　　）。

A. 潮气量　B. 肺通气量　C. 肺泡通气量
D. 呼吸频率　E. 通气/血流比值

5. 吸气末肺内压（　　）。

A. 大于大气压　B. 等于大气压　C. 等于胸内压
D. 小于大气压　E. 小于胸内压

6. 缺氧对呼吸的刺激主要是通过（　　）。

A. 刺激颈动脉体和主动脉体化学感受器　B. 直接刺激中枢的呼吸神经元
C. 刺激中枢化学敏感区　D. 刺激颈动脉窦感受器

E. 刺激主动脉弓感受器

7. 切断兔双侧迷走神经后，呼吸的改变是（　　）。

A. 呼吸幅度减小　B. 吸气延长　C. 呼吸频率加快

D. 血液 CO_2 张力升高　E. 呼气延长

8. 在血液中 O_2 运输的主要形式是（　　）。

A. 物理溶解　B. 形成氨基甲酸血红蛋白

C. 碳酸氢盐　D. HbO_2　E. HbCO

9. 血液中 H^+ 增多时，氧解离曲线（　　）。

A. 上移　B. 不变　C. 左移

D. 右移　E. 先左移后右移

10. 关于平静呼吸的描述，下述哪项是错误的（　　）。

A. 吸气时肋间外肌收缩　B. 吸气时膈肌收缩

C. 呼气时呼气肌收缩　D. 呼气时膈肌和肋间外肌舒张

E. 吸气时主动的过程

（二）多项选择题

1. 用力呼吸时，参与呼吸运动的肌肉有（　　）。

A. 肋间外肌　B. 肋间内肌　C. 胸锁乳突肌

D. 膈肌　E. 腹壁肌

2. 气体在血液中运输的形式是（　　）。

A. 吞饮作用　B. 物理溶解　C. 化学结合　D. 渗透作用　E. 分泌作用

3. 肺泡回缩力来自（　　）。

A. 胸内负压　B. 肺泡内层液面的表面张力

C. 肺的弹力纤维　D. 肺泡表面活性物质　E. 肺内压

4. 与弹性阻力有关的因素是（　　）。

A. 肺回缩力　B. 气道口径　C. 气道长度

D. 气体密度　E. 胸廓回缩力

5. 关于肺泡通气/血流比值描述正确的是（　　）。

A. 安静时正常值是 0.84　B. 比值减小、如同发生动静脉短路

C. 肺尖部比值可增至 3.3　D. 比值增大，生理无效腔增大

E. 肺底部比值降低

6. 影响肺通气的因素有（　　）。

A. 胸廓弹性回缩力　B. 呼吸道阻力

C. 肺血液循环速度　D. 肺的弹性回缩力

E. 呼吸做功大小

7. 引起呼吸道平滑肌强烈收缩的体液因素是（　　）。

A. 5-羟色胺　B. 组胺　C. 缓激肽

D. 去甲肾上腺素　E. 肾上腺素

8. 影响氧解离曲线的因素有（　　）。

A. 酸碱度　B. CO_2　C. 温度

D. 2,3-二磷酸甘油酸　E. 以上四种因素都是

9. 外周化学感受器主要包括（　　）。

A. 颈动脉窦　B. 主动脉弓　C. 颈动脉体　D. 主动脉体　E. 以上均是

10. 关于肺牵张反射，叙述正确的是（　　）。
A. 其感受器在支气管和细支气管的平滑肌层
B. 传入神经在迷走神经中
C. 包括肺扩张反射和肺缩小反射
D. 它在呼吸节律的形成中起一定作用
E. 以上全对

二、名词解释

1. 肺门　2. 气-血屏障　3. 肺泡通气/血流比值　4. 肺牵张反射　5. 肺活量

三、简答题

1. 简述鼻旁窦及其开口位置。
2. 氧解离曲线左移、右移各表明什么问题?

（李　超　王　刚）

参考答案扫一扫

第十章 泌尿系统

第一节 概 述

思维导图扫一扫

排泄是指机体将新陈代谢的终产物、过剩的物质以及进入体内的各种异物通过血液循环由排泄器官排出体外的过程。

机体的排泄途径主要有以下四种。①呼吸器官：以气体形式，由肺经呼吸道排出 CO_2、少量的水和挥发性物质；②皮肤：以不感蒸发和发汗形式，排出水、少量 NaCl、尿素和乳酸等；③消化器官：随唾液的分泌排出铅和汞，随粪便排出胆色素和无机盐（如钙、镁、铁等）；④肾：机体主要的排泄器官，以尿液形式，排出大部分代谢终产物、过剩的水和无机盐等。尿液中排泄物的种类多、数量大，并且可以随着机体的需要调整尿量和尿液的成分。

泌尿系统由肾、输尿管、膀胱和尿道组成（图 10-1）。由肾生成的尿液经输尿管至膀胱贮

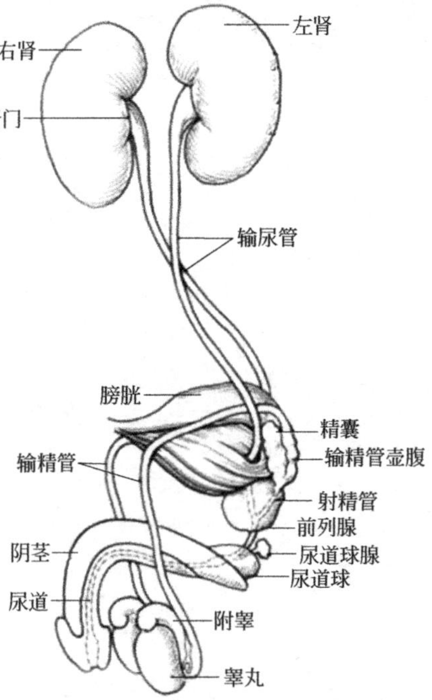

图 10-1 男性泌尿生殖系统示意图

存，再经尿道排出体外，完成机体的排泄功能，进而调节机体水、电解质、酸碱和渗透压平衡，在维持机体内环境稳态中发挥极其重要的作用。此外，肾可合成和分泌肾素、促红细胞生成素、1,25-二羟维生素 D_3 等。本章主要阐述肾的形态结构、尿生成过程及其调节机制以及输尿管和膀胱的排尿活动。

第二节　肾的形态结构与血液循环

一、肾的位置和形态

肾为实质性器官，形似蚕豆，左右各一，位于腰部脊柱两侧，紧贴腹后壁的上部。左肾上端平第 11 胸椎下缘，下端平第 2 腰椎下缘，第 12 肋斜过左肾中部的后方；右肾由于受肝脏的影响，位置比左肾低 1～2cm，因此第 12 肋斜过右肾上部的后方（图 10-2）。小儿肾较成人低，女性肾略低于男性。

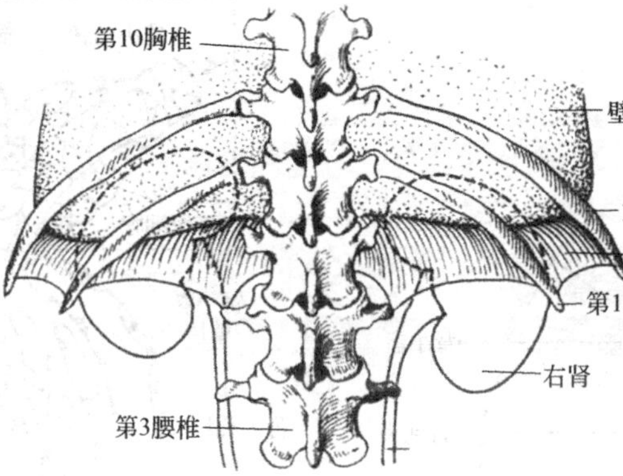

图 10-2　肾的位置

肾分上、下两端，前、后两面和内、外两侧缘。肾的上端宽而薄，下端窄而厚。前面凸向腹外侧，后面平坦，紧贴腹后壁。外侧缘凸隆，内侧缘中部凹陷，称肾门（图 10-1），相当于第一腰椎水平，其中有肾动脉、肾静脉、神经、肾盂和淋巴管等进出。这些结构被结缔组织包裹形成肾蒂。肾门向肾实质凹陷形成的窦腔，称为肾窦，内含肾动脉的分支、肾静脉的属支、肾盏、肾盂和脂肪组织等。肾门在腹后壁的体表投影，一般在竖脊肌外侧缘与第十二肋所形成的夹角内，临床上称为肾区。当肾患某些疾病时，触压或叩击肾区常引起疼痛。

肾的表面有三层被膜包绕，由内向外依次是纤维膜、脂肪囊和肾筋膜。纤维膜紧贴肾的表面，由薄层致密结缔组织和少量弹性纤维构成。脂肪囊由脂肪组织构成，通过肾门与肾窦内的脂肪组织相连，起保护肾的作用。肾筋膜由致密结缔组织构成，对肾起固定作用。

二、肾的结构

1. 肾的大体结构

肾包括肾实质和肾窦两部分。在肾的冠状切面上，肾实质分为皮质和髓质，肾窦内有肾小盏、肾大盏和肾盂等结构。肾皮质，位于表层，肉眼观察呈颗粒状、红褐色，部分皮质伸展至髓质锥体间形成肾柱。肾髓质，肉眼观察致密有条纹、淡红色，由 15～20 个肾锥体组成。肾锥体的基底朝向皮质，尖端呈乳头状，朝向肾窦，形成肾乳头。2～3 个肾锥体合成一个肾乳头，肾乳头顶端有10～30个乳头孔，肾乳头周围有漏斗形的膜性短管包绕，形成7～8个肾小盏，2～3个肾小盏合成1个肾大盏，2～3个肾大盏合成1个肾盂。肾盂呈前后扁平的漏斗状，出肾门后逐渐缩窄变细，移行为输尿管（图10-3）。

2. 肾的组织结构

肾实质由大量的肾单位和集合管，以及少量的结缔组织、血管、神经和淋巴管等组成。

（1）肾单位　肾单位是肾的基本结构和功能单位，包括肾小体和与之相连接的肾小管，肾单位与集合管共同完成尿的生成过程。每侧肾约有100万个肾单位。

① 肾小体　呈球形，位于肾皮质和肾柱内，由肾小球和肾小囊组成。肾小球是入球小动脉进入肾小体后反复分支又吻合形成的一团毛细血管球，然后再汇合成出球小动脉，离开肾小囊。肾小囊是肾小球的包囊，由两层上皮细胞形成。脏层细胞紧贴毛细血管壁上，形态特殊，具有大小不等的突起，称为足细胞。壁层细胞为单层扁平上皮，与肾小管管壁上皮细胞相延续。脏层与壁层之间有一狭小腔隙，称为肾小囊腔，与肾小管的管腔相通（图10-4）。

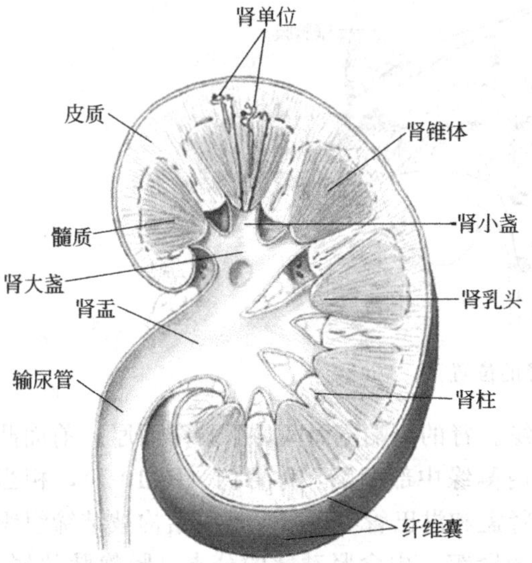

图10-3　肾的冠状切面

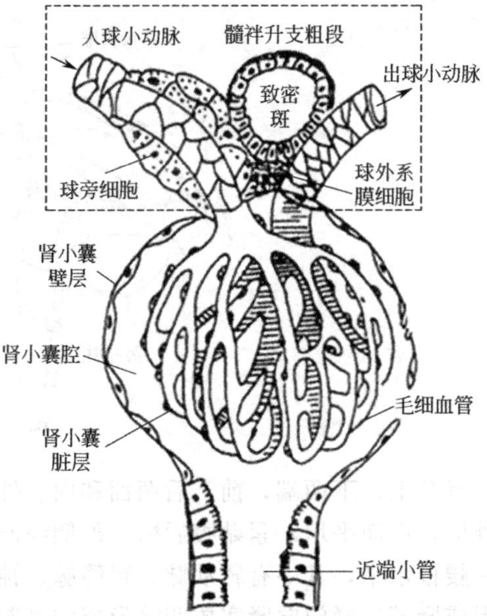

图10-4　肾小体和球旁复合体示意图

根据肾小体在皮质内的位置不同可将肾单位分成皮质肾单位和近髓肾单位。在人类，皮质肾单位占85%～90%，其肾小体位于皮质浅层和中层，体积较小，在尿液形成中起重要作用。近髓肾单位仅占10%～15%，其肾小体的体积较大，靠近髓质分布，对尿液浓缩有重要意义。

② 肾小管　由单层上皮细胞围成，包括近曲小管、髓袢和远曲小管（图10-5）。近曲小管与肾小囊囊腔相通，管径最粗，管壁由单层立方上皮或锥形细胞组成，细胞游离面有刷毛缘，扩大表面积，有利于重吸收；髓袢分为降支粗段、细段和升支粗段，其中髓袢细段管径细、管壁为单层扁平上皮，管壁薄，有利于离子和水通过；远曲小管管径较粗，管壁为单层立方上皮，是离子交换的重要部位，对维持体液的酸碱平衡有重要作用，其末端与集合管相连。

（2）集合管　分为弓形集合管、直集合管和乳头管（图10-5）。集合管下行时，沿途有许多远端小管汇入，其管径逐渐由细变粗，管壁由单层立方上皮增高为单层柱状，至乳头管变为

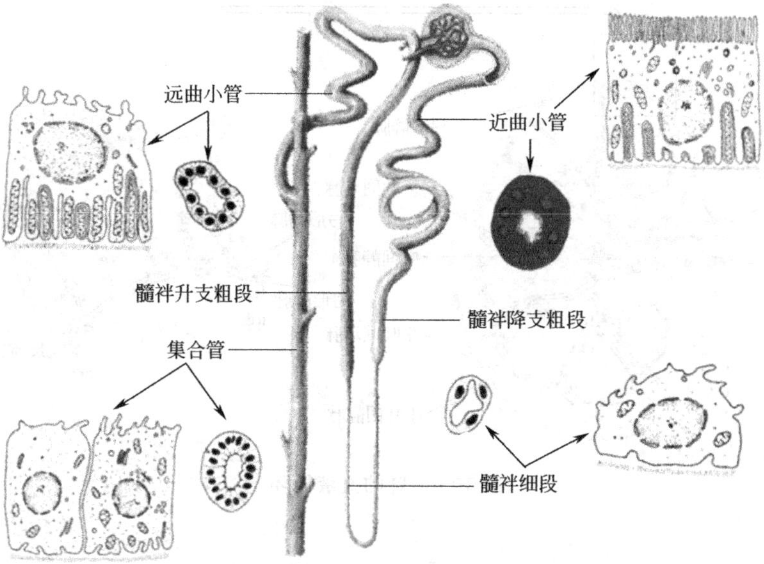

图 10-5 肾小管和集合管结构示意图

高柱状。集合管不属于肾单位的组成部分，但功能上与肾小管的远曲小管有许多相同之处，进一步重吸收水和交换离子。集合管和远曲小管的重吸收受醛固酮和抗利尿激素的调节。

(3) 球旁复合体 又称球旁器，由球旁细胞、致密斑和球外系膜细胞组成（图 10-4），主要分布于皮质肾单位。球旁细胞又称颗粒细胞，是入球小动脉管壁中一些特殊分化的平滑肌细胞，体积较大，呈立方形，胞质内有丰富的分泌颗粒，内含肾素。致密斑是远端小管靠近肾小球侧的上皮细胞增高变窄变密形成，它是离子感受器，能感受远端小管液中 NaCl 含量的变化，进而将信息传递给球旁细胞，调节球旁细胞对肾素的分泌。球外系膜细胞是位于入球小动脉、出球小动脉和致密斑之间的一群细胞，形态与血管系膜细胞相似，并与血管系膜细胞相延续，在球旁复合体的功能活动中起到传递“信息”的作用。

三、肾的血液循环

肾的血液供应很丰富。正常成人安静时每分钟约有 1200mL 血液流过两肾，相当于心输出量的 1/5～1/4。肾的血液循环除了满足肾组织的营养需求，更重要的是通过尿的生成，满足内环境稳态的需求。

肾动脉由腹主动脉垂直分出，入肾后依次分支形成叶间动脉、弓形动脉、小叶间动脉，经入球小动脉分支并相互吻合形成肾小球毛细血管网，然后再汇集形成出球小动脉。离开肾小体后，出球小动脉再次分支形成肾小管周围毛细血管网或直小血管，再依次汇合成小叶间静脉、弓形静脉和叶间静脉，与同名动脉伴行，最后汇入肾静脉出肾（图 10-6）。

肾血液循环的特点：①肾动脉直接发自腹主动脉，血压高，血流量大；②依次形成两套毛细血管网，第一套是入球小动脉分支形成的肾小球毛细血管网，起滤过作用，第二套是由出球小动脉分支形成的肾小管周围毛细血管网，起营养、运输及重吸收物质的作用；③入球小动脉粗短，出球小动脉细长，故肾小球毛细血管血压较高，有利于肾小球的滤过；④由于出球小动脉的阻力较大，血液经此小动脉后血压有了明显的降低，这样就使管周毛细血管的血压较低，且胶体渗透压较高，有利于肾小管和集合管的重吸收；⑤髓质直小血管与髓袢伴行，有利于肾小管的重吸收和尿液浓缩；⑥肾皮质血流量大，占肾总血液量的 90%，流速快；髓质血流量小，仅占肾血流量的 10%，流速慢。

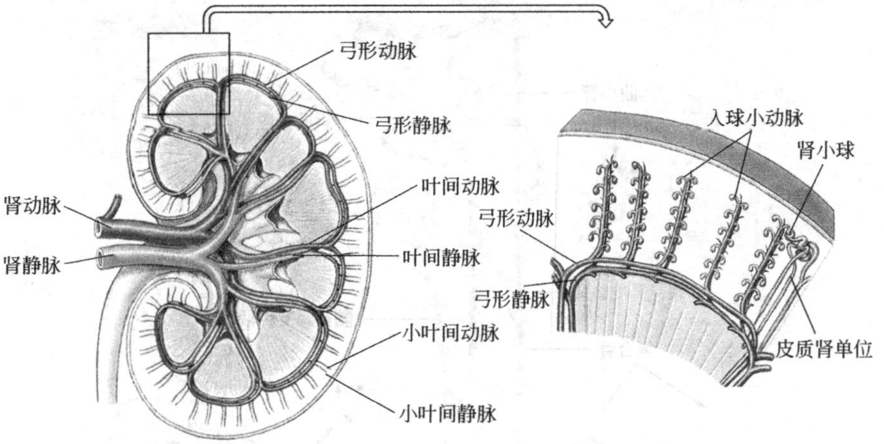

图 10-6 肾的血液循环

第三节 肾的泌尿功能

一、尿的生成过程

尿的生成过程是在肾单位和集合管中进行的。尿生成的过程包括三个基本步骤：肾小球的滤过、肾小管和集合管的重吸收、肾小管和集合管的分泌。

1. 肾小球的滤过功能

当血液流经肾小球毛细血管时，血浆中的水和小分子溶质通过滤过膜进入肾小囊囊腔生成原尿的过程，称为肾小球的滤过作用。微穿刺结果显示，原尿的化学成分与血浆相比，除蛋白质含量很少外，各种晶体物质的成分及浓度与血浆基本相同（表 10-1）。这说明原尿就是血浆的超滤液。

表 10-1 血浆、原尿和终尿的主要成分比较

成分	血浆/(g/L)	原尿/(g/L)	终尿/(g/L)	终尿中浓缩倍数
水	900	980	960	1.1
蛋白质	80	0.3	0	—
葡萄糖	1	1	0	—
Na^+	3.3	3.3	3.5	1.1
K^+	0.2	0.2	1.5	7.5
Cl^-	3.7	3.7	6	1.6
$H_2PO_4^-$、HPO_4^{2-}	0.04	0.04	1.5	37.5
尿素	0.3	0.3	18	60.0
尿酸	0.04	0.04	0.5	12.5
肌酐	0.01	0.01	1.5	150.0
氨	0.001	0.001	0.4	400.0

（1）滤过膜 滤过膜是肾小球滤过的结构基础，由毛细血管内皮细胞（内层）、基膜（中层）和肾小囊脏层细胞——足细胞（外层）三层结构组成（图 10-7）。

电镜下观察，毛细血管内皮细胞上有直径 70～90nm 的小孔，称为窗孔；基膜主要由Ⅳ型胶原构成，膜上有直径为 2～8nm 的多角形网孔；肾小囊脏层上皮细胞有初级突起和次级突

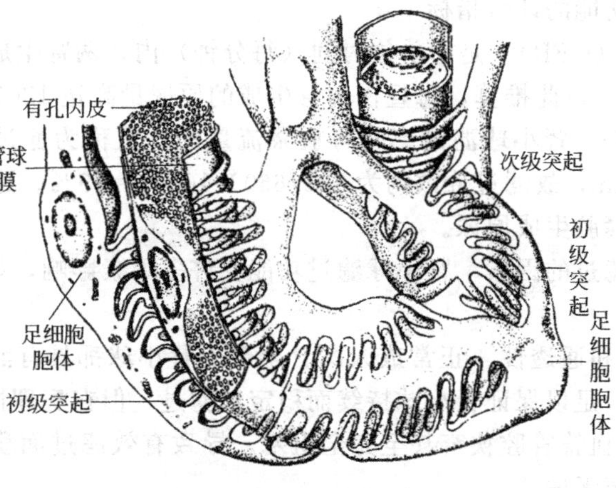

图 10-7 滤过膜示意图

起，次级突起相互交错对插，在突起之间形成滤过裂隙膜，膜上有直径 4～11nm 的小孔。由此可见，滤过膜每层结构上都存在不同直径的微孔，构成了滤过的机械屏障（图 10-8）；滤过膜的每层结构上还覆盖有带负电荷的糖蛋白，构成了滤过膜的电学屏障。在两种屏障共同作用下，当血液流经肾小球时，分子量在 70000 以下、直径小于 4nm、带正电荷的物质如多肽、葡萄糖、尿素、电解质、水等易通过滤过膜，而大分子物质不能通过。

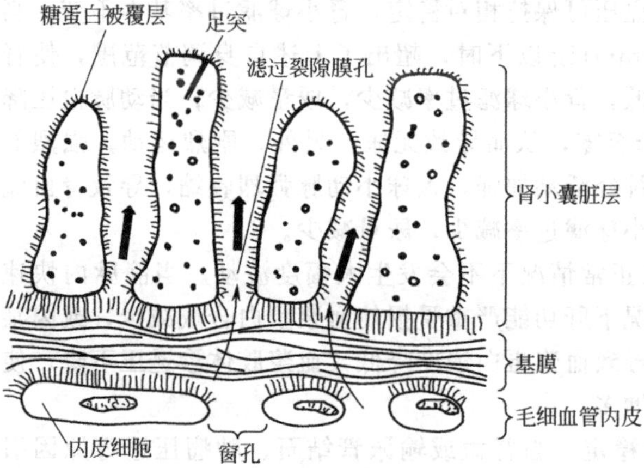

图 10-8 滤过屏障示意图

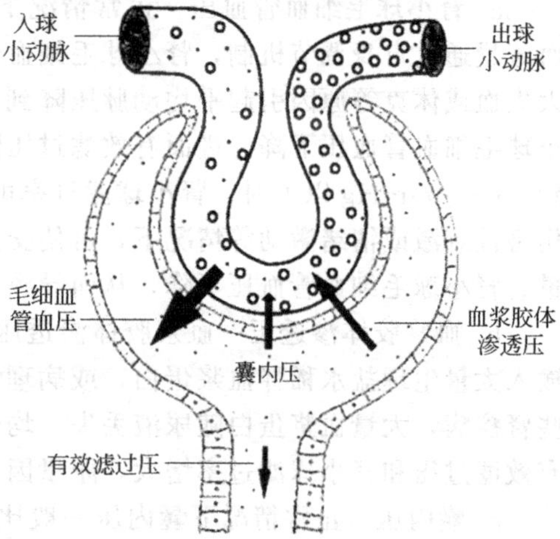

图 10-9 肾小球有效滤过压示意图

（2）有效滤过压 有效滤过压是肾小球滤过的动力，与组织液生成的有效滤过压原理相似。由于滤过膜的屏障作用，使原尿中蛋白质含量极低，囊内液胶体渗透压可忽略不计。故肾小球有效滤过压＝肾小球毛细血管血压－（血浆胶体渗透压＋囊内压）。

用微穿刺法测得大鼠肾小球毛细血管血压从入球端到出球端血压下降不多，约为 45mmHg。囊内压较为恒定，约为 10mmHg。由于血液在肾小球毛细血管中流动时，血浆中水和小分子物质不断滤出，使血浆中蛋白浓缩，因此血浆胶体渗透压在入球小动脉端为 25mmHg，到出球小动脉端逐渐升高（图 10-9）。

由此可见，血液从入球小动脉端流动到出球小动脉端，有效滤过压逐渐降低，原尿生成的量逐渐减少，当有效滤过压降低到零时，称为滤过平衡，滤过停止。所以只有在有效滤过压为零之前的一段毛细血管才有滤过发生。

(3) 肾小球滤过功能的评价指标

① 肾小球滤过率(GFR) 是指单位时间(每分钟)内，两肾生成的原尿量。正常成人安静时约为125mL/min。以此推算，每昼夜两肾生成的原尿量高达180L。

② 滤过分数(FF) 肾小球滤过率与肾血浆流量的比值称为滤过分数。经测算肾小球血浆流量约为660mL/min，故滤过分数约为125/660×100%=19%。这说明，流经肾的血浆约有1/5由肾小球滤入囊腔生成原尿。

(4) 影响肾小球滤过的因素 肾小球滤过功能受许多因素影响，如滤过膜、有效滤过压和肾血浆流量等。

① 滤过膜的面积和通透性 正常成人两肾全部的肾小球都具有滤过功能，滤过膜的总面积大约在1.5m^2以上，足以保证肾小球持续而稳定地滤过。但在病理情况下(如急性肾小球肾炎)，由于肾小球毛细血管管腔狭窄甚至完全阻塞，导致有效滤过面积急剧减少，肾小球滤过率降低，出现少尿甚至无尿。

生理情况下，滤过膜的通透性比较稳定。然而，某些肾疾病(急慢性肾小球肾炎、肾病综合征)可使滤过膜各层带负电荷的糖蛋白减少，或者基膜损伤、破裂，足突融合及消失，使电学屏障、机械屏障作用均减弱，滤过膜的通透性明显增大，导致原本不能滤过的血浆蛋白滤出，甚至红细胞也能滤出，因此出现蛋白尿和血尿。

② 有效滤过压 有效滤过压是肾小球滤过的动力，其大小决定了肾小球滤过率的多少，从而决定了尿量的多少。

a. 肾小球毛细血管血压 正常情况下，当动脉血压在80～180mmHg范围内变动时，肾血流量通过自身调节机制，肾小球毛细血管血压可保持相对稳定，肾小球滤过率基本不变。当大失血或休克等原因引起平均动脉压降到80mmHg以下时，超出了上述自身调节范围，使肾小球毛细血管血压下降，进而有效滤过压降低，肾小球滤过率减少，尿量减少；当动脉血压降到40～50mmHg以下时，肾小球滤过率可降至零，从而导致无尿。另外，剧烈运动，强烈的伤害性刺激或情绪激动等情况下，可使交感神经活动加强，入球小动脉强烈收缩，导致肾血流量、肾小球毛细血管血压下降，从而导致肾小球滤过率减少，尿量减少。

b. 血浆胶体渗透压 血浆胶体渗透压在正常情况下不会发生大幅度波动。当静脉内快速输入大量生理盐水稀释血浆蛋白，或病理情况下肝功能严重受损使血浆蛋白合成减少，或因某些肾疾病，大量血浆蛋白随尿液丢失，均会导致血浆蛋白浓度降低，血浆胶体渗透压下降，使有效滤过压和肾小球滤过率增大，尿量因此增多。

c. 囊内压 正常情况下囊内压一般比较稳定。当肾盂或输尿管结石、肿瘤压迫等原因引起输尿管阻塞，或小管液中磺胺类药物的结晶过多堵塞肾小管时，均可造成囊内压升高，使有效滤过压和肾小球滤过率降低，引起少尿甚至无尿。

③ 肾血浆流量 当静脉内快速输入大量生理盐水，造成肾血浆流量增大，肾小球毛细血管中血浆胶体渗透压上升速度减缓，从而使肾小球有效滤过压上升速度随之减缓，滤过平衡点向出球小动脉端移动，具有滤过作用的毛细血管延长，有效滤过面积增大，肾小球滤过率增大，尿量增多。与此相反，当剧烈运动、失血、缺氧和中毒性休克等情况下，肾交感神经强烈兴奋引起入球小动脉收缩，肾血浆流量明显减少，肾小球滤过率也显著降低，尿量减少。

2. 肾小管和集合管的重吸收功能

正常情况下，成人每天两肾生成的原尿量可达180L，而排出的终尿量仅1.5L左右，由此可见，原尿中的水流经肾小管和集合管时约99%被重吸收，只有1%被排出体外。原尿流入肾小管和集合管后，称为小管液。肾小管和集合管的重吸收，是指小管液中的水及各种溶质经肾小管和集合管的上皮细胞重新转运回血液的过程。

(1) 重吸收的选择性、部位和方式

① 重吸收的选择性 肾小管和集合管对于小管液中物质的重吸收具有极强的选择性。重要的营养物质（如葡萄糖、氨基酸等）全部被重吸收；水、Na^+等有用的物质，大部分被重吸收；基本无用甚至有害的物质小部分（如尿素）或完全不被重吸收（如肌酐）。

② 重吸收部位 肾小管和集合管都具有重吸收的功能，但不同部位重吸收能力不同。近端小管在肾小管中最长最粗，其管腔膜上有大量密集的微绒毛，使重吸收面积达 50～60m²，重吸收的物质种类最多，数量最大，是重吸收的主要部位（图 10-10）。

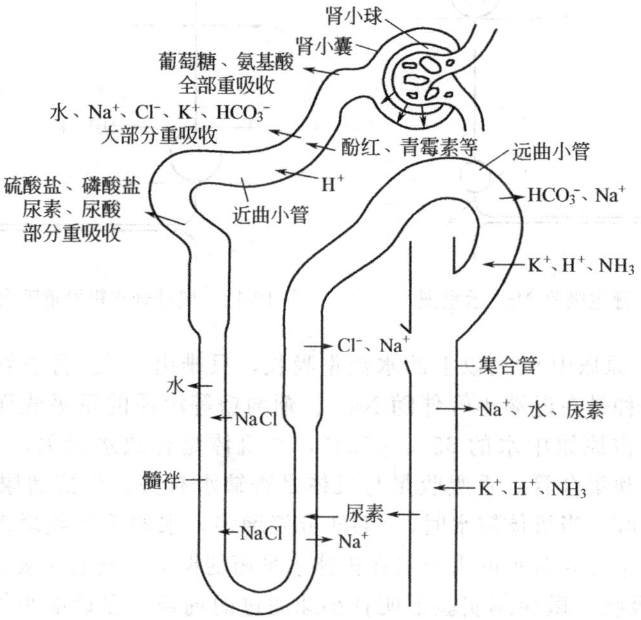

图 10-10 肾小管和集合管重吸收和分泌功能示意图

③ 重吸收方式 重吸收基本方式包括主动重吸收和被动重吸收。主动重吸收包括主动转运（原发性、继发性）和入胞等方式。一般来说，小管液中葡萄糖、氨基酸、Na^+等都属于主动重吸收；而小管液中的尿素、水和Cl^-等物质均属于被动重吸收。

知识链接

袢类利尿药

呋塞米（速尿）、依他尼酸以及布美他尼，具有强效的利尿作用。主要是通过阻断髓袢升支粗段管腔膜上的Na^+-K^+-2Cl^-同向转运体，使该段对Na^+、Cl^-的重吸收明显减少，小管液中溶质增加，小管液的渗透压升高。一方面阻止水的重吸收；另一方面破坏肾的逆流倍增系统，损害了肾的浓缩与稀释能力。

上述作用使肾小球滤液的 20%～30%可从尿中排出，在强烈的情况下，数分钟内尿量可达到正常的 25 倍之多。

(2) 几种重要物质的重吸收

① Na^+的重吸收 小管液中 99%以上的Na^+被重吸收入血液，其中绝大多数在近端小管

被重吸收。在近端小管，Na^+进入上皮细胞的过程与葡萄糖、氨基酸的转运以及与H^+的分泌相耦联（图 10-11），具体机制见葡萄糖的重吸收和H^+的分泌。在髓袢升支粗段的管腔膜上有Na^+-K^+-2Cl^-同向转运体，可使小管液中 1 个Na^+、1 个K^+和 2 个Cl^-一起被转运进入上皮细胞内（图 10-12）。进入细胞的Na^+通过基底膜上的钠泵转运至细胞间液，Cl^-顺浓度梯度经基底膜上的氯通道进入细胞间液，而K^+则顺浓度梯度经管腔膜返回小管液中。

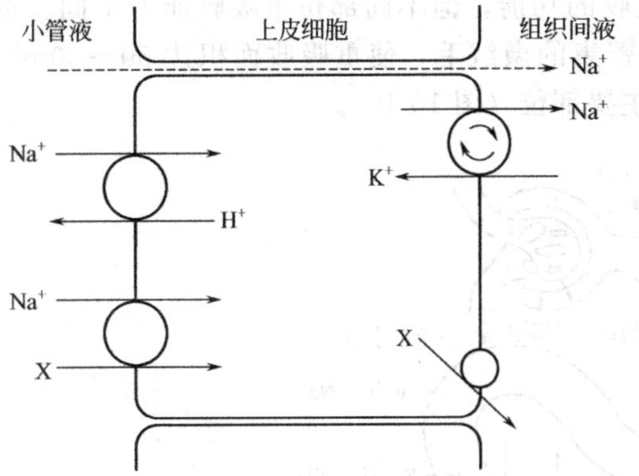

图 10-11　近端小管重吸收Na^+示意图

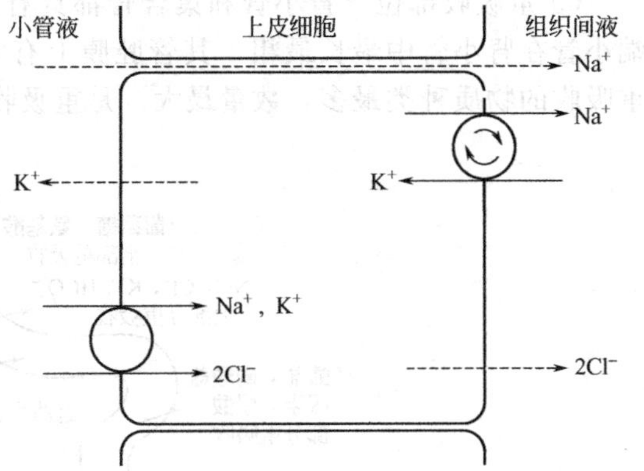

图 10-12　髓袢升支粗段重吸收Na^+、K^+、Cl^-示意图

② 水的重吸收　原尿中 99%以上的水被重吸收，只排出 1%。肾小管和集合管对水的重吸收有两种情况：一种是在近端小管伴随Na^+、葡萄糖等溶质的重吸收而被动重吸收，重吸收的比例相对固定，占原尿中水的 65%～70%，与机体是否缺水无关，属于必需性重吸收；另一种是在远曲小管和集合管，重吸收量与机体是否缺水有关，受抗利尿激素（ADH）的调节，属于调节性重吸收。当机体缺水时，ADH 分泌增多，水的重吸收增多；反之则减少。由此可见，远曲小管和集合管对水的重吸收在机体水平衡的调节中具有重要意义。

③ 葡萄糖的重吸收　微穿刺实验证明肾小球滤过的葡萄糖在近端小管被重吸收。近端小管上皮细胞管腔膜上有Na^+-葡萄糖同向转运体，小管液中Na^+和葡萄糖与转运体结合后被转入细胞内，属于继发性主动转运（图 10-11）。进入细胞的葡萄糖由基底膜上的葡萄糖转运体以易化扩散的方式转运入细胞间液。

由于近端小管上的Na^+-葡萄糖同向转运体的数目是有限的，因此其对葡萄糖的重吸收能力是有一定限度的。当血糖浓度超过 160～180mg/100mL 时，部分近端小管上皮细胞对葡萄糖的重吸收已达极限，葡萄糖不能被完全重吸收，尿中开始出现葡萄糖，从而出现糖尿。通常将尿中开始出现葡萄糖时的最低血浆葡萄糖浓度称为肾糖阈。

④ 氨基酸的重吸收　肾小球滤过的氨基酸和葡萄糖一样，主要在近端小管被重吸收，其吸收方式也需Na^+的存在，属于继发性主动重吸收，但与葡萄糖重吸收不同的是，氨基酸转运体有多种类型。

⑤ 其他物质的重吸收　正常情况下，从肾小球滤过的HCO_3^-几乎全部被肾小管和集合管重吸收，其中高达 80%的HCO_3^-是由近端小管重吸收的，具体机制见H^+的分泌。肾小球滤过的K^+有 65%～70%在近端小管被重吸收，25%～30%在髓袢被重吸收，这些部位对K^+的重吸收比例是相对固定的，目前认为是主动的过程。远端小管和集合管既能重吸收K^+，又能分泌K^+，并可接受多种因素的调节，故在此K^+的重吸收和分泌的量是可变的。

3. 肾小管和集合管的分泌功能

肾小管和集合管的分泌是指肾小管和集合管上皮细胞将细胞内或血浆中某些物质转运至小

管液的过程（图 10-10）。

（1）H^+的分泌 肾小管和集合管上皮细胞均有分泌 H^+ 的功能，其中近端小管分泌 H^+ 能力最强。血液中的 HCO_3^- 经过肾小球滤过进入小管液中，与小管液中的 H^+结合生成 H_2CO_3，在碳酸酐酶催化下很快生成 CO_2和水。CO_2为脂溶性小分子，以单纯扩散方式进入上皮细胞，在细胞内 CO_2和水又在碳酸酐酶的催化下形成 H_2CO_3，后者解离成 H^+ 和 HCO_3^-。H^+则通过近端小管管腔膜上的 Na^+-H^+ 逆向转运进入小管液，而小管液中的 Na^+ 则顺浓度梯度进入上皮细胞内，该过程称为 Na^+-H^+ 交换。进入细胞内的 Na^+ 经基底膜上的钠泵作用下被泵出细胞，上皮细胞内的大部分 HCO_3^- 与其他离子以联合转运方式进入细胞间液；小部分通过 Cl^--HCO_3^- 逆向转运方式进入细胞间液。由此可见，肾小管每分泌一个 H^+，就可重吸收一个 Na^+ 和一个 HCO_3^-，这一交换过程对机体排酸保碱，维持体内酸碱平衡具有十分重要的意义（图 10-13）。

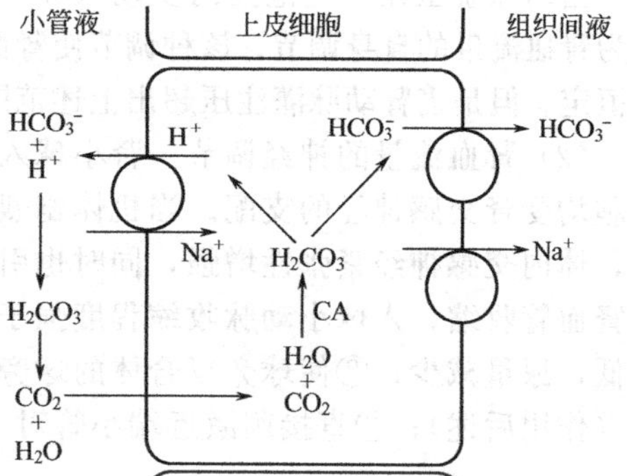

图 10-13 肾小管和集合管重吸收 HCO_3^-、分泌 H^+示意图

（2）K^+的分泌 原尿中的 K^+ 约 90%在肾小管和集合管重吸收，而终尿中的 K^+ 主要是由远曲小管和集合管分泌的，并且与 Na^+ 的重吸收关系密切。远曲小管和集合管对 Na^+ 的主动重吸收，造成管腔内为负电位，可促进上皮细胞分泌带正电荷的 K^+；同时，小管上皮细胞基底膜上 Na^+-K^+泵的活动，是保证上皮细胞内高 K^+ 的前提，增加了细胞内与小管液之间 K^+ 的浓度差，进一步促进 K^+ 的分泌。这种 K^+ 的分泌与 Na^+ 的重吸收相联系的过程，称为 Na^+-K^+交换。

正常情况下，机体 K^+ 的排出量与 K^+ 的摄入量是保持平衡的，可维持血 K^+浓度相对稳定。机体 K^+代谢的特点是：多吃多排，少吃少排，不吃也排。因此，临床上对不能进食的病人应适量补 K^+，以免引起低血钾。

（3）NH_3的分泌 肾小管上皮细胞在代谢过程中可生成 NH_3，主要来自谷氨酰胺在谷氨酰胺酶的作用下的脱氨反应。NH_3是脂溶性分子，以单纯扩散的形式通过细胞膜进入小管腔和细胞间液。在小管液中 NH_3 与 H^+结合生成 NH_4^+，NH_4^+ 进一步与小管液中强酸盐（如 NaCl）的负离子结合生成铵盐（如 NH_4Cl）随尿排出。NH_4^+ 的生成一方面使小管液中 NH_3 的浓度下降，造成管腔膜两侧 NH_3的浓度梯度，可加速 NH_3的继续分泌；另一方面降低了小管液中 H^+ 浓度，也有利于 H^+ 的进一步分泌，进而促进机体排酸保碱，维持体内酸碱平衡。

（4）其他物质的分泌 肾小管上皮细胞还可分泌一些代谢产物，如肌酐、尿酸，以及进入体内的某些物质，如青霉素、酚红和呋塞米（速尿）等。进入体内的酚红、青霉素和呋塞米等，在血液中与血浆蛋白结合，很少被肾小球滤过，但主要在近端小管被排入小管液并随尿液排出。因此，将酚红注入静脉后，可通过检测尿中酚红的排泄量来判断近端小管的分泌功能。呋塞米被排入小管液中使之浓度高出血浆数倍，从而有利于其在髓袢升支粗段发挥利尿作用。

二、尿生成的调节

尿生成的调节是通过影响肾小球的滤过、肾小管和集合管的重吸收和分泌三个基本过程而实现的。包括肾小球功能的调节以及肾小管和集合管功能的调节。

1. 肾小球功能的调节

肾小球功能的调节主要是通过调节肾血流量实现的。

(1) 肾血流量的自身调节　安静情况下，当肾动脉灌注压在 80～180mmHg 范围内变化时，肾血流量能保持相对稳定。这是因为，当肾动脉灌注压在一定范围内升高时，肾小血管收缩，血流阻力相应增大，使肾血流量不至于增多；反之，当肾动脉灌注压降低时，肾小血管舒张，血流阻力则相应减小，使肾血流量不至于减少。这种在没有外来神经、体液因素影响的情况下，当动脉血压在一定范围内变动（80～180mmHg）时，肾血流量能够保持相对恒定的现象，称为肾血流量的自身调节。该种调节使肾血流量相对恒定，进而使肾小球滤过率和尿生成保持相对恒定。但是当肾动脉灌注压超出上述范围时，肾血流量将随灌注压的改变而发生相应的变化。

(2) 肾血流量的神经调节　肾小球入球小动脉和出球小动脉、球旁复合体以及肾小管上皮细胞均受肾交感神经的支配。当机体剧烈运动或某些病理情况（如严重大失血、中毒性休克）时，体内交感神经紧张性增强，同时也引起交感-肾上腺髓质系统活动增强，以上因素可导致：①肾血管收缩，入球小动脉收缩程度强于出球小动脉，导致肾血流量减少，肾小球滤过率随之降低，尿量减少；②使球旁复合体的球旁细胞分泌肾素，进而使血管紧张素和醛固酮的分泌增加（作用后述）；③直接刺激近端小管对 Na^+、Cl^- 和水的重吸收。

2. 肾小管、集合管功能的调节

(1) 自身调节

① 小管液溶质的浓度　小管液中溶质的浓度所形成的渗透压，是对抗肾小管重吸收水的力量。当小管液中溶质浓度升高时，可使小管液渗透压随之增大，从而妨碍水的重吸收，最终使尿量增多。这种由于小管液渗透压升高而引起尿量增多的现象，称为渗透性利尿。糖尿病患者因由肾小球滤过的葡萄糖不能被近端小管完全重吸收，使之在小管液中浓度增大，小管液渗透压随之升高，导致水的重吸收减少，尿量增多。临床上给病人静脉输入一些可经肾小球滤过但不能被肾小管和集合管重吸收的药物（如甘露醇、山梨醇），可产生渗透性利尿效应，达到利尿消肿的治疗效果。

② 球-管平衡　近端小管对小管液中溶质（特别是 Na^+）和水的重吸收与肾小球滤过率之间有着密切的关系。当肾小球滤过率增大时，近端小管对 Na^+ 和水的重吸收量也增大；反之，肾小球滤过率减少时，近端小管对 Na^+ 和水的重吸收量也相应减少。实验证明，近端小管中 Na^+ 和水的重吸收率始终占肾小球滤过率的 65%～70%。这种近端小管对 Na^+ 和水的定百分比吸收现象称为球-管平衡。其生理意义在于使尿中排出的 Na^+ 和水不会随肾小球滤过率的增减而出现大幅度的变化，从而保持尿量和尿钠的相对稳定。在某些情况下，球-管平衡可被破坏，如发生渗透性利尿时，虽然肾小球滤过率不变，但近端小管重吸收率减少，尿量和尿 Na^+ 的排出则明显增多。

知识链接

尿崩症

尿崩症是指由于各种原因使抗利尿激素的产生和作用发生障碍，肾不能保留水分，导致尿量明显增多的一种疾病。

临床上多数是由于脑外伤、脑肿瘤等导致 ADH 缺乏的中枢性尿崩症，也有部分是由于肾小管对 ADH 的反应障碍导致的肾性尿崩症。也有各种因素导致饮水过多所表现的多饮、多尿症状。

尿崩症患者均有多饮、烦渴、多尿，夜尿显著增多等临床表现。一般尿量常大于 4L/d，最多可达到 18L/d。

(2) 体液调节

① 抗利尿激素 抗利尿激素（ADH）也称血管升压素，是在下丘脑视上核和室旁核神经元胞体内合成，沿下丘脑-垂体束的轴突被运输到神经垂体贮存，当机体需要时由神经垂体释放入血液。ADH 的主要生理作用是通过提高肾远曲小管和集合管上皮细胞管腔膜对水的通透性，使水的重吸收增加，尿量减少。ADH 的合成和释放主要受血浆晶体渗透压和循环血量的影响。

a. 血浆晶体渗透压 血浆晶体渗透压的改变是调节 ADH 合成和释放最重要的因素。在下丘脑视上核及其附近有渗透压感受器，它对血浆晶体渗透压的改变十分敏感。当机体大量出汗、严重呕吐或腹泻等情况引起机体失水过多时，血浆晶体渗透压升高，对渗透压感受器刺激增强，ADH 的合成和释放增多，使远曲小管和集合管对水的重吸收增加，尿量减少，从而保存了体内的水，有利于维持水的平衡；相反，短时间内大量饮清水后，血浆被稀释，血浆晶体渗透压降低，ADH 合成和释放减少，尿量明显增加，从而及时排出体内多余的水（图10-14）。这种大量饮清水后，引起尿量增多的现象称为水利尿。若饮用生理盐水，则排尿量不会出现饮清水后尿量明显增多的变化（图 10-15）。

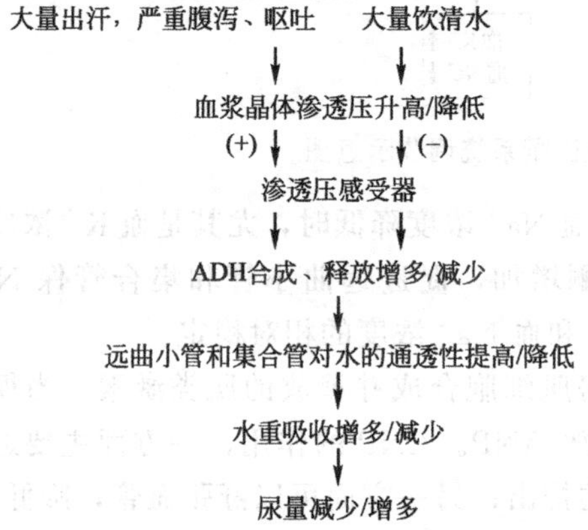

图 10-14 血浆晶体渗透压改变对 ADH 分泌的调节

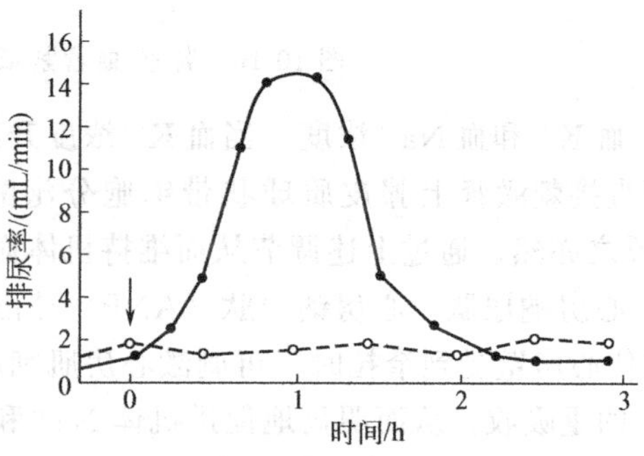

图 10-15 一次饮 1L 清水（实线）和饮 1L 生理盐水（虚线）后排尿率
箭头表示饮水时间

b. 循环血量 循环血量减少（如急性大失血），对左心房和胸腔大静脉壁上的容量感受器的刺激减弱，经迷走神经传入至下丘脑的冲动减少，对 ADH 释放的抑制作用减弱或消失，故 ADH 释放增加，水重吸收增多，尿量减少，从而有利于循环血量的恢复；反之，当循环血量增多（静脉快速输入大量生理盐水），刺激容量感受器，抑制 ADH 释放，尿量增多。容量感受器的敏感性远远低于渗透压感受器，循环血量需降低 5%～10%及以上时，才能刺激 ADH 的释放增加。

② 醛固酮 醛固酮是由肾上腺皮质球状带细胞合成和分泌的一种类固醇激素，主要作用是增加肾远曲小管和集合管上皮细胞对 K^+ 的分泌和对 Na^+ 的重吸收，由于 Na^+ 的重吸收同时伴有水的重吸收，所以醛固酮具有保 Na^+、保水、排 K^+ 的作用。

醛固酮的分泌主要受肾素-血管紧张素-醛固酮系统以及血 K^+ 和血 Na^+ 浓度的调节。

a. 肾素-血管紧张素-醛固酮系统 肾素是由球旁细胞分泌的一种酸性蛋白酶，可将血管紧张素原水解，生成血管紧张素Ⅰ（AngⅠ），AngⅠ在血管紧张素转换酶（ACE）的作用下，生成血管紧张素Ⅱ（AngⅡ）。AngⅡ则可在 ACE2 等酶的作用下，生成血管紧张素Ⅲ（Ang

Ⅲ）。其中 AngⅡ和 AngⅢ可刺激肾上腺皮质球状带细胞分泌醛固酮。可见，肾素、血管紧张素、醛固酮之间关系密切，故称为肾素-血管紧张素-醛固酮系统。

该系统活动的水平主要取决于肾素的释放量，肾素的释放主要与以下三种因素有关。①当循环血量减少时，肾血流量相应减少，入球小动脉管壁受到的牵拉刺激减弱，从而激活了管壁上的牵张感受器，使球旁细胞释放肾素增多；②肾血流量减少，肾小球滤过率降低，流经致密斑处的小管液中 Na^+ 含量降低，可激活致密斑感受器，使肾素释放增多；③肾交感神经兴奋时，可直接刺激球旁细胞使之释放肾素增多（图 10-16）。

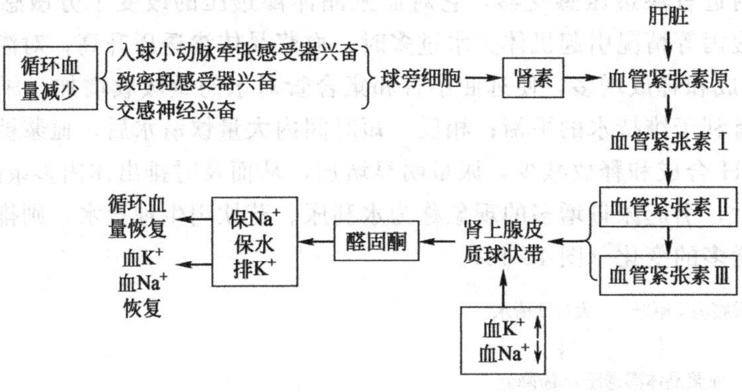

图 10-16 肾素-血管紧张素-醛固酮系统调节示意图

b. 血 K^+ 和血 Na^+ 浓度　当血 K^+ 浓度升高或血 Na^+ 浓度降低时，尤其是血 K^+ 浓度升高时，可直接刺激肾上腺皮质球状带细胞分泌醛固酮增加，促进远曲小管和集合管保 Na^+ 排 K^+；反之亦然。通过上述调节从而维持机体血 K^+ 和血 Na^+ 浓度的相对稳定。

③ 心房钠尿肽　心房钠尿肽（ANP）是由心房肌细胞合成并释放的肽类激素。当循环血量过多使心房壁受到牵拉时，可刺激心房肌细胞释放 ANP。ANP 的作用，一方面主要通过抑制 Na^+ 的重吸收，从而明显地促进机体 Na^+ 和水的排出；另一方面可以舒张血管，降低血压。

三、血浆清除率

血浆清除率是一个抽象的概念，它把肾在一定时间内排出的物质的量，同当时该物质在血浆中浓度联系起来，因而能更好地说明肾排出某物质的能力。

1. 血浆清除率的概念和计算方法

单位时间内（1min）两肾能将多少毫升血浆中的某种物质完全清除出去，这个被完全清除的物质的血浆毫升数，就称为该物质的血浆清除率（mL/min）。其具体计算需要测量三个数值：U（尿中某物质的浓度，mg/100mL），V（每分钟尿量，mL/min），P（血浆中某物质的浓度，mg/100mL）。因为尿中该物质均来自血浆，所以：

$$UV=PC$$

$$C=UV/P$$

由于肾对各种物质的排出是通过肾小球滤过、肾小管与集合管的重吸收和分泌而完成的，而各种物质的重吸收量和分泌量不尽相同，故不同物质的清除率也并不一样。例如，葡萄糖的清除率为 0，因为尿中不含葡萄糖（U=0mg/100mL）；而尿素则为 70mL/min 等。因此，清除率能够反映肾对不同物质的清除能力。通过它也可了解肾对各种物质的排泄功能，所以它是一个较好的肾功能测量方法。

2. 测定血浆清除率的意义

测定清除率不仅可以了解肾的功能，还能测定肾小球滤过率、肾血浆流量和推测肾小管转运功能。

(1) 测定肾小球滤过率（GFR）　每分钟肾排出某物质的量（UV）应为肾小球滤过量与肾小管、集合管的重吸收量和分泌量的代数和。设肾小球滤过率为 F；肾小囊囊腔超滤液中某物质（能自由滤过的物质）的浓度（应与血浆中的浓度一致）为 P；重吸收量为 R；分泌量为 E。则

$$UV=FP-R+E$$

如果某物质可以自由滤过，而且既不被重吸收（$R=0$）也不被分泌（$E=0$），则

$$UV=FP$$

$$F=UV/P$$

可通过测定菊粉清除率和内生肌酐清除率等方法来测定 GFR。

① 菊粉清除率　菊粉是一种多糖，无毒性，人体内不含内源性的菊粉，将其注入体内后可自由通过肾小球，但不被肾小管重吸收和分泌，因此尿中排出的菊粉全部来自肾小球的滤过，因此它的清除率就是 GFR。如前所述：

$$F=U_{in}\times V/P_{in}$$

式中，U_{in} 和 P_{in} 分别代表尿中和血浆中菊粉的浓度。如果血浆菊粉浓度维持在 1mg/100mL，测得尿菊粉浓度为 125mg/100mL，尿量为 1mL/min，则肾小球滤过率为 125mL/min。

② 内生肌酐清除率　所谓内生肌酐是指体内组织代谢所产生的肌酐。由于肉类食物中含肌酐以及剧烈肌肉活动可产生额外肌酐，故在进行内生肌酐测定前应禁食肉类食物，避免剧烈运动。肌酐能自由通过肾小球滤过，在肾小管中很少被重吸收，故它的血浆清除率也可代表肾小球滤过率。内生肌酐清除率可按下式计算：

$$\text{肌酐清除率}=[\text{尿肌酐浓度(mg/L)}\times 24\text{h 尿量(L)}/\text{血浆肌酐浓度(mg/L)}]$$

我国正常成年人内生肌酐血浆清除率平均为 124L/24h。

(2) 测定每分钟肾血浆流量（RPF）　如果血浆在流经肾后，肾静脉血液中某种物质的浓度接近于零，则表示血浆中该物质经过肾小球滤过和肾小管、集合管转运后，被全部清除。因此该物质在尿中的排出量（UV）应等于每分钟肾血浆流量与血浆中该物质浓度的乘积，即

$$UV=\mathrm{RPF}\cdot P$$

$$\mathrm{RPF}=UV/P=C_{\mathrm{PAH}}$$

如静脉滴注碘锐特或对氨基马尿酸（PAH）的钠盐，使其血浆浓度维持在 1～3mg/100mL，当血液流经肾一次后，血浆中碘锐特和 PAH 可几近完全（约 90%）被肾清除，因此碘锐特或 PAH 的清除率可用来代表每分钟肾血浆流量。如测得 C_{PAH} 为 594mL/min，假定肾动脉血中的 PAH 有 90%被肾清除。则 RPF＝594/90%×100%＝660mL/min。再测定血细胞比容，可按下式计算肾血流量，肾血流量＝RPF/(1－血细胞比容)。

(3) 推测肾小管转运功能　通过对各种物质清除率的测定，可推测哪些物质能被肾小管净重吸收，哪些物质能被肾小管净分泌，从而推论肾小管对不同物质的转运功能。如果某物质的血浆清除率小于肾小球滤过率，则说明该物质被肾小球滤过后，被肾小管部分重吸收；如果某物质的血浆清除率大于肾小球滤过率，则说明肾小管能分泌该物质。例如，葡萄糖可自由通过肾小球滤过，但其血浆清除率几近于零，表明葡萄糖全部被肾小管重吸收。尿素血浆清除率小于肾小球滤过率，表明它被滤过之后，被肾小管和集合管部分重吸收。

第四节 尿的输送、贮存和排放

一、输尿管、膀胱和尿道的形态结构

输尿管是一对细长的肌性管道，长 20～30cm，起始于肾盂，位于腹后壁沿脊柱两侧下行，至小骨盆上口处，与髂血管交叉。进入盆腔沿盆壁血管神经表面走行，然后行向下内至膀胱底。斜穿膀胱壁开口于膀胱的输尿管口。输尿管全长有 3 个生理性狭窄：①肾盂与输尿管移行处；②输尿管与髂血管交叉处；③输尿管穿透膀胱壁处。这些狭窄常为输尿管结石易嵌顿的部位（图 10-17）。若结石嵌顿后造成输尿管损伤，可伴有血尿。

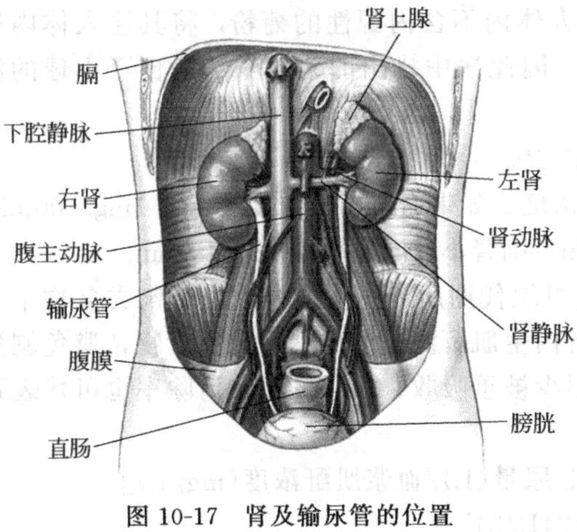

图 10-17 肾及输尿管的位置

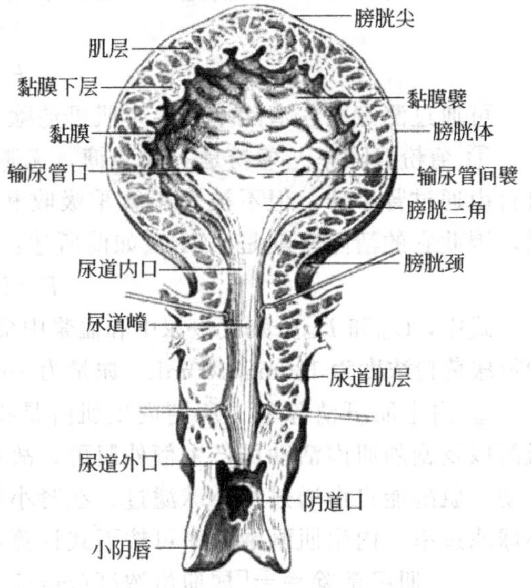

图 10-18 女性尿道

膀胱是贮存尿液的肌性囊状器官，其形态、大小和位置随年龄、性别和尿液的充盈程度而不同。正常成人膀胱平均容量为 300～500mL，新生儿膀胱容量为成人的 1/10。膀胱空虚时位于小骨盆腔的前部，呈三棱锥形，分为尖、体、底和颈 4 部分。其前方为耻骨联合，后方在男性有精囊、输精管壶腹和直肠，在女性则为子宫和阴道；其下方在男性邻接前列腺，在女性邻接尿生殖膈（图 10-18）。膀胱充盈时呈卵圆形，膀胱尖高出耻骨联合上方。

膀胱壁自内而外由黏膜、肌层和外膜构成。膀胱空虚时，黏膜由于肌层的收缩而形成许多皱襞，称膀胱襞，随着膀胱的充盈而消失。在膀胱底的内面有一个三角形的区域，位于两输尿管口与尿道内口之间，称膀胱三角。膀胱三角的黏膜与肌层紧密相贴，无论膀胱处于空虚还是充盈时，黏膜均保持平滑状态，不形成皱襞。膀胱三角是肿瘤、结核和炎症的好发部位。两输尿管口之间的横行皱襞，称输尿管间襞，呈苍白色，是膀胱镜检查时寻找输尿管口的标志。

尿道是引流尿液自膀胱通向体外的排尿管道。男性尿道细长，长 16～22cm，兼有排精功能，详见第十四章。女性尿道长 3～5cm，起于膀胱的尿道内口，向前下行，穿尿生殖膈，终于尿道外口，开口于阴道前庭（图 10-18）。女性尿道短、宽、直并且易于扩张，后方毗邻阴道口和肛门，故容易引起逆行性尿路感染。

二、尿液及其排放

1. 尿量及尿液的理化性质

（1）尿量　正常成人尿量为1～2L/d，平均约为1.5L/d。每天尿量长期超过2.5L，称为多尿；每天尿量在0.1～0.5L，则为少尿；不足0.1L，则为无尿。多尿，可因大量水分的丢失引起机体脱水。正常成人每天大约产生35g固体代谢产物，至少需要0.5L尿液才能将其溶解并排出。少尿或无尿，可导致代谢产物排出障碍而在体内堆积，严重时可引起尿毒症。

知识链接

尿液检查

通过检查尿液的变化，可以帮助了解患者有无肾功能异常、尿路损害和某些代谢异常，进而辅助许多疾病的诊断和治疗。

主要包括以检查尿液的颜色、透明度、酸碱度、红细胞、白细胞、上皮细胞、管型、蛋白质、比重及尿糖定性为主的常规检查内容，中段尿培养，尿三杯检验，阿迪氏计数，尿蛋白定量等项目。

其中尿常规检查取材方便，临床上应用广泛。

（2）尿的化学成分　尿的主要成分是水，占95%～97%，固体物占3%～5%。正常尿的固体成分包括无机物和有机物两大类。无机物主要是电解质，如氯化钠、硫酸盐、磷酸盐等；有机物主要是蛋白质代谢的含氮化合物，如尿素、尿酸、肌酐、马尿酸和氨等。

（3）尿的理化性质　正常新鲜尿液为淡黄色的透明液体。尿的颜色主要来自胆红素的代谢产物尿色素，并受一些食物和药物的影响。例如，摄入大量胡萝卜或服用维生素B_2时，尿呈亮黄色。病理情况下，可出现血尿、血红蛋白尿（洗肉水色或深褐色）、胆红素尿（黄色）、乳糜尿（乳白色）等。

正常尿液的相对密度一般介于1.015～1.025。尿液的渗透压一般高于血浆，在50～1200mmol/L范围。大量饮清水后，尿液被稀释，颜色变浅，相对密度和渗透压均降低；大量出汗后，尿液被浓缩，颜色变深，相对密度和渗透压均升高。

正常尿液一般为弱酸性，pH 5.0～7.0。尿液的酸碱度主要受食物成分的影响。荤素杂食者，尿中蛋白质分解产生的硫酸盐、磷酸盐等较多，故尿多呈酸性；素食者，尿中有机酸氧化产生的碱基比较多，酸性产物较少，故尿多呈弱碱性。

2. 尿液的排放

终尿生成后由集合管流出，汇入乳头管，经肾盏到肾盂，肾盂中的尿液通过输尿管周期性蠕动输送到膀胱贮存。当膀胱内贮存的尿液达到一定量时，可引起排尿反射，尿液经尿道排出体外。因此，尿的生成是连续不断的过程，但排尿是间断的。

（1）膀胱和尿道的神经支配　膀胱壁由逼尿肌构成，膀胱与尿道连接处为内括约肌，二者都属于平滑肌组织，受盆神经和腹下神经双重支配；尿道外部为尿道外括约肌，属于骨骼肌，受阴部神经支配（图10-19）。

① 盆神经　起自骶髓第2～4节段侧角；传入纤维传导膀胱充胀感觉；传出纤维属于副交感神经，兴奋时使膀胱逼尿肌收缩，尿道内括约肌舒张，促进排尿。

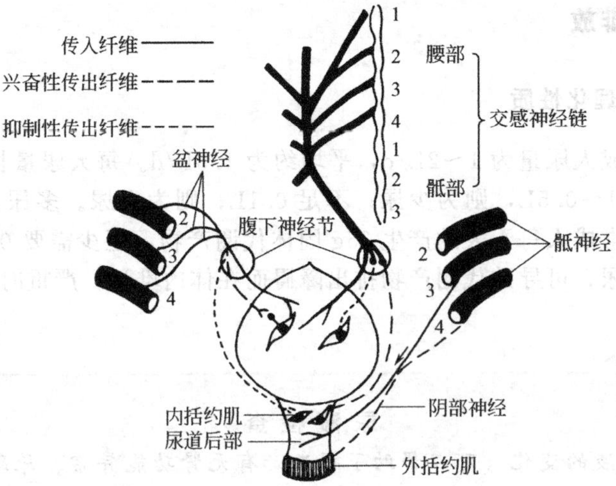

图 10-19 膀胱和尿道的神经支配

② 腹下神经 起自腰髓第 1～2 节段侧角；传入纤维传导膀胱痛觉；传出纤维属于交感神经，兴奋时使膀胱逼尿肌舒张，尿道内括约肌收缩，阻止排尿。

③ 阴部神经 起自骶髓第 2～4 节段前角；传入纤维传导尿道感觉；传出纤维属于躯体运动神经，其活动受意识控制。兴奋时使尿道外括约肌收缩，阻止排尿。

知识链接

排尿异常

排尿或贮尿过程中任何一个环节发生障碍，均可导致排尿异常。

当膀胱有炎症或受机械性刺激（如膀胱结石）时，可引起排尿次数增多，称为尿频。

当腰骶部脊髓损伤时，使初级排尿中枢的活动发生障碍，膀胱内尿液充盈时也不能发动排尿反射，以致尿液不能排出体外，称为尿潴留。尿路受阻也能造成尿潴留，如男性前列腺肥大。

当脊髓横断损伤时，使初级排尿中枢与大脑皮层失去功能联系，排尿便失去了意识控制，称为尿失禁。

(2) 排尿反射 正常情况下，当膀胱内尿量增多至 400～500mL 时，膀胱壁牵张感受器受到牵拉而兴奋，冲动沿盆神经传入到达骶髓的初级排尿中枢；同时经过初级排尿中枢继续上传到大脑皮层的高级排尿中枢，产生尿意。

如果环境条件允许，大脑皮层向下发放排尿指令，使盆神经兴奋，从而使膀胱逼尿肌收缩，尿道内外括约肌舒张，于是尿液进入后尿道。进入后尿道的尿液刺激后尿道黏膜内的感受器，冲动返回骶髓初级排尿中枢，一方面反射性地抑制阴部神经，使尿道外括约肌松弛，将尿液排出体外；另一方面进一步加强骶髓排尿中枢的活动，正反馈地促进排尿反射活动一再加强，直至膀胱内的尿液排完为止（图 10-20）。

如果条件不允许，则大脑皮层高级中枢对骶髓排尿中枢产生抑制作用，阻止排尿。婴幼儿大脑皮层尚未发育完善，对初级中枢的控制能力较弱，因此排尿次数较多，且易发生夜间遗尿现象。

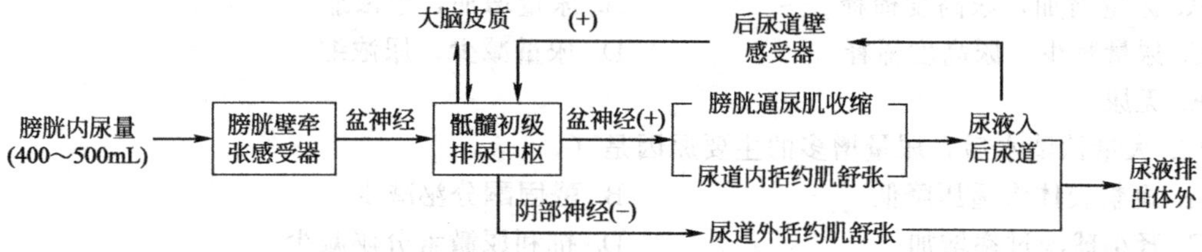

图 10-20　排尿反射

目标练习

一、单项选择题

1. 正常成人肾门平对（　　）。

A. 第 11 胸椎　B. 第 12 胸椎　C. 第 1 腰椎　D. 第 2 腰椎　E. 第 3 腰椎

2. 紧贴肾表面的被膜是（　　）。

A. 肾筋膜　B. 脂肪囊　C. 纤维膜　D. 脏腹膜　E. 外膜

3. 下述关于女性尿道的描述，哪项是错误的。（　　）

A. 较男性尿道宽、短、直　B. 通过尿生殖膈

C. 与阴道前壁紧邻　D. 女性泌尿系统逆行感染较多见

E. 开口于阴道与肛门之间

4. 人体最主要的排泄器官是（　　）。

A. 消化道　B. 皮肤　C. 呼吸道　D. 肾　E. 肛门

5. 原尿的成分（　　）。

A. 比血浆多葡萄糖　B. 比血浆少蛋白质

C. 比终尿少葡萄糖　D. 比血浆少葡萄糖

E. 比血浆多蛋白质

6. 促进肾小球滤过的是（　　）。

A. 肾小球毛细血管血压　B. 肾小囊内压

C. 血浆胶体渗透压　D. 集合管内压

E. 全身动脉血压

7. 下列情况中肾小球滤过率基本保持不变的是（　　）。

A. 血浆胶体渗透压降低　B. 滤过膜的有效面积减小

C. 动脉血压在 80～180mmHg 变动　D. 肾小囊内压升高

E. 肾小球滤过膜的通透性下降

8. 正常情况下，在近端小管，全部被重吸收的是（　　）。

A. 葡萄糖、氨基酸　B. 肌酐

C. 尿素　D. 氨　E. 水

9. 各段肾小管对 Na^+ 的重吸收率，最大的是（　　）。

A. 近端小管　B. 远曲小管　C. 髓袢升支　D. 髓袢降支　E. 集合管

10. 当肾小管分泌 H^+ 增多时可引起（　　）。

A. 分泌 K^+ 增加、分泌 NH_3 减少　B. 分泌 K^+ 增加、分泌 NH_3 增加

C. 分泌 K^+ 减少、分泌 NH_3 增加　D. 分泌 K^+ 减少、分泌 NH_3 减少

E. 分泌 K^+ 减少、分泌 NH_3 不变

11. 损毁动物的下丘脑视上核，将出现何种变化。（　　）

A. 尿量增加，尿高度稀释　　B. 尿量增加，尿浓缩
C. 尿量减少，尿高度稀释　　D. 尿量减少，尿浓缩
E. 无尿

12. 大量饮清水后，尿量增多的主要原因是（　　）。
A. 血浆胶体渗透压降低　　B. 醛固酮分泌减少
C. 肾小球滤过率增加　　D. 抗利尿激素分泌减少
E. 血压升高

13. 肾素是由哪种细胞分泌的。（　　）
A. 球旁细胞　　B. 致密斑　　C. 间质细胞
D. 皮质细胞　　E. 近曲小管上皮细胞

14. 醛固酮分泌减少时，不会引起（　　）。
1. 尿钠升高　　B. 血钠升高　　C. 血钾升高　　D. 血钠降低　　E. 血压下降

15. 在兔急性实验中，静注20%葡萄糖溶液5mL引起尿量增加的主要原因是（　　）。
A. 肾小球滤过率增加　　B. 肾小管液中溶质浓度增加
C. 血容量增加　　D. 血浆胶体渗透压升高
E. 肾血浆流量增加

16. 正常人每昼夜排出的尿量为（　　）。
A. 100mL以下　　B. 100～500mL　　C. 1000～2000mL
D. 2000～2500mL　　E. 3500mL

17. 排尿反射的初级中枢位于（　　）。
A. 脊髓胸腰段　　B. 下丘脑　　C. 脊髓腰骶段　　D. 延髓　　E. 大脑皮质

18. 关于排尿反射，下述哪项不正确。（　　）
A. 排尿反射的基本中枢在骶髓　　B. 排尿时阴部神经抑制
C. 副交感神经兴奋膀胱逼尿肌收缩　　D. 交感神经兴奋膀胱逼尿肌收缩
E. 排尿反射受大脑皮层控制

二、名词解释

1. 肾单位　2. 球旁复合体　3. 滤过膜　4. 排泄　5. 肾小球滤过率　6. 肾糖阈　7. 渗透性利尿　8. 水利尿　9. 肾门　10. 膀胱三角

三、简答题

1. 简述肾单位的组成。
2. 肾的血液循环有何特点？
3. 影响肾小球滤过的因素有哪些？各有何影响？
4. 试用生理机制解释糖尿病患者为何会尿量增多。
5. 高温季节大量出汗后，尿量有何改变，为什么？
6. 简述排尿反射的过程。

（宋鸣子）

参考答案扫一扫

第十一章

感觉器

感觉是客观物质世界在人脑中的主观反映，感觉的形成是神经系统的一种基本功能。人类生活的外界环境以及机体的内环境是处于不断的变化之中的，这些环境条件的变化必须刺激机体特定的感受装置后才能形成感觉，特定的感受装置就是感受器或感觉器官。感受器或感觉器官感受刺激后须将刺激的信息转变成传入神经上的神经冲动，神经冲动经特定的感觉传导通路传入到相应的大脑皮层感觉中枢后，经大脑皮层的分析综合最后才能形成特定的感觉。

思维导图扫一扫

第一节　概　述

一、感受器和感觉器官的概念

1. 感受器

感受器是指分布于体表或体内组织，专门感受体内外环境变化的结构或装置。感受器分布广泛、种类繁多、形态功能各异。根据感受器所在的部位以及所感受刺激的来源不同，感受器可分为内感受器和外感受器，外感受器又可以分为接触感受器和距离感受器，如触压觉、味觉和温度觉等感受器属于接触感受器，而视觉、听觉和嗅觉等感受器则属于距离感受器；根据感受器所感受刺激性质的不同，感受器又可分为机械感受器、光感受器、温度感受器、化学感受器和渗透压感受器等。有些感受器就是一些游离的神经末梢，如痛觉感受器和温度感受器；有些则是在裸露的神经末梢外包绕一些结缔组织的被膜，如骨骼肌的肌梭和皮肤的环层小体等；还有些感受器则是在结构和功能上高度分化了的感受细胞，如视网膜的感光细胞和内耳的毛细胞等。

虽然由内、外感受器传入中枢神经系统的冲动，都能引起感觉和调节性反应，但它们对机体有不同的生理意义。内感受器的传入冲动在主观意识上并不引起特定的感觉，主要是唤起某些内脏反射和躯体反射，使各器官系统的活动达到新的平衡与协调，例如使动脉血压维持相对稳定。而外感受器的传入冲动，不仅能引起迅速而精确的反应，以适应千变万化的外环境，同时能对外界刺激产生清楚的感觉。这种感觉在人们认识客观世界中起着重要的作用。因此，从这个角度来说，外感受器有更特殊的意义。感觉的产生不仅依靠感受器的作用，还有赖于传入通路和中枢神经系统的参与。

2. 感觉器官

在结构和功能上高度分化了的感受细胞以及与之相连的一些非神经性的附属结构构成了结构和功能更加复杂的感觉器官。人体的感觉器官主要有视觉器官、听觉器官、前庭器官、嗅觉器官和味觉器官等。

二、感受器的一般生理特性

1. 适宜刺激

感受器对不同的刺激敏感性差异很大，一种感受器通常只对某种特定质和量的刺激最为敏感，这种形式的刺激就称为该感受器的适宜刺激。例如，380～760nm 的电磁波是视网膜感光细胞的适宜刺激；20～20000Hz 的声波是耳蜗毛细胞的适宜刺激。感受器对适宜刺激最为敏感，有利于机体对环境做出精确的反应，但适宜刺激也必须达到一定的刺激强度即感觉阈才能引起感觉，感觉阈受刺激时间和强度等因素的影响。

2. 换能作用

各种感受器在功能上的一个共同特征：把各种刺激能量转换为传入神经的动作电位，这种能量转化过程称为感受器的换能作用。可以说感受器就是一个特殊的生物换能器。感受器如何把刺激能量转变为相应的神经冲动是一个复杂的问题。实验研究表明，当刺激作用于感受器时，一般是先在感受末梢或感受细胞上产生一个局部电位，称为感受器电位。感受器电位属于局部兴奋，它的大小在一定范围内和刺激强度相关，并可以进行电紧张性扩布和总和，最终触发其相应的传入神经纤维产生动作电位，从而完成感受器的换能作用。

3. 编码作用

感受器在换能过程中，不仅仅是进行了能量的转换，还要将刺激所包含的环境变化的各种信息也转移到传入神经动作电位的特定序列当中，即起到信息的转移作用，这就是感受器的编码作用。感觉中枢根据这些电信号的特定排列组合进行分析综合，就可以获得对外界的各种主观感觉。如视网膜细胞接受光觉刺激时，不但能将光波所包含的能量转换成生物电沿传入神经传入中枢，还能将光波所包含的外界物体的大小、颜色、形状、位置等信息蕴涵在神经冲动之中，编排成不同序列。迄今为止，感受器编码作用的机制还不太清楚。

4. 适应现象

当某一恒定强度的刺激持续作用于感受器时，传入神经纤维上的冲动频率随着刺激时间延长而逐渐减少，机体的主观感觉减弱或消失的现象称为感受器的适应现象。感受器发生适应现象的机制尚不清楚，不同种类的感受器产生适应过程的原因也可能不同。感受器适应的程度和快慢可因感受器的不同而有很大的差别，根据适应现象发生的程度和快慢，可将感受器分为快适应感受器和慢适应感受器两大类。快适应感受器以皮肤触觉感受器为代表，如给皮肤环层小体施加恒定的压力刺激，仅在刺激开始后的短时间内有传入冲动发放，随后虽然刺激仍然持续存在，但其传入神经上传入冲动的频率很快降低到零。快适应感受器对刺激的变化十分敏感，适于传递快速变化的刺激信息。慢适应感受器以肌梭、颈动脉窦压力感受器和关节囊感受器为代表，慢适应现象有利于机体对某些功能状态如姿势、血压等进行长期的监测和调节，或者向中枢持续发放有害刺激的信息以达到保护机体的目的。

第二节 眼

眼又称视器，由眼球和眼副器两部分组成，是感受光刺激的视觉器官。

一、眼球

眼球为视器的主要部分，位于眶内，近似球形，借结缔组织连于眶壁，其后方借视神经与脑相连。前面最突出点称前极，恰位于角膜中央；后面最突出点称后极。前、后极之间的连线称眼轴，长约2.4cm。通过瞳孔中央到视网膜中央凹的连线称视轴，视轴和眼轴呈锐角交叉。眼球由眼球壁及眼球内容物组成（图11-1）。

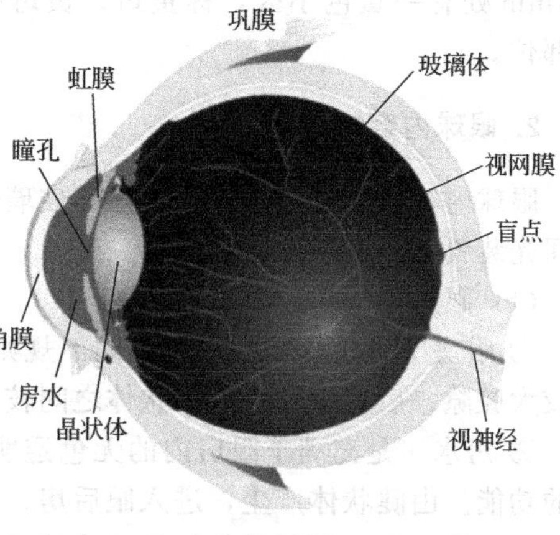

图11-1 眼球的结构示意图

1. 眼球壁

眼球壁由外向内依次为外膜、中膜和内膜三层结构。

（1）外膜 外膜又称眼球纤维膜，位于眼球壁的外层，由致密结缔组织构成，厚而坚韧，具有维持眼球形态和保护眼球内容物的作用。外膜由前向后依次分为角膜和巩膜两部分。

① 角膜 是光线进入眼球首先经过的结构，占纤维膜前1/6，略向前凸，无色透明，有屈光作用，角膜内无血管，但有丰富的感觉精神末梢，故感觉敏锐。当角膜发生病变时，疼痛剧烈；如果角膜出现炎症、溃疡或其他损伤，形成瘢痕，使得角膜在不同经线方向上的屈光度不等，导致角膜不同方向上的曲率出现差异，进入眼球内的光线折射而分散，造成视物不清，临床上称散光。

② 巩膜 占外膜的后5/6，坚韧不透明，呈乳白色。前缘接角膜，后方与视神经鞘相延续。巩膜与角膜交界处的深部有一环形细管，称巩膜静脉窦，是房水回流静脉的通道。

（2）中膜 中膜又称眼球血管膜，由疏松结缔组织构成，含有丰富的血管和色素细胞，呈棕黑色，具有营养眼球和遮光作用。中膜由前向后可分为虹膜、睫状体和脉络膜三部分。

① 虹膜 位于血管膜的前部，角膜的后方，呈冠状位的圆盘状薄膜，其中央有一圆孔称瞳孔。在活体上透过角膜可看到虹膜和瞳孔。虹膜的颜色有人种差异，皆因所含色素的不同而呈黑、棕、蓝、灰色等数种，黄种人多呈棕黑色。虹膜周缘附着于巩膜和角膜交界处的深面，虹膜和角膜交界处构成前角房（又称虹膜角膜角），前房角与巩膜静脉窦相邻。虹膜内有两种不同方向走行的平滑肌：一种是瞳孔括约肌，呈环形包绕在瞳孔周围，由副交感神经支配，收缩时使瞳孔缩小；另一种是瞳孔开大肌，呈辐射状排列，由交感神经支配，收缩时使瞳孔开大。光线经过瞳孔进入眼球，平滑肌可控制瞳孔的开大和缩小，调节进入眼球内的光线。

② 睫状体 位于虹膜与脉络膜之间，角膜与巩膜移行部的内面，虹膜后方呈环行增厚的部分，是血管膜最肥厚部分。睫状体的前部较厚有许多向内突出呈放射状排列的皱襞，称睫状突，由睫状突发出细丝状的睫状小带与晶状体周缘相连。睫状体内含有纵、环行走向的平滑肌称睫状肌，该肌的收缩与舒张，牵动睫状小带松弛或紧张，完成晶状体曲度的调节。

③ 脉络膜 占血管膜的后2/3，前连睫状体，后有视神经穿过，内侧面紧贴视网膜的色素层；外侧面与巩膜疏松相连；其向后直接经视神经鞘间隙通蛛网膜下隙，当颅内压增高时，可发生视神经水肿。脉络膜含有丰富血管和色素细胞，血管对眼球起营养作用，色素可以吸收眼

球内分散的光线，防止光线反射扰乱视觉物像。

（3）内膜　内膜又称视网膜，为眼球壁的最内层，由前向后分为三个部分，即：贴附于虹膜内面的部分称视网膜虹膜部；贴附于睫状体内面的部分称视网膜睫状体部；贴附于脉络膜内面的部分称视网膜视部。视网膜虹膜部和视网膜睫状体部无感光作用，合称为盲部；视网膜视部衬在脉络膜的内表面，有感光作用，其后部有一直径约 1.5mm 的白色圆形隆起，称视神经盘（又称视神经乳头），此处无感光细胞，称生理盲点。在视神经盘颞侧稍下方约 3.5mm 处有一黄色小区，称黄斑。黄斑中央有一凹陷称中央凹，是视网膜视部感光最敏锐的部位。

2. 眼球内容物

眼球内容物包括房水、晶状体和玻璃体。这些结构均无血管而透明，与角膜一起组成眼球的屈光装置。

（1）眼房和房水

① 眼房　为角膜与晶状体之间不规则腔隙，被虹膜分隔为前房和后房。前方为虹膜之间的较大腔隙；后房为虹膜与晶状体之间较小的间隙。前方与后方之间借瞳孔相通。

② 房水　是充满于眼房内的无色透明液体，具有折光、营养角膜和晶状体以及维持眼内压的功能。由睫状体产生，进入眼后房，经瞳孔流到前房，再由前房角渗入巩膜静脉窦，最后汇入眼静脉。因虹膜与晶状体粘连或前房角狭窄等，造成房水循环障碍，房水充滞于眼房内，引起眼内压增高，临床上称为青光眼，严重者压迫视网膜，导致视力减退或失明。

（2）晶状体　晶状体紧靠虹膜后方，呈双凸透镜状，晶状体内无血管、淋巴管和神经，无色透明，富有弹性，主要由晶状体纤维构成。晶状体表面包有晶状体囊，其周缘借睫状小带连于睫状体。晶状体的曲度可随睫状肌的舒缩而改变。睫状肌收缩时，睫状小带松弛，晶状体因本身弹性而变厚，屈光能力增强，近处物像聚焦于视网膜上。睫状肌舒张时，晶状体变薄，屈光度减少，远处物像聚焦于视网膜上。

（3）玻璃体　玻璃体位于晶状体和视网膜之间，为无色透明的胶状物质，表面覆有玻璃体囊。具有屈光和支撑视网膜的作用。若玻璃体的支撑作用减弱，可导致视网膜与脉络膜剥离；若玻璃体发生混浊，可影响视物。临床上称飞蚊症或飞绳感。

二、眼副器

眼副器包括眼睑、结膜、泪器、眼球外肌和眶脂体及眼球鞘等结构，有保护、运动和支持眼球的功能。

1. 眼睑

眼睑分上睑和下睑，遮盖于眼球前方，有保护眼球的作用。上、下睑之间的裂隙称睑裂。睑裂的外侧角称外眦，内侧角称内眦。眼睑的游离缘称睑缘，睑缘长有睫毛，睫毛的皮脂腺称睫毛腺，发炎肿胀时形成睑腺炎，睑缘的后缘有睑板腺的开口。睑板腺为皮脂腺，其分泌物有润滑睑缘和阻止泪液外溢等作用，若其导管阻塞，可致睑板腺囊肿，即霰粒肿。眼睑由浅入深依次分为皮肤、皮下组织、肌层、睑板和睑结膜五层：①皮肤薄而柔软；②皮下组织薄而疏松，易发生水肿或淤血；③肌层主要为骨骼肌，包括眼轮匝肌和提上睑肌，眼轮匝肌收缩时能使睑裂闭合，提上睑肌收缩时提上眼睑；④睑板由致密结缔组织构成，呈半月形，对眼睑有支撑作用，睑板内有许多睑板腺，导管开口于睑缘，其分泌物有润滑睑缘和保护角膜的作用；⑤睑结膜为薄层黏膜，位于眼睑的最内面。

2. 结膜

结膜为一层富有血管的透明薄膜，衬于眼睑的内表面和覆于巩膜的前面。按其所在部位可分为 3 部分：①睑结膜，衬于眼睑的内表面，其深部富含血管，使结膜呈现红色，贫血时则苍白，为临床诊断贫血的观察部位。②球结膜，覆盖于巩膜的前面，除在角膜缘处与巩膜紧密相连外，其余部分连接疏松易于推动，常在此部行结膜下注射。③结膜穹窿（穹窿结膜），为睑结膜与球结膜的移行处，包括结膜上穹和结膜下穹。眼睑闭合时，结膜围成的囊状腔隙称结膜囊，经睑裂与外界相通，滴眼药即滴入此囊内。沙眼和结膜炎是结膜的常见疾病。

3. 泪器

泪器由泪腺和泪道组成（图 11-2）。

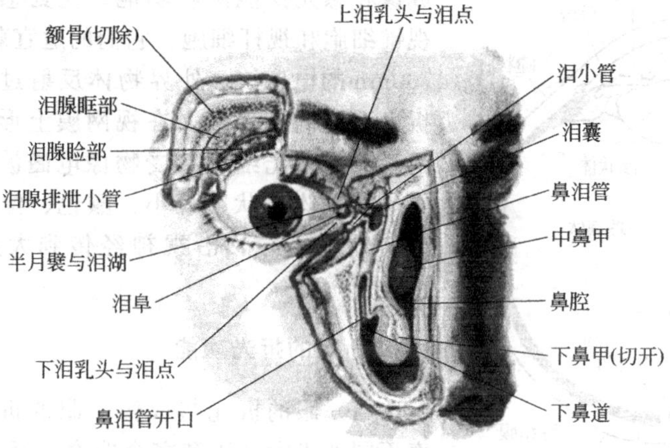

图 11-2 泪器

（1）泪腺 泪腺位于眶上壁前外侧的泪腺窝内，有 10～20 条排泄管，开口于结膜上穹外侧部。泪腺分泌的泪液，借助瞬眼活动涂布于眼球表面，可湿润和清洁角膜和结膜，对眼球起保护作用。此外，泪液含有溶菌酶，有杀菌作用。

（2）泪道 包括泪点、泪小管、泪囊和鼻泪管四部分。①泪点：在上、下睑缘内侧端各有一小突起，其顶部有一个小孔，称泪点，是泪小管的入口。②泪小管：上、下各一，起于泪点，先分别向上、向下，然后转折向内侧，两管汇合开口于泪囊。泪点和泪小管阻塞或狭窄，泪液不能进入泪道，可引发溢泪症。③泪囊：位于泪囊窝内，上端为盲端，下端移行于鼻泪管。④鼻泪管：位于骨鼻泪管内，为一膜性管道，末端开口于下鼻道。开口处的黏膜内有丰富的毛细血管丛，若充血肿胀使开口闭塞，也可引起溢泪症。

4. 眼球外肌

眼球外肌包括六块运动眼球肌和一块提上睑肌，均为骨骼肌。运动眼球肌有内直肌、外直肌、上直肌、下直肌、上斜肌和下斜肌。其作用如下：内直肌和外直肌收缩时，分别使眼球转向内侧和外侧；上直肌和下直肌收缩时，分别使眼球转向上内方和下内方；上斜肌和下斜肌收缩时，分别使眼球转向下外方和上外方。眼球的正常转动是由这六块肌协同作用的结果。当某一块眼球外肌麻痹时，在其拮抗肌的作用下，眼球向相反方向转位，两侧眼球转向出现差异，形成斜视。提上睑肌收缩时，提上睑开大形成睑裂。

5. 眶脂体和眼球鞘

眶脂体为充填于眶内各结构之间的脂肪组织，对眼球起支持和保护作用。眼球鞘又称眼球筋膜，为包被眼球大部的纤维组织鞘。前方起自角膜缘，后方与视神经鞘相续。眼球鞘与巩膜之间的间隙，称巩膜外隙，眼球在此间隙内可灵活转动。进行眼球摘除手术时，应注意保留眼球鞘，以利于安装义眼和防止发生颅内感染。

三、眼的功能

视觉是客观物体在人脑的主观感觉，人类视觉高度发达，研究表明，人脑获得的外界信息70%以上来自视觉器官。所以说，视觉是人类最重要的感觉之一。

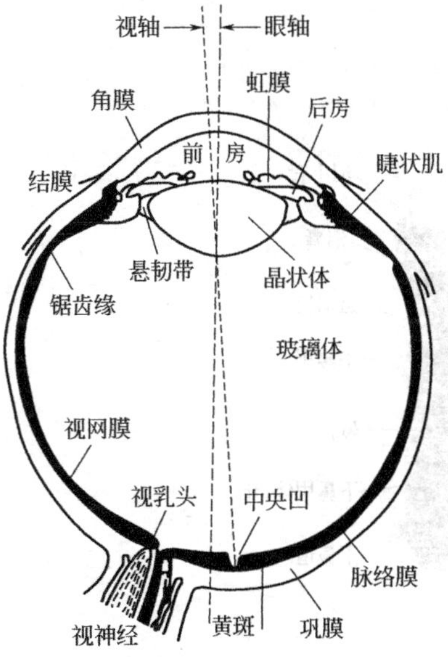

图 11-3 右眼的水平切面示意图

执行视觉的器官称为视觉器官，眼是人的视觉器官，由折光系统和感光系统组成（图11-3），具有折光成像和感光换能两种功能。视觉感受器是视网膜上的视锥细胞和视杆细胞，它们的适宜刺激是波长在380～760nm的电磁波。外界物体反射过来的光线，经过眼折光系统的折射后，在视网膜上形成清晰的物像，视网膜上的感光细胞接受物像电磁波的刺激，把它转变成包含物体形状、大小、颜色、位置、表面细节等信息的动作电位，沿视神经传到大脑视觉中枢，产生视觉。

1. 眼的折光功能

(1) 眼的折光与成像 眼的折光系统由多个折光率不同的光学介质和多个曲率半径不同的折光面组成，是一个非常复杂的光学系统。光学介质包括角膜、房水、晶状体和玻璃体，光线由外界进入眼内，要经过几次折射，其中经过角膜时发生的折射程度最大。由于晶状体的曲率半径可以改变，因而晶状体在眼折光功能的调节过程中起着最重要的作用。

眼的折光成像的原理与凸透镜的成像原理基本相似，但眼的折光系统对物体光线的折射成像情况要比凸透镜的折射成像复杂得多，因此通常用简化眼来描述眼的折光成像情况。简化眼是根据眼的实际光学特征，设计的一个与正常眼在折光成像效果上完全一样但计算极为简单的光学模型，其光学参数和其他特征都与正常人眼一样。简化眼假定眼球的前后径20mm，内容物是均匀的折光体，折光率1.33，外界光线进入眼时，只在角膜折射一次，角膜曲率半径5mm，节点n在角膜后方5mm处，后主焦点在节点后方15mm处的视网膜上。简化眼模型和正常人眼在安静而不作调节时一样，正好可以使6m以外物体发出的平行光线聚焦在视网膜上，形成清晰、缩小、倒立的物像。利用简化眼，根据凸透镜成像原理就可以很方便地计算出不同远近、不同大小的物体在视网膜上形成物像的大小（图11-4）。视网膜物像的大小可按下列公式求出：

$$\frac{AB(\text{物体的大小})}{Bn(\text{物体到节点的距离})}=\frac{ab(\text{物像的大小})}{bn(\text{节点到视网膜的距离})}$$

(2) 眼的调节 当人眼看6m以内的近处物体时，物体上任意一点发出的进入眼内的光线都不是平行的，而是呈现不同程度的辐散。如果折光系统未作调节，那么近处物体发出的辐散

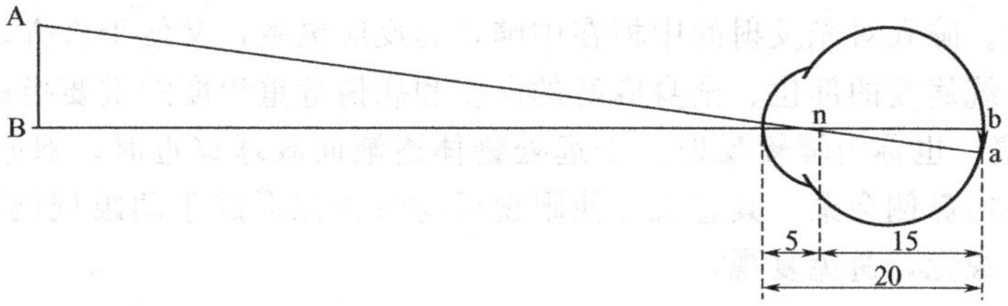

图 11-4 简化眼成像示意图

n 为节点，nb 为 15mm，固定不变，AnB 和 anb 是两个相似三角形

光线就聚焦于视网膜之后，形成一个模糊的物像。但是，正常眼能看清一定近距离的物体，这是因为在看近处物体时，眼的折光系统进行了相应的调节，使进入眼内的光线经过更大程度的折射，最终也能聚焦于视网膜上而形成清晰的物像。眼折光功能的调节主要依赖于晶状体曲率的改变，而瞳孔大小的调节和双眼球会聚反射对于视网膜上清晰物像的形成也起着重要的作用。

① 晶状体的调节　晶状体是一个富有弹性的组织，形似双凸透镜。其四周借悬韧带与睫状体相连，睫状体内有平滑肌，称为睫状肌，通过睫状肌的收缩与舒张可以改变晶状体的曲率和折光率。当看远处物体时，睫状肌松弛，悬韧带便拉紧，使晶状体呈现相对的扁平状态。而当看近处物体时，视网膜上模糊物像的信息传到皮层视觉中枢，经动眼神经中的副交感纤维，反射性地引起睫状肌收缩，使悬韧带松弛，晶状体靠自身弹性而向前后变凸，曲率半径增加，使眼的折光能力增强，从而使物像前移而成像于视网膜上。物体距离眼睛越近，发出的光线辐散程度就越大，晶状体也就需要作更大程度的调节（图 11-5），这时睫状肌就需要作更大程度的收缩。所以，如果长时间地盯着近处物体看，眼睛会感觉到疲劳甚至疼痛。

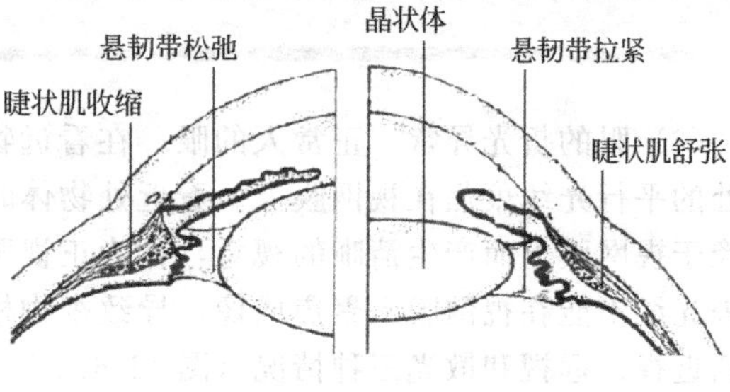

(a) 视近物　(b) 视远物

图 11-5 视近物与视远物时晶状体调节

晶状体的调节能力是有限的，其大小取决于晶状体的弹性，弹性越好，调节能力就越强，所能看清物体的最近距离就越近。晶状体的最大调节能力可以用近点来表示。近点是指眼作最大程度的调节时所能看清最近处物体的距离。近点主要取决于晶状体的弹性，晶状体的弹性越好，近点就越近。随着年龄的增长，晶状体的弹性逐渐减退，近点远移，晶状体的调节能力就随之减退。一般人在 40 岁后眼的调节能力显著减退，青年人近点平均约为 10.4cm，而老年人近点可达 83.3cm，看近处物体时因眼的调节能力不够而视物不清，称为老视。老视眼看远处物体时与正常眼无异，但看近处物体时调节能力减弱，须佩戴适度的凸透镜以增加入眼光线的折射程度才能看清。

② 瞳孔的调节　一般人瞳孔的直径在 1.5～8.0mm 之间进行调节，引起瞳孔调节的情况有两种，一种是由所视物体的远近引起的调节，另一种是由进入眼内光线的强弱引起的调节。前者称瞳孔近反射也称为瞳孔调节反射，即眼视近处物体时，瞳孔括约肌反射性收缩，瞳孔缩小，以减少进入眼内的光线量，从而减小球面像差和色像差，使视网膜成像更加清晰。后者称瞳孔对光反射，即光线较强时瞳孔反射性缩小，光线减弱时瞳孔则反射性扩大。瞳孔对光反射的意义是调节进入眼内的光线量，使光线强时视网膜不至于受到损害，光线减弱时也能形成较

清晰的视觉。瞳孔对光反射的效应是双侧性的，即强光照射一侧眼时，两眼瞳孔同时缩小，称为互感性对光反射。瞳孔对光反射的中枢在中脑，其反应灵敏，又便于检查，临床上常把它作为判断中枢神经系统病变的部位、全身麻醉的深度和病情危重程度的重要指标。

③ 双眼球会聚　也称为辐辏反射。当远处物体逐渐向眼球移近时，双眼球内直肌反射性收缩，使两眼视轴向鼻侧会聚。其意义是使眼视近物时物像形成于两眼视网膜对称的位置上，以产生清晰的单一视觉，避免复视。

知识链接

阿托品液滴入眼内为什么会引起视近物不清？

阿托品是M型胆碱能受体拮抗剂，可阻断多数副交感神经节后纤维的兴奋作用。视近物时可反射性地引起晶状体变凸等调节，由于晶状体调节反射的传出途径为副交感胆碱能纤维，并通过M受体起作用，因此，当阿托品液滴入眼内时，便可阻断副交感的传出效应，使晶状体变凸受阻，结果视物模糊不清。此外，阿托品还可阻断支配瞳孔括约肌的副交感神经紧张性活动，引起扩瞳作用，扩瞳可使虹膜退向四周边缘，造成对前房角的压迫，使其间隙变窄，影响房水回流入巩膜静脉窦，导致眼内压升高，其结果也会影响视力。所以阿托品禁用于青光眼。

(3) 眼的折光异常　正常人的眼，在看远物时，折光系统不需要进行调节，就可以使来自远处的平行光线聚焦在视网膜上。看近处物体时，只要距离不小于近点，通过眼的调节，便能成像于视网膜上而产生清晰的视觉，称为正视眼。如果眼的折光能力异常或眼球形态异常，使外来光线不能在视网膜上聚焦成像，导致视物模糊不清或变形，统称为折光异常或屈光不正，包括近视、远视和散光三种情况（图 11-6）。

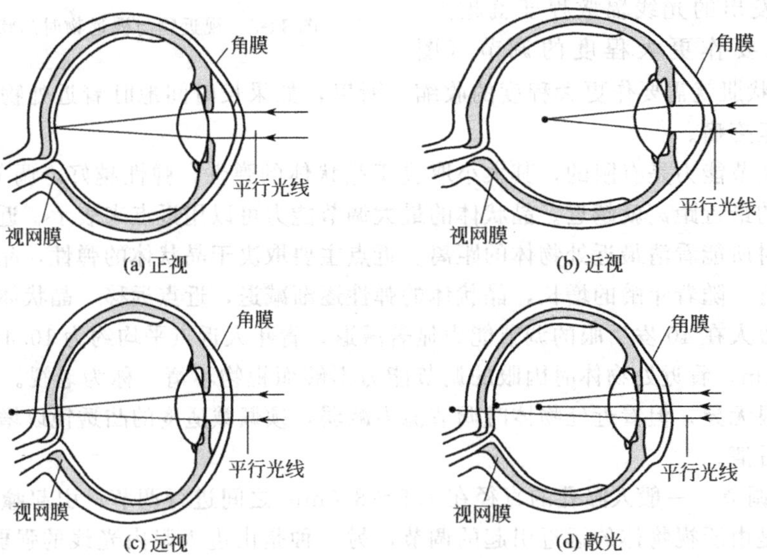

图 11-6　眼的折光情况分析

① 近视　是由于眼球前后径过长或折光系统的折光能力过强，使物体发出的平行光线聚焦于视网膜之前，而在视网膜上只能形成模糊的物像。近视眼看近处物体时，不需调节或只需

作较小程度的调节，就能使光线聚焦于视网膜上。近视眼的近点小于正视眼。近视大多数是由于不良的用眼习惯引起的，近视可通过佩戴适度的凹透镜进行矫正。

知识链接

近视眼激光手术

科技创新将为提高健康水平提供有力支撑，全民健康离不开科技进步。近视眼激光手术经过近二十年的不断更新和改进，经历了准分子激光角膜表面切削术(PRK)、IK、EK、TK四个发展阶段，朝着更微创、更安全、更快捷的方向发展。激光近视眼手术视力恢复的快慢，取决于年龄、眼睛屈光调节能力以及术前的近视程度。总的来说，年轻人、手术前近视度数低者，恢复较快，另外，看远处较看近处的视力（如阅读、看精细物体等）更早恢复。一般术后休息一两日，即可正常生活及工作。但在术后视力恢复过程中，应注意用眼卫生，以免引起眼睛疲劳而造成不适感觉。

② 远视　是由于眼球前后径过短或折光系统的折光能力太弱，使物体发出的平行光线聚焦于视网膜之后，而在视网膜上也只能形成模糊的物像。远视眼的特点是看远处物体时就需要进行调节才能使物像形成于视网膜上，看近处物体时则需作更大程度的调节才能看清物体。远视眼的近点比正视眼远。远视眼不论是看远物还是看近物都需要进行调节，故易发生调节疲劳，如长时间看书时可因调节疲劳而发生头痛。远视可以通过佩戴适度的凸透镜进行矫正。

③ 散光　正视眼折光系统的各个折光面都呈正球面，球面上各个方向的曲率半径都相等，物体发出的平行光线都能聚焦于视网膜而成像。散光大多是由于角膜表面不呈正球面，表面不同方位的曲率半径不等，部分也可因晶状体的曲度异常所致，使平行光线不能聚焦于视网膜，造成成像不清晰或与物体原形不符。散光可以通过佩戴柱面镜进行矫正。

2. 眼的感光功能

视网膜是位于眼球壁最内层的一层透明的神经组织膜，厚仅0.1～0.5mm，而结构十分复杂。视网膜自外向内主要可分为四层：色素细胞层、感光细胞层、双极细胞层和神经节细胞层（图11-7）。

色素细胞层含有黑色素颗粒和维生素A，不属于神经组织，对感光细胞起营养和保护作用。感光细胞层有视杆和视锥两种特殊分化的感光细胞，都含有特殊的感光色素，是真正的光感受细胞。两种感光细胞都通过终足与双极细胞层中的双极细胞发生突触联系，双极细胞再与神经节细胞层中的节细胞联系，节细胞的轴突构成视神经。视神经穿出视网膜的部位形成视盘，该处无感光细胞，故无视觉感受能力，形成视野中的生理盲点。正常人都是双眼视物，一侧视野中的盲点可被另一侧视觉所弥补。视网膜中除了这种纵向的细胞联系外，还存在着横向的细胞联系，如在感光细胞层和双极细胞层之间存在水平细胞，在双极细胞层和神经节细胞层之间有无长突细胞。这些细胞的突起在两层细胞间横向联系，在水平方向传递信号，有些无长突细胞还可直接向神经节细胞传递信号。

(1) 视锥系统和视杆系统　视锥系统由视锥细胞和与它有关的传递细胞如双极细胞及神经节细胞等组成。视锥细胞主要分布在视网膜的中心部分，越向视网膜的周边分布越少。视锥细胞与双极细胞、双极细胞与神经节细胞之间的联系是单线式突触联系，形成了视锥细胞到大脑的专线。视锥细胞对光的敏感性较低，只感受强光刺激，能分辨颜色，且对物体的分辨能力

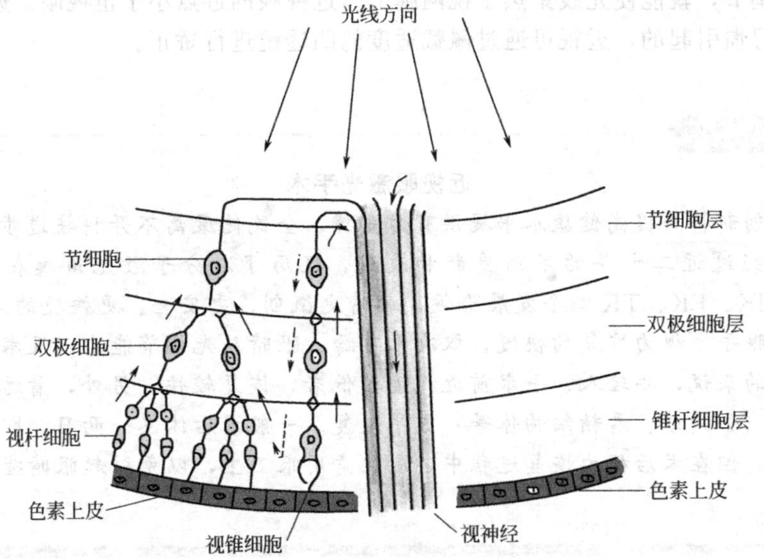

图 11-7　视网膜的结构示意图

高，能看清物体的细微结构。其主要功能是白昼视物，引起昼光觉。以白昼活动为主的动物，如鸡、鸽，其视网膜的感光细胞几乎全是视锥细胞。

视杆系统由视杆细胞和与它有关的传递细胞如双极细胞和神经节细胞组成。视杆细胞主要分布在视网膜的周边部分，它与双极细胞、神经节细胞之间形成了聚合式联系。视杆细胞对光的敏感度高，能在昏暗的环境中感受弱光刺激引起暗光觉。由于视杆细胞不能分辨颜色，只能区别明暗，而且分辨能力低，所以，在弱光下视物只能看见物体的大致轮廓。以夜间活动为主的动物，如鼠、猫头鹰，其视网膜的感光细胞以视杆细胞为主。

（2）视网膜的光化学反应　感光细胞是如何感光换能的，其机制至今尚未完全弄清楚。但可以肯定的是，光照时感光细胞内部发生了一系列的光化学反应，目前对视杆细胞的光化学反应研究得较多。视杆细胞的感光色素是视紫红质。它是由视蛋白分子和一个称为视黄醛的生色基团结合而成的结合蛋白质。视紫红质的光化学反应是可逆的，当视紫红质受到光线照射时，它迅速分解成全反型视黄醛和视蛋白，在异构酶的作用下，全反型视黄醛转变成 11-顺视黄醛，再与视蛋白重新合成视紫红质。见图 11-8。

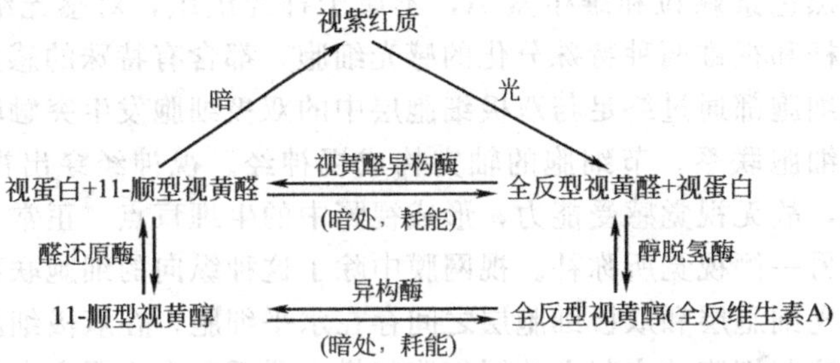

图 11-8　视杆细胞的光化学反应

人在暗光下视物时，既有视紫红质的分解，又有它的合成，总体来说，合成多于分解，光线越暗，合成过程也就越强，视杆细胞内的视紫红质就越多，视网膜对弱光的敏感性越高；相反，人在光亮处视物时，视紫红质的分解过程大于合成过程，光线越强，视紫红质的分解越多，合成越少，视杆细胞内视紫红质的量越少，视网膜对光的敏感性越低，几乎没有感受光刺激的能力。事实上，在光亮处的视觉是由视锥细胞的感光色素来完成的。

在视紫红质的分解与再合成过程中，会有一部分视黄醛被消耗掉，需要由血液中的维生素A来补充。维生素A与视黄醛的化学结构相似，经氧化脱氢可转变成视黄醛。如果摄入的维生素A长期不足，将导致视紫红质的再合成障碍，影响人在暗光下的视觉，引起夜盲症。

视锥细胞内也含有特殊的感光物质。目前对于视锥细胞的光化学反应机制尚未弄清。近来有人发现，在人的视网膜中有三种不同的感光色素，分别存在于三种视锥细胞中。它们最敏感的波长分别为445nm、535nm和570nm，相当于蓝光、绿光、红光的波长。

(3) 与视觉有关的几种生理现象

① 暗适应与明适应　当人长时间处于明亮环境中而突然进入暗处，最初对任何东西都看不清楚，需经过一段时间后，才能逐渐恢复暗处的视力，这种现象称为暗适应。相反，当人长时间处于暗处而突然进入明亮处时，最初只感到一片耀眼的光亮，也不能看清物体，需经短暂时间后才能恢复明亮处的视觉，这种现象称为明适应。

在暗适应过程中，人眼对光线的敏感度是逐渐升高的。暗适应过程相对较慢，一般需要30min才能完成。暗适应现象产生的机制是由于视杆细胞中的视紫红质在明亮处已大部分分解，贮备少不足以承担暗处感光的功能，而视锥细胞又只感受强光不感受弱光，所以刚进入黑暗处时视杆细胞也不能感受弱光刺激，随后由于在暗处视紫红质合成加快，贮备增多，视杆细胞对光的敏感性增加并逐渐承担起暗视觉的功能，逐渐恢复在暗处的视力。

明适应过程较快，只需约1min即可完成。其产生机制是由于在暗处蓄积起来的视紫红质遇到强光时迅速大量分解，因而产生耀眼的光感，随后视紫红质急剧减少，视锥系统逐渐承担起明视觉功能。

② 视敏度　视敏度又称为视力，是指眼对物体细微结构的辨别能力，通常以视角即眼能分辨物体上两点之间的最小距离的大小作为衡量视力是否正常的指标。视角是指物体上两点的光线投射入眼内时，通过节点相交时所形成的夹角。受试者能分辨的视角越小，其视力就越好。国际视力表就是根据这一原理设计的。在良好的光照条件下，人眼能看清5m远处视力表上第10行E字形符号的缺口方向时，说明该眼具有正常视力，以1.0表示，此时视角为1分。若在同样条件下，只能看清视力表上第1行E字形符号时，其视力仅为正常眼的1/10，以0.1表示。视力主要与视锥细胞的功能有关。中央凹处视力最高，这是由于中央凹处视锥细胞分布最为密集，与双极细胞和神经节细胞大多为单线联系，因而分辨力高。而视网膜周边部，视锥细胞数量少，与双极细胞和神经节细胞的联系大多为聚合式，因此周边部分辨力低，视力低。

③ 色觉与色觉障碍　色觉是由于不同波长的光波作用于视网膜后在人脑中形成的不同的主观感觉，是一种复杂的物理和心理现象。正常人眼可区分波长在390～770nm之间的150余种颜色。

有关色觉形成的机制，最早提出的是三原色学说，并得到许多实验的证实。三原色学说认为，人视网膜中含有三种不同的视锥细胞，分别含有对红、绿、蓝三种颜色敏感的感光色素，因此，它们吸收光谱的范围各不相同。当某一波长的光线作用于视网膜时，使三种不同的视锥细胞以一定的比例产生不同程度的兴奋，这样的信息传入到大脑后就产生某一种色觉。例如红、绿、蓝三种视锥细胞以4∶1∶0的比例兴奋时，便产生红色视觉，以2∶8∶1的比例兴奋时，便产生绿色视觉，若受到同等程度的三色光刺激时，将引起白色视觉。当三种不同的感光细胞以任意不同的比例兴奋作适当的混合，就可形成任何颜色的视觉。如果视网膜缺乏相应的视锥细胞，就不能辨别某些颜色，称为色盲。色盲绝大多数是由于遗传因素引起的，少数是由于视网膜的病变引起的。最常见的色盲是红色盲和绿色盲，即不能分辨红色和绿色。如果对所有的颜色都不能辨别，就称为全色盲，全色盲极为少见。有些人视网膜并不缺乏某种视锥细胞，但视锥细胞的反应能力较弱，导致对颜色的辨别能力降低，称为色弱。色弱多由健康或营养不佳引起的。

④ 视野　单眼固定注视正前方一点时所能看到的空间范围称为该眼的视野，视野可用视野计测量。正常人的视野受面部结构的影响，由于鼻和额部的阻挡，鼻侧和上侧视野较小，颞侧和下侧视野较大。在同一光照条件下，不同颜色的视野大小不同，其中白色视野最大，蓝色和红色次之，绿色视野最小（图 11-9）。视野大小可能与各类感光细胞在视网膜的分布有关。临床上检查视野，有助于对某些视网膜、视觉传导通路病变的诊断。

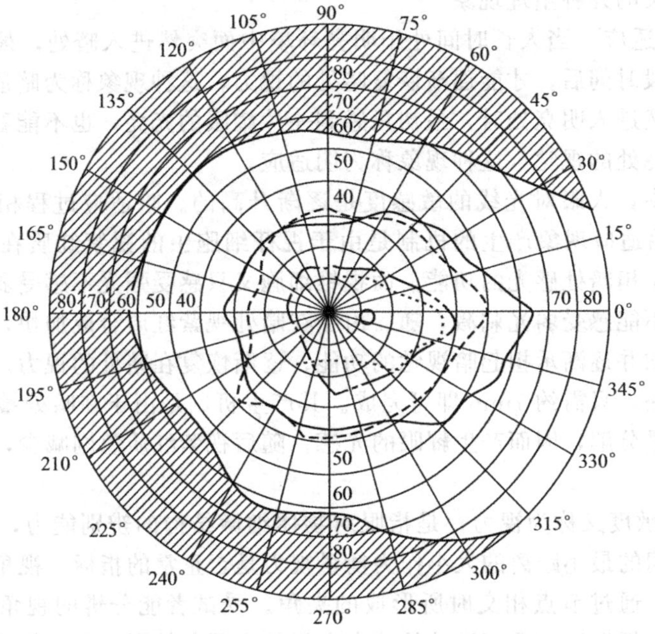

图 11-9　正常人右眼视野图

⑤ 双眼视觉和立体视觉　两眼同时观看同一物体时形成的视觉称为双眼视觉。双眼视物时，两眼视网膜上各形成一个完整的物像，由于眼外肌的精细协调运动，可使物体同一部分来的光线成像于两眼视网膜相对称的位置上，并可在主观上产生单一物体的视觉，称为单视。如果眼外肌瘫痪、眼内肿瘤等异物压迫或用手指轻压一侧眼球使该眼球发生位移，都可使物像落在两眼视网膜的非对称点上，因而在主观上就产生有一定程度重叠的两个物体的视觉，称为复视。

双眼视觉可以弥补单眼视野中的盲区，扩大视野并产生立体视觉。双眼视物时，由于双眼视野大部分重叠，但左眼看到物体左侧面多些，右眼看到物体右侧面多些，这样左眼看到的物体形象与右眼看到的物体形象就略有差异，这样的信息经视觉中枢整合后，就产生了有关物体的厚度、深度及距离等主观感觉，这就是立体视觉。立体视觉主要是由于两眼视觉差异所产生的。但单眼视物时也能产生一定的立体感，这主要是由于生活经验，如物体的阴影变化，近物的感觉比较鲜明而远物的感觉比较模糊等。另外，头部的运动引起被视物体的相对运动也可产生一定的立体感觉。

第三节　耳

耳又称前庭蜗器，是人的位觉和听觉器官。耳按位置可分为外耳、中耳和内耳三部分（图

11-10)。外耳、中耳是收集和传导声波的装置，内耳有听觉感受器和位觉感受器。其中外耳、中耳和内耳的耳蜗构成了听觉器官，分别传导和感受 20～20000Hz 的声波，声波经过外耳和中耳传到内耳，引起内耳淋巴的振动，再经过耳蜗的感音换能作用，将声波的机械能转变为听神经纤维上的动作电位，由蜗神经传入听觉中枢，产生听觉。因此，听觉是由耳、听神经和大脑皮层听觉中枢三者的共同活动而完成的。内耳的前庭和半规管组成了前庭器官，由它们传到中枢的信息，能引起位置觉，并引起前庭反应和前庭感觉，从而对维持身体平衡起一定的作用。

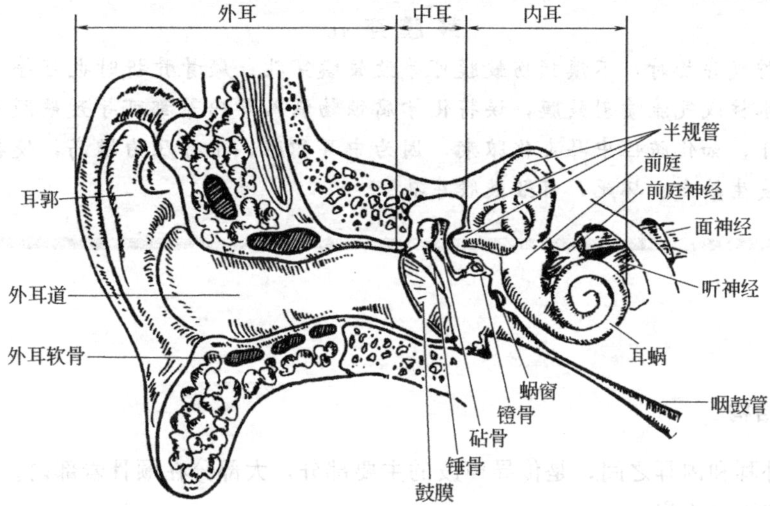

图 11-10 耳的结构

一、外耳

外耳包括耳郭、外耳道和鼓膜三部分。

1. 耳郭

耳郭位于头部两侧，具有收集声波的作用，通过头部运动，对声源方向的判断起一定作用。大部分以弹性软骨为支架，表面覆盖皮肤。耳郭中部有外耳门，外耳门前外方的突起称耳屏，耳郭下部无软骨的部分称耳垂，由皮肤和皮下组织构成，含丰富的血管，是临床采血的常用部位。

2. 外耳道

外耳道为外耳门至鼓膜之间的弯曲管道，其外侧 1/3 为软骨部，是耳郭软骨的延续；内侧 2/3 为骨部，位于颞骨内。若将耳郭拉向后上方，可使外耳道变直，以检查外耳道和鼓膜。外耳道皮肤较薄，内含毛囊、皮脂腺和耵聍腺，耵聍腺的分泌物为黄褐色黏稠液体，干燥后形成痂块，称为耵聍。外耳道皮下组织极少，皮肤与骨膜、软骨膜结合紧密，不易移动，故外耳道发生疖肿时，因张力较大而疼痛剧烈。

外耳道是声波传导的通路。可作为一个共鸣腔，其最佳共振频率约为 3800Hz，当这样的声音由外耳道到鼓膜时，作用于鼓膜上的声压可增强约 10 倍。

3. 鼓膜

鼓膜是位于鼓室与外耳道之间的椭圆形半透明薄膜，面积为 50～90mm^2，厚约 0.1mm。

其形如浅漏斗状，顶点在鼓室内与锤骨柄相连。鼓膜在外耳道底呈倾斜位，其外侧面朝向前下外方，与外耳道略成45°角，稍向鼓室凹陷。鼓膜中心向内凹陷称鼓膜脐。鼓膜上1/4区称松弛部；鼓膜下3/4区称紧张部。活体观察鼓膜时，可见松弛部呈淡红色，紧张部呈灰白色。从鼓膜脐向前下方有一个三角形的反光区称光锥。光锥消失是鼓膜内陷的标志。

知识链接

鼓膜穿孔

取耵聍或异物时，不慎损伤鼓膜可导致鼓膜穿孔；颞骨骨折时也可导致鼓膜穿孔；强烈水柱或气流喷射鼓膜，误将化学腐蚀物滴入耳内等都可导致鼓膜穿孔。在病理状态下，如化脓性中耳炎化脓期，因为中耳积脓，中耳压力增高，使黏膜和黏膜下组织发生缺血、坏死，可致鼓膜穿孔。

二、中耳

1. 中耳的结构

中耳位于外耳和内耳之间，是传导声波的主要部分，大部分在颞骨岩部内。包括鼓室、咽鼓管、乳突窦和乳突小房。

（1）鼓室　鼓室是颞骨岩部内含气的不规则腔隙，位于鼓膜与内耳外侧壁之间，向前经咽鼓管通咽，向后经乳突窦通乳突小房，鼓室周边有六个壁简称鼓室壁。鼓室内有三块听小骨，鼓室壁和听小骨表面都被覆黏膜，并与咽鼓管、乳突窦及乳突小房的黏膜相延续。

① 鼓室壁　上壁：又称鼓室盖，是分隔鼓室和颅中窝的薄骨板，若鼓室炎症侵蚀此壁，可引起颅内感染。下壁：又称颈静脉壁，是分隔鼓室与颈内静脉起始处的薄层骨板。前壁：又称颈动脉壁，与颈内动脉相邻，其上部有咽鼓管的鼓室开口。后壁：又称乳突壁，上部有乳突窦的开口，由此经乳突窦向后与乳突小房相通。外侧壁：又称鼓膜壁，主要由鼓膜构成，借鼓膜与外耳道分隔。内侧壁：又称迷路壁，由内耳迷路的外侧壁构成。此壁的中部隆凸称岬，是耳蜗第一圈起始部突向鼓室形成的。岬的后上方有一卵圆形孔称前庭窗，被镫骨底封闭。其后上方的弓形隆起称面神经管凸，内面有面神经通过，中耳炎或施行中耳手术时易侵入面神经。岬的后下方有一较小的圆孔称蜗窗，被第二鼓膜封闭。

② 听小骨　位于鼓室内，由外向内依次为锤骨、砧骨和镫骨。锤骨柄附着于鼓膜脐，中间的砧骨与锤骨和镫骨形成关节，内侧的镫骨底借韧带连于前庭窗边缘，并封闭该窗。三块骨骼通过关节相连构成听骨链，形成一个以锤骨柄为长臂、砧骨长突为短臂的固定角度的杠杆。当声波振动鼓膜时，引起听骨链杠杆运动，使镫骨底在前庭窗做向内或向外的运动，将声波的振动从鼓膜传递到耳内。

（2）咽鼓管　咽鼓管是连通咽与鼓室的管道。长为3.5～4.0cm，其近鼓室侧的1/3为骨部，以咽鼓管鼓室口开口于鼓室的前壁；近鼻咽侧的2/3为软骨部，其内侧端借咽鼓管咽口开口于鼻咽的侧壁。在通常情况下，咽鼓管鼻咽部的开口处于闭合状态。在咀嚼、吞咽、打哈欠或打喷嚏时，由于鼻咽部某些肌肉的收缩，可使管口开放。咽鼓管的主要功能是调节鼓室内空气的压力，使之与外界大气压保持平衡，这对于维持鼓膜的正常位置、形状和振动性能都具有重要意义。如果咽鼓管因炎症发生阻塞，鼓室内的空气将由于被组织吸收而使压力降低，引起鼓膜内陷，导致耳痛、耳鸣等症状，影响听力。日常生活中，有时外界空气的压力可快速升高或降低，如乘飞机时的升降过程，如果此时咽鼓管鼻咽部的开口不能及时开放，也会引起鼓室内外空气压力的不平衡。

（3）乳突小房和乳突窦　乳突小房是颞骨乳突内许多不规则的含气小腔，它们相互连通。乳突窦是介于乳突小房与鼓室之间的小腔，向前开口于鼓室后壁，向后通向乳突小房。

2. 中耳的传音功能

中耳的主要功能是将声波振动能量高效地传入内耳，其中鼓膜和听骨链在声波传递过程中起着重要的作用。

鼓膜具有较好的频率响应和较小的失真度，能与声波同步振动，将声波振动如实地传递给听小骨，而且声波振动同始同终，很少有残余振动。

听骨链的作用是将声波由中耳传递至内耳耳蜗（图 11-11）。在听骨链传递声波的过程中，可使声波振幅稍减小而声压增大，即具有减幅增压效应。听骨链传音过程中的增压效应一是因为鼓膜的实际振动面积约为 $55mm^2$，而卵圆窗膜的面积只有 $3.2mm^2$，二者之比为 17.2∶1，这样可使作用于卵圆窗膜上的声压增加到鼓膜上声压的 17.2 倍；二是因为听骨链杠杆长臂与短臂长度之比为 1.3∶1，通过杠杆的作用使在短臂一侧的压力增加到原来的 1.3 倍。通过以上两方面的作用，在整个中耳传音过程中总的增压效应可达 22 倍（17.2×1.3）。听骨链的减幅增压效应既可提高传音的效率，又可避免对卵圆窗膜和内耳造成损害。

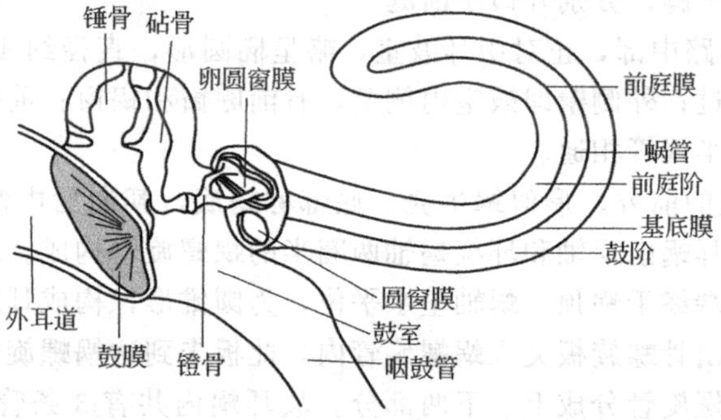

图 11-11　听骨链与耳蜗的结构和功能联系

3. 声波传入内耳的途径

声波必须传入内耳的耳蜗，才能刺激听觉感受器，进而引起听觉。声波传入内耳的途径有两种：气传导和骨传导，正常情况下以气传导为主。

（1）气传导　声波经外耳道空气传导引起鼓膜振动，再经听骨链和前庭窗传入耳蜗，这种传导方式称为气导，也称气传导。气导是引起正常听觉的主要途径。此外，鼓膜振动也可通过引起鼓室内空气的振动，再经过蜗窗膜传入内耳。这一途径在正常情况下并不重要，但当生理性气导途径遭到破坏时，如鼓膜或听骨链严重受损或运动障碍时，声波也可通过外耳道和鼓室内的空气传至蜗窗，经蜗窗传至耳蜗，使听觉功能得到部分代偿。

（2）骨传导　声波直接引起颅骨的振动，进而引起耳蜗内淋巴的振动，这种传导方式称为骨导，也称骨传导。在正常情况下，骨导的效率比气导的效率低得多，所以，人们几乎感觉不到它的存在。平时我们接触到的一般声音不足以引起颅骨的振动，只有较强的声波，或者是自己的说话声，才能引起颅骨较明显的振动。

在临床工作中，通过音叉检查患者气传导和骨传导的情况，可帮助诊断听觉障碍的病变部位和性质。例如当外耳道或中耳发生病变时，气传导途径受损，引起的听力障碍称为传音性耳聋，此时气传导作用减弱而骨传导作用相对增强；当耳蜗发生病变时所引起的听力障碍称为感音性耳聋，此时气传导和骨传导的作用均减弱。听神经或听觉中枢病变时所引起的听力障碍称为中枢性耳聋。

三、内耳

1. 内耳的结构

内耳又称迷路，位于颞骨岩部内，在鼓室内侧壁和内耳道之间，由骨迷路和膜迷路组成，骨迷路是颞骨岩部内的骨性隧道；膜迷路套在骨迷路内，由互相连通的膜性小管和小囊组成。骨迷路与膜迷路之间有间隙，其内充满外淋巴，膜迷路内含内淋巴，内、外淋巴之间互不相通。位觉感受器和听觉感受器位于膜迷路内。

(1) 骨迷路　骨迷路由后外向前内沿颞骨岩部的长轴依次分为骨半规管、前庭和耳蜗三部分，它们彼此连通。

① 骨半规管　位于骨迷路的后部，由 3 个相互垂直排列的“U”形小管组成。按其位置可分为前、后和外骨半规管。前骨半规管突向前上，呈冠状位；后骨半规管突向后外，呈矢状位；外骨半规管突向外方，呈水平位，又称水平半规管。每个骨半规管均有两个脚，一个单骨脚，一个壶腹骨脚。壶腹骨脚的膨大部称骨壶腹。前、后骨半规管的单骨脚合成一个总骨脚，故 3 个骨半规管共有五个脚，分别开口于前庭。

② 前庭　位于骨迷路中部，正对中耳鼓室，略呈椭圆形，直径约 4mm。其内侧壁为内耳道底，有前庭蜗神经通过；外侧壁即鼓室内侧壁，有前庭窗和蜗窗；前壁有一大孔通耳蜗；后壁有五个小孔与三个骨半规管相通。

③ 耳蜗　位于前庭的前方，形似蜗牛壳。底部称蜗底，朝向后内侧对着内耳道底；顶部称蜗顶，朝向前外侧。耳蜗由蜗轴和环绕蜗轴两圈半的蜗螺旋管构成。蜗螺旋管是一条螺旋形骨管，起自前庭，以盲端终于蜗顶。蜗轴呈水平位，为圆锥形，构成耳蜗的中轴，有血管和神经穿行其间。自蜗轴发出骨螺旋板突入蜗螺旋管内，此板未到达蜗螺旋管的外侧壁，其间由蜗管填补封闭，从而将蜗螺旋管分成上、下两部分。故耳蜗内共有 3 条管道，即上方的前庭阶，起自前庭，于前庭窗处被镫骨封闭；下方是鼓阶，终于蜗窗上的第二鼓膜；位于外侧的是蜗管。前庭阶和鼓阶在蜗顶处借蜗孔彼此相通（图 11-12）。

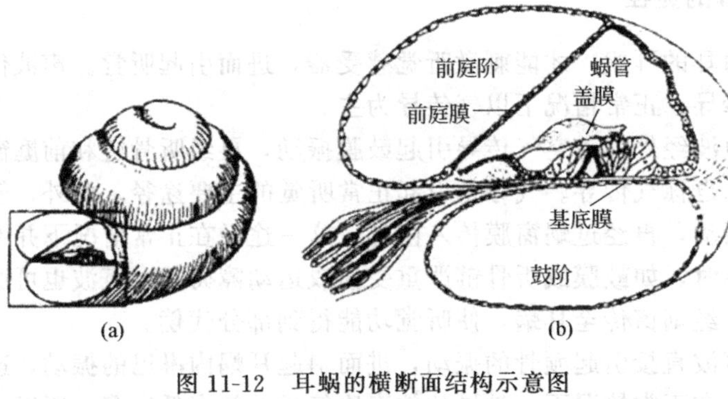

图 11-12　耳蜗的横断面结构示意图

(2) 膜迷路　膜迷路是套在骨迷路内的膜性管道或囊，管径较小，借纤维束固定于骨迷路。膜迷路为封闭的管道系统，包括椭圆囊、球囊、膜半规管和蜗管等。

① 膜半规管　膜半规管位于同名的骨半规管内，形状与骨半规管相似。人体两侧内耳中

各有三条形状相似的半规管，三条半规管相互垂直，分别代表空间的三个平面。半规管内充满内淋巴，与椭圆囊相连处相对膨大，称为壶腹。两耳的水平半规管在同一平面上，当人在直立时头向前倾 30°时，水平半规管的平面与地平面平行，其余的两个半规管分别与地平面垂直。壶腹内有一种隆起的特殊结构称壶腹嵴，是位觉感受器，它的位置与半规管的长轴垂直。在壶腹嵴中有一排毛细胞，面对管腔，毛细胞顶部的纤毛较长，互相黏集成束，包埋在一种胶质性的圆顶形状的终帽结构之内，前庭神经末梢分布于嵴的底部（图 11-13）。

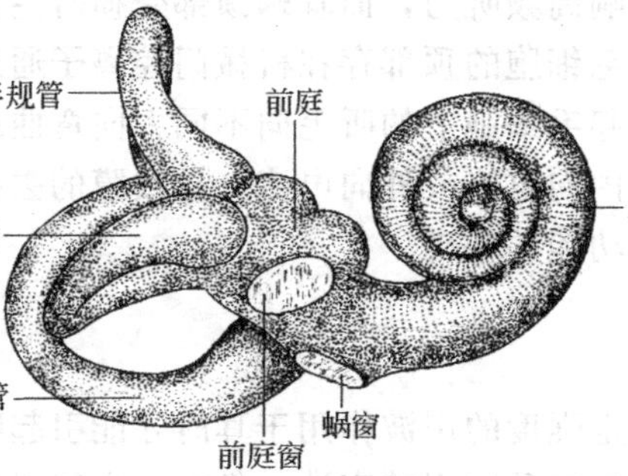

图 11-13 膜半规管模式图

② **椭圆囊和球囊** 为两个膜性小囊，内部充满内淋巴液位于前庭内。椭圆囊位于后上方，后壁借五个孔与三个膜半规管连通；球囊位于前下方，两囊以细管连通。球囊以连合管通向蜗管。在囊壁上分别有突入囊腔的椭圆囊斑和球囊斑，均为位觉感受器。囊斑中含有感受性毛细胞，其纤毛常伸入耳石膜的胶质中。耳石膜内含有许多微细的耳石，主要由碳酸钙组成，其相对密度大于内淋巴。椭圆囊和球囊中的囊斑与人体的相对位置是不一样的。当人体直立时，椭圆囊的囊斑处于水平位，毛细胞的顶部朝上，耳石膜在纤毛的上方；球囊的囊斑则处于垂直位，毛细胞的纵轴与地面平行，耳石膜悬在纤毛外侧。

③ **蜗管** 位于蜗螺旋管内，围绕蜗轴两圈半，是骨螺旋板游离缘与蜗螺旋管周缘之间的膜管，其横断面呈三角形。蜗管的上壁和下壁分别称前庭膜和螺旋膜。螺旋膜亦称基底膜，其上面有突向蜗管内腔的隆起，随蜗管延伸成螺旋形，称螺旋器，又称柯蒂氏器（Corti 器）为听觉感受器，能感受声波刺激。螺旋器由毛细胞和支持细胞等组成。毛细胞是真正的声波感受细胞，每个毛细胞的底部都有听神经末梢，而每个毛细胞的顶部表面则有上百条排列整齐的纤毛，称为听毛，有些较长的听毛其顶端埋植在一种称为盖膜的胶冻状物质中。盖膜在内侧与耳蜗轴相连，外侧则游离于内淋巴当中。

2. 耳蜗的感音功能

耳蜗的功能是感音换能，即将由中耳传递来的声波振动转变成听神经上的动作电位。在耳蜗的感音换能过程中，基底膜的振动起着关键作用。

当声波振动通过听骨链传到卵圆窗膜时，若振动使卵圆窗膜内陷，前庭阶中的外淋巴压力就升高，前庭膜下移，使蜗管内淋巴压力升高，进而使基底膜也下移，鼓阶外淋巴压迫圆窗膜使之向外凸起。若声波振动使卵圆窗膜向鼓室凸起，则整个耳蜗内的淋巴和膜性结构等就都做相反方向的运动。如此反复就形成了基底膜的振动。基底膜振动时，盖膜与基底膜之间的相对位置发生改变，使毛细胞顶部的听毛发生弯曲或偏转，从而引起毛细胞膜电位的变化，并经过一系列过渡性的电位变化，最终引起听神经上的动作电位，从而完成耳蜗的感音换能作用。

研究表明，基底膜的振动是以行波的方式进行的。当声波传入内耳时，最先引起基底膜底部即靠近卵圆窗处的基底膜的振动，然后振动以行波的方式向基底膜的顶部传播。声波振动的频率不同，基底膜振动传播的距离和最大振幅出现的部位也不同。声波振动的频率越低，行波传播的距离就越远，最大振幅出现的部位就越靠近基底膜的顶部；声波振动的频率越高，行波传播的距离就越近，最大振幅出现的部位就越靠近基底膜的底部。因此，每一个频率的声波振动在基底膜上都有一个特定的行波传递距离和最大振幅点，导致基底膜上该区域的毛细胞就会受到最大的刺激。这样，来自基底膜不同区域的听神经纤维的冲动传到中枢的不同部位，就会引起不同音调的听觉，这可能就是人耳区分不同音调声音的基础。临床资料和动物实验也都证明，耳蜗底部受损时主要影响高频听力，而耳蜗顶部受损时主要影响低频听力。

近年来的研究发现，在毛细胞的顶部存在机械门控离子通道，这种通道对机械力的作用十分敏感。当内耳淋巴振动引起毛细胞上的听毛向不同方向弯曲或偏转时，便可引起该通道的开放或关闭，进而引起跨膜的内向电流或外向电流，导致膜的去极化或超极化，从而形成感受器电位。这也是耳蜗感音换能功能的基础。

3. 听阈和听域

只有一定频率范围和一定强度的声波作用于耳时才能引起听觉。人耳所能感受的声波振动频率为20～20000Hz。听阈指每种频率的声波，都有一个能引起听觉的最小振动强度。如果振动频率不变，随着强度在听阈以上增加时，听觉的感受也相应增强，但当强度增大到某一限度时，除了引起听觉外，还有鼓膜的疼痛感，称这个强度为最大可听阈。听阈与最大可听阈曲线包绕的面积称为听域，它显示人耳对声频和声强的感觉范围。正常人在声音频率为1000～3000Hz时听阈最低，即低于或者高于这个范围，听阈都会升高。

声音强度通常以分贝（dB）为相对单位。一般讲话的声音强度在30～70dB，大声高喊时，声音可达到100dB。长期生活在90dB以上声音环境下，对人体的健康有很大危害，通常可引起神经、内分泌等系统功能失调，产生神经衰弱、头疼、高血压等疾病。

4. 前庭器官的功能

前庭器官由椭圆囊、球囊和三个半规管组成。从结构上讲它是属于内耳迷路的一部分，但不是听觉器官，它们主要感受人体的空间位置及运动情况，它是头部位置觉与运动觉的感受器，在调节肌紧张和维持身体平衡中占重要地位。

（1）前庭器官的感受细胞　前庭器官的感受细胞是一些具有类似结构和功能的毛细胞。这些毛细胞都有两种纤毛，其中一条最粗最长，位于毛细胞顶端的一侧边缘，称为动纤毛；其余的纤毛较短，数量较多，每个毛细胞有60～100条，呈阶梯状排列，称为静纤毛。毛细胞底部有感觉神经纤维末梢。当纤毛处于自然状态时，毛细胞膜内外存在约－80mV的静息电位，此时与毛细胞相连的神经纤维上有一定频率的持续放电。此时如果外力使纤毛向动纤毛一侧偏转时，毛细胞膜发生去极化，如果达到阈电位（约－60mV）时，其纤维向中枢发放的传入冲动频率增加，表现为兴奋效应；相反，如果外力使纤毛向静纤毛一侧偏转时，则毛细胞膜发生超极化，其纤维向中枢发放的传入冲动频率降低，表现为抑制效应（图11-14）。正常条件下，机体运动状态和头在空间位置的变化都能以特定的方式改变毛细胞纤毛的倒向，使相应传入纤维发放的冲动频率发生改变，当这些信息传入到中枢，就能引起特定的运动觉和位置觉，并可引起身体和内脏功能的反射性变化。

（2）半规管的功能　半规管壶腹嵴的适宜刺激是身体旋转时的速度变化，即正负角加速度。当人体直立时，沿水平方向旋转，主要刺激水平半规管。当人体向左旋转时，由于内淋巴的惯性作用，左侧水平半规管中内淋巴将压向壶腹方向，而右侧水平半规管中的内淋巴压力作用方向是离开壶腹。内淋巴压力作用于壶腹时，该处的毛细胞兴奋。旋转停止时，左右两侧水

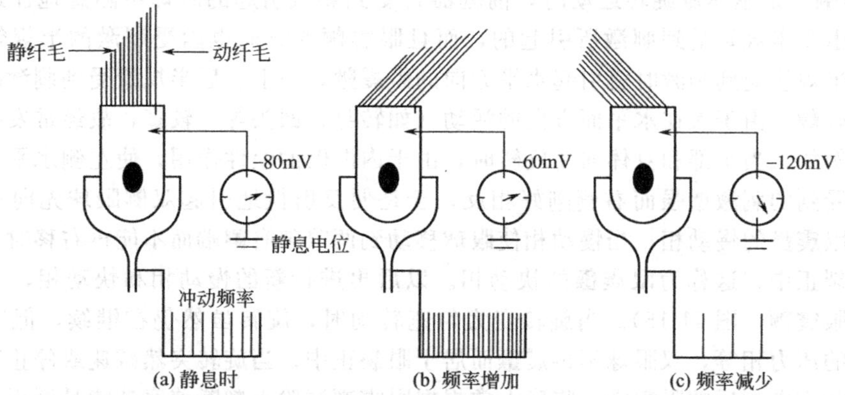

图 11-14 前庭器官中毛细胞顶部纤毛的受力情况与电位变化关系示意图

平半规管壶腹受内淋巴压力的作用方向与旋转开始时相反。人脑通过对来自两耳水平半规管传入信息的不同判断旋转运动的方向和状态。人体的两耳中各三条半规管互相垂直，因此它们可以接受人体在不同平面和不同方向的旋转变速运动的刺激，产生不同的运动觉和位置觉引起姿势反射，维持身体平衡。

（3）椭圆囊和球囊的功能 椭圆囊和球囊的功能是感受头部的空间位置和直线变速运动。当头部的空间位置发生改变时，由于重力的作用，耳石膜与毛细胞的相对位置将发生改变；或者躯体做直线变速运动时，由于惯性的作用，耳石膜与毛细胞的相对位置也将发生改变。以上两种情况均可使纤毛发生弯曲，倒向某一方向，从而使传入神经纤维发放的冲动发生变化，这种信息传入中枢后，可产生头部空间位置的感觉或直线变速运动的感觉，同时引起姿势反射，以维持身体平衡。

（4）前庭反应 当前庭器官受刺激而兴奋时，其传入冲动到达神经中枢后，除引起一定的位置觉、运动觉以外，还能引起各种不同的骨骼肌和内脏功能的改变，这种现象称为前庭反应。包括姿势调节反射、自主神经反应和眼震颤。

① 姿势调节反射 来自前庭器官的传入冲动，除引起相应的运动觉和位置觉外，还可引起各种姿势调节反射。当进行直线变速运动时，可刺激椭圆囊和球囊，反射性地改变颈部和四肢肌紧张的强度。例如，当汽车突然开动或加速时，由于惯性身体会向后倾倒，但其传入信息可反射性地引起躯干部屈肌和下肢伸肌收缩，从而使身体向前倾以保持身体的平衡，而突然刹车或减速时则引起相反的情况；又如，当人乘坐电梯突然上升时，可反射性引起四肢伸肌抑制而使下肢屈曲，当电梯突然下降时则伸肌反射性收缩引起下肢伸直。这些都是直线变速运动引起的前庭器官的姿势反射。同样，在做旋转变速运动时，也可刺激半规管，反射性地改变颈部和四肢肌紧张的强度，以维持姿势的平衡。例如，当人体向左侧旋转时，可反射性地引起左侧上、下肢伸肌和右侧屈肌的肌紧张加强，使躯干向右侧偏移，以防歪倒；而旋转停止时，可使肌紧张发生反方向的变化，使躯干向左侧偏移。从上述例子可以看到，当发生直线变速运动或旋转变速运动时，产生的姿势反射的结果，常同发动这些反射的刺激相对抗，其意义在于有利于使机体尽可能地保持在原有空间位置上，维持一定的姿势和保持身体平衡。

② 自主神经反应 前庭器官受到的刺激过强，或刺激时间过长，或前庭器官功能过敏时，通过前庭神经核与网状结构的联系而引起自主神经系统功能失调，表现一系列的内脏反应，导致心跳加速、血压降低、呼吸加快、恶心、呕吐、眩晕、出汗、皮肤苍白等现象，称为前庭自主神经反应。前庭自主神经反应主要表现为迷走神经兴奋占优势的反应，严重时可导致晕车、晕船等。

③ 眼震颤　是躯体做旋转运动时，前庭器官受到刺激引起的眼球不随意地往返运动。眼震颤主要是由于半规管受到刺激所引起的，而且眼震颤的方向也因受刺激的半规管不同而不同。当水平半规管受到刺激时就引起水平方向的眼震颤，而上、后半规管受到刺激时就引起垂直方向的眼震颤。由于人在水平面方向的活动（如转身、回头等）较多，故经常发生水平方向的眼震颤。例如，当头部和身体向左旋转时，由于内淋巴的惯性作用，使左侧水平半规管壶腹嵴的毛细胞受到的刺激增强而右侧刚好相反，于是便反射性地引起双侧眼球先向右侧缓慢移动，这称为眼震颤的慢动相；当慢动相使眼球移动到两眼裂右侧端而不能再右移时，又突然快速返回到眼裂正中，这称为眼震颤的快动相。以后再进行新的慢动相和快动相，如此反复交替，这就是眼震颤（图 11-15）。当旋转变为匀速转动时，旋转虽然仍在继续，但因这时两侧壶腹嵴受到的压力相等，双眼球不再震颤而居于眼裂正中。当旋转突然减速或停止时，又引起与旋转开始时方向相反的眼震颤。临床上常根据眼震颤试验来判断前庭功能是否正常。

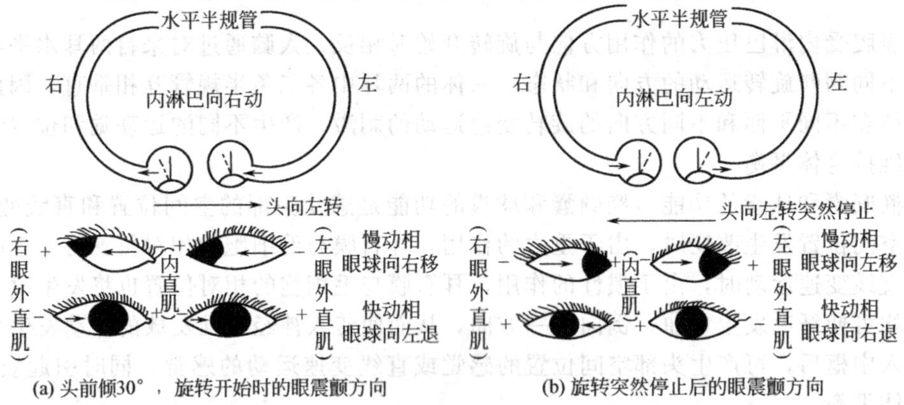

图 11-15　旋转变速运动时水平半规管壶腹嵴受刺激情况和眼震颤方向示意图

第四节　皮　肤

皮肤覆盖全身表面，是人体面积最大的器官。约占体重的 16%，总面积可达 $1\sim2m^2$。皮肤由表皮和真皮组成，借皮下组织和深部组织相连。皮肤的厚度依部位不同有所差异，以手掌及足底最厚，腋窝和面部最薄。表皮衍生出毛、指（趾）甲、汗腺和皮脂腺等皮肤附属器。皮肤具有保护、吸收、排泄、感觉、调节体温以及参与物质代谢等功能。

一、皮肤的结构

皮肤有表皮和真皮两部分组成（图 11-16、图 11-17）。

1. 表皮

表皮位于皮肤的浅层，由角化的复层扁平上皮组成，表皮有两类细胞组成：一类是角蛋白形成细胞，构成表皮主要细胞，数量较多，分层排列；另一类是非角蛋白形成细胞，数量少，散在分布于角蛋白形成细胞之间。

（1）角蛋白形成细胞　角蛋白形成细胞又称角质形成细胞，根据细胞的形态特点和位置，由基底到表面可分为典型的五层结构。

① 基底层　此层附着于基膜上，由一层矮柱状或立方形细胞组成，称基底细胞。基底细胞间有桥粒连接，细胞基底面借半桥粒连于基膜。基底细胞属于幼稚细胞，有活跃的分裂增殖

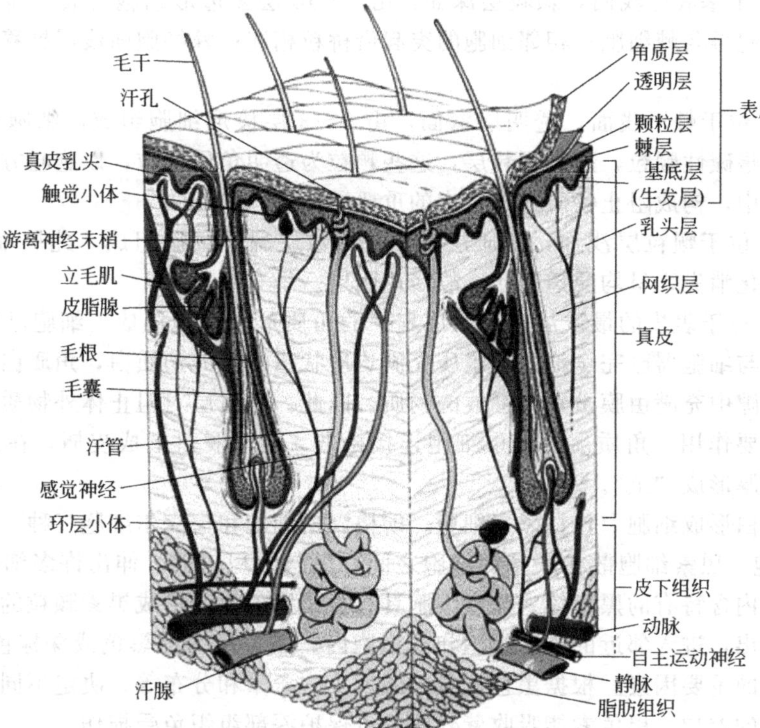

图 11-16 皮肤的结构示意图

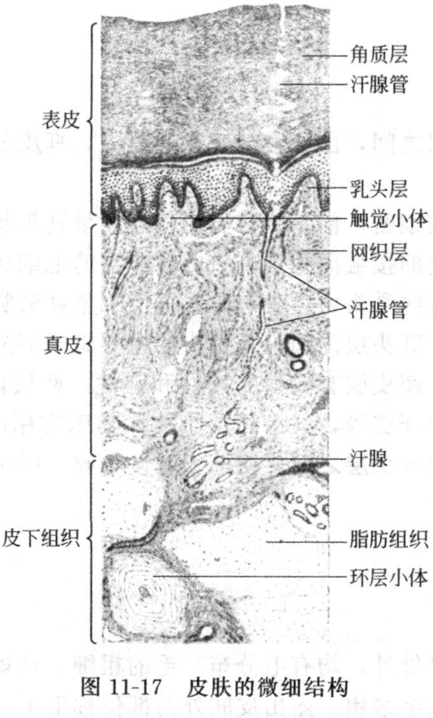

图 11-17 皮肤的微细结构

能力，新生的细胞向浅层移行，分化为其余各层细胞，故基底层又称生发层。

② 棘层　位于基底层浅面，颗粒层深面，由4～10层多边形细胞组成；细胞表面伸出许多短小的棘状突起得名棘细胞；相邻细胞的突起借桥粒相连；棘细胞向浅层推移，细胞逐渐变为扁平形。

③ 颗粒层　位于棘层浅面，透明层深面，由2～3层梭形细胞组成，细胞核和细胞器消失，胞质内充满嗜碱性颗粒，故称颗粒层，这些颗粒为透明角质颗粒，以胞吐方式将其内容物释放到细胞间隙中，构成阻止物质透过表皮的重要屏障。

④ 透明层　位于颗粒层浅面，角质层深面，由数层扁平细胞组成，此层细胞界限不清，胞核和细胞器退化消失，呈均质透明状，故名透明层。

⑤ 角质层　位于表皮的最浅层，由多层扁平的角质形成细胞组成。细胞已完全角化，轮廓不清，细胞核与细胞器已完全消失，胞质充满均质状嗜酸性的角质白，角质白是一种耐摩擦的物质，细胞间隙中充满由膜被颗粒释放的物质，因此，角质层对阻止体外物质的侵害和体内物质的丢失有重要作用。角质层的表层细胞连接松散，逐渐脱落形成皮屑，在易受摩擦的部位，角质层可增厚形成“茧”。

(2) 非角蛋白形成细胞　包括黑素细胞、朗格汉斯细胞和梅克尔细胞三种。

① 黑素细胞　黑素细胞散在于基底细胞之间。细胞体积较大，伸出许多细长突起，细胞核呈圆形，胞质内含特有的黑素体。黑素细胞具有合成黑色素，形成黑素颗粒的功能。黑素颗粒经突起末端排出，进入邻近的基底细胞和棘细胞内。黑色素为棕黑色或深棕色的生物色素，是决定皮肤颜色的重要因素。根据黑色素颗粒的大小、含量和分布等，决定不同种族或同一个体不同部位肤色的差异。黑色素能吸收紫外线，可保护深部组织免受损伤。

② 朗格汉斯细胞　主要存在于棘层内，是有树枝状突起的细胞。目前认为朗格汉斯细胞参与免疫应答，属单核吞噬细胞系统。

③ 梅克尔细胞　常分布在表皮基底层或表皮与真皮连接处，是一种具有短指状突起的细胞。

2. 真皮

真皮位于表皮与皮下组织之间，由致密结缔组织组成，真皮分为乳头层和网状层，两者互相移行无明显界限。

(1) 乳头层　此层纤维较细密，借基膜与表皮相连，呈乳头状突向表皮，称真皮乳头。乳头的形成，增加了真皮与表皮的接触面积，乳头内含丰富的毛细血管，有利于供给表皮营养物质和运出代谢产物。同时，有些乳头内还含有游离神经末梢和触觉小体。

(2) 网状层　网状层位于乳头层深面，是真皮的主要组成部分。由粗大的胶原纤维束交织成网，并含有许多弹性纤维，使皮肤有较大的韧性和弹性。此层内有较粗大的血管、淋巴管、神经纤维以及毛囊、皮脂腺和汗腺等，并有环层小体。临床常用的皮内注射（皮试），就是把极少量药物注射到表皮与真皮乳头层之间，使药物缓慢吸收，以试验机体有无过敏反应发生。

二、皮肤的附属结构

1. 毛

体表皮肤除手掌、足底等处外，均有毛分布。毛的粗细、长短与所在部位、年龄、性别及生理状态而有差异，以头皮的毛最粗。露出皮肤外的部位称毛干，埋在皮肤内的称毛根，毛干和毛根均由角化上皮组成。毛根周围包有上皮组织和结缔组织组成的鞘状结构，称毛囊。毛根和毛囊下端形成膨大的毛球，毛球底面内凹，结缔组织突入其中，称毛乳头，内含毛细血管和神经，是毛的生长点，它对毛的生长起诱导、营养作用，如毛乳头被破坏或退化，毛发即停止生长并脱落。

毛球处上皮内含黑素细胞，随着毛的生长，黑素颗粒注入毛根和毛干内，黑素颗粒的多少与毛的颜色有直接关系。

毛和毛囊斜长在皮肤内，与皮肤表面呈钝角的一侧，有一束平滑肌纤维，连于毛囊和真皮乳头层之间，称立毛肌。立毛肌受交感神经支配，收缩时使毛竖立。

2. 皮脂腺

皮脂腺是一种分支泡状腺，位于立毛肌与毛囊之间，导管较短，多开口于毛囊上段，也有直接开口于皮肤表面的。分泌部外层细胞为较小的幼稚细胞，呈低立方形，称基细胞，有分裂增殖能力，分化出腺细胞，逐渐变大并向分泌部中央移动，同时胞质内聚集大小不等的脂滴，细胞核则固缩、溶解。最后细胞解体，连同脂滴一起排出称为皮脂，这种分泌方式称全浆分泌。皮脂有柔滑皮肤和保护皮肤的作用。

3. 汗腺

汗腺是弯曲的单管状腺，开口于表皮的汗孔，遍布于全身各处，以手掌、足底和腋窝等处最多。根据汗腺的分泌方式、分泌物质和所在部位的不同，可分为两种。

（1）小汗腺　小汗腺遍布于全身皮肤内。其分泌部位于真皮深层或皮下组织内，由单层矮柱状腺细胞组成。导管部从真皮深部上行，穿过表皮，开口于皮肤表面。汗腺以胞吐方式分泌汗液。汗液具有调节体温、湿润皮肤和排泄含氮代谢物质等作用，并参与水和电解质平衡的调节。

（2）大汗腺　大汗腺主要分布于腋窝、会阴及肛门周围等处，其分泌部较粗，腺腔较大，腺导管较直，开口于毛囊，分泌物较浓稠，无特殊气味，经细菌分解后可有臭味，称狐臭。

知识链接

痤　疮

痤疮，俗称粉刺或青春痘，是青春期常见的皮肤病，其发病主要与性激素水平、皮脂腺大量分泌、痤疮丙酸杆菌增殖，毛囊皮脂腺导管的角化异常及炎症等因素相关。好发于青春期的男性和女性，男性略多于女性，但女性发病早于男性。痤疮好发于面颊、额部、颊部和鼻唇沟，其次是胸部、背部和肩部。痤疮皮损一般无自觉症状，炎症明显时可伴有疼痛。有80%～90%的青少年患过痤疮，青春期后往往能自然减退或痊愈，个别患者也可延长到30岁以上。虽然痤疮是有自愈倾向的疾病，但是痤疮本身以及痤疮治疗不及时引起的瘢痕可以严重影响患者的生活质量，造成患者的精神压力，所以一定要重视心理健康和精神卫生，关爱患者，提升心理健康素养。

4. 指（趾）甲

指（趾）甲位于手指和足趾末节的背面，由排列紧密的角质层形成。它的前部露出于体表，叫甲体，后部埋在皮肤内，称甲根；甲体下面的皮肤，为甲床；甲体两侧的皮肤皱襞，叫甲襞；甲襞与甲体之间的沟，叫甲沟，甲沟易被细菌感染，形成甲沟炎（图11-18）。

三、皮肤的感觉功能

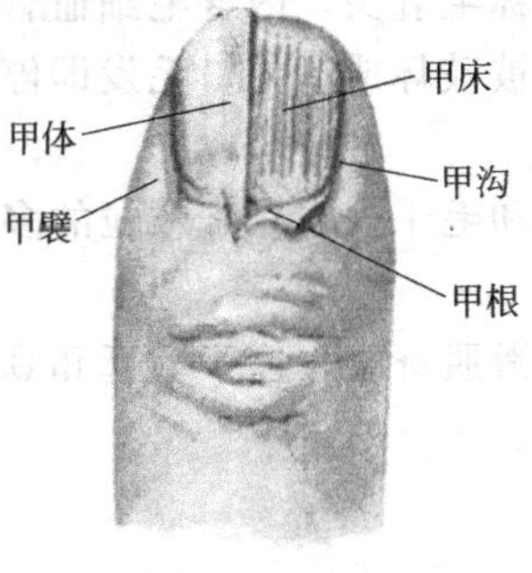

图 11-18　指甲

皮肤内分布着多种感受器，能够产生多种感觉，一般认为皮肤感觉主要有四种，即触压觉、冷觉、热觉和痛觉。

给皮肤施以触、压等机械刺激所引起的感觉，分别称为触觉和压觉。由于两者在性质上类似，可统称为触压觉。触压点在皮肤上分布密度与该部位的触压觉成正比，如鼻、唇、指尖处密度最高，胸腹部次之，手腕和足部最少，与之相对应的触觉的敏感度是鼻、唇、指尖最高，胸腹部次之，手腕和足部最低。

冷觉和热觉统称为温度觉，分别由冷热两种感受器兴奋所引起。皮肤上分布的冷点和热点的密度远远低于触压觉，且冷点和热点的分布也不等，冷点的数目是热点的 4～10 倍。冷觉和热觉感受器感受的温度范围不同，冷感受器在温度低于 30℃时开始起作用，27℃时冲动频率最高。热感受器在皮肤温度超过 30℃时开始起作用，40℃时冲动频率最高。虽然冷热感受器的适宜刺激是温度，但是有些化学物质也可以引起温度觉。如薄荷油可以引起冷感觉，钙离子注入静脉、碳酸和辛辣物质刺激时可以引起热觉。

痛觉是由各种有可能损伤或已经造成皮肤损伤的各种性质的刺激引起。痛觉感受器是游离的神经末梢，痛觉除引起不愉快的痛苦感觉外，常伴有强烈的情绪反应。痛觉可分为快痛和慢痛两种。痛觉是由伤害性刺激引起的感觉，常伴有情绪变化和防卫反应，感受器是神经末梢。

目标练习

一、选择题

（一）单项选择题

1. 当感受器受刺激时，刺激虽在持续，但其传入冲动频率已开始下降的现象，称为（　　）。

A. 抑制　　B. 疲劳　　C. 适应
D. 衰减传导　　E. 以上都不是

2. 视近物时，眼的调节不会出现（　　）。

A. 晶状体变凸　　B. 瞳孔缩小　　C. 双眼会聚　　D. 眼轴变短　　E. 以上都是

3. 使近处物体发出的辐散光线能聚焦成像在视网膜上的功能，称为（　　）。

A. 角膜反射　　B. 视轴会聚反射　　C. 瞳孔对光反射
D. 眼的调节　　E. 瞳孔缩小

4. 当睫状肌收缩时可使（　　）。

A. 角膜曲度增大　　B. 瞳孔缩小
C. 晶状体曲度减小　　D. 晶状体曲度增大
E. 以上都不是

5. 眼处于静息状态时能够形成清晰视觉的眼前物体最远之点为（　　）。

A. 焦点　　B. 远点　　C. 主点　　D. 节点　　E. 近点

6. 声音传向内耳的主要途径是（　　）。

A. 外耳→鼓膜→听小骨→卵圆窗→内耳　B. 外耳→鼓膜→听小骨→圆窗→内耳
C. 外耳→鼓室空气→圆窗→内耳　　D. 颅骨→内耳

E. 外耳道→鼓膜→卵圆窗→内耳
7. 关于眼的折光异常，下述哪项是错误的。( )
A. 近视眼在无调节时平行光线聚焦于视网膜之前
B. 近视眼视近物时可不戴眼镜 C. 远视眼视远物时不需眼的调节
D. 散光眼不同平面的光线焦距不同 E. 以上都不是
8. 有关感觉细胞中的感光物质，下述错误的是（ ）。
A. 视紫红质在光照时分解 B. 视黄醛是维生素A的衍生物
C. 11-顺型视黄醛在暗处转变为全反型视黄醛
D. 视锥细胞所含感光色素分三种 E. 以上都不是
9. 关于耳蜗对声音的初步分析，下述错误的是（ ）。
A. 引起基底膜的振动，在传向耳蜗顶部的过程中振幅加大
B. 声音越强，基底膜振动传向顶部越远
C. 声音越强，被兴奋的听神经纤维数越多
D. 声音越强，听神经动作电位的频率越大
E. 以上都不是
10. 椭圆囊和球囊的适宜刺激是（ ）。
A. 角加速运动 B. 角减速运动 C. 角匀速运动
D. 直线变速运动 E. 旋转匀速运动
（二）多项选择题
1. 近视眼与正视眼相比，前者的（ ）。
A. 近点变远 B. 近点变近 C. 远点变近 D. 远点变远 E. 远点不变
2. 关于视近物时晶状体的调节过程，错误的有（ ）。
A. 睫状肌收缩 B. 睫状小带被拉紧
C. 晶状体曲率减少 D. 晶状体的折光能力增强
E. 将近处辐散光线聚焦在视网膜上
3. 视杆细胞的特点是（ ）。
A. 感受弱光 B. 对物体的分辨力强
C. 不能感受色光 D. 与色盲的发生有关
E. 密集于视网膜中央凹
4. 双眼视觉的特点是（ ）。
A. 扩大视野 B. 扩大生理盲点
C. 形成立体视觉 D. 增强明适应
E. 不利于判断物体的距离
5. 颜色视野的特点是（ ）。
A. 红色最大 B. 红色最小 C. 白色最大 D. 绿色最小 E. 蓝色最小
6. 临床上较多见的色盲是（ ）。
A. 红色盲 B. 黄色盲 C. 绿色盲 D. 蓝色盲 E. 全色盲
7. 传音性耳聋是（ ）。
A. 多由外耳道或中耳病变引起 B. 多由耳蜗病变引起
C. 气导大于骨导 D. 骨导大于气导
E. 气导与骨导均受损
8. 瞳孔近反射的生理意义是（ ）。

A. 减少进入眼内的光线量　　　　　　　B. 增加进入眼内的光线
C. 减少折光系统的球面像差和色像差　　D. 增加折光系统的球面像差和色像差
E. 使视网膜上形成更清晰的像

9. 眼的视近调节过程包括（　　）。
A. 瞳孔缩小　　　B. 瞳孔扩大　　　C. 晶状体变凸　　D. 视轴会聚　　E. 眼裂增大

10. 老花眼（　　）。
A. 视远物不清　　B. 视近物不清　　C. 看远物和正常眼无异
D. 主要为眼球前后径改变　　　　　　E. 晶状体弹性降低

二、名词解释

1. 感觉器官　2. 瞳孔对光反射　3. 视野　4. 暗适应　5. 听阈

三、简答题

1. 简述眼的视近调节。
2. 简述声波传入内耳的主要途径。

（宋瑞佳）

参考答案扫一扫

第十二章

神经系统

神经系统是人体内起主导作用的功能调节系统。人体的结构与功能极为复杂，体内各器官、系统的功能和各种生理过程都不是各自孤立地进行，而是在神经系统的直接或间接调节控制下，互相联系、相互影响、密切配合，使人体成为一个完整统一的有机体，实现和维持正常的生命活动。同时，人体又是生活在经常变化的环境中，环境的变化必然随时影响着体内的各种功能，这也需要神经系统对体内各种功能不断进行迅速而完善的调整，使人体适应体内外环境的变化。由此可见，神经系统在人体生命活动中起着主导的调节作用。

思维导图扫一扫

第一节 概 述

一、神经系统在人体中的功能地位

神经系统的主要功能是对机体各项生理活动起调节作用。人体各器官、系统通过遍布全身的神经系统的控制和调节作用，使它们互相联系、密切配合，成为一个完整的统一体。

人体赖以生存的内、外环境每时每刻都处在变化之中，随时影响着人体的生理活动。神经系统通过感受器接受变化了的内、外环境的刺激，经各级中枢的分析和综合，及时调整人体的功能活动，使之适应变化了的环境，完成正常的生命活动。

可见，神经系统在人体生命活动中处于主导地位，是各种生理活动的“管理机构”。由于人类的社会生活和生产劳动等实践活动，以及语言机能的发生和发展，促使人体大脑皮质高度发展，在结构和功能上发生了质的飞跃，成为语言文字、思维意识活动的物质基础，使人类远远超越其他动物，不仅能适应自然界，认识自然界，而且可以能动地改造自然界，使大自然为人类服务。

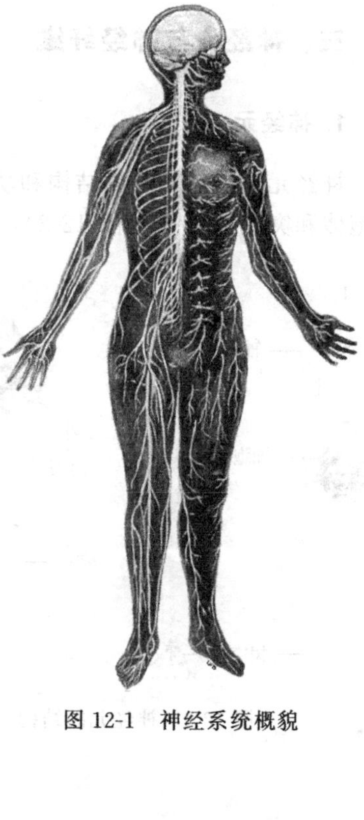

图 12-1 神经系统概貌

二、神经系统的划分

神经系统在形态上和功能上都是完整的不可分割的整

体。为了学习方便，按其所在位置和功能，人为地划分为中枢神经系统（central nervous system，CNS）和周围神经系统（peripheral nervous system，PNS）（图 12-1、表 12-1）。中枢神经系统包括脑和脊髓。周围神经系统的一端同脑或脊髓相连，另一端通过各种末梢装置与其他各器官、系统相联系。根据周围神经系统与中枢神经系统连接的部位分为：与脑相连的称脑神经；与脊髓相连的称脊神经。根据周围神经系统的功能可分为感觉（传入）神经和运动（传出）神经。传入神经又可进一步分为躯体传入神经（分布于骨骼肌、骨、关节和皮肤等）和内脏传入神经（分布于心、血管、内脏、腺体等）；传出神经亦可分为支配骨骼肌收缩的躯体传出神经以及支配心肌和平滑肌收缩、腺体分泌的内脏传出神经。内脏传出神经称为自主神经系，又称为植物性神经系，可再细分为交感神经和副交感神经两大类。内脏神经均随脑神经、脊神经与中枢神经系统相连，但结构、分布和功能又具有特殊性，通常独立描述，故周围神经系统可分为脊神经、脑神经和内脏神经三部分。

表 12-1　神经系统的划分

神经系统	中枢神经系统	脑		位于颅内，包括端脑、间脑、小脑、脑干
		脊髓		位于椎管内，分 31 个节段
	周围神经系统	按解剖分	脊神经	与脊髓相连，共 31 对
			脑神经	与脑相连，共 12 对
		按功能分	感觉神经	躯体感觉神经：传导皮肤、骨、关节的冲动
				内脏感觉神经：传导心血管、内脏、腺的冲动
			运动神经	躯体运动神经：传导控制骨骼肌运动的冲动
				内脏运动神经：传导控制心肌平滑肌运动的冲动
		按分布分	躯体神经	分布于皮肤、骨、骨骼肌
			内脏神经	分布于心血管、内脏、腺体

三、神经元与神经纤维

1. 神经元

神经元是神经系统的结构和功能单位。神经元的形态和功能多种多样，但在结构上大致分为胞体和突起两部分（图 12-2），胞体是整个神经元的代谢活动中心，突起又分为树突和轴突。树突的主要功能是接受其他神经元传来的刺激，产生兴奋并将兴奋传向胞体。轴突较长，一个神经元只有一条，外面包有髓鞘或神经膜，就成为神经纤维。它的主要功能是将兴奋由胞体传向轴突末梢。

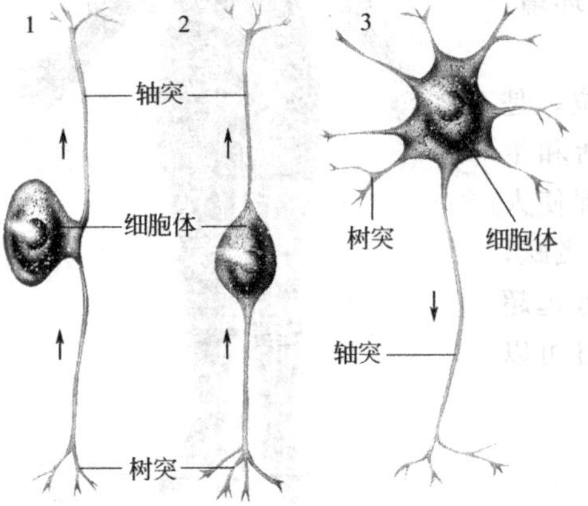

图 12-2　神经元的结构

2. 神经元之间的信息传递

神经元之间相接触并传递信息的部位称突触。突触之前的神经元称突触前神经元；突触之后的神经元称突触后神经元。信息通过突触由突触前神经元向突触后神经元的传递称突触传递。

（1）突触的类型　根据一个神经元的轴突末

梢与另一个神经元相接触的部位不同，突触主要分为三类：①轴-体突触；②轴-树突触；③轴-轴突触（图 12-3）。根据对下一个神经元功能活动的影响不同，突触又可分为兴奋性突触和抑制性突触。

（2）突触的结构　经典的突触由突触前膜、突触间隙和突触后膜三部分组成（图 12-4）。轴突分支末梢膨大，称突触小体，突触小体内有丰富的突触小泡，内含神经递质。突触后膜有与递质结合的相应受体。

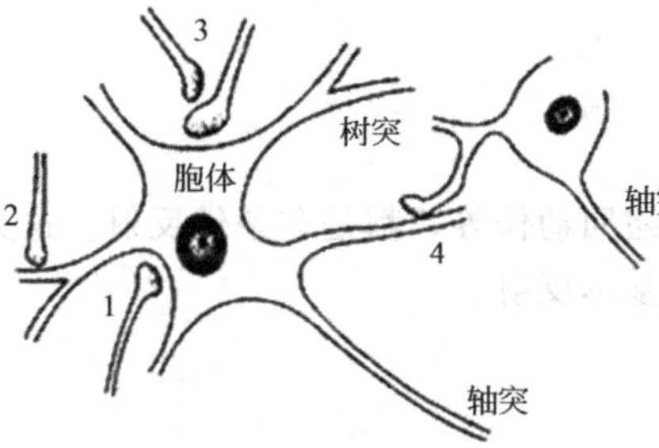

图 12-3　突触的类型
1—轴-体突触；2—轴-树突触；
3—轴-轴突触；4—树-树突触

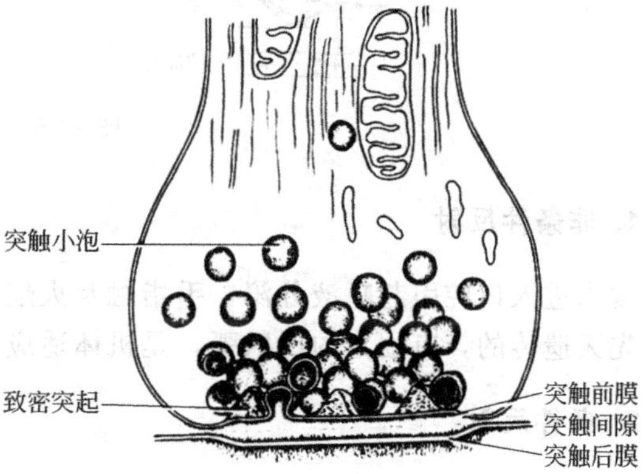

图 12-4　突触的结构

3. 神经纤维传导兴奋的特征

（1）双向传导　在实验条件下，刺激神经纤维的某一点，产生的动作电位可向两端同时传导，称为双向传导。

（2）绝缘性　混合神经干内包含有许多条神经纤维。当神经冲动沿一条神经纤维传导时，基本上不会波及邻近的纤维，这就是神经纤维传导的绝缘性，其生理意义是保证神经调节的准确性。

（3）生理完整性　神经纤维只有在结构和功能两方面都保持完整时，才能正常传导兴奋。如果神经纤维受损伤或遇到麻醉、低温等情况，可因生理传导功能障碍而造成传导阻滞。

（4）相对不疲劳性　神经纤维可长时间接受刺激而不疲劳，仍然保持不衰减地传导冲动的能力，其原因是神经传导冲动时耗能极少。

四、神经系统的活动方式

神经系统的活动能够对人体生理功能进行调节，称为神经调节，是人体功能活动调节的最主要的方式。神经调节是通过反射活动来实现的。反射指在中枢神经系统的参与下，机体对刺激所做的规律性反应。完整机体的一切活动，就其本质来说，都是反射活动。例如，食物进入口腔，引起唾液分泌；手指触及火焰，立即缩回；环境温度升高，引起皮肤血管扩张和出汗等。神经调节的基本活动方式是反射。反射活动的结构基础称反射弧（图 12-5），包括五个环节组成：

感受器⟶传入神经⟶中枢⟶传出神经⟶效应器

每一种反射，都有一定的反射弧。反射弧的任何一个环节破坏，都将引起相应反射消失。反射种类很多，按其形成过程和条件不同，可分为非条件反射和条件反射两种类型。

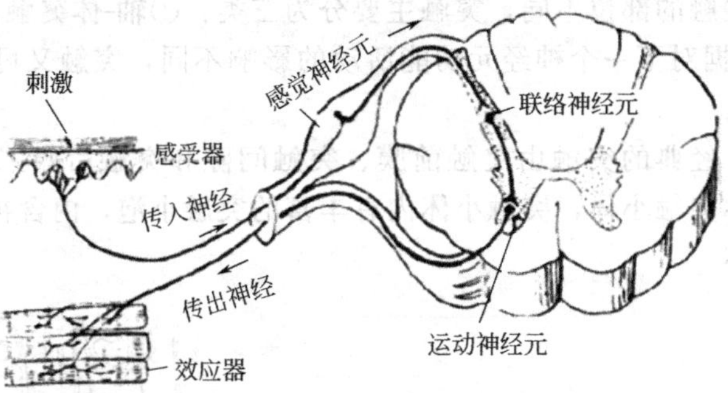

图 12-5　反射弧

1. 非条件反射

食物进入口腔引起唾液分泌，手指触及火焰引起的缩回动作等，都是非条件反射。这类反射是先天遗传的，有固定的反射弧，是机体适应环境的基本反射。

2. 条件反射

条件反射是建立在非条件反射的基础之上的，是人或高等动物个体在生活过程中根据个体所处的生活条件而“建立”起来的反射活动。这种反射活动不是一成不变的，而是灵活可变的，因此其反射弧也是不固定的。条件反射是一种高级的调节活动。正常情况下两种类型的反射经常起协调作用，共同实现神经调节。

神经调节具有迅速、精确和短暂的特点，适应于快速变化的生理过程，如对躯体运动和内脏活动的调节。

五、神经系统的常用术语

在神经系统中，神经元的胞体和突起聚集，因部位和排列方式的不同给予不同的术语。

1. 灰质和白质

在中枢神经系统中，神经元胞体和树突集中处，新鲜时色泽灰暗，称灰质。在大脑和小脑，灰质分布于它们的表面，分别称大脑皮质（皮层）和小脑皮质。在中枢神经系统中，神经纤维集中处，因其表面的髓鞘色泽亮白，称白质。

2. 神经核与神经节

形态结构和功能相似的神经元胞体聚集成的团块或柱状结构，位于中枢神经系统内称神经核；位于周围神经系统内称神经节。

3. 纤维束和神经

在中枢神经系统中，起止、行程和功能基本相同的神经纤维聚集成的束，称纤维束或传导束；在周围神经系统中，神经纤维聚集成粗细不等的索状结构，称神经。

4. 网状结构

在中枢神经系统中，神经纤维纵横交织呈网状，其间有分散的或成群的神经元胞体，称网状结构。

第二节　中枢神经系统

中枢神经系统包括脊髓和脑。

一、脊髓

1. 脊髓的位置和外形

（1）位置　脊髓位于椎管内。其上端平枕骨大孔处与延髓相连，下端在成人平第 1 腰椎体下缘，新生儿可达第 3 腰椎下缘。

（2）形态　成人脊髓约长 45cm，呈前后略扁的圆柱形。全长有两个膨大，上端的为颈膨大，连有分布于上肢的神经；近下端的为腰骶膨大，连有分布于下肢的神经。腰骶膨大下端变细，称脊髓圆锥，末端延续为无神经组织的终丝，附于尾骨（图 12-6）。

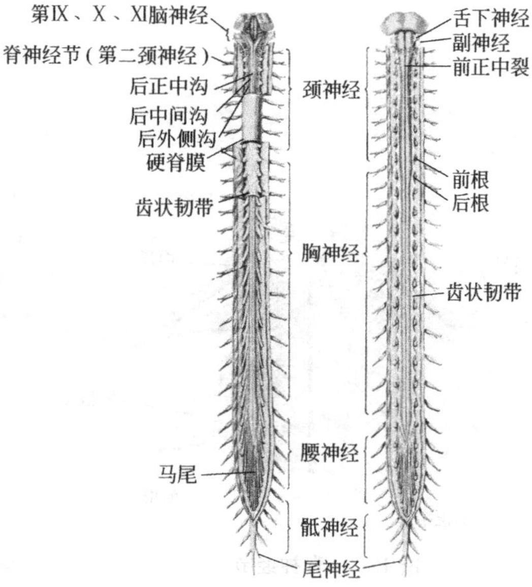

图 12-6　脊髓的形态

脊髓表面有纵贯全长的 6 条沟、裂，位于前面正中的称前正中裂，较深；位于后面正中的称后正中沟，较浅，它们将脊髓分为左、右对称的两部分。前正中裂和后正中沟的两侧，各有一条浅沟，分别称前外侧沟和后外侧沟，沟内分别连有 31 对脊神经的前根和后根。前、后根在出椎间孔处汇合成脊神经，每条脊神经后根上，都有一个膨大的脊神经节（图 12-7）。脊神经共有 31 对，每对脊神经所连的一段脊髓，称一个脊髓节段。因此脊髓相应分为 31 个节段，即 8 个颈节、12 个胸节、5 个腰节、5 个骶节和 1 个尾节。

（3）脊髓节段与椎骨的对应关系　由于脊髓的长度比椎管短，所以脊髓节段的序数与椎骨的序数不完全对应。二者的位置关系大致如下：1～4 颈节与同序数椎骨一致；5～8 颈节和1～4胸节比同序数的椎骨高 1 个椎体；5～8 胸节比同序数的椎骨高 2 个椎体；9～12 胸节比同序数椎骨高 3 个椎体；全部腰节在第 10、11 胸椎体高度；全部骶节、尾节相当于第 12 胸椎和第 1 腰椎体高度（表 12-2、图 12-8）。熟悉这些对应关系，在临床上具有实用意义。

表 12-2　脊髓节段与椎骨序数的对应关系及其护理应用

椎骨序数	$C_{1\sim4}$	$C_{4\sim7}+T_{1\sim3}$	$T_{3\sim6}$	$T_{6\sim9}$	$T_{10\sim11}$	$T_{12}+L_1$
脊髓节段	$C_{1\sim4}$	$C_{5\sim8}+T_{1\sim4}$	$T_{5\sim8}$	$T_{9\sim12}$	$L_{1\sim5}$	$S_{1\sim5}+C_1$
对应关系	与同序数椎骨一致	比同序数椎骨高 1 个椎体	比同序数椎骨高 2 个椎体	比同序数椎骨高 3 个椎体	在第 10、11 胸椎高度	平第 12 胸椎与第 1 腰椎

（4）脊髓的升高　胚胎早期，脊髓和脊柱大致等长，脊髓各节段与相应椎骨平齐，所有脊神经根呈大致水平的方向经相应椎间孔出椎管。但胚胎第 4 月起，脊髓增长速度比脊柱缓慢；出生时，脊髓下端仅达第 3 腰椎下缘，成人则平第 1 腰椎下缘，称脊髓升高。因此，早被椎间孔固定了的脊神经根，也从水平位变成不同程度的倾斜，其中：腰、骶、尾部的脊神经根在出相应椎间孔之前，在椎管内垂直下行一段较长的距离，并围绕终丝聚集成束，形成马尾。

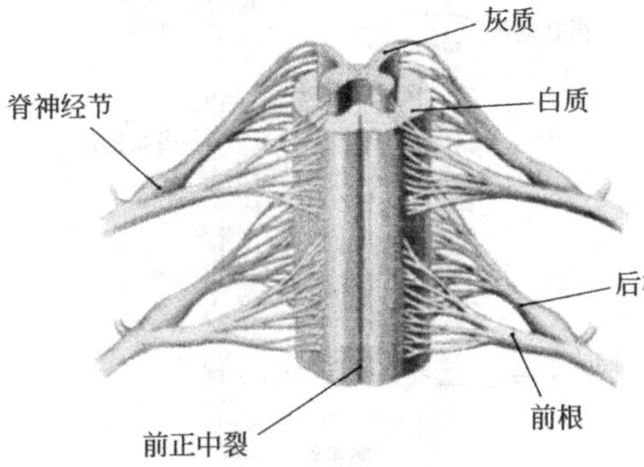

图 12-7　脊神经节

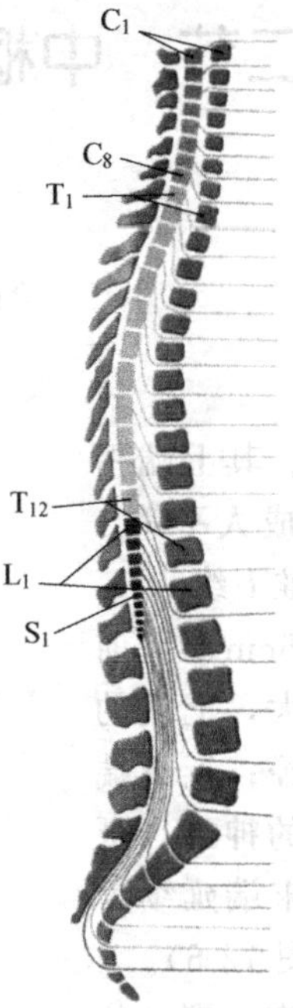

图 12-8　脊髓节

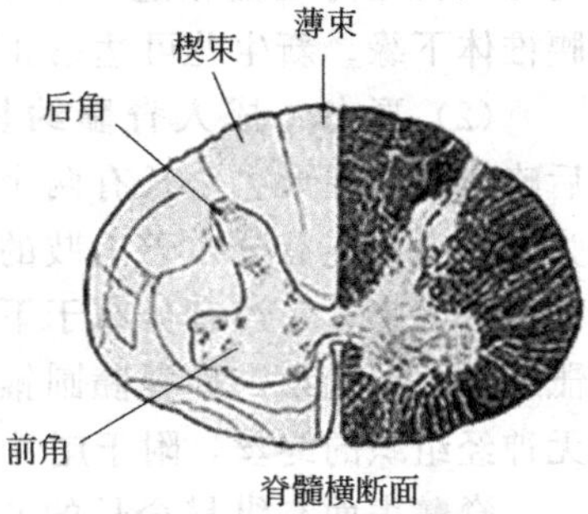

图 12-9　脊髓的内部结构

2. 脊髓的内部结构

脊髓的内部结构虽因节段不同有所区别，但大致相似。在脊髓横切面上，中央有一小孔称中央管，其周围为“H”形的灰质，灰质的四周是白质（图 12-9）。

(1) 灰质　在横切面上呈“H”形，左、右对称。每侧灰质的前部扩大，称前角，内含躯体运动神经元胞体，它发出的运动纤维组成脊神经前根，支配骨骼肌；灰质的后部狭长，称后角，内含与感觉传导有关的联络神经元胞体，它接受脊神经后根感觉纤维的传入冲动，发出纤维与脑或脊髓不同节段间联系；在脊髓第 1 胸节至第 3 腰节，前角与后角之间有向外突出的侧角，内含交感神经元胞体；脊髓第 2～4 骶节虽无侧角，但在相当于侧角的部位含副交感神经元胞体，称骶副交感核。

(2) 白质　每侧白质均可借脊髓表面的沟、裂分为三个索，即位于后正中沟和后外侧沟间的后索；后外侧沟与前外侧沟间的外侧索；前外侧沟与前正中裂间的前索。各索都由多个纤维束组成。其中，起自脊神经节或脊髓灰质后角，将脊神经传入的感觉冲动传至脑的称上行传导束；起自脑的不同部位，下行止于脊髓各节段，将脑发出的冲动传至脊髓的称下行传导束。

① 上行传导束　有传导躯干、四肢本体觉和精细触觉的薄束、楔束，二者位于后索内；传导躯干、四肢痛，温度，触（粗）压觉的脊髓丘脑束等，位于外侧索和前索内。

② 下行传导束　有将对侧大脑皮质的冲动，传至脊髓前角运动神经元，管理骨骼肌随意运动的皮质脊髓侧束和皮质脊髓前束，分别位于外侧索和前索中；以及调节肌张力、协调肌群间活动的红核脊髓束，位于外侧索内。

③ 固有束　是紧贴灰质周围的一薄层白质纤维束。主要在脊髓节段内部和节段间起联络作用，参与节间反射。

3. 脊髓的功能

(1) 反射功能　脊髓各节段都可单独或与邻近的节段构成反射中枢，其反射的结构基础是脊神经后根、脊髓灰质、固有束、脊神经前根等。临床常检查的浅、深反射，其中枢分别位于被检查的相应脊髓节段内，如髌反射，又称膝跳反射。

(2) 传导功能　脊髓内的上、下行传导束是实现其传导功能的重要结构。脊髓通过它们将脊神经分布区的感觉冲动传至脑；将脑发出的冲动传到效应器（脑神经分布区除外）。因此，脊髓是脑与躯干、四肢的感受器、效应器之间发生联系的重要枢纽。

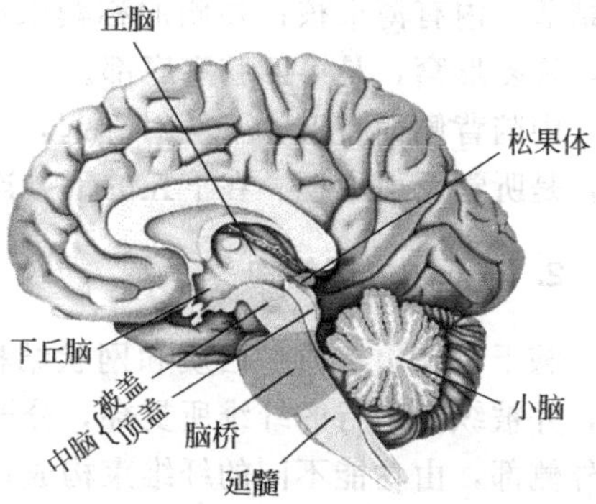

图 12-10　脑的划分

二、脑

脑位于颅腔内，可分为端脑、间脑、小脑、脑干四部分（图 12-10）。

（一）脑干

脑干位于枕骨大孔前上方的斜坡上，上接间脑，下续脊髓，背侧与小脑相连。脑干自上而下分为中脑、脑桥和延髓三部分。延髓、脑桥与小脑之间的室腔称第四脑室，中脑内的管腔称中脑水管。

1. 脑干的外形

(1) 腹侧面（图 12-11）　延髓腹侧面的上部膨大，下部缩细，表面有与脊髓相续的同名沟、裂。上部前正中裂的两侧各有一纵形隆起称锥体，它由大脑皮质到脊髓的皮质脊髓束（又称锥体束）构成。自锥体下端起，皮质脊髓束的大部分纤维左、右越边形成浅纹，称锥体交叉。锥体外侧是前外侧沟，连有舌下神经根，再外侧为橄榄，橄榄外侧从上向下依次是舌咽神经根、迷走神经根、副神经根。延髓与脑桥之间有明显的沟，称延髓脑桥沟，沟内自内向外依次有展神经根、面神经根和前庭蜗神经根。

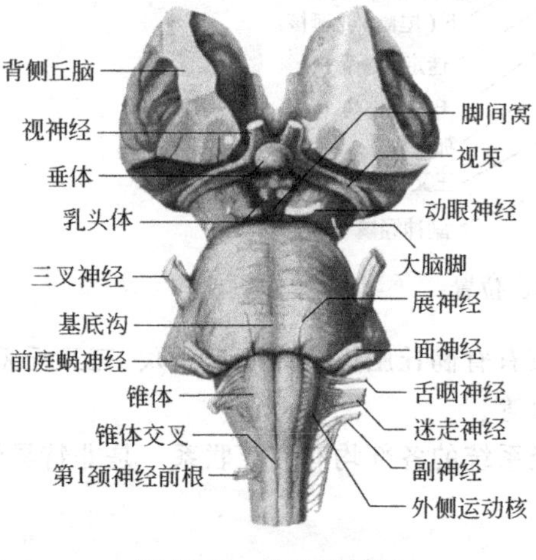

图 12-11　脑干腹侧面

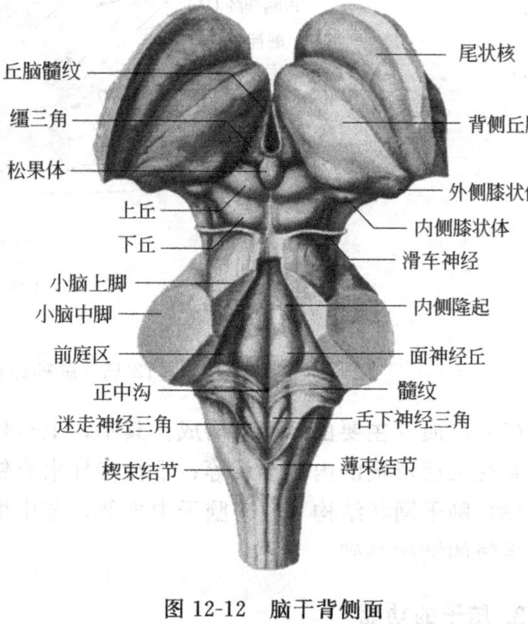

图 12-12　脑干背侧面

脑桥腹侧面宽阔膨隆，称基底部，正中线上有纵行浅沟，称基底沟。基底部的两侧逐渐缩窄成小脑中脚，连接小脑。在脑桥基底部和小脑中脚交界处，有较粗的三叉神经根出入。

中脑腹侧面有一对柱状结构，称大脑脚。两脚之间的凹窝，称脚间窝，窝内连有动眼神经根。

（2）背侧面（图 12-12） 延髓背侧面下部，后正中沟两侧各有两个纵行隆起，内侧的称薄束结节，内有薄束核；外侧的称楔束结节，内有楔束核。延髓上部和脑桥共同形成菱形的凹窝，称菱形窝，是第四脑室底部。

中脑背侧面有上、下两对隆起，上方的一对称上丘，是视觉反射中枢；下方的一对叫下丘，是听觉反射中枢。在下丘的下方连有滑车神经根。

2. 脑干的内部结构

脑干也是由灰质、白质和网状结构构成。但其配布形式与脊髓不同：灰质主要位于背侧部，并被纵横走行的纤维所贯穿，分散成许多团状或柱状结构，称神经核；白质多位于腹侧部和外侧部，由功能不同的纤维束构成；在中央区出现较大范围的网状结构。

（1）神经核 大致分为两类：一类与脑神经相连，称脑神经核。其名称、位置多与其相连的脑神经的名称和连脑部位大致相对应。从外向内依次是躯体感觉核、内脏感觉核、内脏运动核（属副交感神经核）和躯体运动核（图 12-13）。另一类与脑神经不直接相关，称非脑神经核，作为脑干低级中枢或上、下行传导束的中继站，如延髓的薄束核、楔束核，分别位于薄束结节、楔束结节的深面，与本体觉和精细触觉冲动的传导有关；中脑内的红核、黑质，与调节骨骼肌的张力有关。

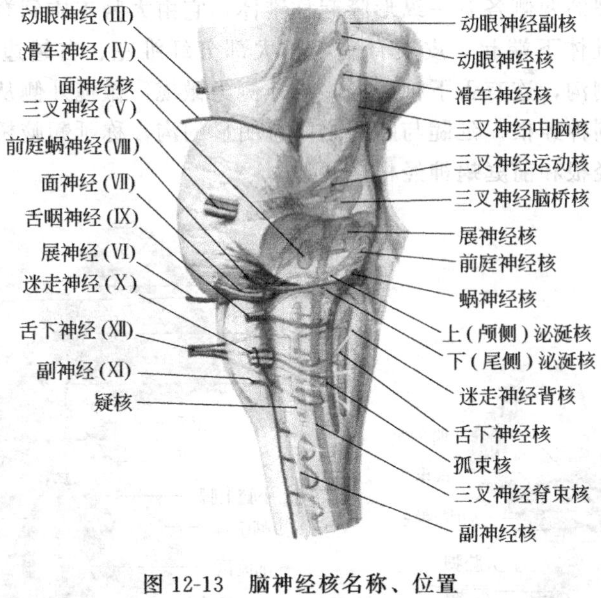

图 12-13 脑神经核名称、位置

（2）白质 主要由纤维束构成。其中，上行传导束有脊髓丘脑束（脊髓丘系）、三叉丘系、经丘系交叉后形成的内侧丘系等；下行传导束有锥体束等。

（3）脑干网状结构 位于脑干中央部，与中枢神经系统的各部均有广泛联系，是非特异性投射系统的结构基础。

3. 脑干的功能

（1）反射功能 脑干内有多个反射活动的低级中枢。如延髓内有心血管基本中枢和呼吸基本中枢，二者合称“生命中枢”，一旦受损，可危及生命；脑桥有角膜反射中枢；中脑有瞳孔对光反射中枢、视觉反射中枢和听觉反射中枢。临床常借检查上述反射来了解病情，辅助诊断。

（2）传导功能　脑干内的传导束和中继站等是大脑与脊髓、小脑间联系的结构基础，也是大脑与头面部感受器、效应器发生联系的重要枢纽。

（3）网状结构功能　脑干网状结构有参与对内脏、躯体运动的调节，维持睡眠和大脑皮质觉醒等功能。

（二）小脑

1. 小脑的位置和外形

小脑位于颅后窝内，上面被大脑半球所覆盖。

小脑的两侧部膨隆，称小脑半球，中间部缩窄称小脑蚓（图 12-14）。小脑的上面较平坦，下面正中部凹陷，内侧近枕骨大孔处有椭圆形隆起，称小脑扁桃体（图 12-15）。当颅脑疾病引起颅内压升高时，该部被挤，会嵌入枕骨大孔，形成小脑扁桃体疝（枕骨大孔疝），从而挤压延髓生命中枢，危及生命。

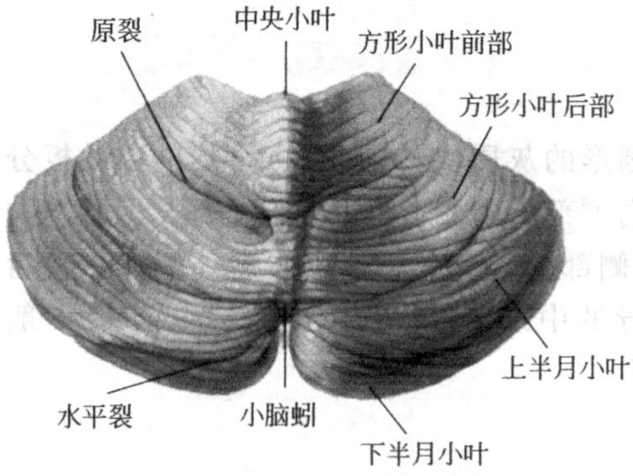

图 12-14　小脑半球与小脑蚓

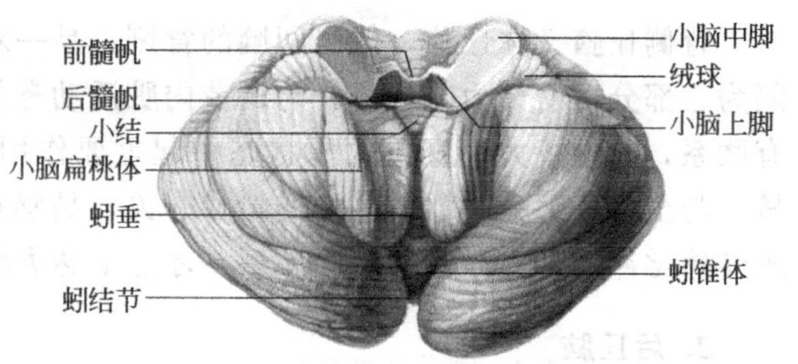

图 12-15　小脑扁桃体

根据小脑的发生、功能、纤维联系，可将小脑分为三叶：绒球小结叶，又称原小脑，损伤时主要引起平衡失调，站立时摇晃不稳，甚至倾倒；前叶，又称旧小脑，损伤时主要影响姿势反射，步态蹒跚；后叶，又称新小脑，损伤时主要表现为肌张力减弱以及运动共济失调。

2. 小脑的内部结构

小脑表面是薄层灰质，称小脑皮质；皮质深面是白质，称小脑髓质；在髓质深部藏有四对神经核，称小脑核，其中最大的是齿状核（图 12-16）。

3. 小脑的功能

原小脑与前庭一道维持躯体平衡；旧小脑与脊髓的本体觉等纤维有联系，调节肌张力和协调肌群的活动；新小脑与大脑皮质间有往返联系，可调节起源于大脑皮质的随意运动。

4. 第四脑室

是位于延髓、脑桥和小脑之间的室腔。底即菱形窝，顶朝向小脑，形似四棱锥形。第四脑室向上通中脑水管，向下通脊髓中央管，并借第四脑室正中孔（位于顶后部的正中）和两个第四脑室外侧孔（位于外侧角）与蛛网膜下隙相通（图 12-17）。

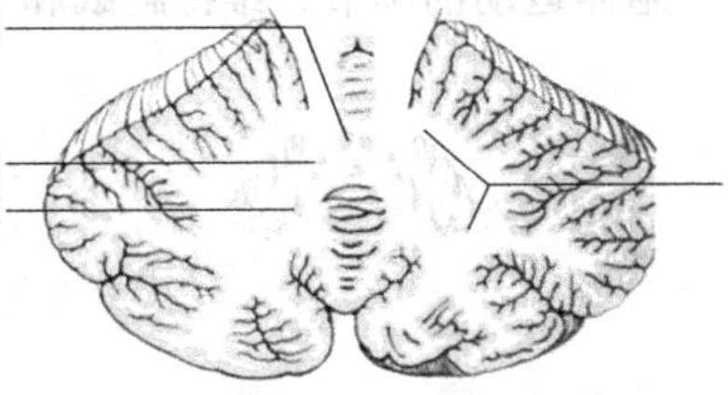

图 12-16 小脑核团

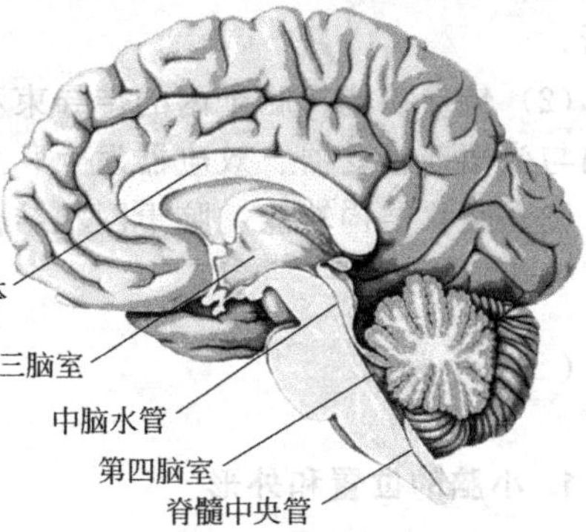

图 12-17 脑室

(三) 间脑

间脑位于中脑的前上方，大部分被大脑半球所掩盖。间脑主要包括背侧丘脑、后丘脑和下丘脑等。间脑内的室腔称第三脑室（图 12-17）。

1. 背侧丘脑

背侧丘脑又称丘脑，位居间脑的背侧，是一对卵圆形的灰质块。它被“Y”形的白质板分隔为三部分：前部为前核群，与调节内脏活动有关；内侧部为内侧核群，其内侧部与网状结构有联系，在维持大脑皮质觉醒状态中起重要作用；外侧部为外侧核群，其腹后外侧，称腹后核，与全身各部一般躯体感觉的传导有关，是感觉传导的中继核（皮质下的感觉中枢），一般躯体感觉冲动都需经此换神经元后，才能上达大脑皮质。

2. 后丘脑

后丘脑在背侧丘脑的后下方，为左、右各一对隆起。位于内侧的称内侧膝状体，为听觉传导的中继核（皮质下听觉中枢），听觉冲动经此换神经元后，才能上达大脑皮质听区；位于外侧的称外侧膝状体，为视觉传导的中继核（皮质下视觉中枢），视觉冲动经此换神经元后，才能上达大脑皮质视区。

3. 下丘脑

下丘脑位于背侧丘脑的前下方，由前向后包括视交叉、灰结节、灰结节向下移行为漏斗，漏斗下端接垂体（属内分泌腺），灰结节后方为一对乳头体。

下丘脑内部结构复杂，含多个核群。其中比较重要的有：视上核，位于视交叉的上方，分泌抗利尿素；室旁核，位于第三脑室侧壁，分泌催产素。两核的分泌物经各自神经元的轴突（下丘脑垂体束），输送至垂体贮存，需要时释放入血液发挥作用。

下丘脑的功能比较复杂，它不仅在内脏活动和激素分泌活动中起重要作用，而且对体温调节、摄食、水及电解质平衡、情绪改变等也有重要作用。

4. 第三脑室

第三脑室是位于间脑正中的矢状裂隙，其两侧壁由背侧丘脑和下丘脑构成。它的前部借室间孔通左、右侧脑室，下部通中脑水管。

(四) 端脑

端脑又称大脑，是脑的高级部位。主要由左、右两大脑半球组成。人类的大脑半球高度发展，笼罩了间脑、中脑和小脑上面。两侧大脑半球之间的深裂，称大脑纵裂，裂底有连接两侧大脑半球的白质板，称胼胝体。端脑与小脑之间的裂，称大脑横裂。

1. 大脑半球的外形和分叶

大脑半球的表面凸凹不平，满布深浅不同的沟、裂，沟与沟之间是隆起的脑回（图12-18）。每侧大脑半球都可分为上外侧面、内侧面和底面，并借三条叶间沟分为五叶。

(1) 大脑半球的叶间沟和分叶　三条叶间沟是：①外侧沟，在大脑半球的上外侧面，是一条自前下向后上行走的深沟；②中央沟，在大脑半球的上外侧面，是一条自半球上缘中点的稍后方向前下斜行，几乎达外侧沟的沟；③顶枕沟，位于大脑半球内侧面的后部，是一条自胼胝体后端的稍后方斜向后上，并略延至上外侧面的沟。借此三沟将半球分成的五叶是：①额叶，位于外侧沟之上，中央沟的前方；②顶叶，位于外侧沟的上方，中央沟与顶枕沟之间；③枕叶，位于顶枕沟的后方；④颞叶，位于外侧沟的下方，枕叶的前方；⑤岛叶，隐于外侧沟的深处，略呈三角形。

(2) 大脑半球各面的主要沟和回

① 上外侧面

a. 额叶　中央前沟，位于中央沟的前方且大致与中央沟平行。两沟之间的脑回，称中央前回。自中央前沟的中部向前发出上、下两条大致与半球上缘平行的沟，分别称额上、下沟，它们将额叶中央前回之前的部分分为额上、中、下回。

b. 顶叶　中央后沟，位于中央沟的后方且大致与中央沟平行。两沟之间的脑回，称中央后回。自中央后沟中、上部向后发出一条大致与半球上缘平行的沟，称顶内沟，它将中央后回以后的部分分为顶上、下小叶，顶下小叶围绕外侧沟末端的脑回，称缘上回，其后方有角回。

c. 颞叶　有两条大致与外侧沟平行的颞上、下沟，将颞叶分为颞上、中、下回。在颞上回的后部、外侧沟的下壁处，有数条斜行的短回，称颞横回。

② 内侧面　在胼胝体背侧和头端的脑回，称扣带回。扣带回背侧的中部有中央前、后回在半球内侧面的延续部，合称中央旁小叶（图12-19）。

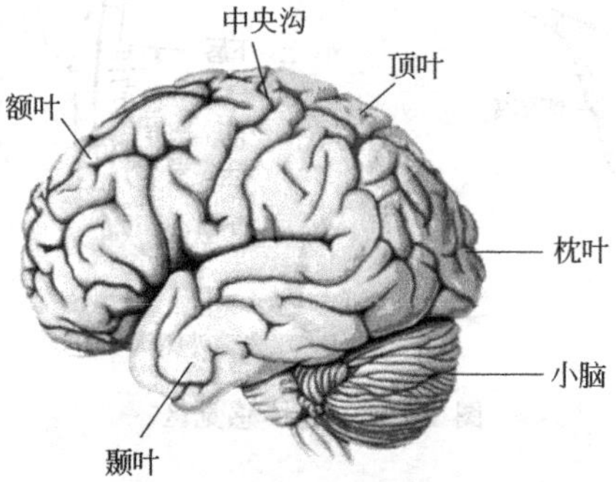

图12-18　端脑外侧面

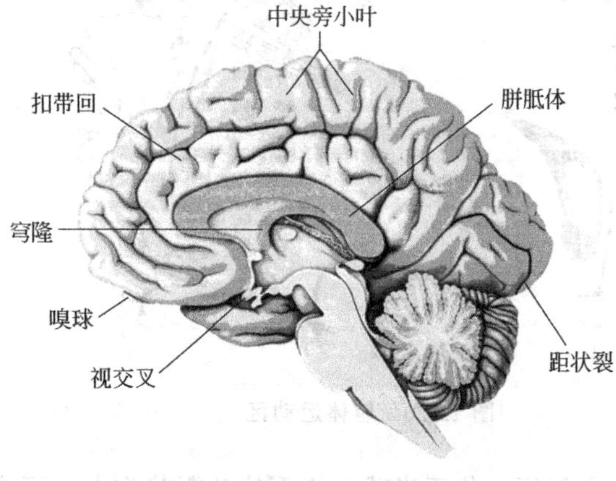

图12-19　端脑内侧面

自胼胝体后端的下方开始，有一弓形伸入枕叶的沟，称距状沟，距状沟的前下方，自枕叶向前伸入颞叶的沟，称侧副沟。侧副沟前部的上方为海马旁回。海马旁回前端向后返曲的部分，称钩。扣带回、海马旁回和钩等环绕大脑内侧缘、间脑、脑干，总称为边缘叶。

③ 底面　即半球下面。在额叶下方有一椭圆形的嗅球，它的后端延伸成嗅束，它们与嗅觉传导有关。

2. 大脑半球的内部结构

大脑半球的内部结构由浅入深依次是：表面为灰质，即大脑皮质；深面为白质，即大脑髓质；在半球的基底部，藏于髓质的灰质团块，称基底核；半球内的室腔，称侧脑室。

（1）大脑皮质及特定功能定位　人类大脑皮质的表面积约 $2000cm^2$，其中 1/3 露在表面，2/3 位于沟的侧壁和底面。神经元数目约 140 亿个，由浅入深分 6 层排列，各层神经元之间的联系非常复杂。在皮质不同部位，各层厚度、细胞形态、纤维联系等存在差异，其实质反映了功能上的区别。大脑皮质是人体神经功能活动的最高级中枢，在长期的进化过程中，它的不同部位逐渐成为接受某种刺激、完成相应功能活动的相对区域，称为大脑皮质的特定功能区（中枢）。

① 躯体运动区　位于中央前回和中央旁小叶前部，此区皮质第 5 层最厚。特点是：a. 管理对侧半身骨骼肌的随意运动；b. 身体各部在此区的对应定位关系，犹如一个倒置的人形，但头面部是正立的；c. 身体各部在此区所占面积的大小与体表面积不成正比，而与功能的精细、复杂程度成正比；d. 此区某一局部损伤，可引起对侧相应部位骨骼肌随意运动障碍（图 12-20）。

② 躯体感觉区　主要位于中央后回和中央旁小叶后部，此区皮质第 4 层较厚。特点是：a. 接受对侧半身感觉冲动；b. 传导对侧冲动的纤维在此区的投影，亦呈一个倒置的人形，但头面部仍正立；c. 身体对侧各部在此区所占面积的大小，不与体表面积成正比，而与感觉的灵敏程度成正比；d. 此区受损，可引起对侧半身相应的躯体感觉障碍（图 12-21）。

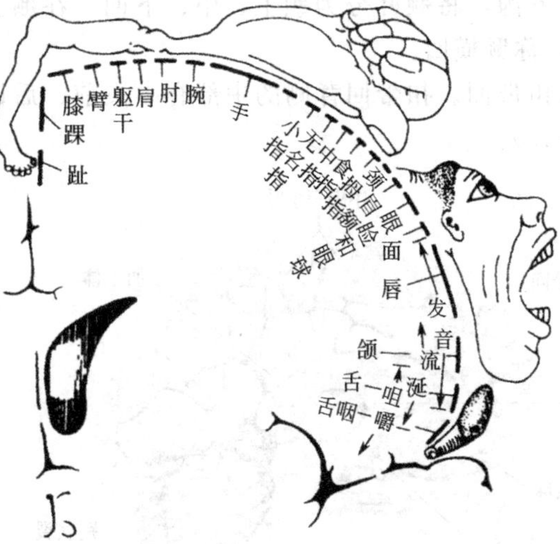

图 12-20　躯体运动区

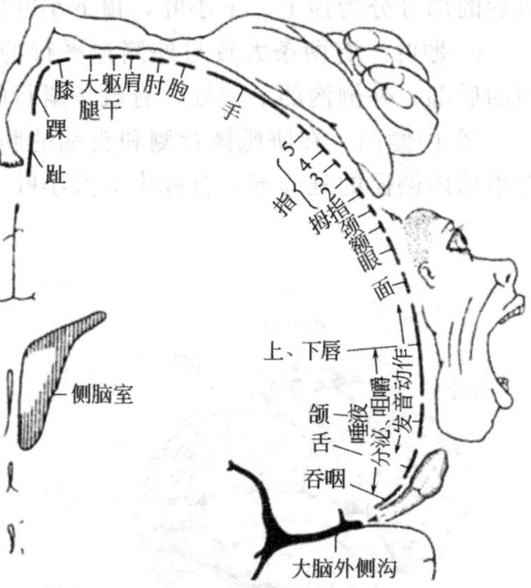

图 12-21　躯体感觉区

③ 视区　位于半球内侧面枕叶距状沟上、下缘。每侧接受双侧的视觉冲动。

④ 听区　位于颞横回。每侧接受双侧螺旋器的听觉冲动。

⑤ 嗅区　位于海马旁回前部与钩。接受嗅束传来的嗅觉冲动。

以上各区是人和高等动物所共有的。此外，人类有语言和思维，因此，人类大脑半球的某些部位成为与语言和思维有关的功能区，即语言区。此区在大脑皮质偏于左半球，故称左半球为语言优势半球，而右半球则对空间、音乐、美术等方面的辨别占优势。

⑥ 语言区　运动性语言中枢又称说话中枢。位于额下回后部，紧靠中央前回的下部，它和管理头面部、唇、舌、喉肌的运动区配合。此区受损，则与发音有关的肌虽未瘫痪，但却丧失了说话能力，称运动性失语症。

听觉性语言中枢又称听话中枢。位于颞上回后部，即缘上回，靠近听区。此区受损，则病人能听到别人讲话的声音，但对以往所知的语言失去理解能力，此为感觉性失语症。

视运动性语言中枢又称书写中枢。位于额中回后部，紧靠中央前回管理手部肌的运动区。损伤此区，手肌运动完好，但书写、绘画等精细运动发生障碍，称失写症。

视觉性语言中枢又称阅读中枢。位于角回，靠近视区。损伤此区，视觉无障碍，但不能理解过去已知的文字符号，此为视性失语症（失读症）。

（2）基底核　位于皮质深面的髓质内，靠近脑底故名。

① 尾状核　呈“C”字形，状如松鼠之尾。前端粗大，称头；中间变为细长，作弓形弯曲包绕丘脑，称体；末端细，称尾，连有杏仁体。

② 豆状核　在岛叶深部，介于内囊与外囊之间。其在水平切面上呈三角形，被两个白质薄板层分为三部分，外侧部最大，称壳，其余二部，称苍白球。

在种系发生上，苍白球出现较早，称旧纹状体；尾状核和壳出现较晚，称新纹状体。新纹状体和旧纹状体，合称纹状体。纹状体的主要功能是调节肌张力和协调肌群的活动。纹状体受损，病人表现为运动过多，称舞蹈病，又叫手足徐动症；因黑质损伤而致纹状体功能异常时，病人表现为运动过少，称帕金森病，又叫震颤麻痹。

知识链接

亨廷顿病和帕金森病

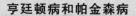

舞蹈病又称亨廷顿病，主要表现为不自主的上肢和头部的舞蹈样动作，并伴有肌张力的降低等。其发病原因是纹状体内的胆碱能和γ-氨基丁酸（GABA）能神经元功能减退，导致黑质多巴胺能神经元功能亢进。

帕金森病患者主要症状是全身肌紧张增强、肌肉强直、随意运动减少、动作缓慢、面部表情呆板，常伴有静止性震颤。其发病原因主要是黑质上行抵达纹状体的多巴胺能神经元功能受损，导致纹状体内乙酰胆碱递质系统功能亢进。

③ 杏仁体　属边缘系统。

（3）大脑髓质　大脑皮质深面除基底核和侧脑室以外的所有空间都被大量的神经纤维所充满，大体可分为三种：

① 联络纤维　是联系同侧半球皮质内回与回、叶与叶之间的纤维，长短不一。

② 连合纤维　是联系左、右半球的大量横行纤维，位于两半球间纵裂的底部，主要是胼胝体。

③ 投射纤维　是大脑皮质与间脑、脑干、小脑、脊髓之间相互联系的上、下行纤维束。纤维有长有短，以长纤维为主，主要是内囊。内囊是位于背侧丘脑、尾状核与豆状核之间的投射纤维集中通过区。该区集中了对侧半身的感觉和运动传导束的纤维。在端脑水平切面上，两侧内囊呈尖端向内侧的“＞＜”形。每侧分：a. 内囊前肢，较短，位于豆状核与尾状核头部

之间，主要有额桥束和丘脑前辐射；b. 内囊后肢，较长，在豆状核与背侧丘脑之间，主要有皮质脊髓束、丘脑中央辐射、听辐射、视辐射等；c. 内囊膝，位于内囊前、后肢汇合处，呈钝角，主要有皮质核束。

由上可见，内囊是大脑半球内部的重要结构，此区的损伤，如内囊出血（脑卒中）会产生较为广泛的影响。如果内囊后肢和膝（含皮质核束、皮质脊髓束、丘脑中央辐射）损伤，可致：a. 对侧肢体偏瘫，包括对侧舌瘫以及眼裂以下面瘫；b. 对侧偏身深、浅感觉障碍；c. 若损及视辐射，还可出现两眼视野对侧同向偏盲。以上合称三偏综合征。

（4）侧脑室　位于大脑半球内，左、右各一，内含脑脊液。侧脑室在前部经室间孔与第三脑室相通。侧脑室可分为 4 部分：a. 中央部，位于顶叶内，由此发出 3 个角；b. 前角，自室间孔平面向前，伸入额叶内；c. 后角，伸入枕叶，长短不定；d. 下角，最长，在颞叶内伸向前，几乎达海马旁回的钩处。侧脑室脉络丛位于中央部和下角，在室间孔与第三脑室脉络丛相连，是产生脑脊液的主要部位。

3. 边缘系统

在半球内侧面，扣带回、海马旁回、钩等围绕胼胝体集成一环，加上被挤入侧脑室下角的海马等，共同组成边缘叶。边缘叶再加上与它联系密切的皮质下结构，如杏仁体、下丘脑、背侧丘脑前核群等，共同组成边缘系统。实验研究指出，边缘系统在进化上是脑的古老部分，功能复杂，能调节内脏活动、情绪反应、记忆和性活动等，故称之为内脏脑。它在维持个体生存和延续后代方面是重要的。海马与记忆有关，海马发生病变，可引起严重的近期记忆障碍。

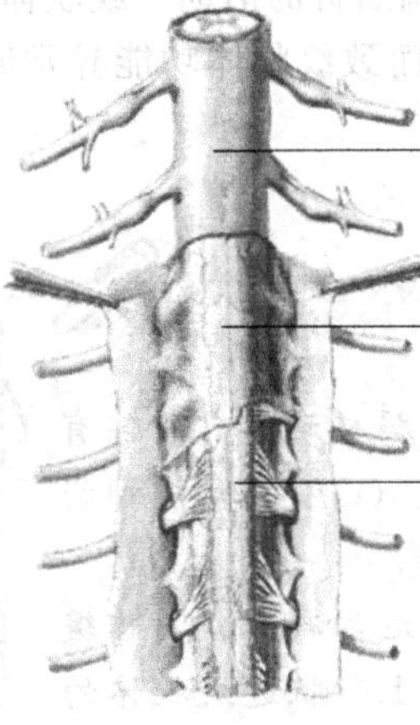

图 12-22　脊髓被膜

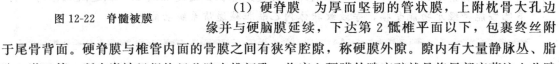

三、脑和脊髓的被膜、血管及脑脊液循环

（一）脑和脊髓的被膜

脑和脊髓外面分别包有 3 层被膜，从外向内依次是硬脊膜、蛛网膜和软脊膜（图 12-22）。它们具有保护、支持脑和脊髓的作用。

1. 脊髓的被膜

（1）硬脊膜　为厚而坚韧的管状膜，上附枕骨大孔边缘并与硬脑膜延续，下达第 2 骶椎平面以下，包裹终丝附于尾骨背面。硬脊膜与椎管内面的骨膜之间有狭窄腔隙，称硬膜外隙。隙内有大量静脉丛、脂肪、淋巴管，所有脊神经根均经此隙出椎间孔。临床上硬膜外隙麻醉就是将局部麻药注入此隙内，阻滞脊神经根的传导作用。

（2）脊髓蛛网膜　是一层透明的薄膜，贴于硬脊膜的内面。蛛网膜内面与软脊膜之间有较宽的间隙，称蛛网膜下隙，隙内充满脑脊液。在脊髓下端平面以下的蛛网膜下隙特别大，称终池。池内除脑脊液外，还有构成马尾的神经根和终丝。临床上常在此部进行腰椎穿刺，以抽取脑脊液检查或注入药物。

（3）软脊膜　为紧贴脊髓表面的一层极薄而富血管的结缔组织膜，它深入脊髓沟裂之中。

2. 脑的被膜

（1）硬脑膜　由颅骨内面骨膜与硬膜合成，厚而坚韧。分布于硬脑膜的血管和神经即在两层之间。硬脑膜与颅盖诸骨连接疏松，故当颅盖骨损伤而出血时，易使硬脑膜与颅盖骨剥离而形成硬膜外血肿。硬脑膜与颅底诸骨结合较紧，故颅底骨折时，易将硬脑膜连同蛛网膜一起撕裂，导致脑脊液外漏。

硬脑膜内层向内折叠形成一些深入某些脑间隙内的双层隔幕，起分隔脑和承托、固定脑的作用。主要有：①伸入左、右大脑半球之间的大脑镰；②伸入大脑半球枕叶与小脑之间的小脑幕（图 12-23）。小脑幕前缘游离，称幕切迹，海马旁回及钩恰在切迹上方的两侧，当幕切迹上部颅腔内有占位性病变，引起颅内压升高时，常可挤压海马旁回及钩，嵌入此切迹内，形成小脑幕切迹疝（或称海马钩回疝）。由此压迫大脑脚和动眼神经，出现同侧动眼神经周围瘫和对侧偏瘫，即 Weber 综合征。

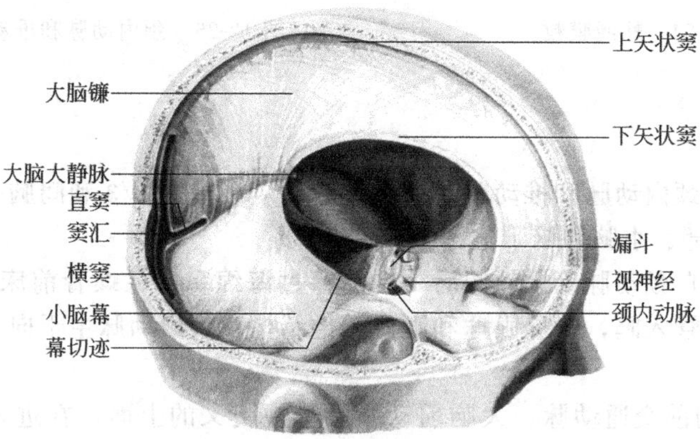

图 12-23　硬脑膜

硬脑膜的某些部位内、外两层分开，内衬内皮细胞，形成特殊的颅内静脉管道，称硬脑膜窦。较大的硬脑膜窦如下。

a. 上矢状窦　位于大脑镰上缘，自前向后汇入窦汇。

b. 下矢状窦　位于大脑镰下缘，较小，自前向后汇入直窦。

c. 直窦　位于大脑镰和小脑幕结合处，向后注入窦汇。

d. 窦汇　由上矢状窦与直窦在枕内隆凸处汇合扩大而成。

e. 横窦与乙状窦　横窦，左、右各一，自窦汇起，沿横窦沟向外，至颞骨岩部后端转而向下称乙状窦，乙状窦，沿乙状窦沟达颈内静脉孔，出孔即移行为颈内静脉。

（2）脑蛛网膜　为硬脑膜下的一层透明薄膜。它与软脑膜之间有较宽的蛛网膜下隙，并与脊髓蛛网膜下隙相通，在小脑与延髓之间的蛛网膜下隙较大，称小脑延髓池。

脑蛛网膜还形成许多颗粒状小突起，突入硬脑膜窦，主要突入上矢状窦，此种颗粒称蛛网膜粒。脑脊液主要通过蛛网膜粒渗入硬脑膜窦，回流入静脉系统（图 12-24）。

（3）软脑膜　紧贴脑的表面，且深入脑的沟、裂，富有血管和神经，对脑有滋养作用。在各脑室的一定部位，软脑膜及其血管与室管膜相贴，共同构成脉络组织，其血管反复分支，并连同其内表面的软脑膜和室管膜上皮一起突入脑室内，构成脉络丛。脉络丛是产生脑脊液的主要结构。

（二）脑和脊髓的血液供应

人脑的血液供应非常丰富。正常人脑的平均重量占体重的 2%～3%，而脑的耗氧量却占全身耗氧量的 20%，脑的血流量约占心输出量的 1/6。脑细胞对于缺血和缺氧很敏感，脑血流阻断 5s 即引起意识丧失，阻断 5s 可导致细胞不可逆损害。因此，良好的血液供应是维持大脑正常功能的重要条件。临床所见的中枢神经病患中，脑血管病占有很大比重。

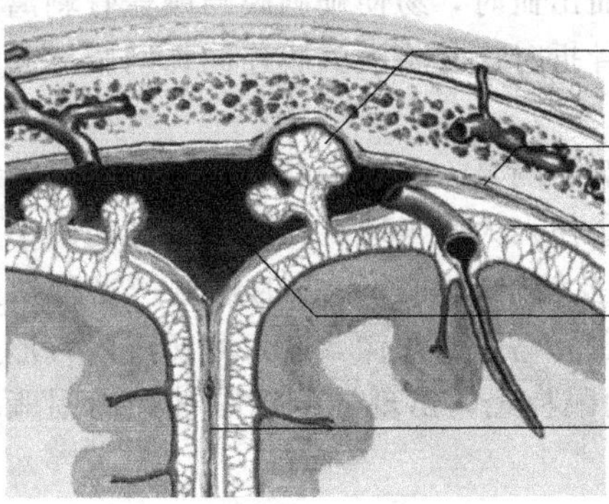

图 12-24 蛛网膜粒

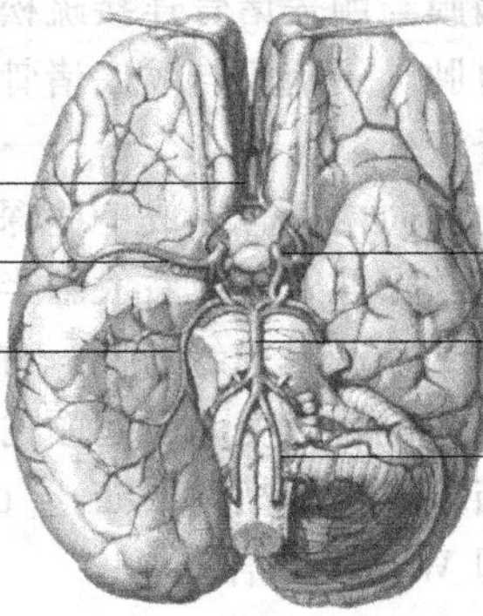

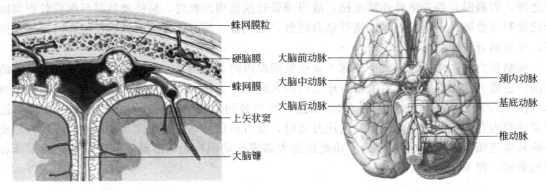

图 12-25 颈内动脉和椎动脉的供血范围

1. 脑的动脉

脑动脉主要来自颈内动脉和椎动脉。颈内动脉供应半球前 2/3 和间脑一部分；椎动脉供应半球后 1/3、间脑后部、小脑和脑干（图 12-25）。

(1) 颈内动脉 自颈动脉管入颅腔后，向前穿过海绵窦，在蝶骨前床突两侧发出眼动脉。眼动脉向前经视神经管入眶，营养眼球和眶内其他结构。颈内动脉主干向上分布于脑，主要分支有：

① 大脑前动脉与前交通动脉 大脑前动脉位于视交叉的上面，在进入大脑纵裂前，常有横支连接两侧的大脑前动脉，称前交通动脉。主干沿胼胝体的背面向后行，分布于顶枕沟以前的大部分。其起始部发出数支细小的中央支，供应豆状核和尾状核的前部及内囊前肢。

② 大脑中动脉 为颈内动脉主干的延续。它进入大脑外侧沟并沿沟向后行走，其分支分布于大脑上外侧面的大部分。在起始部发出数支中央支供应尾状核、豆状核的大部分和内囊膝、后肢（图 12-26）。动脉硬化或高血压的病人，中央支较为脆弱，当情绪波动或其他原因使血压骤然增高时，可能使这些血管破裂，引起严重的内囊损伤症状。

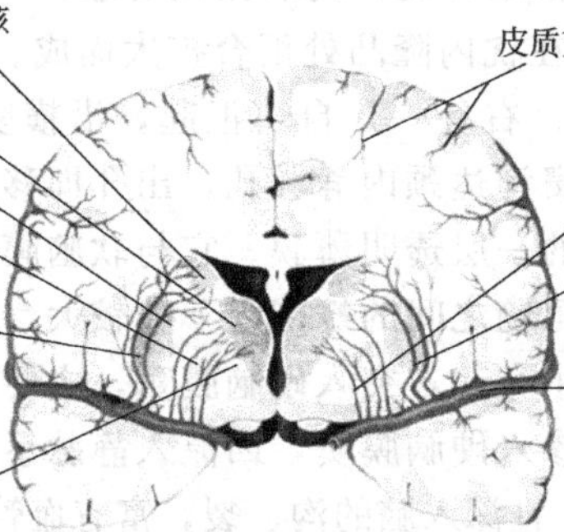

图 12-26 内囊血供

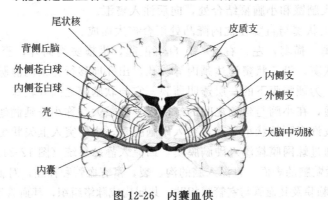

③ 后交通动脉 在视束的下面向后行，与大脑后动脉吻合，是颈内动脉和椎动脉之间的重要吻合支，但有的人缺如。

④ 脉络丛前动脉 是形成侧脑室脉络丛的主要动脉。

(2) 椎动脉 经枕骨大孔入颅后窝，在脑桥的基底部，左、右椎动脉合成一条基底动脉。椎动脉的主要分支有脊髓前、后动脉和小脑下后动脉；基底动脉的主要分支有小脑下前动脉、脑桥动脉、小脑上动脉、大脑后动脉，它们分别营养脑的相应部位。

(3) 大脑动脉环 又称 Willis 环，围绕着视交叉、灰结节、乳头体。由前交通动脉、两侧大脑前动脉起始部、两侧颈内动脉终末端、两侧后交通动脉和两侧大脑后动脉起始段互相通连组成（图 12-27）。因它位于脑的底部，所以又称脑底动脉环。动脉环将两侧颈内动脉和椎动脉相互沟通，以调剂左、右两侧的营养。特别是主要的 4 支动脉中有 1 支发生慢性阻塞时，血液可经此环重新分配，建立起新的平衡。

2. 脑的静脉

一般不与动脉伴行，可分浅、深两组。浅静脉收集皮质和皮质下髓质的静脉血，并直接注入临近的静脉窦。深静脉收集大脑深部的髓质、基底核、间脑、脑室脉络丛等的静脉血，最后汇成一条大脑大静脉，于胼胝体压部的后下方向后注入直窦。大脑大静脉的管壁很薄，易受损伤而断裂。

3. 脊髓的动脉

脊髓的动脉有两个来源，一是从椎动脉分出的脊髓前、后动脉；二是来自一些节段性动脉，如肋间后动脉、腰动脉、骶外侧动脉的脊髓支（图 12-28）。

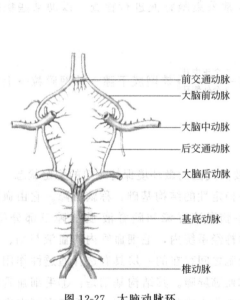

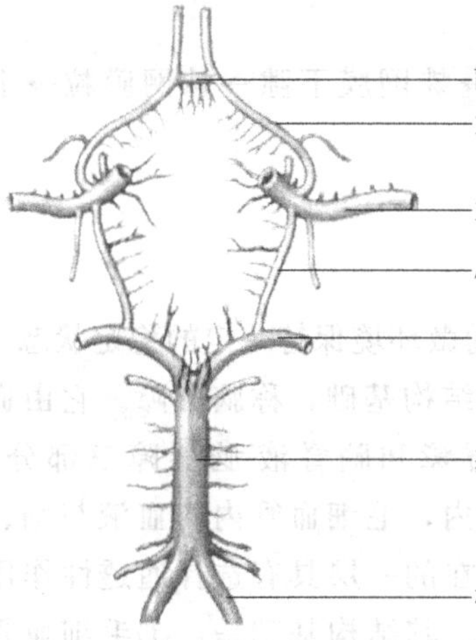

图 12-27 大脑动脉环

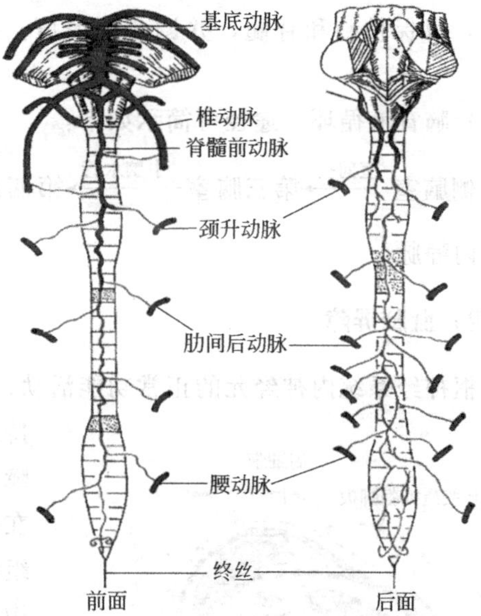

图 12-28 脊髓动脉

4. 脊髓的静脉

脊髓的静脉比动脉多，口径也较大，最后集中于脊髓前、后静脉，再经过前、后根静脉注入硬膜外隙内的椎内静脉丛（图 12-29）。

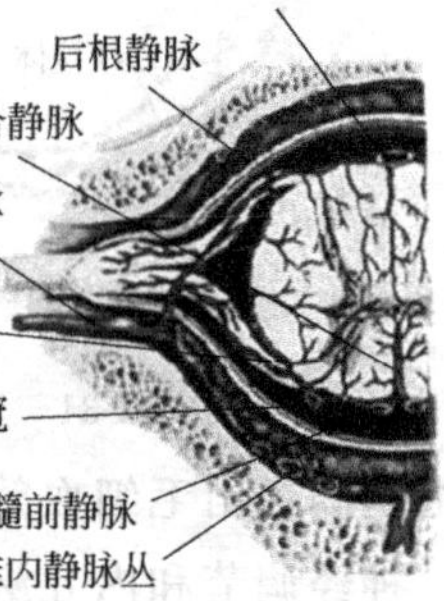

图 12-29 脊髓静脉

（三）脑脊液及其循环

(1) 脑脊液 是各脑室脉络丛产生的无色透明的液体，总量达 100～160mL，充满脑室和蛛网膜下隙（图 12-30）。它相当于中枢神经系统的淋巴，对脑和脊髓的营养供应和

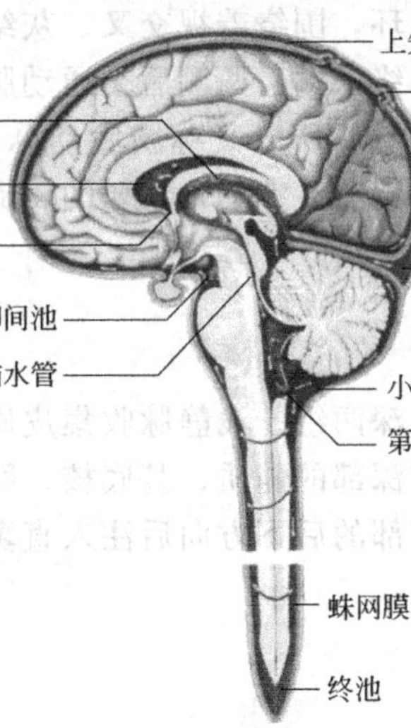

图 12-30 脑脊液的循环

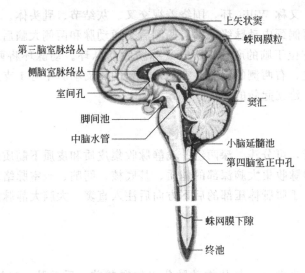

代谢产物的清除有很大作用，因充满在脑与脊髓周围，犹如水垫，故可缓冲外力冲击，减少震荡，以保护脑和脊髓，并调节颅内压。临床常采集脑脊液进行检查，以助某些疾病的诊断。

(2) 脑脊液循环　途径可简示如下：

左右侧脑室 —室间孔→ 第三脑室 —中脑水管→ 第四脑室 —1 个正中孔 / 2 个外侧孔→ 蛛网膜下隙→蛛网膜粒→上矢状窦→颈内静脉

(四) 血脑屏障

中枢神经系统内神经元的正常功能活动，需要其周围的微环境保持一定的稳定状态，而保持这一稳定性的结构基础，称脑屏障。它由血脑屏障、血-脑脊液屏障和脑脊液-脑屏障三部分组成。在中枢神经系统内，毛细血管内的血液与脑、脊髓组织细胞之间存在的一层具有选择通透性作用的结构，称血脑屏障。其结构基础是：①毛细血管内皮和内皮细胞之间的紧密连接；②毛细血管内皮的基膜；③神经胶质细胞的突起包绕毛细血管所形成的胶质膜等（图 12-31)。它们具有防止有害物质进入脑组织，维持脑组织内环境的相对稳定，保证脑组织的正常生理活动等作用。

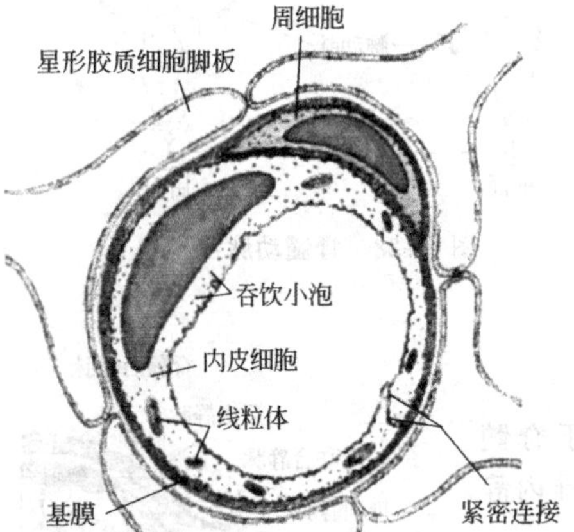

图 12-31 血脑屏障

血脑屏障并非“天衣无缝”。有报道表明，T 淋巴细胞在被抗原激活后，能产生和分泌内皮糖苷酶，降解内皮细胞周围的基膜，并以变形方式自内皮细胞间逸出毛细血管，进入组织中，担负免疫监视作用。故血脑屏障的相对性，使体内免疫、神经调节和内分泌调节三大调节物质间的相互作用，即免疫-神经-内分泌网络同样存在于中枢神经系统中，在全面调节人体的生命活动中起着重要作用。

知识链接

血脑屏障的发现

20世纪初科学家发现，给动物静脉注射苯丙胺后，此药可以分布到全身的组织器官，唯独脑组织没有它的踪迹；注射盼蓝（锥虫蓝）涂料以后，全身组织都着色，而脑和脊髓则不着色。这些事实启示人们，有一道“屏障”在保护脑组织。后来科学家向鸡胚注入谷氨酸，发现谷氨酸能迅速进入鸡胚的脑组织，但在成年鸡脑中则很难进入，说明血脑屏障结构功能的完善，是随动物个体发育的完善而形成的。血脑屏障最初是一个解剖概念，它主要具有防御功能，使大脑有用的营养物质和代谢产物可以自由通过，并防止外界有害物质进人大脑，因此叫血脑屏障。随着科学的发展，人们对它认识的不断加深，血脑屏障已经包括解剖学和生理学两方面的含义了。

第三节　脊神经和脑神经

周围神经系统按照神经发出部位的不同，可以分为脊神经和脑神经两类。

一、脊神经

脊神经与脊髓相连，共31对。其中，颈神经8对，胸神经12对，腰神经5对，骶神经5对，尾神经1对。每条脊神经都由前根和后根在出椎间孔前汇合而成。前根来自脊髓前角躯体运动神经元和侧角、骶副交感核内脏运动神经元，故是运动性的；后根来自脊神经节的躯体和内脏感觉四种纤维成分组成的混合性神经（图12-32）。脊神经出椎间孔后立即分为脊膜支、交通支（或盆支）、后支和前支4支。①脊膜支，细小，经椎间孔返回椎管，分布于脊髓被膜；②交通支或盆支，亦细小，连于脊神经与自主神经节之间（见内脏神经）；③后支一般均较相应的前支细而短，经相邻椎骨的横突之间向后走行，分布于颈、背、腰、骶部的深层肌肉和皮肤；④前支较粗大，除胸神经前支在胸、腹部保持明显的节段性分布外，其余前支先相互交织形成神经丛，再由丛发出分支分布到头颈、上肢和下肢。这样，可避免因某一条脊神经损伤导致所支配的肌萎缩而失去其功能。神经丛的形态和分布已失去明显节段性。脊神经丛包括颈丛、臂丛、胸神经前支、腰丛、骶丛。

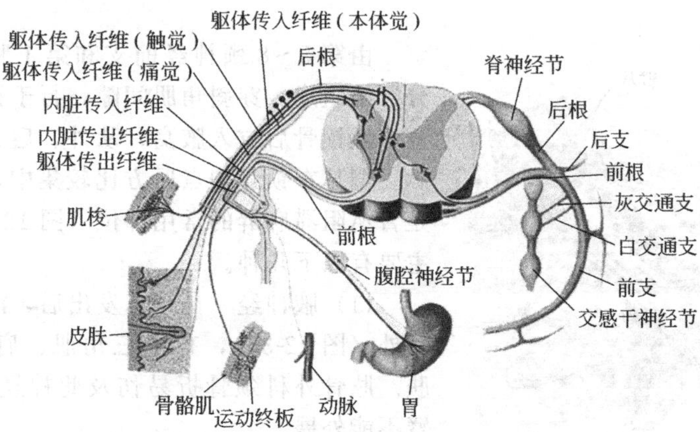

图12-32　脊神经

1. 颈丛

由第1～4颈神经的前支组成，位于胸锁乳突肌的深面，发出浅支和深支。

(1) 浅支　数小支，自胸锁乳突肌后缘中点的附近，穿深筋膜浅出，呈放射状分五支走向颈侧部、头后外侧部、耳部及肩部，布于相应区域的皮肤（图12-33）。颈丛浅支的浅出部位较集中，做颈部表浅手术时，常在此进行局部阻滞麻醉。

(2) 深支　主要是膈神经（图12-34）。膈神经是混合性神经，自颈丛发出后下行，经锁骨下动、静脉之间入胸腔，沿心包的外侧面下降至膈，其中运动纤维支配膈，感觉纤维主要布于胸膜、心包及膈下中心腱的腹膜，右膈神经的感觉纤维还分布于肝、胆囊、胆道。膈神经损伤可出现膈的同侧部分瘫痪，导致腹式呼吸减弱或消失。

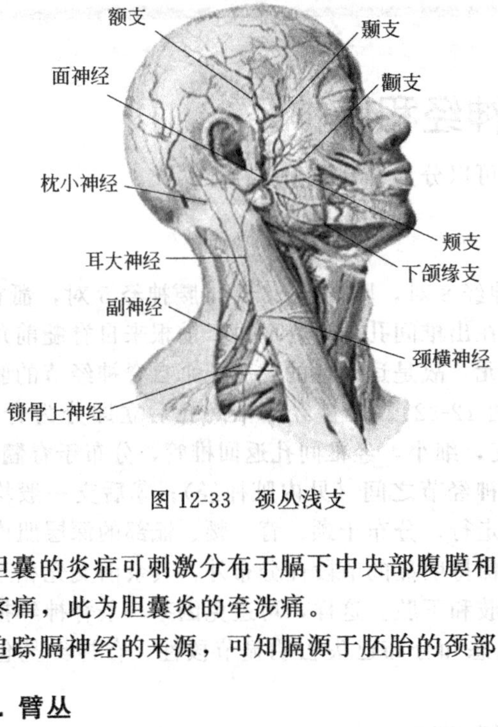

图12-33　颈丛浅支

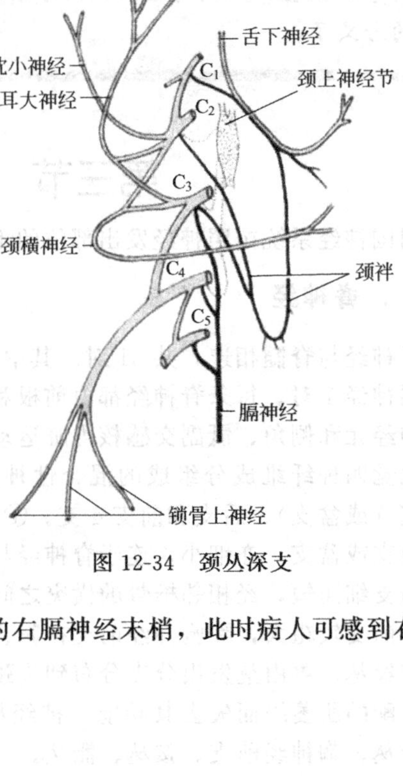

图12-34　颈丛深支

胆囊的炎症可刺激分布于膈下中央部腹膜和胆囊的右膈神经末梢，此时病人可感到右侧肩部的疼痛，此为胆囊炎的牵涉痛。

追踪膈神经的来源，可知膈源于胚胎的颈部肌节。

2. 臂丛

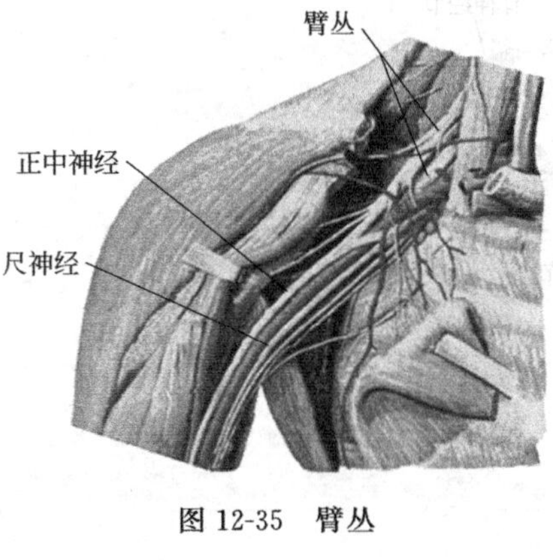

图12-35　臂丛

由第5～8颈神经前支和第1胸神经前支的大部分纤维组成，穿斜角肌间隙，行于锁骨下动脉的后上方，经锁骨后方入腋窝，从外、后、内三方包绕腋动脉。臂丛在锁骨中点后方比较集中，位置表浅，此点是臂丛阻滞麻醉的常用部位（图12-35）。臂丛的分支主要有以下几种。

(1) 腋神经　自臂丛发出后，沿肱骨外科颈行向后外（图12-36），布于三角肌、肩关节及肩部的皮肤。肱骨外科颈骨折易伤及此神经，致三角肌瘫痪，臂不能外展。

(2) 肌皮神经　自臂丛发出后，沿肱二头肌的深面下行，沿途发出肌支支配臂肌前群如肱二头肌等（图 12-37）。至肘窝的稍下方，穿深筋膜浅出，称前臂皮神经，布于前臂前面外侧半的皮肤。

（3）正中神经 自臂丛发出后，伴肱动脉下降至肘窝，向下行于前臂肌前群浅、深两层之间，经腕入手掌（图 12-37）。在前臂发出肌支，支配除肱桡肌、尺侧腕屈肌和指深屈肌尺侧半以外的前臂肌前群。在手掌，发出肌支，主要支配手肌外侧群（拇收肌除外）及中间群小部分；皮支分布于掌心鱼际、桡侧三个半指掌面及中、远节指背的皮肤。正中神经在臂部损伤，出现前臂不能旋前，屈腕能力减弱，拇指不能对掌等运动障碍和相应皮区感觉障碍。由于鱼际肌萎缩，手掌显得平坦，形成所谓的“猿手”（图 12-38）。

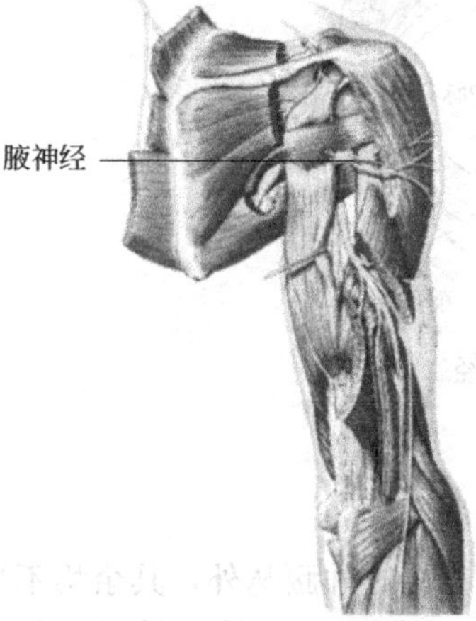

图 12-36 腋神经

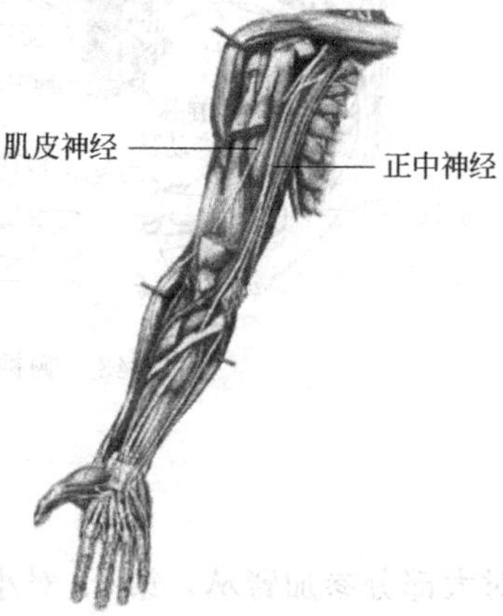

图 12-37 肌皮神经和正中神经

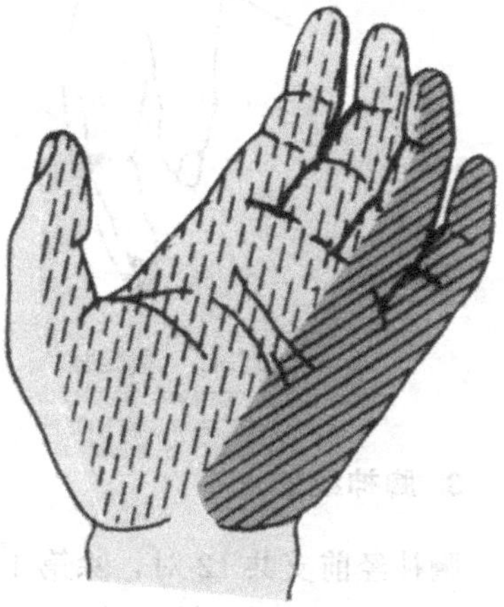
图 12-38 猿手

（4）尺神经 自臂丛发出后，伴肱动脉下行至臂中部，离开肱动脉向后下，绕过肱骨内上髁后的尺神经沟至前臂，伴尺动脉下降经腕入手掌（图 12-39）。在前臂发出肌支，支配尺侧腕屈肌和指深屈肌尺侧半。在手掌，发出肌支支配手肌内侧群和中间群的大部分以及拇收肌；发出掌侧皮支布于尺侧一个半指掌侧皮肤及相应的手掌皮肤；手背皮支布于尺侧两个半指背皮肤及相应的手背皮肤。尺神经如在尺神经沟处损伤，出现屈腕能力减弱，拇指不能内收，第 4、5 指的掌指关节过伸及指骨间关节弯曲，形成所谓的“爪形手”，相应皮区感觉丧失（图 12-40）。

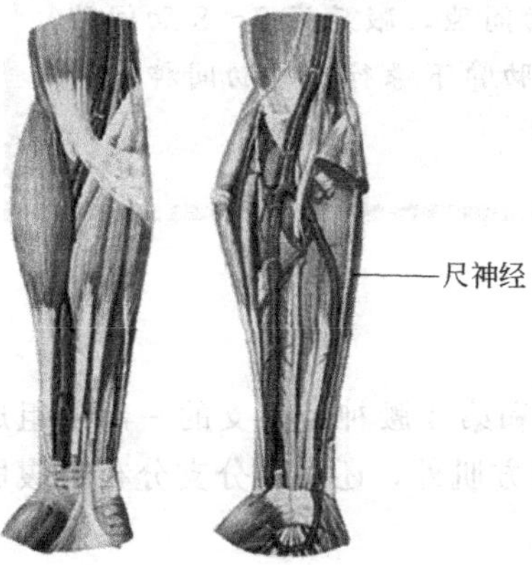

图 12-39 尺神经

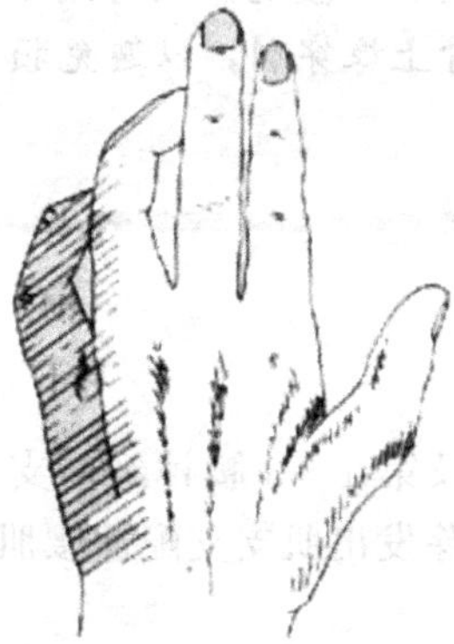
图 12-40 爪形手

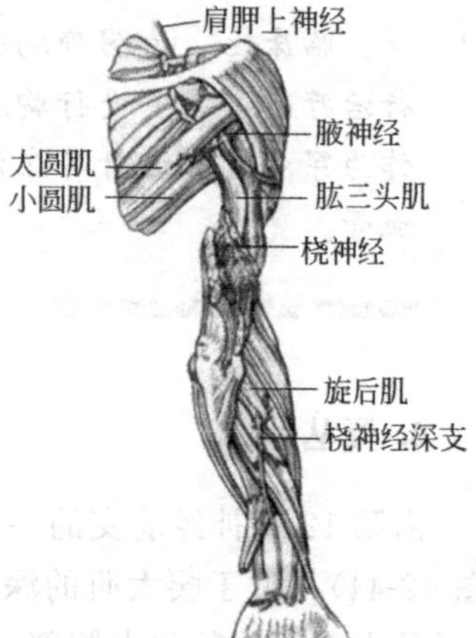

图 12-41 桡神经

(5) 桡神经　是上肢最粗大的神经。自臂丛发出后，沿肱骨的桡神经沟行向下外，经前臂肌后群浅、深两层之间下行（图12-41）。发出肌支支配臂和前臂肌的后群；皮支布于臂和前臂的背面皮肤以及手背桡侧半和桡侧两个半指背的皮肤。桡神经在臂中段紧贴肱骨，若肱骨中段骨折或臂中段受压可能损伤此神经，产生前臂伸肌瘫痪，出现所谓的"垂腕"症、皮区感觉障碍，以第1、2掌骨间隙背面"虎口区"最为明显（图12-42）。

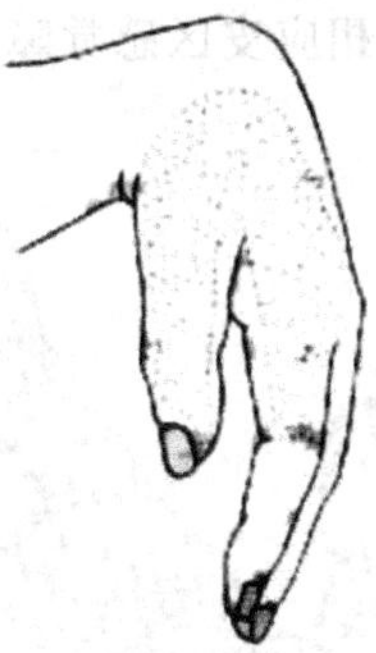

图12-42　垂腕症

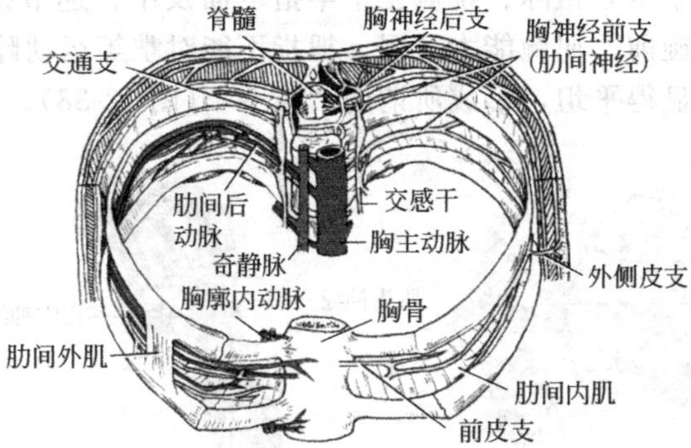

图12-43　胸神经

3. 胸神经前支

胸神经前支共12对，除第1对大部分参加臂丛，第12对小部分参加腰丛外，其余均不形成丛。第1～11对胸神经前支，称肋间神经，行于相应的肋沟内，第12对称肋下神经，行于第12肋下方（图12-43）。胸神经前支发出肌支分布于肋间内、外肌及腹壁前外侧群诸肌；皮支在胸、腹壁皮肤的分布有明显的节段性，按神经序数自上而下依次排列。如T_2相当于胸骨角平面；T_4相当于乳头平面；T_6相当于剑突平面；T_8相当于肋弓下缘平面；T_{10}相当于脐平面；T_{12}相当于耻骨联合与脐连线的中点平面。临床上可根据感觉障碍平面的高低，判断胸节段的脊髓损伤或病变部位。椎管内麻醉时，亦可依据痛觉丧失平面来判断麻醉平面的高低。

知识链接

胸穿刺点与肋间神经

临床上，为明确胸腔积液的性质，或者对胸腔大量积液积气产生的压迫症状进行治疗时，需要进行胸腔穿刺。一般选择腋前线5～6肋间隙，腋后线7～8肋间隙作为穿刺点。进针时应沿肋骨上缘穿刺，以避免损伤沿肋骨下缘行走的肋间神经和血管。

4. 腰丛

由第12胸神经前支的一部分及第1～3腰神经前支全部和第4腰神经前支的一部分组成（图12-44），位于腰大肌的深面，除发出肌支支配髂腰肌和腰方肌外，还发出分支分布于腹股沟区及大腿的前部和内侧部。

(1) 髂腹下神经和髂腹股沟神经　分布于腹股沟区的肌肉和皮肤。在腹股沟疝手术时应防伤及。

(2) 股神经　为腰丛中最大的分支，在腰大肌外侧缘和髂肌之间下行，经腹股沟韧带深面进入股三角内，位于股动脉外侧，分为数支。肌支支配耻骨肌、股四头肌、缝匠肌；皮支布于股前皮肤，其中最长的一支隐神经，它伴股动脉入收肌管，向下在膝关节内侧浅出皮下后，与大隐静脉伴行，向下分布于小腿内侧面及足内侧缘皮肤（图 12-45）。

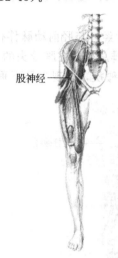

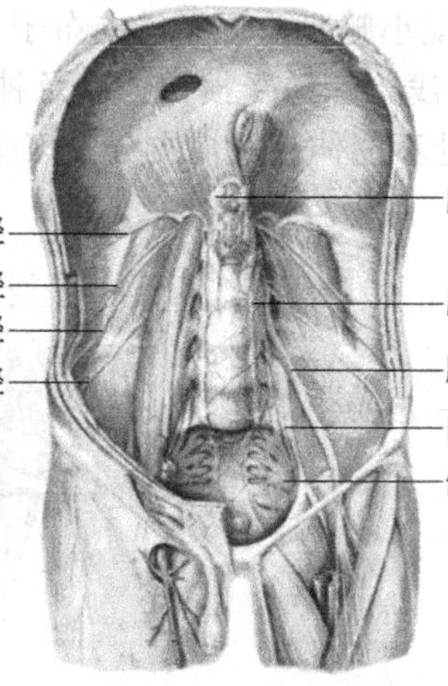

图 12-44　腰丛

图 12-45　股神经

(3) 闭孔神经　自腰丛发出后，于腰大肌内侧缘穿出，沿骨盆侧壁前行，穿闭孔入股肌内群。肌支支配闭孔外肌、股内侧肌群；皮支分布于大腿内侧面皮肤。

(4) 生殖股神经　于腰大肌表面至腹股沟韧带处分为股支和生殖支，分布于邻近皮肤和肛提肌。

5. 骶丛

由第 4 腰神经前支的一部分和第 5 腰神经前支聚成腰骶干，再与全部骶、尾神经前支组成，是全身最大的神经丛。位于盆腔后壁、梨状肌前面、髂内动脉的后方。分支布于盆壁、臀部、会阴、股后部、小腿以及足的肌和皮肤（图 12-46）。

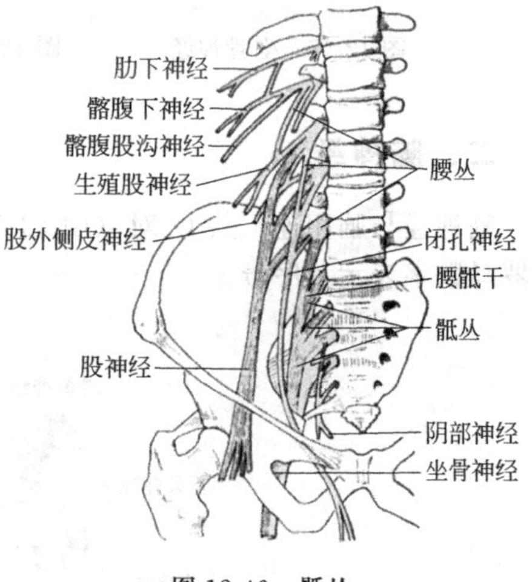

图 12-46　骶丛

(1) 臀上神经　伴臀上血管经梨状肌上孔出盆腔，然后行于臀中、小肌间，其分支支配臀中、小肌和阔筋膜张肌。

(2) 臀下神经　伴臀下血管经梨状肌下孔出骨盆，至臀大肌深面，支配该肌。

(3) 阴部神经　与阴部内血管一同出梨状肌下孔。其分支有：肛神经分布于肛门外括约肌及肛门部的皮肤；会阴神经分布于会阴诸肌和阴囊或小阴唇的后部皮肤；阴茎（阴蒂）背神经主要分布于阴茎（阴蒂）的皮肤。

(4) 坐骨神经　为全身最粗长的神经，经梨状肌下孔出骨盆，在臀大肌深面，经股骨大转子与坐骨结节连线的中点下行至股后部，于股二头肌深面达腘窝，大多在腘窝上角附近分为胫神经和腓总神经两终支。坐骨神经在大腿后面发出肌支支配股肌后群（图 12-47）。

① 胫神经　沿腘窝的中线下降，经小腿肌后群的浅、深两层间至内踝的后方达足底，分为足底内侧神经和足底外侧神经。胫神经分布于膝关节、小腿肌后群及小腿的皮肤。足底内、

外侧神经布于足底诸肌和皮肤（图 12-48）。

② 腓总神经　沿腘窝的上外侧缘下降，绕至腓骨头的外下方，分为腓浅神经和腓深神经。

a. 腓浅神经　经腓骨长肌深面，在小腿中、下 1/3 交界处穿出深筋膜至皮下。沿途发出肌支支配腓骨长、短肌；皮支布于小腿外侧、足背和趾背（第 1、2 趾相对缘除外）的皮肤（图 12-49）。

b. 腓深神经　与胫前动脉伴行，肌支支配小腿肌前群；皮支布于第 1、2 趾相对缘的皮肤（图 12-49）。腓总神经在腓骨头的下方位置表浅，容易受损伤。腓总神经损伤后，由于小腿肌前群和外侧群瘫痪，表现为足下垂、内翻，趾不能伸直及皮支分布区感觉障碍。

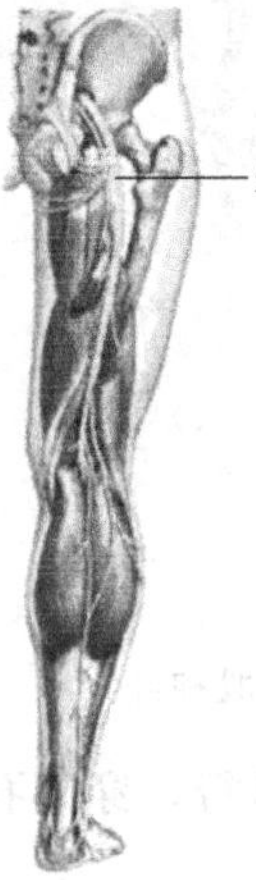

图 12-47　坐骨神经

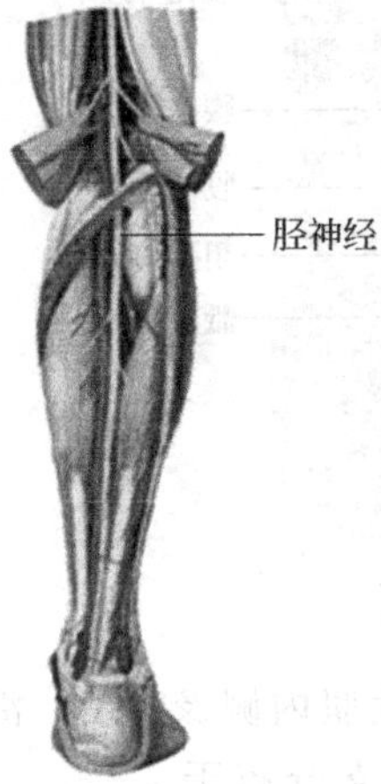

图 12-48　胫神经

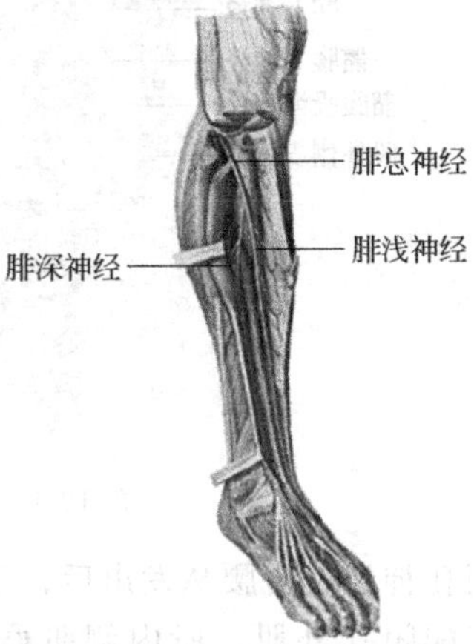

图 12-49　腓浅神经和腓深神经

二、脑神经

脑神经与脑相连，共 12 对（图 12-50、表 12-3）。按脑神经与脑相连的颅、尾侧排列顺序，用罗马数字表示其序号。

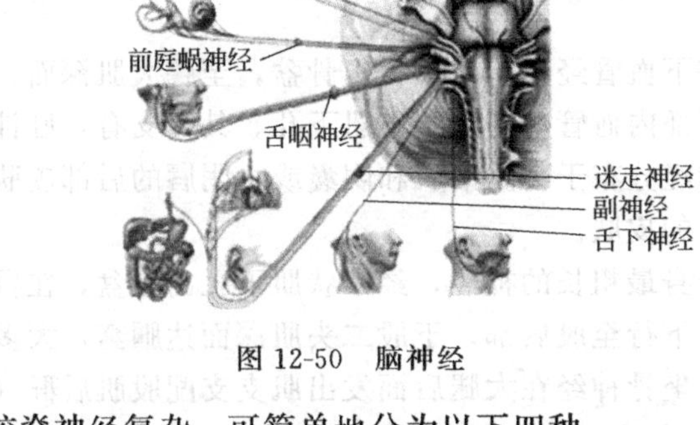

图 12-50　脑神经

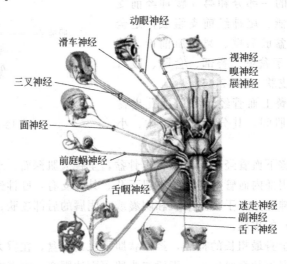

脑神经的纤维成分较脊神经复杂，可简单地分为以下四种。

a. 躯体感觉纤维　分布于皮肤、肌、肌腱和大部分口、鼻腔黏膜及前庭蜗器、视器。

表 12-3 各脑神经纤维性质、连脑的部位和功能

脑神经名称	连脑部位	纤维成分	功能(作用)
Ⅰ嗅神经	端脑嗅球	内脏感觉	传导嗅觉冲动至脑
Ⅱ视神经	间脑外膝体	躯体感觉	传导视觉冲动至脑
Ⅲ动眼神经	中脑脚间窝	躯体运动 内脏运动	支配眼外上睑提肌;上、下、外直肌和下斜肌 支配睫状肌和瞳孔括约肌
Ⅳ滑车神经	中脑下丘下	躯体运动	支配眼外上斜肌
Ⅴ三叉神经	脑桥	躯体感觉 躯体运动	眼支传导泪腺、眼球、结膜、鼻背和睑裂以上额部皮肤一般感觉冲动至脑 上颌支传导上颌窦、鼻腔和口腔顶黏膜、上颌牙和牙龈、颞部、颧部、睑裂与口裂间皮肤一般感觉冲动至脑 下颌支传导下颌牙、牙龈、口腔底、舌前 2/3 黏膜、口裂至下颌骨下缘皮肤一般感觉至脑 支配咀嚼肌
Ⅵ展神经	脑桥延髓沟	躯体运动	支配眼外外直肌
Ⅶ面神经	脑桥延髓沟	躯体运动 内脏感觉 内脏运动	支配面肌 传导舌前 2/3 味觉冲动至脑 控制泪腺的分泌;控制下颌下腺和舌下腺的分泌
Ⅷ前庭蜗神经	脑桥延髓沟	躯体感觉	传导壶腹嵴、囊斑的平衡觉冲动至脑 传导螺旋器的听觉冲动至脑
Ⅸ舌咽神经	延髓橄榄外	躯体感觉 躯体运动 内脏感觉 内脏运动	传导耳后皮肤一般感觉冲动至脑 支配咽肌 传导舌后 1/3 的黏膜和咽一般感觉;颈动脉窦压力感受性和颈动脉体化学感受性冲动;舌后 1/3 味觉冲动至脑 控制腮腺的分泌
Ⅹ迷走神经	延髓橄榄外	躯体感觉 躯体运动 内脏感觉 内脏运动	传导外耳道皮肤的一般感觉冲动至脑 支配喉肌 传导胸腹腔脏器(心、喉、气管、肺、食管至横结肠左曲、胰、脾等)的一般感觉冲动至脑 支配胸腹腔脏器(心、喉、气管、肺、食管至横结肠左曲、胰、脾等)的活动
Ⅺ副神经	延髓橄榄外	躯体运动	支配胸锁乳突肌和斜方肌
Ⅻ舌下神经	延髓橄榄内	躯体运动	支配舌肌

b. 内脏感觉纤维　分布于头、颈、胸、腹腔脏器和味蕾、嗅器。

c. 躯体运动纤维　支配眼外肌、舌肌、面肌、咀嚼肌和咽喉肌等。

d. 内脏运动纤维　支配平滑肌和心肌的收缩、腺体的分泌等。

(1) 嗅神经　起于鼻腔内上鼻甲及其相对的鼻中隔黏膜中的嗅细胞。嗅细胞中枢突聚集成 20 多条嗅丛，穿筛孔入颅腔，止于端脑嗅球，传导嗅觉冲动。

(2) 视神经　由视网膜的节细胞轴突汇集于视神经盘后，穿巩膜而形成，由视神经管入颅中窝，经视交叉、视束连于间脑外侧膝状体，传导视觉冲动。

(3) 动眼神经　含躯体运动纤维和内脏运动纤维（图 12-51）。动眼神经发自中脑脚间窝，前行入海绵窦外侧壁上部，经眶上裂入眶。躯体运动纤维支配上睑提肌、上直肌、下直肌、内直肌、下斜肌；内脏运动纤维（副交感神经纤维）进入睫状神经节换元后，入眼球支配瞳孔括约肌和睫状肌。一侧动眼神经损伤，可出现除外直肌、上斜肌以外全部眼球外肌瘫痪症状，眼睑下垂，眼球不能转向内、上和下方，瞳孔朝向外下方，瞳孔对光反射和调节反射消失。

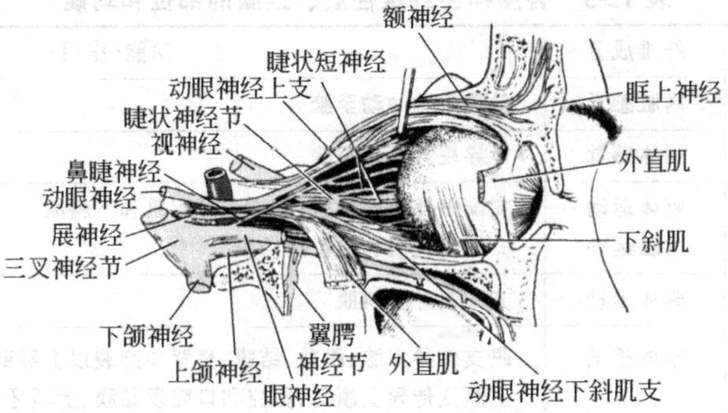

图 12-51 动眼神经

(4) 滑车神经 由中脑背面下丘下方出脑，绕大脑脚前行穿海绵窦外侧壁，经眶上裂入眶，越过上睑提肌向前内行，支配上斜肌（图 12-52）。

(5) 三叉神经 在脑桥腹侧面出、入脑。感觉根在离脑桥不远处扩展为三叉神经节，节内神经元的中枢突入脑桥，周围突在节的前方形成眼神经、上颌神经和下颌神经三支(图 12-53)。

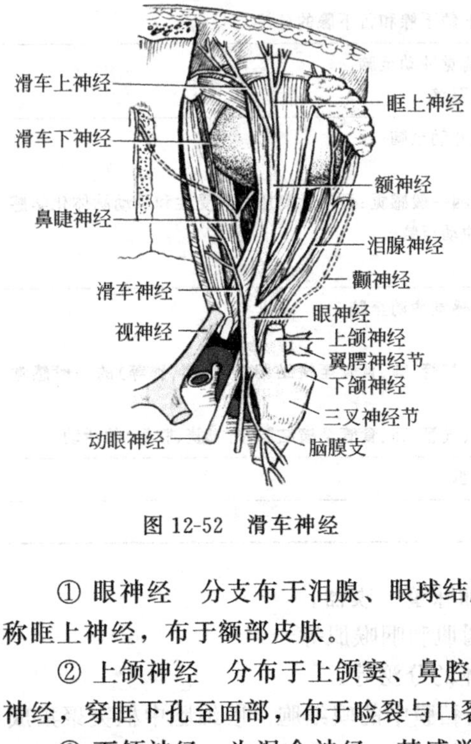

图 12-52 滑车神经

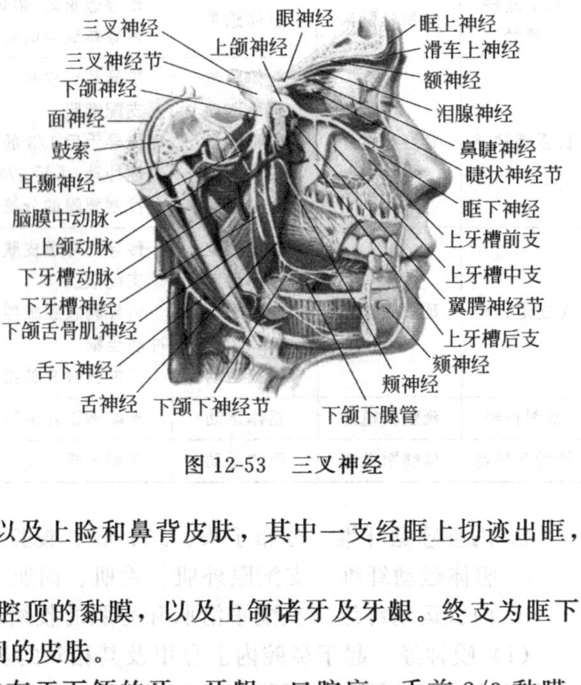

图 12-53 三叉神经

① 眼神经 分支布于泪腺、眼球结膜，以及上睑和鼻背皮肤，其中一支经眶上切迹出眶，称眶上神经，布于额部皮肤。

② 上颌神经 分布于上颌窦、鼻腔和口腔顶的黏膜，以及上颌诸牙及牙龈。终支为眶下神经，穿眶下孔至面部，布于睑裂与口裂之间的皮肤。

③ 下颌神经 为混合神经。其感觉纤维布于下颌的牙、牙龈、口腔底、舌前 2/3 黏膜。其中一支称下牙槽神经，进下颌孔入下颌管，分支布于下颌牙及牙龈，它的终支之一自颏孔穿出，称颏神经，分布于颏部、下唇皮肤及黏膜。运动纤维支配咀嚼肌。

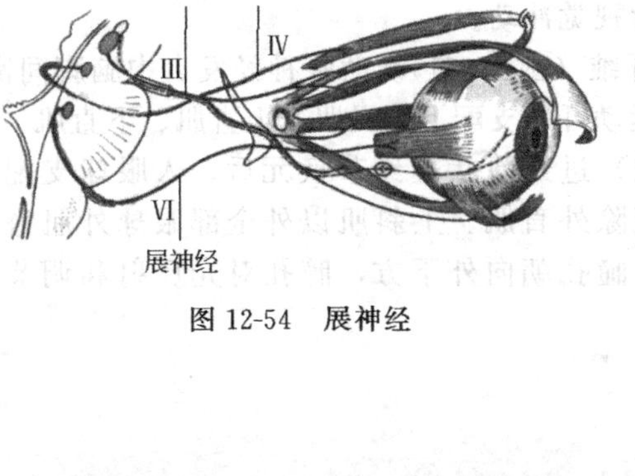

图 12-54 展神经

(6) 展神经 由延髓脑桥沟中部出脑，支配外直肌。展神经损伤可引起外直肌麻痹，造成患侧内斜视（图 12-54）。

(7) 面神经 在展神经外侧出、入脑，经内耳门进入面神经管（图 12-55）。在管内，分出鼓索支，其中内脏感觉纤维布于舌前 2/3 味蕾，传导味觉冲动，内脏运动纤维入下颌下神经节换元后，支配下颌下腺和舌下腺的分泌；发出岩大神经（内脏运动纤维）入翼腭神经节换元后，支配泪腺的分泌。只有躯体运动纤维出面神经管，经茎乳孔出颅，向前穿过腮腺实质，于腮腺前缘呈放射状发出 5 支，支配面肌。面神经管外损伤时，伤侧额纹变浅或消失，不能闭眼，鼻唇沟变平坦；发笑时，口角偏向健侧，不能鼓腮；说话时，唾液常从口角流出；因眼轮匝肌瘫痪，故角膜反射消失。而管内损伤，除上述表现外，还伴有听觉过敏、舌前 2/3 味觉丧失和泌涎障碍等。

(8) 前庭蜗神经　由前庭神经和蜗神经组成。

前庭神经起自内耳道底的前庭神经节，节内双极神经元的周围突分布于球囊斑、椭圆囊斑、壶腹嵴，中枢突经内耳道、内耳门，于延髓脑桥沟外侧入脑，传导位置（平衡）觉冲动。

蜗神经起自内耳蜗轴内的螺旋神经节，节内双极神经元周围突分布于螺旋器上的毛细胞底部，中枢突伴前庭神经入脑，传导听觉冲动。

(9) 舌咽神经　以神经根丝连于延髓上部，经颈静脉孔出颅。其中，内脏感觉纤维组成包括：①舌支，布于舌后 1/3 的黏膜和味蕾，传导一般感觉和味觉冲动；②咽支，布于咽；③颈动脉窦支，布于颈动脉窦和颈动脉小球，传导压力和化学感受器发出的神经冲动，反射性调节血压和呼吸；④与内脏运动纤维组成鼓室神经，穿入鼓室，布于鼓室、乳突小房和咽鼓管的黏膜，所含的内脏运动纤维入耳神经节后，支配腮腺的分泌；躯体运动纤维组成茎突咽肌支，支配该肌（图 12-56）；躯体感觉纤维布于耳后皮肤。

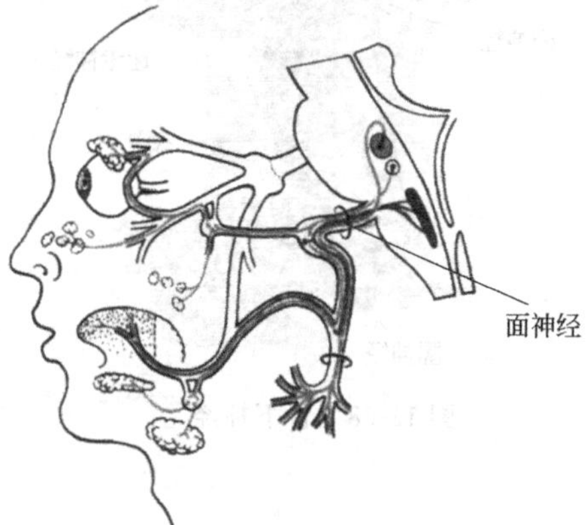

图 12-55　面神经

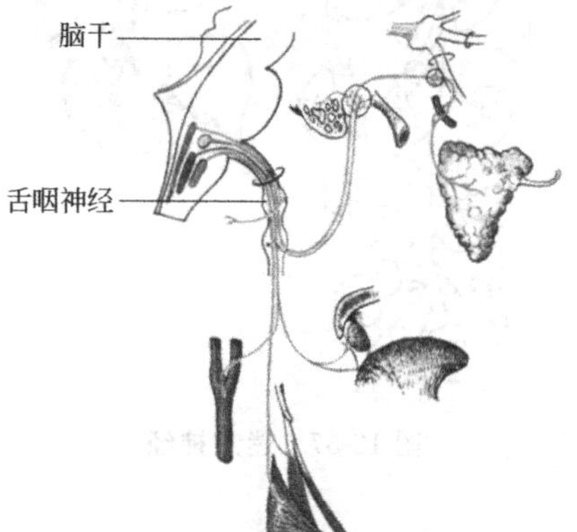

图 12-56　舌咽神经

(10) 迷走神经　是行程最长、分布范围最广的脑神经（图 12-57）。它以根丝连于延髓舌咽神经根的下方，亦自颈静脉孔出颅，在颈动脉鞘内，于颈内或颈总动脉和颈内静脉后方下行达颈根部，经胸廓上口入胸腔。在胸部，左迷走神经在左颈总动脉和左锁骨下动脉之间越过主动脉的前方；右迷走神经先经过右锁骨下动脉前方，然后同左迷走神经均经肺根后方达食管，左侧形成食管前丛，延为迷走前干；右侧形成食管后丛，延为迷走后干。两干穿食管裂孔入腹腔，分支布于肝、胆囊、脾、胰、肾、胃、结肠左曲以上肠管。其主要分支有以下三种。

① 喉上神经　在颈内动脉内侧下降，分内、外两支。外支支配喉外肌（环甲肌）；内支穿甲状舌骨膜入喉，布于舌根、会厌和声门裂以上的喉黏膜。

② 颈心支　沿颈总动脉入胸腔，与交感神经的分支交织成心丛，再分支布于心肌。

③ 喉返神经　右喉返神经在颈根部发自主干，勾绕右锁骨下动脉；左喉返神经在上纵隔发自主干，勾绕主动脉弓，二者返回颈部，沿食管与气管之间的沟上行，在环甲关节后方入

喉，改称喉下神经，发数支布于喉。其中，躯体运动纤维支配除环甲肌以外的全部喉肌；内脏感觉纤维布于声门裂以下的喉黏膜。

其余支气管支、食管支、胃前支、胃后支、肺支、腹腔支中内脏运动纤维在相应器官壁内换神经元后，支配相应器官的活动，内脏感觉纤维传导相应器官的感觉冲动，躯体感觉纤维布于脑膜、耳郭和外耳道皮肤。

(11) 副神经　在迷走神经根下方连于延髓，经颈静脉孔出颅后，支配胸锁乳突肌和斜方肌。

(12) 舌下神经　自延髓前外侧沟出脑，穿舌下神经管达舌骨上方，支配舌内肌和舌外肌(图 12-58)。一侧舌下神经完全损伤，同侧舌肌瘫痪，伸舌时，因患侧颏舌肌瘫痪，健侧颏舌肌的伸舌力量大于患侧，故舌尖偏向患侧。

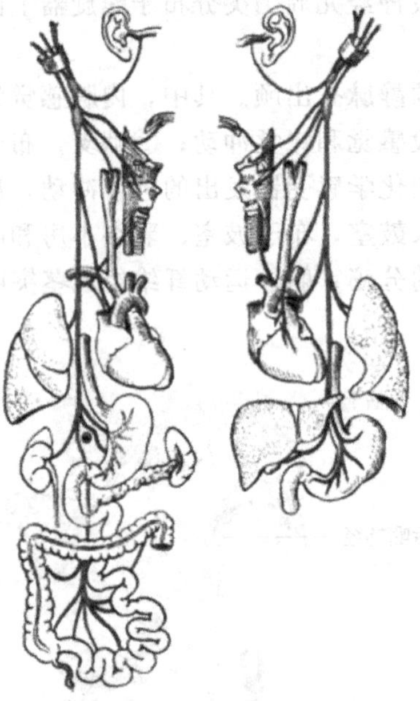

图 12-57　迷走神经

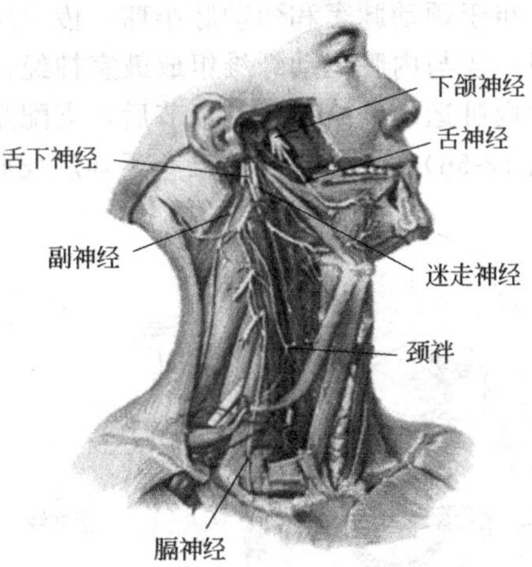

图 12-58　舌下神经

第四节　反射中枢及其生理

一、反射中枢的概念

在脑和脊髓内，为完成某种反射活动所必需的神经元群及其突触联系，称反射中枢。它是反射弧的核心部分，也是反射活动的重要环节，能对体内、外刺激进行分析和综合，在此基础上调节人体的功能活动。一种反射活动的中枢，往往存在于中枢神经系统的许多部位，其中起主导作用的一个中枢，称基本中枢，而其他高位中枢通过控制和调节基本中枢的功能，使反射活动更趋完善。

二、中枢神经元的联系方式

在中枢神经系统内存在着数以亿计的神经元，其中传出神经元的数量约为数十万个，大量的是中间神经元，仅大脑皮质即约有 140 余亿个，如此众多的神经元同中枢外的传入神经元和传出神经元之间如何联系呢？总起来看，有下列几种方式（图 12-59）。

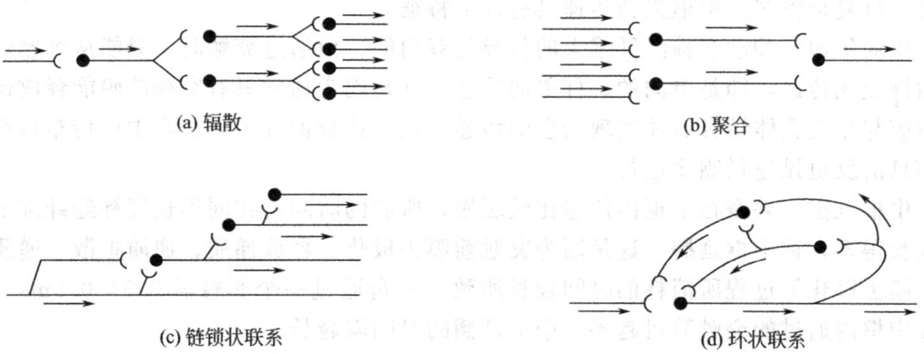
(a) 辐散 (b) 聚合 (c) 链锁状联系 (d) 环状联系

图 12-59 神经元联系方式

(1) 辐散 一个神经元通过轴突分支与许多神经元构成突触联系的方式（一传多），称辐散。它可以把一个神经元的兴奋同时传给许多其他神经元，使它们同时兴奋或抑制。其生理意义在于实现信息的扩散。

(2) 聚合 许多神经元通过轴突末梢共同与一个神经元构成突触联系的方式（多传一），称聚合。由于许多神经元的末梢汇聚在一个神经元上，有的施以兴奋性影响，有的施以抑制性影响，从而使兴奋和抑制活动在此神经元上发生总和。这是“总和”的结构基础。其生理意义在于使中枢神经系统得以实现其整合功能。

(3) 链锁状与环状联系 在此联系中，辐散和聚合都同时存在。兴奋通过神经元的链锁状联系，可以在空间上加强或扩大其作用范围。兴奋通过神经元的环状联系，则由于这些神经元的性质不同，可能表现出不同的生理效应。它们是反馈与后发放的结构基础。

三、中枢突触传递

1. 中枢突触的传递过程

(1) 兴奋性突触的传递过程与原理 当突触前神经元兴奋时，冲动沿轴突传导至轴突末梢，突触前膜去极化，对 Ca^{2+} 通透性增大，细胞外液中 Ca^{2+} 进入突触前膜，促使突触囊泡向前膜移行并与之融合、破裂，释放出兴奋性递质，递质经突触间隙扩散至突触后膜，与后膜上相应受体相结合，提高突触后膜对某些离子，尤其是 Na^+ 的通透性，Na^+ 流入突触后膜，使突触后膜发生局部去极化，即产生兴奋性突触后电位（excitatory postsynaptic potential，EPSP）。EPSP 是局部电位，当 EPSP 总和达到阈电位水平时，引起动作电位即突触后神经元兴奋。

(2) 抑制性突触的传递过程与原理 冲动传至轴突末梢后，引起与兴奋性突触的相同效应，只是突触囊泡释放的是抑制性递质。此递质与突触后膜的相应受体结合后，提高膜对 K^+、Cl^-，尤其是 Cl^- 的通透性，Cl^- 流入突触后膜，使后膜超极化，形成抑制性突触后电位（inhibitory postsynaptic potential，IPSP），使突触后神经元呈现抑制效应。

在中枢神经系统内，一个神经元有许多神经元的轴突末梢与它构成突触联系（聚合），有的是兴奋性突触，有的是抑制性突触，它们兴奋时，突触后膜产生 EPSP 和 IPSP。突触后膜是发生兴奋还是抑制，则需看 EPSP、IPSP 哪一方占优势，即看代数和。若 EPSP 占优势，则突触后神经元兴奋；若 IPSP 占优势，则突触后神经元抑制。

2. 中枢兴奋传递的特征

中枢信息传递要经过一个或多个突触，而突触传递与神经冲动在神经纤维上的传导有许多不同之处，且复杂得多。中枢兴奋传递具有以下特征。

（1）单向传递　冲动在神经纤维上的传导是双向的，但通过突触时，只能从突触前神经元向突触后神经元传递，即是单向的，称单向传递。这是因为通常只有突触前膜能释放递质，经扩散至后膜与相应受体结合后才实现信息的传递。这一特征保证了兴奋在中枢传布具有一定方向，使信息沿反射弧途径顺序进行。

（2）中枢延搁　兴奋在中枢内传递比较缓慢，所需的时间比在同等长度神经纤维上传导所需的时间长得多，称中枢延搁。这是因为突触前膜去极化、释放递质、递质扩散、递质与受体结合、后膜去极化等过程所消耗的时间较长所致。兴奋通过一个实触需 0.5～0.9ms。某一反射活动在中枢内通过的突触数目越多，中枢延搁的时间就越长。

实现某一反射所需的时间称反射时，它减去兴奋在神经纤维上传导的时间就是中枢延搁的时间。因此，通过测定反射时可推测反射的繁简。

（3）总和　在反射活动中，单根传入纤维传入的单一神经冲动到达中枢，一般不能引起反射活动。但通过多根纤维同时把多个冲动传入同一神经元或一根神经纤维连续传入多个冲动，就能够引起反射活动，这种现象称总和。前者称空间性总和，后者称时间性总和。

（4）后发放　中枢兴奋都由刺激引起，但当刺激的作用停止后，传出神经仍可在一定时间内发放冲动，使反射活动持续一段时间，这种现象称后发放。在一定限度内，刺激越强、或刺激作用时间越久，则后发放就持续得越久。

（5）对内环境变化的敏感性和易疲劳性　突触部位对内环境的变化及某些药物十分敏感，如 pH 值改变、血液中氧分压降低、二氧化碳分压升高、麻醉药物等均可影响突触的传递。

当同一中枢连续发生多次兴奋传递后，其兴奋性则将逐渐降低，发生疲劳现象。这种疲劳是中枢突触传递受到阻碍的结果，原因可能与突触前末梢递质的耗竭有关，这对防止神经元过度兴奋有重要意义。

四、中枢抑制过程

中枢抑制过程是兴奋过程的对立，但都是一种主动的神经过程。

1. 中枢抑制过程的特征

中枢抑制过程的发生需要外来刺激的作用，产生抑制过程的刺激增强时，抑制也会加强；抑制也能总和，两个产生抑制的刺激同时作用时，抑制就加强；抑制也有后作用，在产生抑制的刺激停止后，抑制还能持续一定时间。

2. 中枢抑制过程的类型

（1）突触后抑制　是发生在突触后膜上的一种超极化抑制，是由抑制性中间神经元活动引起的。兴奋传入中枢后，引起抑制性中间神经元兴奋，释放抑制性递质，使突触后膜产生抑制性突触后电位 IPSP，导致突触后膜超极化，使突触后神经元呈现抑制效应。

① 传入侧枝性抑制　冲动沿一根感觉纤维传入脊髓后，除直接兴奋某一中枢的神经元外，还发出侧枝兴奋另一抑制性中间神经元，通过抑制性中间神经元的活动，转而抑制相拮抗中枢的神经元，称传入侧枝性抑制（图 12-60）。如缩手反射，手碰到烫物、火或尖刺物，冲动传入脊髓，除兴奋屈肌中枢神经元，引起屈肌兴奋收缩外，同时经侧枝兴奋抑制性中间神经元，通过突触后抑制作用，抑制伸肌中枢神经元，使伸肌抑制而舒张，从而使缩手（屈肌）反射协调、顺利地完成。又如膝跳（伸肌）反射活动，在兴奋伸肌中枢的同时，通过侧枝兴奋抑制性中间神经元的作用，抑制屈肌中枢，从而完成膝跳（伸肌）反射。这种现象称交互抑制，这种

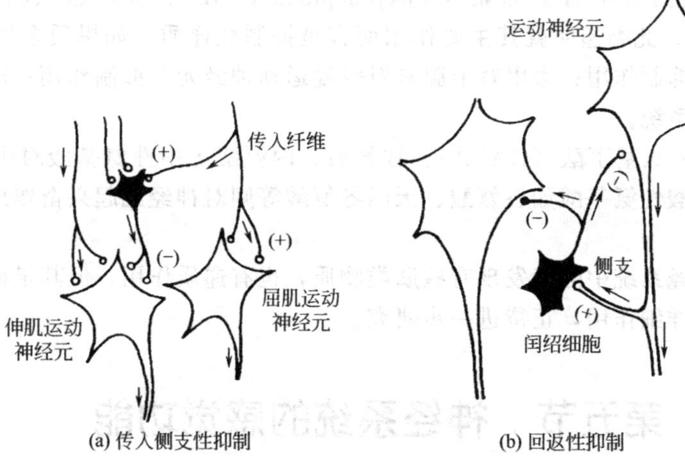

图 12-60　突触后抑制

神经支配称交互神经支配，其意义在于保证反射活动的协调性。

② 回返性抑制　冲动沿一根运动纤维传出后，此纤维发出侧枝返回原来的中枢，兴奋一个抑制性中间神经元，通过抑制性中间神经元的活动，转而抑制同一传出神经元的活动，称回返性抑制（图 12-60）。

(2) 突触前抑制　是发生在突触前膜上的一种去极化抑制（图 12-61）。当兴奋性神经元的轴突 2 末梢由于另一个神经元轴突 1 末梢的兴奋性影响，释放的兴奋性递质量减少（神经末梢释放递质量的多少与动作电位的幅度有关），造成突触后神经元 3 的突触后膜不易甚至不能发生兴奋，即达不到阈电位，因此不能产生神经冲动，故而出现抑制性效应。

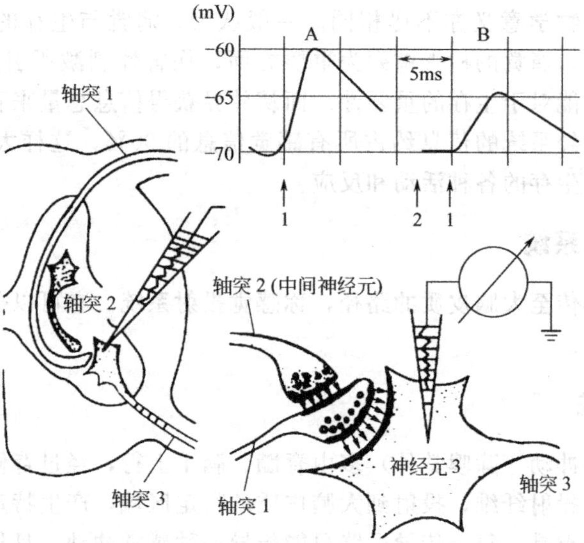

图 12-61　突触前抑制

五、中枢神经系统内神经递质

中枢神经系统内突触传递的神经递质种类较多，主要可分为三类：

(1) 乙酰胆碱（acetyl-choline，ACh）　属兴奋性递质。脊髓灰质前角运动神经元、丘脑腹后核等中继核和脑干网状结构的上行激动系统等突触传递的神经递质，主要是乙酰胆碱。

(2) 单胺类　包括去甲肾上腺素（norepinephrine，NE）、多巴胺（dopamine，DA）、5-羟色胺（5-HT）等。此类递质就其主要作用而言是抑制性递质。如黑质多巴胺对基底核和大脑皮质的神经元有抑制作用；去甲肾上腺素对脊髓运动神经元有抑制作用；5-羟色胺则抑制网状结构的上行激动系统。

(3) 氨基酸类　γ-氨基丁酸（GABA）、甘氨酸、丙氨酸等中性氨基酸对中枢神经系统的神经元起抑制作用；酸性氨基酸如谷氨酸、天门冬氨酸等则对神经元起兴奋作用。传入神经元末梢多释放谷氨酸。

近年来在中枢神经系统中陆续发现有些肽类物质，也有递质作用，但其量微少，与受体亲和力低，这些物质的详细作用，正待进一步研究。

第五节　神经系统的感觉功能

一、感觉及其生物学意义

中枢神经系统在进行反射活动时，首先通过各种感受器接受内、外环境的刺激，然后发放神经冲动由感觉神经传入中枢，除直接产生各种反射效应外，有的冲动还上达大脑皮质，通过大脑的分析与综合，产生相应的意识感觉。所以，感觉是客观世界在人脑中的主观映像，是认识客观世界的开端。进入到意识领域内的感觉有主观色彩。

人体的感觉功能有重要的生物学意义。因为人体的活动大多数是对内、外环境变化产生的刺激作用作出的规律性反应，丧失感觉功能就不可能对内、外环境变化作出反射性的反应，从而无法适应环境，并难以生存。感觉功能与运动功能间的紧密联系保证了人体的正常生命活动及适应功能。

每种感觉功能的生物学意义亦不尽相同。一般认为，痛觉与生存的切身利害关系最为密切。在许多临床检查中，痛觉的检查被列为重要方面，伤害性刺激所引起的人体的强烈反应，明显地说明这一感觉功能对于生存的重要性。而从外界获得信息总量来看，视觉却占第一，据统计，视觉输入中枢神经系统的信息约占所有感觉信息的90%，这样大量的信息保证了人体能作出正常的和有利于生存的各种活动和反应。

二、感觉的投射系统

感觉冲动由感受器传至大脑皮质的路径，称感觉投射系统。它可以分为特异性投射系统和非特异性投射系统两类。

1. 特异性投射系统

人体各种感觉传入冲动（除嗅觉外）多由脊髓、脑干上行，经过背侧丘脑或后丘脑特异性中继核后，发出特异性投射纤维，投射到大脑皮质的特定区域，产生特定的清晰的感觉，即称特异性投射系统。其特点是：每一传导通路只能传导一种感觉冲动，且外周感受区域与大脑皮质之间有点对点的定位关系。其共性有：①通常由三级神经元构成通路；②第二级神经元发出的纤维要交叉到对侧；③绝大多数（嗅觉除外）均在丘脑或后丘脑换最后一次神经元；④在上行过程中均通过内囊；⑤终止于大脑皮质特定区域，产生特定的感觉。主要的感觉传导通路有：

(1) 躯干和四肢的本体觉及精细触觉传导通路　本体觉又称深感觉，即肌、腱、关节的感觉（位置觉、运动觉、振动觉）；精细触觉即辨别两点距离和物体纹理的感觉。这一通路的第一级神经元是脊神经节的假单极神经元。它的周围突布于肌、腱、关节及皮肤精细触觉感受器，中枢突进入脊髓同侧的后索，组成薄束和楔束。两束上行至延髓分别终于薄束核和楔束核（图 12-62）。两核内神经元即第二级神经元，发出的纤维向前绕至中央管腹侧，左、右交叉，形成内侧丘系交叉，交叉后的纤维在中线的两侧折而上升，组成内侧丘系。继而向上经脑桥、中脑至背侧丘脑腹后核更换神经元，即第三级神经元。由此发出的纤维即丘脑中央辐射，经内囊后肢投射到大脑皮质中央后回的上 2/3 和中央旁小叶后部。

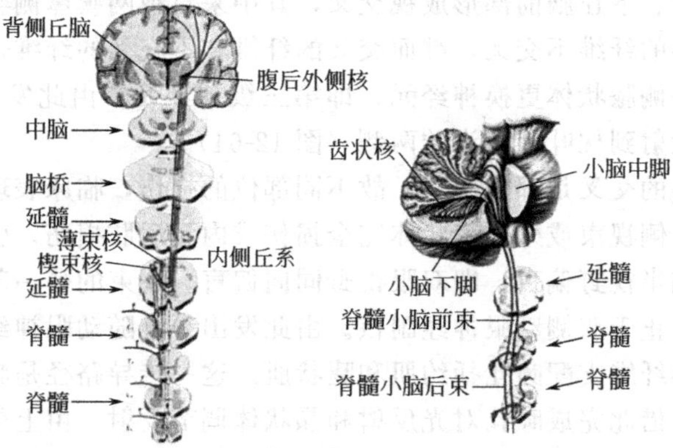

(a) 意识性本体感觉传导路　(b) 非意识性本体感觉传导路

图 12-62　躯干和四肢的本体觉及精细触觉传导通路

头面部的本体觉冲动一般认为通过三叉神经传入，经三叉神经中脑核中继后传入背侧丘脑并上达大脑皮质，但途径尚不够明确。

（2）躯干和四肢的痛、温度、触（粗）觉传导通路　痛、温度和触觉又称浅感觉。这一通路的第一级神经元也是脊神经节的假单极神经元，它的周围突布于躯干和四肢皮肤的痛、温度及触觉感受器；中枢突经后根入脊髓，于同侧上行 1～2 个脊髓节段后，止于脊髓后角（图 12-63）。后角神经元即第二级神经元，发出的纤维经白质前连合交叉至对侧外侧索的前部和前索折而上升，形成脊髓丘脑束，经脑干终止于背侧丘脑腹后核更换神经元，即第三级神经元，由此发出的纤维亦加入丘脑中央辐射，经内囊后肢投射到中央后回的上 2/3 和中央旁小叶的后部。

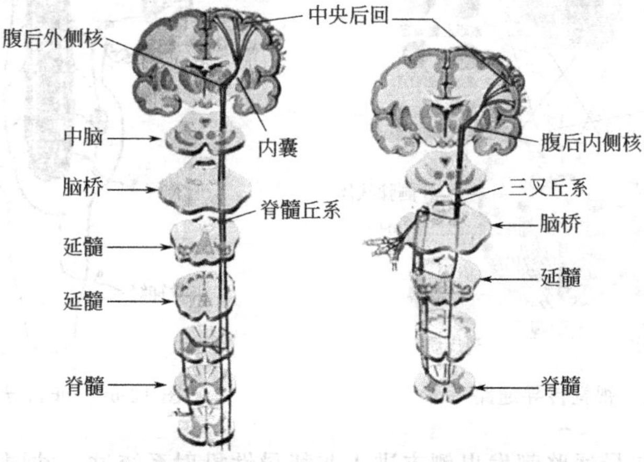

(a) 脊髓丘系　(b) 三叉丘系

图 12-63　躯干和四肢以及头面部的痛觉、温度、触（粗）觉传导通路

（3）头面部的痛、温度、触（粗）觉传导通路　第一级神经元是三叉神经节内的假单极神

经元，其周围突分别组成三分支，布于头面部的痛、温度和触觉感受器，中枢突入脑，止于三叉神经感觉核群。核群内的神经元即第二级神经元，发出的纤维交叉至对侧折而上升，组成三叉丘系，伴内侧丘系上行终止于背侧丘脑腹后核换最后的神经元，即第三级神经元。由此发出的纤维参与组成丘脑中央辐射，经内囊后肢投射到中央后回下 1/3（图 12-63）。

（4）视觉传导通路　视网膜的感光细胞（视锥细胞和视杆细胞）受到光刺激而产生电变化，经双极细胞即第一级神经元传给节细胞。节细胞即第二级神经元，其轴突汇集成视神经。两侧视神经在蝶鞍上方、下丘脑前部形成视交叉，其中来自视网膜鼻侧半的纤维左、右相互交叉，来自视网膜颞侧半的纤维不交叉，继而交叉的纤维和不交叉的纤维合成视束，视束的大部分纤维止于后丘脑的外侧膝状体更换神经元，即第三级神经元。由此发出的纤维组成视辐射，经内囊后肢的后部，投射到枕叶距状沟的两侧（图 12-64）。

由于视觉传导通路的交叉是部分交叉，故不同部位的损伤，临床表现不同。若一侧视神经损伤，伤侧眼全盲。一侧视束或外侧膝状体完全损伤或内囊后肢损伤，引起同侧眼的鼻侧半视野偏盲，对侧眼的颞侧半视野偏盲，即双眼视野同向偏盲。视束的另一部分纤维止于上丘的上方。后者发出的纤维终止于双侧动眼神经副核。由此发出纤维随动眼神经入眶，止于睫状神经节。睫状神经节发出的纤维支配瞳孔括约肌和睫状肌。这一传导路径是瞳孔对光反射和晶状体调节反射的结构基础。借此完成瞳孔对光反射和晶状体调节反射。由上可知，特异性投射系统的功能是产生特定的感觉，激发大脑皮质发放神经冲动。

2. 非特异性投射系统

特异性投射系统中的各种感觉传导通路的第二级神经元，在途经脑干时（不经脑干的嗅觉除外）发出侧支与脑干网状结构的神经元构成短轴突、多突触的联系，经多次换元后上行至背侧丘脑换神经元，继而发出纤维弥散地投射到大脑皮质广泛区域，称非特异性投射系统（图 12-65）。

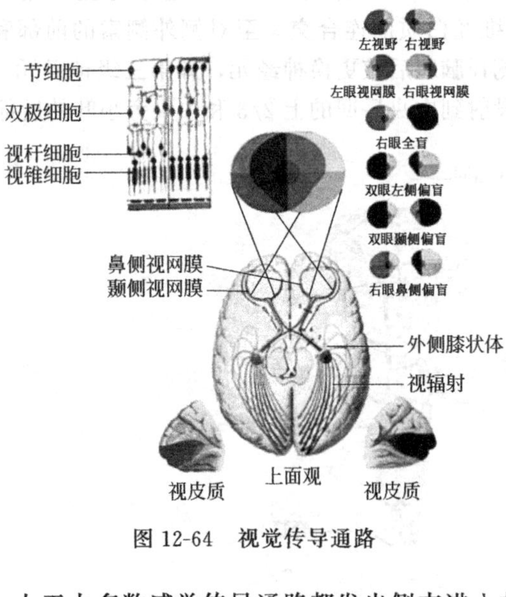

图 12-64　视觉传导通路

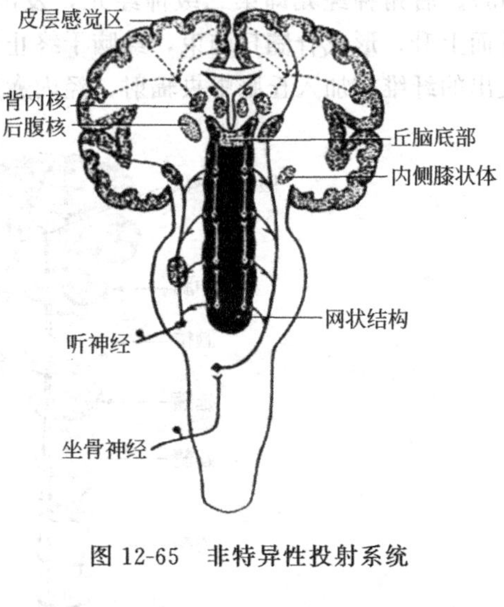

图 12-65　非特异性投射系统

由于大多数感觉传导通路都发出侧支进入非特异性投射系统这一共同通道，并经过反复换元传递，失去了传导的专一性和定位性，而且投射到大脑皮质的广泛区域，故外周感受区域与大脑皮质之间不具有点对点的关系，不再产生特定的感觉。其功能是维持和改变大脑皮质的兴奋性，使大脑保持觉醒状态，故这一系统又称上行激动系统，其作用又称上行激动作用。动物实验及临床发现，损伤或阻断此系统，机体将处于昏睡状态。由于此系统多突触接替，所以易受药物影响而发生传导阻滞，如巴比妥类药物的催眠作用；乙醚的麻醉作用可能与阻断此系统上行激动作用有关，从而使大脑皮质进入抑制状态而起催眠作用。

三、背侧丘脑和大脑皮质的感觉功能

1. 背侧丘脑和后丘脑

对于大脑皮质不发达的动物，背侧丘脑和后丘脑是感觉的最高级中枢；对于大脑皮质发达的人类，是感觉传导的重要中继核，接受除嗅觉外的各种感觉纤维的投射；并对传入信息进行粗糙的分析、综合。视觉、听觉和躯体感觉在丘脑各个相应特异性中继核团的投射都有一定的方式和规律。通过丘脑-大脑皮质-丘脑的往返性交互联系，大脑皮质可在丘脑水平控制和调节上行信息。我国著名神经生理学家张香桐教授在20世纪50年代曾利用视觉皮质的诱发电位，分析了大脑皮质与丘脑间的功能联系。刺激皮质听区广泛区域，可抑制内侧膝状体听觉神经元对于声音刺激的反应以及自发脑电活动，这种影响对于删选外周信息，避免过量冲动投射至大脑皮质具有重要意义。背侧丘脑尚与痛觉形成有关，可能是痛觉中枢。

2. 大脑皮质

大脑皮质是各种感觉的最高级中枢。特异性和非特异性投射系统传入的冲动，经大脑皮质进行最后的分析和综合而产生知觉与意识。大脑皮质的不同部位其感觉功能不同（详见大脑皮质及其功能定位）。

四、痛觉与内脏感觉

1. 痛觉

痛觉是机体受到伤害性刺激时所引起的一种复杂的、常伴有不愉快情绪活动和防卫的反应，具有保护意义。剧烈的疼痛刺激，可引起中枢神经的调节功能障碍，严重者可致血压下降、心活动减弱等现象，临床称为“疼痛性休克”。疼痛总伴有焦虑、烦躁、恐惧等反应，故疼痛既是一种生理反应，又是一种心理反应。此外，疼痛的主观体验及所伴随的各种反应，常因机体所处的环境、功能状态和心理状态不同而有相当差异。例如在剧烈战斗中负伤往往不觉明显疼痛；而战斗结束后，则痛感明显，就是很典型的例子。

疼痛往往是一些疾病的症状，所以在临床工作中，对患者出现的疼痛，既要根据疼痛部位、性质、伴随的症状等，进行全面分析，以免延误治疗，同时也要做好心理护理，以助治疗。

2. 内脏感觉

内脏感觉神经元的胞体位于脊神经或脑神经的感觉性神经节内。它们的周围突随交感神经和副交感神经走行，布于内脏及心、血管、腺体的感受器，中枢突随脊神经和脑神经入中枢，部分参与完成内脏反射，如排尿、排便反射等，另一部分经脑干传至大脑皮质，产生内脏感觉。

内脏感觉与躯体感觉不同：①内脏器官的活动一般不引起感觉，强烈活动时，方能引起感觉，如内脏剧烈收缩可引起剧痛，胃的饥饿性收缩可引起饥饿感；②对冷热、膨胀和牵拉刺激敏感，对切割刺激不敏感；③内脏感觉冲动的传入途径比较弥散，因此定位模糊。在临床护理工作中，只有掌握这些内脏感觉的特点，才能有效地观察病情变化和进行心理护理。

3. 牵涉痛

当某些脏器发生病变时，在体表的一定区域产生感觉过敏或疼痛的感觉，这种现象称牵涉痛。例如，心绞痛时常在胸前区及左臂内侧皮肤感觉到疼痛；肝胆疾患时，右肩感到疼痛等。这种现象产生的原因，目前并不完全清楚，一般认为传导患病脏器疼痛冲动的内脏感觉神经和被牵涉区皮肤的感觉神经，进入同一脊髓节段。因此，从患病脏器传入的冲动与牵涉区皮肤的感觉冲动沿同一路径上达大脑皮质。由于平时痛觉起源于体表较多，因此，当来自内脏器官的痛觉上传到大脑皮质时，在主观上却感到是来自体表部位。如果患病内脏传来的冲动，仅提高相应脊髓中枢的兴奋性，以致由皮肤传入的微弱冲动能使相应脊髓中枢发生兴奋，并上传入大脑产生痛觉，这样就在被牵涉的体表部位产生了痛觉过敏。临床根据牵涉痛，可观察病情，协助诊断疾病。

第六节　神经系统对躯体运动的调节

人体各种姿势的维持和躯体的各种运动，都是在神经系统的调节和控制下，通过骨骼肌舒缩，牵动骨和关节产生运动而实现的。神经系统的不同部位在调节躯体运动过程中具有不同作用。高位中枢的活动使运动更符合人体需要。

一、脊髓对躯体运动的调节

1. 牵张反射

脊髓是躯体产生不随意运动的基本中枢，其反射的基本方式是牵张反射。

（1）牵张反射的概念　体内的骨骼肌，受到外力牵拉而伸长时，反射性地引起被牵拉的同一块肌肉收缩，称牵张反射。

（2）牵张反射的类型　牵张反射有两种类型：

① 腱反射　骨骼肌受到一次快速牵拉时，引起被牵拉肌的一次快而明显的收缩，称腱反射，如髌反射。

② 肌紧张　骨骼肌在自然重力的作用下，受到持续、缓慢牵拉时，引起该肌的紧张性收缩（即缓慢而持久的收缩），称肌紧张，临床称肌张力。

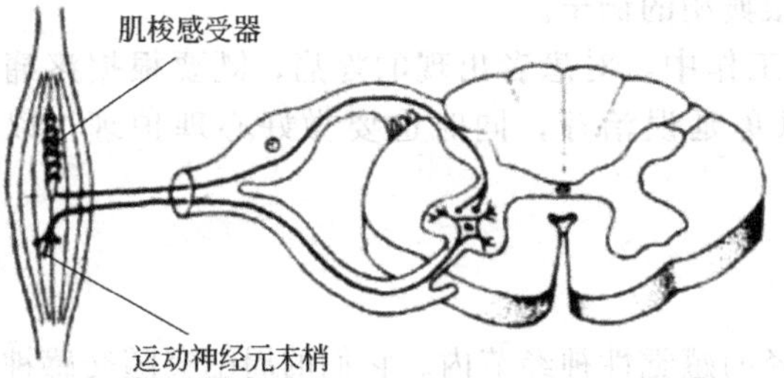

图 12-66　牵张反射

（3）牵张反射的过程　牵张反射的感受器是肌梭的螺旋状神经末梢（图 12-66）。当骨骼肌受到牵拉时，螺旋状感受器兴奋，冲动沿肌梭传入纤维进入脊髓，与支配该肌的运动神经元形成突触联系，使运动神经元兴奋，致骨骼肌收缩，实现牵张反射。此反射的特点是感受器、效应器在同一块肌中。

脊髓前角的γ运动神经元支配肌梭内肌纤维两端。高位中枢的冲动不断地传给γ运动神经元，致其经常发放少量冲动到达梭内肌，使梭内肌轻度收缩，刺激肌梭感受器，发出的冲动沿肌梭传入纤维进入脊髓，导致α运动神经元发出少量冲动，使梭外肌发生轻度收缩。这一传导环路，称γ环路活动，它对进一步调节肌紧张具有重要意义。

(4) 牵张反射的意义 肌紧张是维持躯体姿势的基本反射，肌紧张减弱或消失，意味着反射弧的传入神经、传出神经或脊髓反射中枢的损伤；肌紧张增强，提示高位中枢（对脊髓反射中枢有控制作用）损伤。腱反射的反射弧比较简单，其反射中枢只涉及几个相邻的脊髓节段，临床常用检查腱反射的方法了解神经系统的功能状态。

知识链接

脊髓灰质炎

是由灰髓炎病毒所引起的急性传染病，主要侵犯脊髓前角运动神经元，可出现肌肉弛缓性瘫痪，因多发生于小儿，故有“小儿麻痹症”之称。病毒可经血液、淋巴系统或直接进入中枢神经系统，引起脊髓前角及颅神经核的运动神经元损坏，脊髓受损以颈段及腰段为重，故发生上下肢麻痹者亦最多见。为预防此病发生，应大力推广脊髓灰质炎减毒活疫苗接种，这对于提高人群对脊髓灰质炎的免疫力有着很大作用，二个月到7岁的小儿皆应服疫苗糖丸。

2. 脊髓休克

(1) 脊髓休克的概念 脊髓突然与高位脑中枢断离或失去联系后，其反射功能暂时完全丧失，这种现象称脊髓休克。

(2) 脊髓休克的原因 脊髓休克是由于脊髓突然失去了高位脑中枢对脊髓的易化作用而造成的无反应状态。

(3) 脊髓休克的恢复 脊髓休克期（时间长短不一）过后，脊髓暂时丧失的反射活动（指脊髓本身所能完成的反射）逐渐得以恢复，而且有些反射活动较正常状态更为活跃，如腱反射；有些反射不能受意识控制，如排便、排尿反射，出现大、小便失禁。

这一方面说明脊髓可以实现简单的反射，另一方面也说明脊髓的反射活动受高位脑中枢的控制。

二、高位脑中枢对躯体运动的调节

1. 脑干网状结构对躯体运动的调节

脑干网状结构除有起上行激动作用的非特异性投射系统外，还有下行对肌紧张起加强作用的易化区和起减弱作用的抑制区。

(1) 网状结构易化区及作用 脑干中央区背外侧部的网状结构中，有加强肌紧张和肌运动的区域，称易化区。此区发出冲动，经网状脊髓束和前庭脊髓束兴奋脊髓前角运动神经元，直接或通过γ环路加强肌紧张，这一作用称下行易化作用。

(2) 网状结构抑制区及作用 延髓网状结构的腹内侧部，具有抑制肌紧张和肌运动的区域，称抑制区。此区发出冲动，经网状脊髓束抑制脊髓前角运动神经元，减弱γ环路作用而抑制肌紧张，这一作用称下行抑制作用。

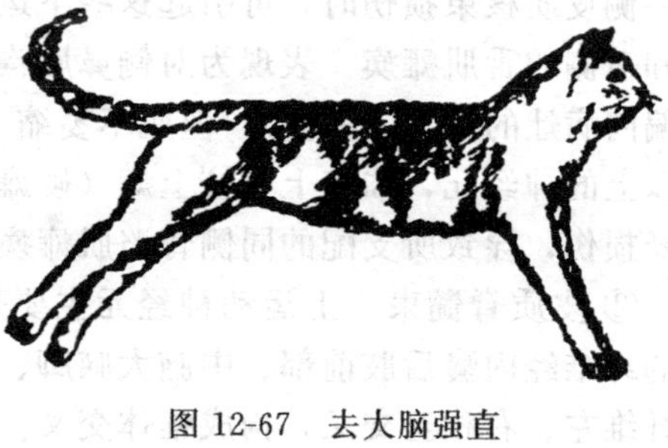
图 12-67 去大脑强直

(3) 去大脑强直 如在动物中脑的上、下丘之间切断脑干，动物出现四肢伸直、头尾昂起、脊柱挺硬等伸肌肌紧张亢进的现象，称去大脑强直（图 12-67）。人类中脑病变时，也呈类似表现。这是由于横断使脑干网状结构抑制区失去了高位中枢的始动作用，对肌紧张的抑制作用减弱，而易化区很少受影响，故肌紧张的加强作用（即易化作用）更占优势，从而致全身伸肌肌紧张亢进。

2. 小脑对躯体运动的调节

小脑是躯体运动的重要调节中枢。

（1）原小脑　主要与前庭有联系，并经前庭脊髓束作用于脊髓运动神经元，调节人体的平衡。因此原小脑损伤，患者表现为身体不能维持平衡，站立不稳，时常跌跤。

（2）旧小脑　接受脊髓小脑束的纤维，发出纤维至脑干网状结构易化区和抑制区，加强并抑制肌紧张。在人类，以加强肌紧张作用占优势。因而旧小脑损伤的患者主要表现肌紧张减弱、肌无力、步态蹒跚等症状。

（3）新小脑　它与大脑皮质之间的交互联系密切，构成一个调节运动的重要反馈环路，其途径是：大脑皮质→脑桥核→新小脑皮质→齿状核→丘脑腹外核→大脑皮质，这一环路对于控制随意运动和协调反射活动有重要意义。在随意运动中，小脑半球有可能将运动肢体瞬时可处的位置信息，与从大脑皮质发出的达到运动目标的信息加以比较，及时校正运动肢体的活动，从而减少随意运动过程中的偏移和误差。新小脑损伤的病人，随意运动出现障碍，运动过度或不足、乏力、方向偏移、失去了运动的稳定性，表现出一种所谓的共济失调震颤。

3. 大脑皮质对躯体运动的调节

大脑皮质是躯体运动的最高级中枢，通过锥体系统和锥体外系统实现其作用。

（1）锥体系统　大脑皮质控制骨骼肌随意运动的下行传导通路，称锥体系统，简称锥体系。其功能是管理骨髓肌的随意运动和调节精细动作。锥体系主要由上、下两级运动神经元组成。上运动神经元的胞体位于大脑皮质的躯体运动区内；它的轴突组成下行纤维束，因其大部分纤维通过延髓锥体，故名锥体束。在锥体束中：下行至脊髓前角的称皮质脊髓束；在脑干中陆续止于躯体运动核的称皮质核束。下运动神经元的胞体分别位于脊髓前角内和脑干躯体运动核内，前者发出的纤维组成脊神经的躯体运动纤维，后者发出的纤维组成脑神经的躯体运动纤维。

① 皮质核束　上运动神经元主要是中央前回下 1/3 的锥体细胞，其纤维经内囊膝下降至脑干，陆续止于双侧脑神经躯体运动核，但面神经核的下部（支配睑裂以下面肌的核群）和舌下神经核，只接受对侧皮质核束的纤维。脑神经运动核内的神经元，即下运动神经元，它们发出的纤维组成脑神经的躯体运动纤维，支配眼外肌、咀嚼肌、面肌、舌肌和咽喉肌等。

由于大多数脑神经运动核受双侧皮质核束的控制，所以一侧皮质核束损伤，不致引起下运动神经元所支配的骨骼肌的瘫痪；但面神经核下部和舌下神经核，因只受对侧皮质核束控制，则一侧皮质核束损伤时，可引起这些下运动神经元所支配的骨骼肌瘫痪，即对侧睑裂以下的面肌和对侧的舌肌瘫痪。表现为对侧鼻唇沟消失、口角低斜，歪向病灶侧（损伤侧），伸舌时舌尖偏向病灶的对侧（健侧），但肌不萎缩（图 12-68）。这种瘫痪，由于损伤发生在脑神经运动核以上的神经元，临床上称核上瘫（硬瘫）；相应地把脑神经运动核或其发出的纤维组成的脑神经损伤，导致所支配的同侧骨骼肌瘫痪、肌萎缩，称核下瘫（软瘫）。

② 皮质脊髓束　上运动神经元主要是中央前回上 2/3 和中央旁小叶前部的锥体细胞，发出的纤维经内囊后肢前部、中脑大脑脚、脑桥腹侧部，至延髓腹侧形成锥体，在锥体下端大部分纤维左、右相互交叉，构成锥体交叉。交叉的纤维沿脊髓外侧索下行，称皮质脊髓侧束，它

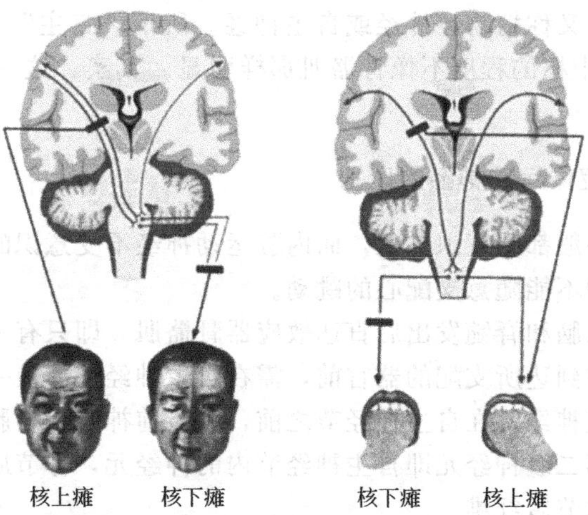

图 12-68 面瘫示意图

沿途逐节止于同侧的前角运动神经元；不交叉的纤维在脊髓同侧的前索内下行，称皮质脊髓前束，它逐节交叉至对侧，止于颈和胸段的前角运动神经元。前角运动神经元发出纤维随脊神经分布到躯干和四肢的骨骼肌。但皮质脊髓前束中有少量纤维始终不交叉，终于同侧前角运动神经元，支配躯干肌，所以躯干肌受双侧皮质脊髓束支配。

因此，一侧躯体运动区和皮质脊髓束（即上运动神经元）损伤时可引起对侧的上、下肢瘫痪（硬瘫），但躯干肌运动障碍不明显；脊髓前角运动神经元和其发出的纤维（即下运动神经元）损伤时，则可引起它们支配的同侧骨骼肌瘫痪（软瘫）。由于下运动神经元受上运动神经元的控制和调节，所以上、下运动神经元损伤后的表现不同（表 12-4）。

表 12-4 上、下运动神经元瘫痪的区别

项目	上运动神经元	下运动神经元
损伤部位	锥体细胞和锥体束	脑神经运动核和脑神经、脊髓前角运动细胞和脊神经
瘫痪特点	痉挛性(硬瘫)	弛缓性(软瘫)
肌张力	增高	降低
深反射	亢进	减弱
浅反射	消失或减弱	消失或减弱
病理反射	出现(+)	不出现(−)
肌萎缩	不出现	短期即出现

（2）锥体外系及其作用　锥体系以外的控制骨骼肌运动的下行纤维束，称锥体外系。其主要功能是协调肌群的运动，调节肌紧张，以协助锥体系完成精细的随意运动。锥体外系由多级神经元组成，包括中央前回以外的皮质（主要是额叶和顶叶）、纹状体、背侧丘脑、底丘脑、红核、黑质、脑干网状结构和小脑等结构，经广泛联系，多次换元后，终于脊髓前角内和脑神经躯体运动核内的神经元，然后经脊神经和脑神经支配相应骨骼肌而实现其功能。

第七节 神经系统对内脏活动的调节

一、自主神经及其功能

调节内脏、心血管、腺体活动的神经叫内脏神经，其中，控制心和平滑肌的收缩、腺体分

泌活动的内脏运动神经，又称植物性神经或自主神经。所谓“自主”，是指这一外周传出系统（内脏运动神经）受控于中枢的程度不像骨骼肌那样明显。其实，这一系统或多或少也受中枢神经系统控制。

1. 内脏运动神经与躯体运动神经的区别

（1）躯体运动神经一般都受意识支配，而内脏运动神经不受意识的控制。如人们可以随意支配自己的肢体活动，却不能随意支配心的跳动。

（2）躯体运动神经从脑和脊髓发出后直达效应器骨骼肌，即只有一级神经元。内脏运动神经从脑或脊髓发出后，在到达所支配的器官前，需在自主神经节内换一次神经元，即需要二级神经元才能完成。第一级神经元在自主神经节之前，称节前神经元，胞体位于脑或脊髓内，发出的纤维称节前纤维；第二级神经元即自主神经节内的神经元，称节后神经元，胞体位于自主神经节内，发出的纤维称节后纤维。

（3）躯体运动神经只有一种纤维成分，并以神经干的形式分布。内脏运动神经则有交感和副交感两种纤维成分，并且多沿血管交织成丛或攀附于脏器构成丛，由丛发出分支支配相关器官。

2. 内脏运动神经的分部

内脏运动神经根据其形态结构和生理功能分为交感神经和副交感神经（图 12-69）。两者

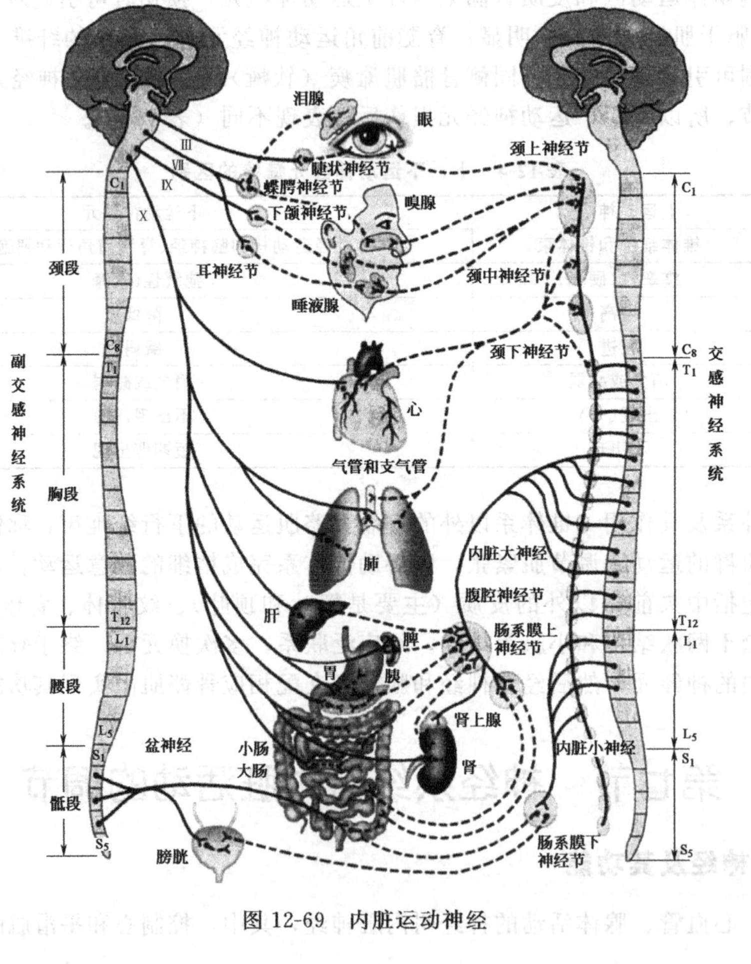

图 12-69 内脏运动神经

都各有中枢部（低级中枢）和周围部。

（1）交感神经

① 中枢部 位于脊髓 $T_1 \sim L_3$ 节段的灰质侧角内，即交感神经节前神经元胞体。

② 周围部 包括交感神经节、节前纤维和节后纤维。

a. 交感神经节 按其所在部位分：Ⅰ. 椎旁节，对称性地位于脊柱两侧，共有 22～24 对和一个奇节。每一侧的椎旁节之间借节间纤维支相互连接，末端皆连于奇节，成串珠状，称交感干（链）。交感干分为颈、胸、腰、骶、尾五部分；Ⅱ. 椎前节，位于脊柱的前方，包括腹腔神经节、主动脉肾神经节、肠系膜上神经节、肠系膜下神经节等。

b. 交感神经节前纤维 脊髓侧角交感神经节前神经元发出的节前纤维，随脊神经前根出椎间孔后，离开脊神经，经白交通支入交感干内相应椎旁节，有三种去向：Ⅰ. 止于相应椎旁节；Ⅱ. 在交感干内上升或下降，穿过数个椎旁节，止于上方或下方的椎旁节；Ⅲ. 不止于椎旁节，穿过椎旁节，终于椎前节，其中：脊髓 6～9 胸节发出的节前纤维组成内脏大神经，终于腹腔神经节；10～12 胸节发出的节前纤维组成内脏小神经，止于主动脉肾神经节。这三种纤维在相应神经节内交换神经元。

c. 交感神经节后纤维 交感神经节内的神经元（即节后神经元）发出的节后纤维也有三种去向：Ⅰ. 经灰交通支返回脊神经，随脊神经分布于躯干和四肢的血管、汗腺、立毛肌；Ⅱ. 缠绕动脉构成同名神经丛，随动脉的分支分布于所支配的器官；Ⅲ. 独立走行，分布于所支配的器官。

（2）副交感神经

① 中枢部 位于脑干的副交感神经核（EW 核、上泌涎核、下泌涎核和迷走神经背核）和脊髓 2～4 骶节的骶副交感核内，即副交感神经节前神经元胞体。

② 周围部 包括副交感神经节、节前纤维和节后纤维。

a. 副交感神经节 按其所在位置分：Ⅰ. 器官旁节，位于所支配器官的附近，包括睫状神经节、翼腭神经节、下颌下神经节、耳神经节等；Ⅱ. 器官壁内节，位于所支配器官的壁内，数量较多。

b. 副交感神经节前纤维 脑干内的副交感神经核内的节前神经元胞体，发出节前纤维分别加入第Ⅲ、Ⅶ、Ⅸ、Ⅹ对脑神经，到达副交感神经器官旁节或壁内节交换神经元；脊髓 2～4 骶节的骶副交感核内的节前神经元，发出节前纤维随骶神经前支出骶前孔后，离开骶神经，组成盆内脏神经。盆内脏神经的纤维到达副交感神经器官旁节或壁内节交换神经元。

c. 副交感神经节后纤维 副交感神经节内的神经元（即节后神经元）发出的节后纤维，其中，颅部副交感神经的节后纤维分布详见脑神经；骶部副交感神经的节后纤维分布于横结肠左曲以下的消化管、盆腔器官及外生殖器等。

3. 交感神经和副交感神经的区别

交感神经和副交感神经同属内脏运动神经，体内绝大多数内部器官都受到它们的双重支配，它们的作用往往是相反的，在形态结构和分布范围等方面亦有不同（图 12-69）。

4. 内脏运动神经的信息传递

内脏运动神经的信息传递，是通过节前纤维及其释放的神经递质与节后神经元上的受体作用，再通过节后纤维及其释放的神经递质与效应器上的受体作用而实现的。

（1）内脏运动神经的递质 内脏运动神经末梢释放的递质主要是乙酰胆碱和去甲肾上腺素（NA，NE）。

（2）胆碱能纤维和肾上腺素能纤维　根据内脏运动神经的节前纤维、节后纤维释放的递质不同，可以将其分为两大类：

① 胆碱能纤维　凡末梢释放乙酰胆碱的神经纤维，称胆碱能纤维。包括交感神经节前纤维、副交感神经节前纤维，极少数交感神经节后纤维（指支配汗腺、骨骼肌和腹腔器官的交感舒血管纤维）、全部副交感神经节后纤维；由于支配骨骼肌的躯体运动纤维末梢也释放乙酰胆碱，故从纤维性质上来说，也属于胆碱能纤维。

② 肾上腺素能纤维　凡末梢释放去甲肾上腺素的神经纤维，称肾上腺素能纤维。绝大多数交感神经节后纤维属此类。

近几年研究发现内脏运动神经中，除了肾上腺能和胆碱能纤维外，还有肽能纤维，这些纤维末梢能释放肽类物质，如血管活性肠肽、胃泌素、生长抑素等。它们主要分布于胃肠道，其递质的作用主要使胃肠道平滑肌舒张。

（3）内脏运动神经递质的受体　内脏运动神经递质的受体存在于神经节细胞膜或效应器细胞膜特殊部位上。即内脏运动神经的节后神经元和心肌、平滑肌、腺体等的细胞膜上，都存在有与递质结合的相应受体。这些受体依据能与其特异性结合的递质分类和命名如下。

① 胆碱能受体　凡能与乙酰胆碱进行特异性结合的受体，称胆碱能受体。按分布与作用可分为以下两类。

a. 毒蕈碱型受体　凡能与毒蕈碱结合的胆碱能受体，称毒蕈碱型受体（M 受体）。分布在全部副交感神经和极少数交感神经节后纤维所支配的效应器细胞膜上。ACh 与 M 受体结合后，所产生的效应是：心活动抑制、支气管与胃肠道平滑肌收缩、逼尿肌与瞳孔括约肌收缩、消化腺及汗腺分泌、骨骼肌血管舒张等，这些作用称毒蕈碱样作用（M 样作用）。某些药物如阿托品可与 ACh 竞争 M 受体，阻断 M 样作用。

b. 烟碱型受体　凡能与烟碱（尼古丁）结合的胆碱能受体，称烟碱型受体（N 受体）。分布在内脏神经节细胞膜（突触膜）上称 N_1 受体，存在于骨骼肌细胞膜上称 N_2 受体。ACh 与 N 受体结合后产生的效应是：节后神经元兴奋和骨骼肌兴奋并收缩，这些作用称烟碱样作用（N 样作用）。箭毒可阻断 N_1 和 N_2 受体功能；六烃季胺主要阻断 N_1 受体功能，十烃季胺主要阻断 N_2 受体功能，从而阻断 ACh 的 N 样作用。

② 肾上腺素能受体　凡能与去甲肾上腺素进行特异性结合的受体，称肾上腺素能受体。按分布与作用不同可分为 α 受体与 β 受体。β 受体又分为 β_1 和 β_2 受体。皮肤及黏膜、脑和肾的血管、虹膜平滑肌、唾液腺只有 α 受体；支气管平滑肌和睫状肌为 β_2 受体。心肌细胞上除有 β_1 受体外，也有 α 受体，但 β 受体的作用较明显。

去甲肾上腺素与 α 受体结合产生的平滑肌效应主要是兴奋性的，包括血管收缩、子宫收缩、虹膜辐射状肌收缩等，但也有抑制性的，如胃肠平滑肌舒张。

去甲肾上腺素与 β 受体结合后产生的平滑肌效应是抑制性的，包括血管舒张、子宫舒张、胃肠平滑肌舒张、支气管舒张等；但产生的心肌效应是兴奋性的。

（4）递质与受体结合的效应　见表 12-5。

表 12-5　内脏运动神经的功能

器官系统	交感神经	副交感神经
循环	心跳加强、加快 腹腔内脏、皮肤、唾液腺、外生殖器的血管均收缩，肌肉血管收缩（肾上腺素能）或舒张（胆碱能）	心跳减慢，心房收缩减弱 部分血管，如软脑膜血管、外生殖器的血管舒张
呼吸	支气管平滑肌舒张	支气管平滑肌收缩，促进黏液腺分泌

续表

器官系统	交感神经	副交感神经
消化	抑制胃肠运动和胆囊活动，促进括约肌收缩，分泌黏稠唾液	促进胃液、胰液分泌，促进胃肠运动及胆囊收缩、括约肌舒张，分泌稀薄唾液
泌尿、生殖	逼尿肌舒张，内括约肌收缩；已孕子宫收缩，未孕子宫舒张	逼尿肌收缩，内括约肌舒张
眼	瞳孔扩大，环状睫状肌松弛	瞳孔缩小，环状睫状肌收缩
皮肤	竖毛肌收缩，汗腺分泌	
代谢	促进糖原分解，促进肾上腺髓质分泌	促进胰岛素分泌

5. 内脏运动神经活动的生理意义

（1）交感神经活动的生理意义　交感神经活动，其意义在于使机体适应外界环境的急剧变化。如剧烈运动、寒冷、缺氧、大出血等情况下，交感神经的活动明显加强，肾上腺髓质分泌活动增多。交感-肾上腺髓质系统作为一个整体，功能活跃，使机体出现心搏加快、加强，腹腔内器官及皮肤血管收缩，糖原分解、血糖增高等，这些变化均有利于动员机体各器官的潜力，适应环境的剧变。

（2）副交感神经活动的意义　与交感神经相反，当在机体处于安静状态时活动较强，胰岛素分泌增加。迷走-胰岛素系统作为一个整体，主要是促进消化、吸收、保存能量，加强生殖和排泄等。正常情况下交感和副交感神经活动是相互协调的，从而使器官的活动保持动态平衡、有条不紊。

二、内脏活动的中枢调节

1. 脊髓

脊髓是内脏活动的低级中枢，可实现发汗、排便、排尿、血管运动等反射活动。但失去高位中枢控制后，这些反射不能完善地进行。如脊髓高位横断的病人，排尿、排便反射虽可发生，但不受意识控制。

2. 低位脑干

延髓有心血管活动基本中枢、呼吸基本中枢等；脑桥有呼吸的调整中枢、角膜反射中枢等；中脑有瞳孔对光反射中枢、视觉反射中枢和听觉反射中枢等。

3. 下丘脑

下丘脑是调节内脏活动的较高级中枢，也是调节内分泌活动的较高级中枢，它与边缘系统、脑干网状结构和垂体之间有密切联系，调节着内分泌、体温、摄食、水平衡和情绪反应等。

4. 大脑皮质

边缘系统是调节内脏活动的高级中枢，刺激或损伤边缘系统的不同区域，可引起内脏活动的明显变化，情绪反应也受边缘系统控制，并影响着内脏活动。

除边缘系统的皮质部分外，新皮质也与内脏活动有关，如电刺激新皮质运动区，除引起躯体运动外，还可见到心脏活动的变化。谈虎色变说明皮质活动影响着血管活动；而望梅止渴则说明皮质活动影响着内脏活动。

三、情绪对内脏活动的影响

情绪对内脏活动的影响主要是通过内脏神经和内分泌活动的改变引起的。在不同的情绪状态下，可出现循环、呼吸、消化、物质代谢等活动的变化。

情绪激动：可出现心跳加强加快、血压升高、呼吸急促。

过分忧虑、悲伤：可导致消化道运动减弱、消化腺分泌减少、食欲减退。

突然惊吓：可出现皮肤血管收缩、面色苍白、呼吸暂停等。

积极的、愉快的情绪可动员人的潜力，提高工作效率，有益健康。过度的、消极的情绪可使内脏神经功能混乱而导致疾病，如可使迷走神经紧张度降低，交感神经紧张度升高，导致心动过速、心绞痛、心肌梗死、高血压等。

人不可避免地会受到来自各方面的心理、社会刺激，产生情绪反应，尤其是病人更容易受消极情绪的影响，因而医护工作者不仅要重视病人的护理和治疗，而且更要重视对病人的心理护理和治疗，主动与病人友好交往，能够谅解病人，有容人、容事之心。

第八节　高级神经活动

在中枢神经系统的功能中，除了前述的比较简单、初级的运动与感觉功能外，还有一些更为复杂的高级功能，如条件反射、觉醒与睡眠、学习与记忆、动机与行为等。这些功能对适应内、外环境的变化，保证机体的生存来说是非常重要的，是中枢神经系统的高级部位的功能活动，所以叫高级神经活动。

一、大脑皮质的生物电活动

1. 自发脑电活动与皮质诱发电位

（1）自发脑电活动　大脑皮质的神经元具有生物电活动。在没有明显外界刺激的情况下，大脑皮质经常具有持续的、节律性的电变化，这种电变化称为自发脑电活动。在头皮上用电极所记录到的自发脑电变化，称脑电图（electroencephalogram，EEG）。将电极直接置于大脑皮质表面所记录到的脑电活动，称皮质脑电图。

（2）皮质诱发电位　感觉传入系统不同部位受到刺激时（如光刺激眼），在大脑皮质所产生的较为局限的电位变化称为皮质诱发电位。

2. 脑电图的正常波形

脑电图的波形很不规则，根据脑电波的频率、振幅的不同，正常脑电图分为四种基本波形（表 12-6）。患有皮质肿瘤或癫痫发作的患者，脑电波会发生一些有特征性的改变。因此，脑电图对上述疾病有重要诊断价值。

表 12-6　正常脑电图的波形、生理意义

波形	频率/(次/秒)	振幅/(m/V)	生理意义
α 波	8～13	20～100	清醒、安静、闭目时出现，表示大脑皮质处于清醒时的活动
β 波	14～30	5～20	紧张活动时的脑电表现，表示大脑皮质处于兴奋状态

续表

波形	频率/(次/秒)	振幅/(m/V)	生理意义
δ波	4～7	100～150	困倦、缺氧、麻醉时出现，表示中枢神经系统处于抑制状态
θ波	1～3.5	20～200	睡眠、缺氧、深度麻醉或大脑皮质有器质性病变时出现

二、条件反射

1. 条件反射与非条件反射

（1）非条件反射　机体先天固有的反射，称非条件反射。这些反射的通路生来就有，可遗传，反射弧固定，如吸吮反射、角膜反射、膝跳反射、进食时的唾液分泌反射等。引起非条件反射的各种刺激，称非条件刺激。

（2）条件反射　后天获得性（习得性）的反射，称条件反射。这些反射是个体在生活过程中，在非条件反射基础上建立起来的反射活动（也可通过实验训练形成），其反射弧不固定，有很大的易变性和适应性。

2. 条件反射的建立与消退

（1）条件反射的建立　现以狗的唾液分泌为例，说明条件反射的建立过程。

① 给狗进食，有唾液分泌，这是非条件反射。食物为非条件刺激。

② 给狗以铃声刺激，狗无唾液分泌。因为铃声与唾液分泌无关，是无关刺激。

③ 但若在给狗进食前，先给铃声刺激，再进食，此时有唾液分泌。如此多次结合后，单独给以铃声刺激，也会有唾液分泌。这是因为铃声与食物多次结合，铃声已成为进食的信号，由无关刺激变为条件刺激，建立起条件反射。可见，条件反射的建立，实质上是无关刺激转变成条件刺激的过程。

条件反射形成的基本条件是无关刺激与非条件刺激在时间上的反复结合，这一过程称强化。任何无关刺激经过强化后，都可成为条件刺激而建立条件反射，因而条件反射的数量是无限的。

（2）条件反射形成的机制　条件反射形成的机制尚不是很清楚，可能是在脑内接受非条件刺激信息和条件刺激信息的各级中枢间建立的一种暂时性的功能联系。人的两大脑半球是形成人类条件反射的主要器官，是暂时性功能联系的主要接通部位。

（3）条件反射的消退　条件反射建立后，如果只是反复使用条件刺激，不再用非条件刺激强化，一段时间后，条件反射逐渐减弱，甚至消失，称为条件反射的消退。因此，为使条件反射巩固，需要不断地强化。人们的学习过程也是一种条件反射建立的过程，要获得巩固的知识，就需要不断地强化（指不断复习巩固），当然，这里不需像动物实验那样，无需用非条件刺激（食物）来强化，因为人类有自己的意志及奋进的精神。

3. 条件反射的生物学意义

机体在生活过程中，环境在不断地改变。条件反射的建立和消退可使机体不断随环境变化而发生相应的改变，使机体能大大扩展对外界复杂环境的适应能力，机体可在某些非条件刺激尚未来到之前预先作出不同的反应。可见，条件反射可使机体具有更大的预见性、灵活性、适应性。

4. 人类条件反射的特点

人类大脑皮质高度发达，是形成条件反射的主要器官，在参与生产劳动和社会实践过程中，出现了思维活动、语言功能。苏联生理学家巴甫洛夫通过对条件反射的研究，提出两个信号系统学说。

（1）第一信号系统　如前所述，无关刺激（铃声）与非条件刺激（食物）多次结合后，铃声由无关刺激转变为条件刺激，成为食物（进食）的信号，像这种现实的具体的信号（声、光以及食物的颜色、形状、气味等）称第一信号。对第一信号发生反应的大脑皮质功能系统，称第一信号系统，它是人和动物共有的。如可以用铃声、光等使狗建立唾液分泌的条件反射，在人也同样可以。

（2）第二信号系统　语言、文字这些现实的抽象信号是现实的具体信号（第一信号）的信号，称第二信号。对第二信号发生反应的大脑皮质功能系统，称第二信号系统，这是人类特有的。人类由于有了第二信号系统的活动，便可以借助于语言文字来表达思维，形成概念进行推理，大大扩展了认识的能力和范围，能够发现和掌握事物客观规律，认识世界和改造世界。

三、觉醒与睡眠

1. 觉醒与睡眠的意义

觉醒与睡眠是维持人体正常生理活动的两个必要过程。在正常情况下，它们随昼夜周期而互相交替。这种交替现象是生物体周期性活动规律的典型范例。觉醒时，机体对外界和内部环境刺激的敏感度增高，并能做出有目的和有效的反应，是保证大脑正常工作的生理条件。睡眠时，机体对内、外环境刺激敏感度降低、肌张力下降、反射阈提高，从生理意义上讲，睡眠的主要功能在于促进精神和体力的恢复。如果睡眠发生障碍，常常导致中枢神经系统尤其是大脑皮质的活动失常。

人每天所需睡眠时间，随年龄及个体工作情况不同而异，成人一般需 7～9h；儿童需 12～14h；新生儿需 18～20h；老年人需 5～7h。

2. 觉醒状态的维持

觉醒包括脑电觉醒和行为觉醒。觉醒状态是靠脑干网状结构上行激动系统的紧张活动维持的。动物实验证明，电刺激中脑网状结构可唤醒动物，脑电图呈现低振幅去同步化快波。

3. 睡眠及其发生原理

（1）睡眠的生理变化　睡眠时，神经系统主要表现为抑制状态，机体的各种生理活动减退，主要表现为：①嗅、视、听、触觉等功能暂时减退；②骨骼肌肌紧张和腱反射减弱；③伴有一系列内脏神经功能的改变，如血压下降、心率减慢、体温降低、呼吸减慢、胃液分泌增多但唾液分泌减少、代谢率降低等。

（2）睡眠的两种时相及意义　根据睡眠时脑电图的表现和其他生理变化特点，睡眠分为两种时相：

① 慢波睡眠　其特点是脑电图呈现同步化慢波，α 波减弱，δ 波占优势。其生理变化如前所述。

② 快波睡眠　又称异相睡眠或快动眼睡眠。脑电图为去同步化快波，与觉醒时的脑电波相似。而此期感觉功能进一步减退，肌肉进一步松弛，常发生阵发性眼球快速运动、血压升

高、心率加快、呼吸快而不规则以及部分躯体抽动等。此时相被唤醒，常述其正在做梦。

③ 睡眠时相的转换 成年人睡眠是以慢波睡眠入睡，1～2h后转入快波睡眠，快波睡眠维持约5～15min又转入慢波睡眠。如此两个睡眠时相互相转化，在整个睡眠期间反复4～5次，而且快波睡眠持续时间逐渐延长，但整个睡眠过程中慢波睡眠总时间比快波睡眠长。慢波睡眠、快波睡眠均可直接转为觉醒，快波睡眠唤醒后只能转入慢波睡眠。

④ 睡眠两时相的生理意义 慢波睡眠时，生长素明显分泌增多，各种促激素也分泌增多，对于促进生长与体力恢复有重要作用。快波睡眠时，脑内蛋白质合成加快，与幼儿神经系统的成熟有密切关系，对促进精力恢复有重要作用。做梦时，大脑皮质处于紧张活动状态，对幼儿来说有利于建立新的突触联系。

(3) 睡眠发生的原理 迄今为止，对睡眠发生的原理仍不十分清楚。一般认为睡眠是中枢神经系统内产生的一种主动过程。目前有两种观点：

① 睡眠是一种扩散的抑制过程而不是某个特定的中枢神经结构的作用。这是巴甫洛夫学派的观点。根据条件反射实验的观察，巴甫洛夫认为睡眠是一种广泛扩散的抑制过程。当抑制过程占领全部大脑皮质并扩散至皮质下中枢时，即出现睡眠乃至完全的睡眠。

② 睡眠同中枢神经系统内某些特定结构的作用有关。此学派认为在中枢神经系统中存在着与睡眠有关的中枢。在实验中，刺激动物丘脑或脑干内一些结构可诱发睡眠。由此认为，在延髓和脑桥网状结构内存在上行抑制系统，其功能活动可对抗上行激动系统的作用，从而引起睡眠。这一系统一方面接收来自躯体和内脏感觉的上行冲动诱发睡眠，另一方面接收端脑梨状区、扣带回与视前区等结构的下行冲动引起睡眠。

(4) 睡眠的神经递质 20世纪60年代以来，随着中枢神经递质研究的进展，人们发现低位脑干中缝核群的前段5-羟色胺能系统与慢波睡眠有关，脑桥蓝斑核的去甲肾上腺素能系统与异相睡眠有关。

四、学习与记忆

1. 学习与记忆的定义

(1) 学习就是机体通过神经系统不断接受环境的变化而获得新的行为习惯或称经验的过程。

(2) 记忆就是信息的贮存，是指至少不止一次或反复多次能够回想起某种思维的能力。而思维是指人类每一个瞬间的知觉（意识）活动。学习本身也必然包含着记忆，故学习是神经系统贮存信息的能力。

2. 记忆的类型

记忆分为感觉性记忆、短期记忆（第一级记忆）、长期记忆（即固定记忆或持久记忆）。长期记忆又分为第二级记忆和第三级记忆。

3. 学习和记忆的原理

(1) 学习和记忆的生理学基础 学习与记忆的生理学基础可能是暂时性联系的形成和巩固，但它不是简单的条件反射的建立，而是由广泛的神经元的共同活动来完成的。

(2) 记忆（信息的贮存）的突触机能 每当特定的感觉信号通过突触系列后，各个突触此后对同样信号的传递可变得更熟练，即容易化。且记忆痕迹被用的次数越多，信息就越容易通过突触。可见，对学习的内容回忆越多，越牢固。受到长时间强刺激的突触前终末部位，可观察到有电子显微镜图形的变化，包括突触前终末的数目、大小和化学组成的变化。

(3) RNA 在记忆中的作用　脑内的 RNA 和合成的蛋白质可能参与了长期记忆的形成。

目标练习

一、单项选择题

1. 兴奋在突触处的传递一般是通过（　　）。
A. 电信息直接传递　　B. 化学递质传递
C. 局部电流传递　　D. 轴浆的直接沟通

2. 非特异投射系统的功能是（　　）。
A. 产生特定的感觉　　B. 激发大脑皮质发出传出冲动
C. 产生内脏感觉　　D. 使大脑皮质维持觉醒

3. 躯体运动区位于（　　）。
A. 颞横回　　B. 中央前回　　C. 中央后回　　D. 距状沟两侧

4. 右侧内囊损伤可导致（　　）。
A. 右侧上、下肢瘫痪　　B. 左侧上、下肢瘫痪
C. 右侧浅感觉障碍　　D. 左侧眼外肌瘫痪

5. 有关内脏痛的描述，错误的是（　　）。
A. 内脏痛定位不精确　　B. 对缺血、牵拉、痉挛等敏感
C. 对切割、烧灼不敏感　　D. 牵涉痛的部位与内脏疾病无固定关系

6. 有关大脑皮质感觉机能定位的描述，错误的是（　　）。
A. 皮质感觉区主要在中央后回
B. 所有感觉传入纤维都交叉投射到对侧皮质
C. 投射区的整体空间分布呈倒立状
D. 投射区的大小与感觉的灵敏度呈正相关

7. 有关牵张反射的叙述，错误的是（　　）。
A. 牵张反射可分为肌紧张和腱反射两类　　B. 感受器与效应器在同一块肌肉上
C. γ 运动神经元的功能是调节肌梭的敏感性　　D. 正常肌紧张维持只决定于重力的作用

8. 在动物的上、下丘之间横切脑干出现反射性伸肌肌紧张亢进，其原因是（　　）。
A. 抑制区失去始动作用，使易化区作用相对占优势
B. 疼痛刺激所引起
C. 切断了脑干网状结构抑制区
D. 易化区的兴奋性明显增高

9. 新纹状体包括（　　）。
A. 苍白球和壳　　B. 尾状核和壳
C. 尾状核和豆状核　　D. 杏仁核和壳

10. 小脑不具有的功能是（　　）。
A. 维持身体平衡　　B. 调节肌张力　　C. 协调随意运动　　D. 发动随意运动

11. 关于躯体运动调节的叙述，正确的是（　　）。
A. 基本中枢在脑干　　B. 脑干网状结构具有易化和抑制肌
C. 小脑对躯体运动调节作用很小　　D. 锥体外系发动随意运动

12. 属于肾上腺素能纤维的是（　　）。

A. 交感神经节前纤维　　B. 副交感神经节后纤维

C. 支配汗腺的纤维和骨骼肌的舒血管纤维　　D. 绝大部分交感神经节后纤维

13. 交感神经系统兴奋时，错误的是（　　）。

A. 瞳孔缩小　　B. 胃肠运动抑制

C. 皮肤、内脏血管扩张　　D. 汗腺分泌

14. 植物性神经不支配（　　）。

A. 腺体　　B. 骨骼肌　　C. 平滑肌　　D. 血管

15. 大脑中央前回中 1/3 的动脉血供来自（　　）。

A. 大脑前动脉　　B. 大脑中动脉　　C. 大脑后动脉　　D. 基底动脉

16. 脑脊液产生的部位是（　　）。

A. 下矢状窦　　B. 蛛网膜粒　　C. 脉络丛　　D. 脑膜

二、名词解释

1. 灰质　2. 白质　3. 神经核　4. 纤维束　5. 反射弧　6. 牵张反射　7. 脊髓休克　8. 去大脑强直　9. 器官旁节　10. 大脑动脉环　11. 胆碱能纤维　12. 肾上腺素能纤维　13. 非条件反射　14. 条件反射　15. 第二信号系统

三、简答题

1. 简述血脑屏障的组成。

2. 试述兴奋在突触间的传递过程。

3. 何谓内囊？说出内囊的分部、纤维和临床意义。

4. 简述胆碱能受体和肾上腺素能受体的分布和主要功能。

5. 大脑皮质运动区功能定位有何特点？

（何叶成）

参考答案扫一扫

第十三章

内分泌系统

所谓内分泌，是与外分泌相对而言的概念。其内外之分，系指分泌物释放至内环境还是外环境。外分泌是有导管的腺体将其自身合成物质释放至体表、消化道等外环境的过程，如汗腺分泌汗液、消化腺分泌消化液。内分泌由生存于内环境的腺细胞将其分泌物直接释放于内环境，故而无需导管结构。

思维导图扫一扫

典型的内分泌，是指内分泌系统的激素分泌功能，是由内分泌腺和分散存在于某些器官组织中的内分泌细胞组成的一个体内信息传递系统，它与神经系统密切联系，相互配合，共同调节机体的各种功能活动，维持内环境相对稳定。

然而具备生物调节功能的信号分子，并不局限于内分泌系统。细胞间的信息传递远比内分泌系统功能广泛得多——神经元、肾细胞、心肌细胞、血管内皮、免疫细胞、脂肪细胞等等，皆可分泌信号分子，其典型代表就是细胞因子和生长因子。普遍的信息传递现象，也是机体各组织作为整体共同维护稳态的体现。

本章主要介绍内分泌系统功能，内分泌系统之外的信息传递另有专著（如《免疫学》）介绍。

第一节　概　　述

人体内主要的内分泌腺有垂体、甲状腺、甲状旁腺、肾上腺、胰岛、性腺、松果体和胸腺；散在于器官组织中的内分泌细胞比较广泛，如消化道黏膜、心、肾、肺、皮肤、胎盘等部位均存在着各种各样的内分泌细胞；此外，在中枢神经系统内，特别是下丘脑存在兼有内分泌功能的神经细胞。

由内分泌腺或散在内分泌细胞所分泌的高效能生物活性物质称为激素，是细胞之间信息传递的化学媒介。大多数激素经血液运输至远距离的靶细胞而发挥作用，称为远距分泌；有些激素可不经血液运输，仅由组织液扩散而作用于邻近细胞，称为旁分泌；如果内分泌细胞分泌的激素在局部扩散而又返回作用于该内分泌细胞而发挥作用，称为自分泌。此外，由神经内分泌细胞分泌的神经激素沿神经细胞轴突借轴浆运送至末梢而释放，再作用于靶细胞的方式称为神经分泌（图 13-1）。

一、激素的分类

激素的种类繁多，来源复杂，按其化学性质可分为含氮激素和类固醇（甾体）激素两大类。

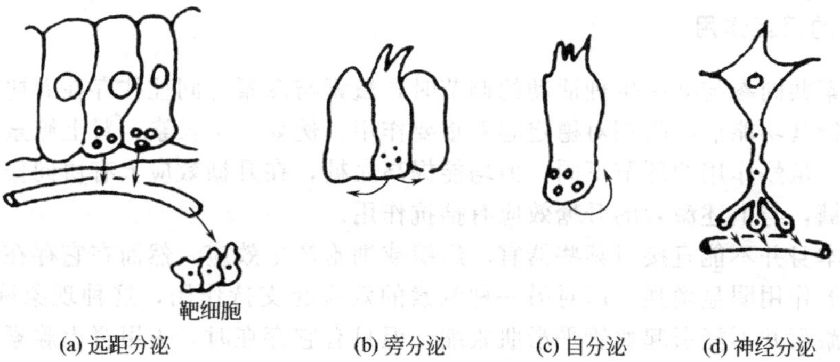

图 13-1 激素的传递方式

1. 含氮激素

含氮激素包括肽类激素（下丘脑调节肽、神经垂体激素、降钙素和胃肠激素等）、蛋白质激素（腺垂体激素、胰岛素、甲状旁腺激素等）和胺类激素（肾上腺素、去甲肾上腺素和甲状腺激素等）。含氮激素容易被消化液分解而破坏（甲状腺激素例外），不宜口服。

2. 类固醇（甾体）激素

类固醇激素是由肾上腺皮质和性腺分泌的激素，如皮质醇、醛固酮、雌激素、孕激素以及雄激素等，这类激素不易被消化液破坏，临床可口服用药。另外，胆固醇的衍生物 1,25-二羟维生素 D_3 也被看作固醇类激素。

二、激素作用的一般特征

激素虽然种类很多，作用复杂，但它们在对靶组织发挥调节作用的过程中，具有某些共同的特点。

1. 激素的信息传递作用

内分泌系统和神经系统一样，是机体的生物信息传递系统。激素是一种化学信使，在细胞之间进行信息传递，调节靶细胞的代谢过程与功能活动，使之加强或减弱。激素既不能添加成分，也不能提供能量，仅仅起着“信使”的作用，在信息传递完成后，便被分解失活。

2. 激素作用的相对特异性

激素释放进入血液被运送到全身各个部位，虽然他们与各处的组织、细胞有广泛接触，但激素只作用于某些器官、组织和细胞，这称为激素作用的特异性。被激素选择作用的器官、组织和细胞，分别称为靶器官、靶组织和靶细胞。激素作用的特异性与靶细胞上存在能与该激素发生特异性结合的受体有关。

3. 激素的高效能生物放大作用

激素在血液中的浓度都很低，一般在纳摩尔（nmol/L），甚至在皮摩尔（pmol/L）数量级，但其作用显著。这是因为激素与受体结合后，在细胞内发生一系列酶促放大作用，形成一个高效能的生物放大系统。例如，0.1μg 的促肾上腺皮质激素释放激素，可引起腺垂体释放 1μg 促肾上腺皮质激素，后者能引起肾上腺皮质分泌 40μg 糖皮质激素。

4. 激素间的相互作用

当多种激素共同参与某一生理活动的调节时，激素与激素之间往往存在着协同作用或拮抗作用，这对维持其功能活动的相对稳定起着重要作用。例如，生长素、肾上腺素、糖皮质激素及胰高血糖素，虽然作用的环节不同，但均能提高血糖，在升糖效应上有协同作用。相反，胰岛素则降低血糖，与上述激素的升糖效应有拮抗作用。

有的激素本身并不能直接对某些器官、组织或细胞产生效应，然而在它存在的条件下，可使另一种激素的作用明显增强，即对另一种激素的效应起支持作用，这种现象称为允许作用。例如，糖皮质激素并不能引起血管平滑肌收缩，但只有它存在时，去甲肾上腺素才能充分地发挥其缩血管作用。

三、激素的作用机制

近年来对于激素作用机制的研究，有了很大进展，由于激素化学性质不同，对靶细胞的作用机制也截然不同。

1. 含氮激素的作用机制——第二信使学说

“第二信使学说”是 Sutherland 等于 1965 年提出来的。该学说认为含氮激素作为第一信使，与靶细胞膜上特异性受体结合后，激活膜上的腺苷酸环化酶，在 Mg^{2+} 存在的条件下，腺苷酸环化酶促使三磷酸腺苷（ATP）转变成环一磷酸腺苷（cAMP），cAMP 作为第二信使再激活依赖 cAMP 的蛋白激酶 A（protein kinase A，PKA），继而催化细胞内磷酸化反应，引起各种生物效应，实现细胞内信息传递作用（图 13-2）。

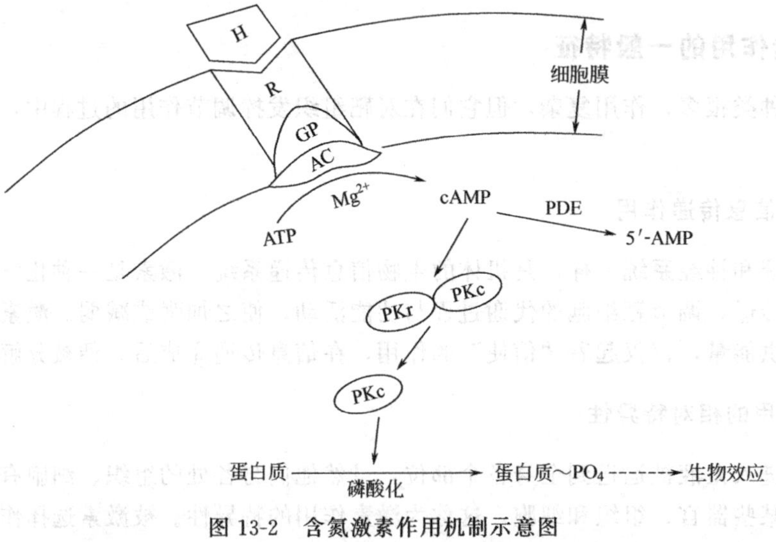

图 13-2 含氮激素作用机制示意图

H—激素；R—受体；GP—G 蛋白；AC—腺苷酸环化酶；PDE—磷酸二酯酶；PKr—蛋白激酶调节亚单位；PKc—蛋白激酶催化亚单位；cAMP—环一磷酸腺苷

第二信使学说的提出，极大地推动了激素作用机制的研究。近年来的研究资料表明，cAMP 并不是唯一的第二信使，可作为第二信使的化学物质还有 cGMP、三磷酸肌醇、二酰甘油、Ca^{2+} 等。

2. 类固醇激素的作用机制——基因表达学说

类固醇激素的分子小、脂溶性高，到达靶细胞后可透过细胞膜进入细胞，激素与胞浆受体结合，形成激素-胞浆受体复合物。激素-胞浆受体复合物由胞浆转移至核内，与核内受体结合，形成激素-核受体复合物，从而激发 DNA 的转录过程，生成新的 mRNA，诱导蛋白质合成，引起相应的生物效应（图 13-3）。

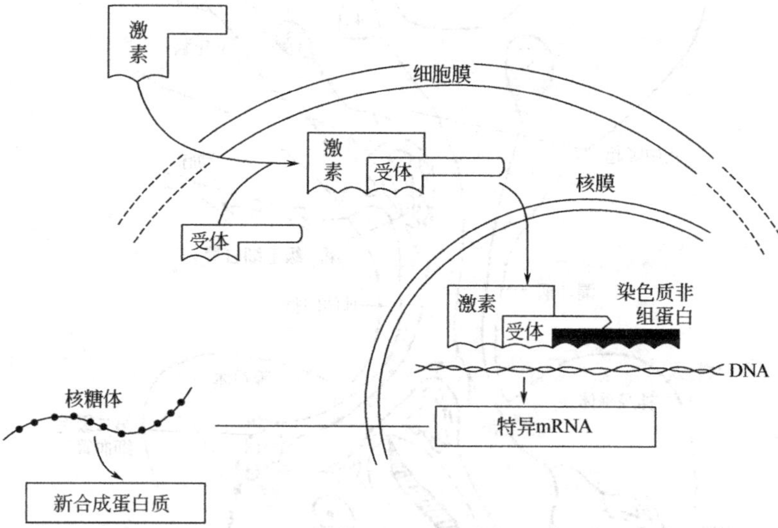

图 13-3 类固醇激素作用机制示意图

甲状腺激素虽属含氮激素，但其作用机制却与类固醇激素相似，它可进入细胞内，但不经过与胞浆受体结合即进入核内，与核受体结合调节基因表达。

应该指出，含氮激素可作用于转录与翻译阶段而影响蛋白质的合成；反过来，类固醇激素也可以作用于细胞膜，引起基因表达学说难以解释的某些现象。

第二节 下丘脑与垂体

下丘脑与垂体在结构与功能上的联系非常密切。下丘脑的视上核和室旁核神经元轴突延伸终止于神经垂体，形成下丘脑-垂体束；下丘脑与腺垂体之间通过垂体门脉系统发生联系。下丘脑与垂体一起组成下丘脑-垂体功能单位（图 13-4）。

一、下丘脑的内分泌功能

下丘脑的一些神经元既能分泌激素（神经激素），具有内分泌细胞的作用，又保持典型的神经细胞的功能。它们可将从大脑或中枢神经系统其他部位传来的神经信息，转变为激素的信息，起着换能神经元的作用，从而以下丘脑为枢纽，把神经调节和体液调节紧密联系起来。

下丘脑的神经内分泌细胞主要存在于视上核、室旁核与“促垂体区”的核团内。视上核与室旁核的神经元主要产生抗利尿素和催产素，它们经下丘脑-垂体束，通过轴浆流动形式运输至神经垂体贮存，在适宜刺激下，由神经垂体将激素释放入血；促垂体区核团分布于下丘脑的内侧基底部，主要产生下丘脑调节肽，下丘脑调节肽经垂体门脉系统运送至腺垂体，调节腺垂体功能。目前已知的下丘脑调节肽共有 9 种（表 13-1）。

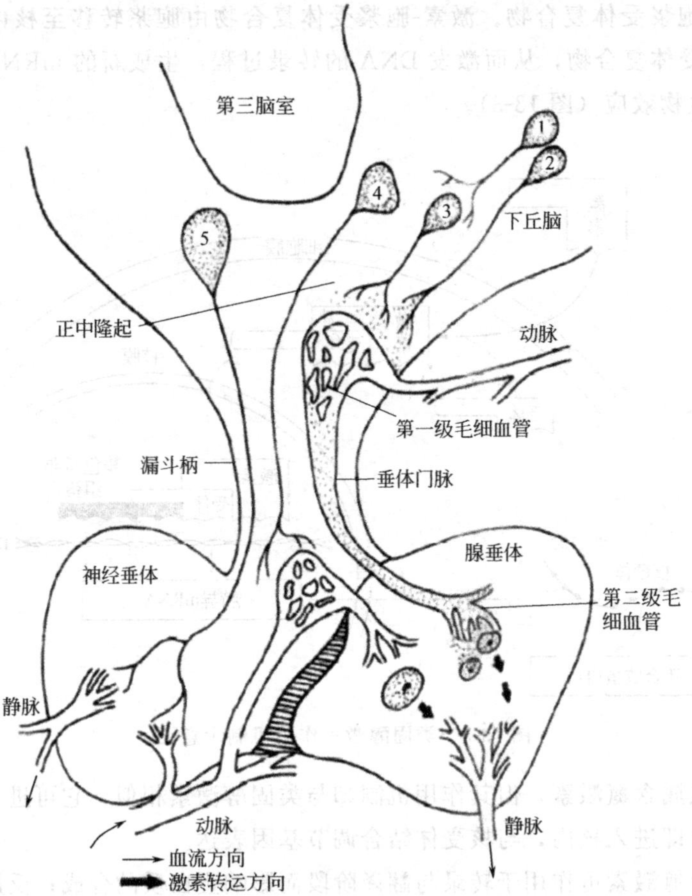

图 13-4 下丘脑与垂体功能联系示意图

1—单胺能神经元；2,3—促垂体区肽能神经元；4—室旁核肽能神经元；5—视上核肽能神经元

表 13-1 下丘脑调节肽

种类	英文缩写	化学性质	主要作用
促甲状腺激素释放激素	TRH	3 肽	促进 TSH 释放，也能刺激 PRL 释放
促性腺激素释放激素	GnRH	10 肽	促进 LH 与 FSH 释放(以 LH 为主)
生长素释放抑制激素(生长抑素)	GHRIH	14 肽	抑制 GH 释放，对 LH、FSH、TSH、PRL 及 ACTH 的分泌也有抑制作用
生长素释放激素	GHRH	44 肽	促进 GH 释放
促肾上腺皮质激素释放激素	CRH	41 肽	促进 ACTH 释放
促黑(素细胞)激素释放因子	MRF	肽	促进 MSH 释放
促黑(素细胞)激素释放抑制因子	MIF	肽	抑制 MSH 释放
催乳素释放因子	PRF	肽	促进 PRL 释放
催乳素释放抑制因子	PIF	多巴胺(?)	抑制 PRL 释放

二、垂体

垂体按其胚胎发育和功能、形态的不同，分为腺垂体和神经垂体两部分。腺垂体来自早期胚胎的口凹外胚层，是由 6 种内分泌细胞组成的腺上皮。神经垂体来自间脑底部的漏斗，主要

由下丘脑-垂体束的无髓神经纤维和神经胶质细胞分化而成的神经垂体细胞组成。

（一）腺垂体激素

腺垂体是体内最重要的内分泌腺，它由不同的腺细胞分泌 7 种蛋白质或肽类激素。其中促甲状腺激素（TSH）、促肾上腺皮质激素（ACTH）、卵泡刺激素（FSH）和黄体生成素（LH）均有各自的靶腺，这些激素通过调节靶腺的活动而发挥作用，称为“促激素”。而生长素（GH）、催乳素（PRL）和促黑（素细胞）激素（MSH）则直接作用于靶组织或靶细胞，起到各自的功能调节作用。

1. 生长素

生长素（growth hormone，GH）是腺垂体中分泌量最大的一种激素。人生长素（human growth hormone，hGH）含有 191 个氨基酸，分子量为 22000，其化学结构与人催乳素近似，故生长素有弱催乳素作用，而催乳素有弱生长素作用。

（1）生长素的生理作用

① 促进生长作用　机体生长受多种激素的影响，而生长素是起关键作用的调节因素。人幼年时期生长素分泌不足，将出现生长停滞，身材矮小，称为侏儒症；如生长素分泌过多则患巨人症。人成年后生长素分泌过多，由于长骨骨骺已经钙化，长骨不再生长，只能使软骨成分较多的手脚肢端短骨、面骨及其软组织生长异常，以致出现手足粗大、鼻大唇厚、下颌突出等症状，称为肢端肥大症。

实验研究表明，生长素主要诱导肝细胞产生一种具有促生长作用的肽类物质，称为生长素介质（somatomedin，SM）。因其化学结构及功能与胰岛素相似，故又称为胰岛素样生长因子（insulin-like growth factor，IGF）。生长素介质促进软骨生长，它除了可促进硫酸盐进入软骨组织外，还促进氨基酸进入软骨细胞，促进 DNA、RNA 和蛋白质合成，促进软骨组织增殖与骨化，使长骨纵轴加长。

② 促进代谢作用　生长素可促进氨基酸进入细胞，加速蛋白质合成；促进脂肪分解，增强脂肪酸氧化；抑制外周组织摄取与利用葡萄糖，减少葡萄糖的消耗，提高血糖水平。

（2）生长素分泌的调节　生长素的分泌主要受下丘脑 GHRH 和 GHRIH 的双重调节。GHRH 促进其分泌，GHRIH 抑制其分泌。通常情况下 GHRH 的作用占优势。血浆中生长素介质及生长素对下丘脑 GHRH 和腺垂体生长素的分泌有负反馈调节作用。

生长素分泌还受睡眠、代谢等因素的影响。在慢波睡眠、低血糖、运动、饥饿及应激刺激等条件下，生长素分泌量增加。其中低血糖是刺激生长素分泌的最有效因素。另外，甲状腺激素、雌激素、睾酮均能促进生长素分泌（图 13-5）。

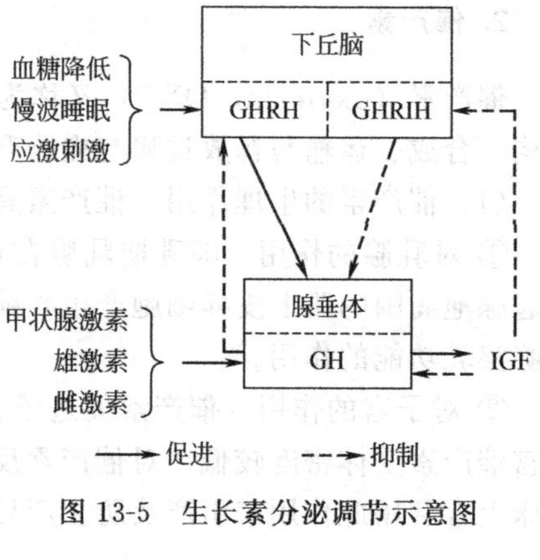

图 13-5　生长素分泌调节示意图

2. 催乳素

催乳素（prolactin，PRL）是含 199 个氨基酸的蛋白质。平时血浆中催乳素的水平很低，妊娠期和哺乳期血浆中催乳素水平显著升高。

（1）催乳素的生理作用

① 对乳腺的作用　催乳素可促进乳腺生长发育，引起并维持泌乳。在女性青春期乳腺的发育中，雌激素、孕激素、生长素、皮质醇、胰岛素、甲状腺激素及催乳素等均起着重要的作用。到妊娠期，催乳素、

雌激素与孕激素分泌增多，使乳腺组织进一步发育，具备泌乳能力却不泌乳，原因是此时血中雌激素与孕激素浓度过高，抑制催乳素的泌乳作用。分娩后，血中的雌激素和孕激素浓度大大降低，催乳素才能发挥泌乳和维持泌乳的作用。

② 对性腺的作用　催乳素与黄体生成素配合，促进黄体形成并维持孕激素与雌激素的分泌。催乳素可刺激黄体生成素受体的生成，促进排卵、黄体生成及孕激素与雌激素的分泌。实验表明，小剂量的催乳素对卵巢雌激素与孕激素的合成起促进作用，但大剂量的催乳素则有抑制作用。临床上患乳溢-闭经综合征的妇女，表现特征为闭经、溢乳与不孕，患者一般都存在无排卵与雌激素水平低，而血中催乳素浓度却异常增高。在男性，催乳素可促进前列腺及精囊腺的生长，增强黄体生成素对间质细胞的作用，使睾酮的合成增加。

③ 参与应激反应　在应激状态下，血中催乳素浓度升高，且往往与促肾上腺皮质激素和生长素浓度的增高同时出现。因此，催乳素是应激反应中腺垂体分泌的三大激素之一。

（2）催乳素分泌的调节　腺垂体催乳素的分泌受下丘脑 PRF 与 PIF 的双重控制，前者促进催乳素分泌，而后者则抑制其分泌。平时以 PIF 的抑制作用为主。哺乳期，婴儿吸吮乳头可反射性地引起催乳素分泌增多。

TRH 除了促进 TSH 分泌之外，也有较明显的促进 PRL 分泌的作用，故而有些甲状腺功能减退的患者，由于甲状腺素对 TRH 的反馈抑制减弱，会继发性出现高催乳素血症。

3. 促黑激素

促黑激素（melanophore stimulating hormone，MSH）的主要生理作用是促进黑素细胞中的酪氨酸酶的合成与激活，促进酪氨酸转变为黑色素。黑色素合成增加，皮肤与毛发等的颜色加深。促黑激素的分泌受下丘脑 MRF 和 MIF 的双重调节。

（二）神经垂体激素

神经垂体不含腺细胞，不能合成激素。所谓的神经垂体激素是指产生于下丘脑而贮存于神经垂体的抗利尿激素与催产素，在适宜的刺激作用下，这两种激素由神经垂体释放进入血液循环。

1. 抗利尿激素

生理条件下，抗利尿激素（antidiuretic hormone，ADH）在血浆中的浓度很低，主要表现为抗利尿作用（详见第八章）。大剂量时有收缩血管、促进血压升高的作用（详见第四章），故又称为血管升压素（vasopressin，VP）。

2. 催产素

催产素（oxytocin，OXT）又称为宫缩素，是由下丘脑室旁核和视上核产生的 9 肽，分子结构、合成、运输与释放过程与血管升压素极为相似，两者生理作用有交叉现象。

（1）催产素的生理作用　催产素具有促进乳汁排出和刺激子宫收缩的双重作用。

① 对乳腺的作用　哺乳期乳腺在催乳素作用下不断分泌乳汁，贮存于腺泡中，催产素可引起腺泡周围的肌上皮样细胞产生收缩，引起排乳。同时，催产素也有营养乳腺，维持哺乳期乳腺泌乳功能的作用。

② 对子宫的作用　催产素促进子宫平滑肌收缩，但此作用与子宫的功能状态有关。未孕子宫催产素受体密度较低，对催产素反应较弱，而妊娠子宫受体上调，催产素对其作用较强。临床上常利用此作用来引产及防止产后出血。雌激素能增加子宫对催产素的敏感性，而孕激素

则相反。

此外，催产素对人体的学习与记忆、痛觉的调制、体温调节等生理功能也有一定影响。

（2）催产素分泌的调节　催产素的分泌受分娩及哺乳的影响，属于神经内分泌调节。乳头有丰富的感觉神经末梢，婴儿吸吮乳头的感觉信息经传入神经传至下丘脑，可反射性地引起催产素分泌增加，使乳腺腺泡周围的肌上皮样细胞收缩，腺泡内压力升高，引起排乳，称为射乳反射。该反射是典型的神经内分泌反射，且很容易建立条件反射，如母亲见到婴儿或听到其哭声均可引起条件反射性射乳。

吸吮乳头的刺激除可引起射乳反射外，还可抑制下丘脑 GnRH 的分泌，引起腺垂体促性腺激素分泌减少，导致哺乳期月经周期暂停。由于哺乳活动可反射性引起催乳素与催产素释放，促进乳汁分泌与排出，并加速产后子宫收缩与复原。因此，应提倡母乳喂养婴儿。

第三节　甲　状　腺

甲状腺是人体最大的内分泌腺，重 20～25g。甲状腺的实质由大量滤泡构成。滤泡上皮细胞具有较强的从血液中摄取碘和酪氨酸的能力，是甲状腺激素合成与释放的部位。滤泡腔内充满胶状物，主要成分为甲状腺球蛋白，是甲状腺激素的贮存库。

在滤泡上皮细胞之间和滤泡间结缔组织内的滤泡旁细胞分泌降钙素。

一、甲状腺激素的合成与代谢

甲状腺激素是酪氨酸碘化物，主要有两种，即甲状腺素，又称四碘甲腺原氨酸（thyroxin，3,5,3′,5′-tetraiodothyronine，T_4）和三碘甲腺原氨酸（3,5,3′-triiodothyronine，T_3）。

1. 甲状腺激素的合成

合成甲状腺激素的主要原料是碘和甲状腺球蛋白。碘主要来源于食物，人体每天从饮食中摄取 100～200μg 碘，其中约 1/3 被甲状腺摄取。甲状腺球蛋白由甲状腺滤泡上皮细胞分泌，其酪氨酸残基碘化后合成甲状腺激素。甲状腺激素的合成有聚碘、活化、碘化和耦联等过程。

（1）甲状腺滤泡的聚碘　由肠道吸收的碘以 I^- 的形式存在于血液中，浓度约为 250mg/L。甲状腺内 I^- 浓度比血液高 20～25 倍，而甲状腺滤泡上皮细胞膜静息电位为 −50mV，因此，聚碘过程是逆电-化学梯度的主动转运过程。甲状腺上皮细胞先通过基底部细胞膜上的碘泵逆电-化学梯度将血浆中的 I^- 聚集到细胞内，I^- 再顺电-化学梯度经细胞膜顶部进入滤泡腔。甲状腺功能亢进时，聚碘能力加强，摄入碘量增加。甲状腺功能低下时，聚碘能力明显减弱。促甲状腺激素加强聚碘过程。硫氰化物的 SCN^- 及高氯酸盐的 ClO_4^- 能与 I^- 发生竞争转运，因而抑制甲状腺聚碘。临床上常用甲状腺对 I^{131} 摄取能力作为诊断甲状腺功能及治疗甲状腺功能亢进的方法之一。

（2）碘的活化　摄入滤泡上皮细胞的 I^-，经细胞内过氧化酶催化，迅速氧化为活性碘，即 I^- 变为 I_2 或与酶形成复合物。若过氧化酶先天不足，I^- 活化发生障碍，可导致甲状腺肿大。

（3）酪氨酸的碘化与甲状腺激素的合成　碘化过程发生在甲状腺球蛋白的酪氨酸残基上，由活化的碘取代酪氨酸残基苯环上的氢，生成一碘酪氨酸（MIT）和二碘酪氨酸（DIT）。然后一个分子的 MIT 和一个分子的 DIT 发生耦联，生成 T_3；两个分子的 DIT 发生耦联，生成 T_4（图 13-6）。

碘的活化、酪氨酸的碘化和耦联过程，都是在甲状腺球蛋白分子上经过同一过氧化酶的催

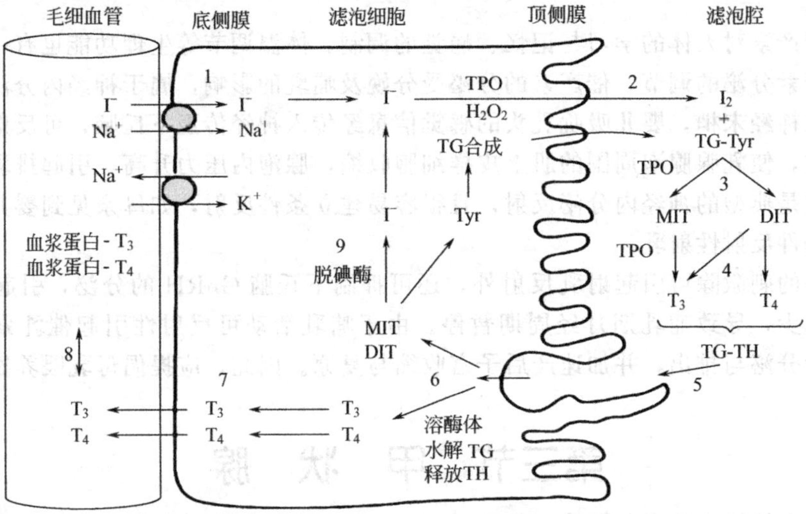

图 13-6 甲状腺激素的合成与代谢示意图

1—聚碘；2—碘的活化；3—氨基酸的碘化；4—甲状腺激素合成；5—甲状腺激素储存；6—甲状腺球蛋白水解；7—甲状腺激素释放入血；8—甲状腺激素的运输与转化；9—碘酪氨酸脱碘再利用

化完成的，因此，甲状腺滤泡上皮细胞内过氧化酶在甲状腺激素合成过程中起关键作用。过氧化酶活性受腺垂体促甲状腺激素的调控，也可被硫氧嘧啶与硫脲类药物抑制，使甲状腺激素合成减少，在临床上可用于治疗甲状腺功能亢进。

2. 甲状腺激素的贮存、释放、运输与代谢

（1）贮存　甲状腺激素在滤泡腔内以胶质的形式贮存，其贮存量在体内各种激素的贮存量上居首位，可供机体利用 50～120 天。甲状腺球蛋白是酪氨酸碘化和耦联的场所。在甲状腺球蛋白分子上，既含有酪氨酸、MIT 和 DIT，也含有 T_3 和 T_4。

（2）释放　甲状腺受到促甲状腺激素的刺激时，腺上皮细胞伸出伪足，将滤泡腔中的甲状腺球蛋白吞饮入腺细胞，在胞浆内与溶酶体融合形成吞饮小体，在溶酶体的蛋白水解酶作用下，甲状腺球蛋白水解，分离出来的 T_3 与 T_4 可透过毛细血管进入血液循环，也有微量的 MIT 和 DIT 释放入血。由于甲状腺球蛋白分子上的 T_4 含量比 T_3 多，所以甲状腺分泌的激素中 T_4 约占 90%，T_3 分泌量较少。

（3）运输　释放入血液的 T_3 和 T_4，约 99% 与血浆蛋白结合，以游离状态存在的不足 1%，结合状态与游离状态两者之间在血液中维持动态平衡。只有游离型的甲状腺激素才能进入组织发挥生理作用。由于 T_3 与血浆蛋白亲和力小，主要以游离状态存在，因此血中游离的 T_3 释放量虽少，但生物活性较高，约是 T_4 的 5 倍。

（4）代谢　血浆中 T_4 的半衰期约为 7 天，T_3 的半衰期为 1.5 天。肝、肾、垂体及骨骼肌是甲状腺激素降解的主要部位。甲状腺激素降解的主要途径是脱碘，80% T_4 在外周组织中脱碘酶的作用下脱碘，成为血液中 T_3 的主要来源。脱下的碘可被再利用，作为合成甲状腺激素的原料，但大部分随尿液排出。其余的 T_4 与 T_3 在肝降解，形成葡萄糖醛酸或硫酸盐的代谢产物，随胆汁入肠道，由粪便排出。

二、甲状腺激素的生理作用

甲状腺激素的主要作用是促进物质与能量代谢，促进和维持机体生长与发育过程。它既能加强组织分解代谢，使耗氧量、产热量及能量增加，又能促进组织细胞内DNA、RNA、蛋白质的合成。

1. 对代谢的影响

（1）产热效应　甲状腺激素能加速体内物质氧化过程，增加体内大多数组织细胞的耗氧量和产热量，提高机体基础代谢率，对维持体温的稳定具有重要意义。

甲状腺功能亢进时，产热量增加，基础代谢率升高，患者怕热多汗，体温偏高。甲状腺功能减退患者，皮肤凉而喜热恶寒，基础代谢率较正常人低。

（2）对物质代谢的影响

① 糖代谢　甲状腺激素可促进小肠对糖的吸收和肝糖原分解，增加肾上腺素、胰高血糖素、生长素及糖皮质激素的生糖作用，使血糖升高。促进外周组织对糖的利用，可使血糖降低，但前者作用较强。

② 脂代谢　甲状腺激素可促进脂肪酸氧化分解，加速胆固醇降解。也可促进肝组织胆固醇合成，但降解速度超过合成。因此，甲状腺功能亢进时，血浆胆固醇降低，脂肪分解增强，产生大量热量。功能减退时，血浆胆固醇明显升高，易患动脉硬化。

③ 蛋白质代谢　甲状腺激素作用于肌肉、骨骼、肝、肾等组织细胞的核受体，刺激DNA转录过程，促进mRNA形成，加强蛋白质及各种酶的合成，利于幼年时期机体生长与发育。甲状腺激素分泌过多，则蛋白质分解加速，骨骼肌蛋白大量分解，肌肉收缩无力，消瘦乏力。骨骼蛋白分解，导致血钙升高和骨质疏松；甲状腺激素分泌不足时，蛋白质合成减少，但组织间隙的黏蛋白增多，黏蛋白具有多价负离子，可结合大量正离子和水分子，引起皮下组织水潴留，产生黏液性水肿。

2. 对生长与发育的影响

甲状腺激素是维持机体正常生长、发育不可缺少的激素，尤其对脑和骨的生长发育影响最重要。甲状腺激素可直接加强组织细胞的分化与细胞内DNA的合成，促进蛋白质合成。刺激骨化中心发育，软骨骨化，促进长骨与牙齿的生长发育，还可增强生长素对组织的作用。甲状腺激素能促进神经元树突和轴突的形成、髓鞘及胶质细胞的生长，使蛋白质、磷脂、酶及递质的合成增多，促进脑组织发育。胚胎期缺碘造成甲状腺激素合成不足，或出生后甲状腺功能低下，出现明显的脑组织发育障碍，致使智力迟钝，长骨生长停滞，身材矮小，称为呆小症（即克汀病，cretinism）。出生后最初3个月内及时用甲状腺激素治疗，常可恢复正常。在缺碘的地区预防呆小症时，应在妊娠期补充碘。治疗呆小症必须抓住时机，否则难以奏效。

3. 其他作用

（1）对中枢神经系统的影响　成年人的神经系统已分化成熟，甲状腺激素主要表现为兴奋中枢神经系统作用。甲状腺功能亢进患者，中枢神经系统兴奋性明显增高，表现为多愁善感、喜怒无常、易激动、注意力不易集中、烦躁不安、多语多动、失眠多梦及肌肉颤动等，严重者可发生惊厥、不省人事。相反，甲状腺功能低下的患者，中枢神经系统兴奋性明显降低，出现记忆力减退、行动迟缓、表情淡漠及少动嗜睡等症状。

（2）对心血管系统的影响　甲状腺激素可直接作用于心肌，增加心肌细胞膜上β受体的数量，增强肾上腺素对心肌细胞的作用，促进心肌细胞肌质网释放Ca^{2+}，可使心率加快，心肌收缩力增强，增加心输出量和心脏做功，故甲状腺功能亢进患者常出现心动过速、心肌肥大，甚至因心肌过度劳累而导致心力衰竭。此外，甲状腺激素可直接或间接地引起小血管舒张，外周阻力降低，因此甲状腺功能亢进患者的脉压常增大。

（3）对消化系统的影响　甲状腺激素能促进消化腺的分泌和消化管的运动。故甲亢患者食量明显增加，常感饥饿。

除此之外，甲状腺激素还可影响生殖功能，对胰岛、甲状旁腺及肾上腺皮质等内分泌腺的分泌也有不同程度的影响。

知识链接

甲亢预防

坚持预防为主，加强重大慢性疾病健康管理。甲状腺功能亢进症简称“甲亢”是内分泌系统最主要的疾病之一，其发病与自身免疫紊乱、压力过大、精神刺激、摄碘过多、睡眠不足等有关。甲亢可从六个方面进行预防：

①避免精神刺激或创伤，养成良好的有规律的生活、学习、工作习惯，陶冶情操，平衡心理。②甲亢患者身体的代谢率高，消耗量大，宜进食高蛋白、高维生素、高热量食物以满足身体需要。特别注意补充B族维生素，包括维生素B_1、维生素B_6、维生素B_{12}以及叶酸等。③避免诱发甲亢的因素，如不吃含碘高的食物、药物；增强体质、预防感冒，避免导致甲状腺炎伴甲亢；合理按需服用甲状腺制剂，避免药源性甲亢。④甲亢患者可伴有肝损害、粒细胞减少，亦可继发（或伴发）糖尿病，应注意观察，定期复查，并作相应的处理。⑤甲亢可因多汗、腹泻导致脱水或低钾性周期性肌麻痹，故应注意补充水分和钾盐，多食水果。⑥烟和酒都有兴奋作用，对甲亢患者有不良影响，故应避免。

三、甲状腺激素分泌的调节

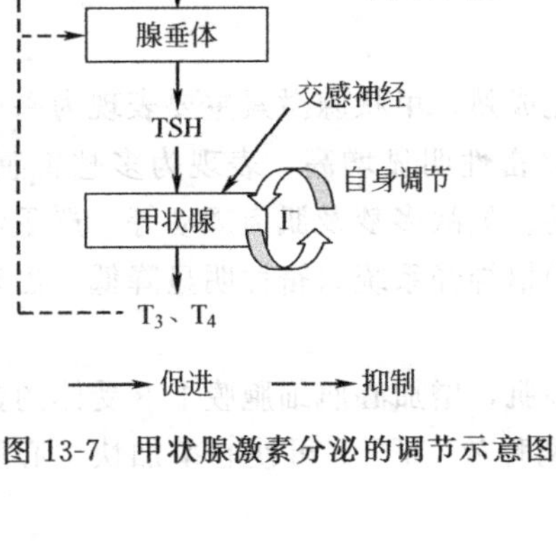

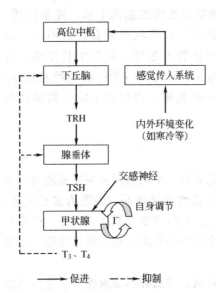

图13-7　甲状腺激素分泌的调节示意图

甲状腺激素的合成与分泌主要受下丘脑-腺垂体-甲状腺轴调节，包括下丘脑-腺垂体对甲状腺的调节和甲状腺激素对下丘脑及腺垂体的反馈调节。此外，甲状腺还存在一定程度的自身调节和受自主神经活动的影响（图13-7）。

1. 下丘脑-腺垂体对甲状腺功能的调节

下丘脑分泌的TRH经垂体门脉系统运送到腺垂体，有促进腺垂体合成和释放TSH的作用，TSH促进甲状腺细胞增生，使腺体增大，同时促进甲状腺激素的合成和释放。

在整体情况下，下丘脑神经元接受大脑及其他部位神经元的传入信息的调控，如寒冷、紧张、缺氧等刺激可通过中枢神经系统刺激下丘脑，引起TRH分泌增多，从而促进TSH的释放，导致甲状腺激素分泌增多。

2. 甲状腺激素对腺垂体和下丘脑的反馈调节

血液中 T_3 和 T_4 浓度变化对腺垂体 TSH 合成与分泌起着经常性的反馈调节作用。血液中游离的 T_3、T_4 浓度升高时，负反馈抑制腺垂体，使 TSH 合成与释放减少，同时降低腺垂体对 TRH 的反应性，细胞膜上 TRH 受体数量减少，故 TSH 的分泌减少，最终使血液中的 T_3、T_4 浓度降到正常水平，反之亦然。这是体内 T_3、T_4 维持正常水平的重要调节因素。

地方性甲状腺肿的发病原因主要是由于食物及饮水中缺碘，甲状腺激素的合成与分泌减少，对腺垂体的负反馈作用减弱，在 TRH 作用下腺垂体分泌 TSH 增加，致使甲状腺代偿性增生和肿大。

3. 甲状腺的自身调节

甲状腺具有适应碘供应的变化，调节腺体本身对碘摄取、T_3 与 T_4 合成及释放的能力，这种调节完全不受 TSH 浓度和神经调节的影响，称为甲状腺的自身调节，它是一个有限度的缓慢调节系统。

当饮食中含碘不足时，甲状腺对碘的运转机制增强，T_3 与 T_4 合成与释放增加，外源性碘的供应增加时，最初 T_4 和 T_3 合成速度反而明显降低。临床上常利用大剂量碘产生的抗甲状腺效应，来处理甲状腺危象和作为甲状腺手术前常规用药。

4. 自主神经对甲状腺功能的作用

甲状腺受交感神经和副交感神经支配。交感神经兴奋可促进甲状腺激素合成和分泌；副交感神经兴奋则抑制甲状腺激素的合成与分泌。

第四节 肾 上 腺

肾上腺包括中央部的髓质和周围部的皮质两个部分。肾上腺皮质受腺垂体 ACTH 的调节，分泌类固醇激素，作用广泛，对维持机体基本生命活动十分重要；肾上腺髓质接受交感神经节前纤维的直接支配，分泌儿茶酚胺类激素，在机体应激反应中具有重要作用。

一、肾上腺皮质激素

肾上腺皮质分泌的激素有三类：球状带细胞分泌盐皮质激素，主要是醛固醇；束状带细胞分泌糖皮质激素，主要是皮质醇；网状带细胞主要分泌性激素，如脱氢雄酮和雌二醇，也能分泌少量的糖皮质激素。

关于醛固酮的生理作用和分泌调节在肾的排泄功能一章中已经介绍，有关性激素的内容将在生殖一章中介绍，这里重点讨论糖皮质激素。

1. 糖皮质激素的生物学作用

人体血浆中糖皮质激素主要为皮质醇，其分泌量大，作用最强，其次为皮质酮。糖皮质激素的作用广泛而复杂，对多种器官、组织均有影响。

(1) 对物质代谢的影响　糖皮质激素对糖、蛋白质和脂肪代谢均有重要作用（图 13-8）。

① 糖代谢　糖皮质激素是调节机体糖代谢的重要激素之一。它既可促进肝糖原异生，增

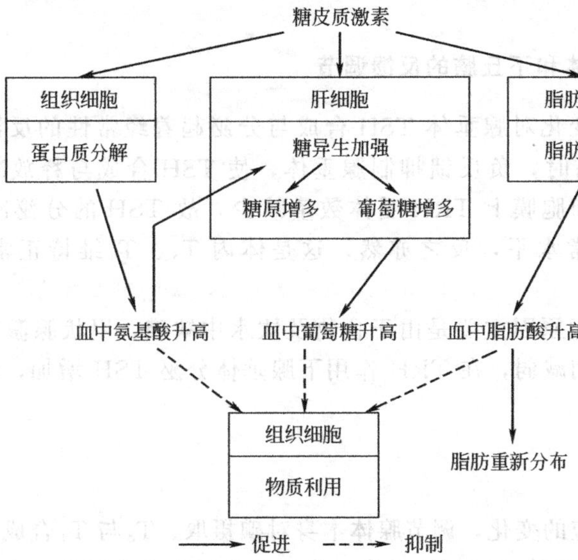

图 13-8 糖皮质激素对物质代谢的调节示意图

加糖原贮备，同时又抑制外周组织对葡萄糖的利用，还具有抗胰岛素作用，结果使血糖升高。如果糖皮质激素分泌过多（或服用此类激素药物过多）可引起血糖升高，甚至出现糖尿；相反，肾上腺皮质功能低下患者，则可出现低血糖。

② 蛋白质代谢　糖皮质激素促进肝外组织，特别是肌肉组织蛋白质分解，加速氨基酸转移至肝生成肝糖原。糖皮质激素分泌过多时，由于蛋白质分解增强，合成减少，将出现肌肉消瘦、骨质疏松、皮肤变薄、淋巴组织萎缩等现象。

③ 脂肪代谢　糖皮质激素促进脂肪分解，增强脂肪酸在肝内氧化过程，有利于糖异生作用。肾上腺皮质功能亢进时，糖皮质激素对身体不同部位的脂肪作用不同，四肢脂肪组织分解增强，而腹、面、肩及背等脂肪合成有所增加，以致呈现面圆、背厚、躯干部发胖而四肢消瘦的“向心性肥胖”的特殊体形。

(2) 对水盐代谢的影响　皮质醇有较弱的贮钠排钾作用，即对肾远曲小管及集合管重吸收和排出钾有轻微的促进作用。此外，皮质醇还可以降低肾小球入球血管阻力，增加肾小球血浆流量而使肾小球滤过率增加，有利于水的排出。肾上腺皮质功能不足患者，排水能力明显降低，严重时可出现“水中毒”，如补充适量的糖皮质激素即可得到缓解，而补充盐皮质激素则无效。

(3) 对血细胞的影响　糖皮质激素可使血中红细胞、血小板和中性粒细胞的数量增加，而使淋巴细胞和嗜酸性粒细胞减少，其原因各有不同。红细胞和血小板的增加，是由于骨髓造血功能增强；中性粒细胞的增加，可能是由于附着在小血管壁边缘的中性粒细胞进入血液循环增多所致；淋巴细胞减少，可能是糖皮质激素使淋巴细胞 DNA 合成过程减弱，抑制胸腺与淋巴组织的细胞分裂。此外，糖皮质激素还能促进淋巴细胞与嗜酸性粒细胞破坏。如给予大剂量糖皮质激素，可使淋巴组织明显萎缩，临床上可用来治疗淋巴性白血病和淋巴肉瘤。淋巴组织的萎缩会导致 T 淋巴细胞和抗体减少，机体免疫力下降，对机体产生不利影响。然而在器官移植时，糖皮质激素的这种作用又有利于对抗机体的免疫性排斥反应。

(4) 对循环系统的影响　糖皮质激素能增强血管平滑肌对儿茶酚胺类激素的敏感性（允许作用），抑制具有血管舒张作用的前列腺素的合成，降低毛细血管的通透性，有利于维持血容量。因此，糖皮质激素对维持正常血压是必需的。肾上腺皮质功能低下时，血管平滑肌对儿茶酚胺的反应性降低，毛细血管扩张，通透性增加，血压下降，补充皮质醇后可恢复。另外，离体实验证明，糖皮质激素可增强心肌的收缩力，但在整体条件下对心脏的作用并不明显。

（5）在应激反应中的作用　当机体受到各种有害刺激，如缺氧、创伤、手术、饥饿、疼痛、寒冷以及精神紧张和焦虑不安等，血浆中 ACTH 和糖皮质激素浓度急剧升高，产生一系列非特异性全身性反应，称为应激反应。在应激反应中，下丘脑-腺垂体-肾上腺皮质轴活动增强，可提高机体对应激刺激的耐受和生存能力；交感-肾上腺髓质系统也参加，血中儿茶酚胺含量也相应增加；生长素、催乳素、抗利尿激素、胰高血糖素及醛固酮等均可增加，说明应激反应是多种激素参与并使机体抵抗力增强的非特异性反应。

此外，糖皮质激素还有多方面的作用，如促进胎儿肺表面活性物质的合成，增强骨骼肌的收缩力，提高胃腺细胞对迷走神经与胃泌素的反应性，增加胃酸与胃蛋白酶原的分泌，抑制骨的形成而促进其分解等。临床上使用大剂量的糖皮质激素及其类似物，可用于抗炎、抗过敏、抗毒和抗休克。

2. 糖皮质激素分泌的调节

糖皮质激素的分泌主要受下丘脑-腺垂体-肾上腺皮质轴的调节。下丘脑、垂体和肾上腺皮质密切联系、协调统一的功能活动，维持血中糖皮质激素浓度的相对稳定和在不同状态下的适应性变化。

（1）下丘脑-腺垂体对肾上腺皮质功能的调节　下丘脑促垂体区神经元合成释放促肾上腺皮质激素释放激素（CRH），通过垂体门脉系统运送到腺垂体，促进腺垂体 ACTH 合成释放增加。ACTH 不但刺激糖皮质激素的分泌，也刺激束状带与网状带细胞的生长发育。因此，当腺垂体功能低下时，ACTH 分泌减少，肾上腺皮质束状带和网状带萎缩。肾上腺皮质处于腺垂体 ACTH 的经常性控制之下。正常情况下，腺垂体分泌一定量的 ACTH，维持糖皮质激素的基础分泌。ACTH 的分泌呈现日节律波动，入睡后 ACTH 分泌逐渐减少，午夜最低，随后又逐渐增多，至觉醒起床前进入分泌高峰，白天维持在较低水平，入睡时再减少。由于 ACTH 分泌的日节律波动，使糖皮质激素的分泌也出现相应的波动。ACTH 分泌的这种日节律波动，是由下丘脑 CRH 节律性释放所决定的。下丘脑 CRH 合成释放受脑内神经递质的调控。应激刺激作用于神经系统的不同部位，通过神经递质，将信息汇集于下丘脑，借 CRH 控制腺垂体分泌 ACTH。因而在应激反应中通过中枢神经系统使下丘脑 CRH 释放增多，促使腺垂体分泌 ACTH 增加，大幅度提高血中糖皮质激素的浓度，有助于机体抵御各种有害刺激的侵袭。

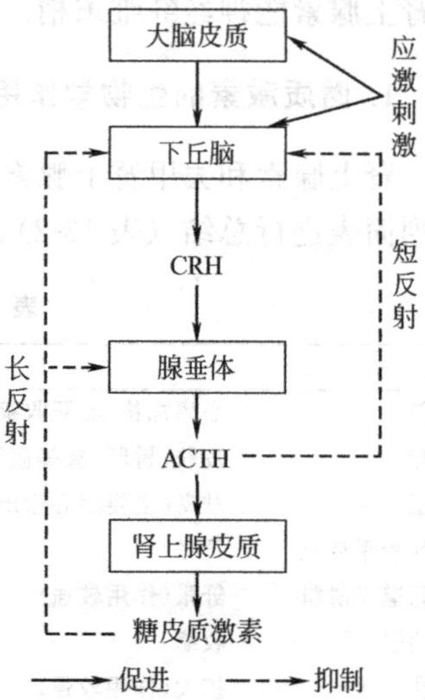

图 13-9　糖皮质激素分泌的调节示意图

（2）糖皮质激素对下丘脑和腺垂体的反馈调节　糖皮质激素对下丘脑-腺垂体-肾上腺皮质轴存在着反馈调节。当血液中糖皮质激素浓度增多时，可反馈抑制下丘脑合成释放 CRH 及腺垂体合成释放 ACTH，这种反馈调节称为长反馈，它有利于维持血液中糖皮质激素水平的相对稳定。ACTH 还可抑制 CRH 的合成释放，这种反馈称为短反馈（图 13-9）。

由于糖皮质激素的负反馈作用，在医疗中长期大剂量应用糖皮质激素时，可抑制下丘脑 CRH 的合成释放，使 ACTH 分泌长期减少，而致患者肾上腺皮质渐趋萎缩，分泌功能减退或停止。若突然停用糖皮质激素，则可出现患者本身肾上腺皮质功能不足以致体内糖皮质激素突然减少而引起严重后果。因此，停药时要逐渐减量，治疗中最好间断补充 ACTH 以促进肾上腺皮质功能的恢复，防止其萎缩。

知识链接

皮质醇增多症和减少症

皮质醇增多症又称库欣综合征或柯兴综合征。1912 年，由 Harvey Cushing 首先报道。本征是由多种病因引起的以高皮质醇血症为特征的临床综合征，主要表现为满月脸、多血质外貌、向心性肥胖、痤疮、紫纹、高血压、继发性糖尿病和骨质疏松等。

库欣综合征可发生于任何年龄，成人多于儿童，女性多于男性，多发于 20～45 岁，男女比例为（1∶3）～（1∶8）。成年男性肾上腺病变多为增生，腺瘤较少见；成年女性肾上腺病变可为增生或腺瘤，以女性男性化为突出表现者多见于肾上腺皮质癌。儿童（婴幼儿）以肾上腺癌较多见，较大年龄患儿则以增生为主。

原发性肾上腺皮质功能减退症中最常见的是艾迪生病，其常见病因为肾上腺结核或自身免疫性肾上腺炎；少见的病因包括深部真菌感染、免疫缺陷、病毒感染、恶性肿瘤、肾上腺广泛出血、手术切除、肾上腺脑白质营养不良等。

继发性肾上腺皮质功能减退症，最常见于长期应用超生理剂量的糖皮质激素，也可继发于下丘脑-垂体疾病，如鞍区肿瘤、自身免疫性垂体炎、外伤、手术切除、产后大出血引起垂体大面积梗死坏死，即席汉综合征。

二、肾上腺髓质激素

肾上腺髓质嗜铬细胞分泌肾上腺素（epinephrine，E）和去甲肾上腺素（norepinephrine，NE），它们都是儿茶酚胺激素。肾上腺髓质分泌肾上腺素与去甲肾上腺素的比例大约为 4∶1，以肾上腺素为主。血液中肾上腺素主要来自肾上腺髓质，去甲肾上腺素除由髓质分泌外，还来自肾上腺素能神经纤维末梢。

1. 髓质激素的生物学作用

肾上腺素和去甲肾上腺素生理作用十分广泛而多样，在教材各有关章节中分别有介绍，在此列简表进行总结（表 13-2）。

表 13-2　肾上腺素与去甲肾上腺素的主要作用

	肾上腺素	去甲肾上腺素
心脏	心率加快，心肌收缩力明显增强，心输出量增加	心率减慢（减压反射的作用）
血管	皮肤、胃肠、肾等血管收缩；冠状血管、骨骼肌血管舒张	冠状血管外的其他血管均收缩
血压	升高（主要因心输出量增加）	显著升高（主要因外周阻力增大）
支气管平滑肌	舒张	舒张（作用较弱）
胃肠道平滑肌	舒张（作用较强）	舒张（作用较弱）
括约肌	收缩	收缩
瞳孔	扩大（作用较强）	扩大（作用较弱）
血糖	升高（糖原分解，作用较强）	升高（作用较弱）
脂肪酸	升高（促进脂肪分解）	升高（作用较强）

肾上腺髓质直接受交感神经节前纤维支配，当交感神经兴奋时，肾上腺髓质分泌的肾上腺素和去甲肾上腺素增多。肾上腺髓质激素的作用与交感神经兴奋时的效应相似，交感神经与肾上腺髓质在结构和功能上紧密联系，称为交感-肾上腺髓质系统。当机体遭遇特殊情况时，如畏惧、剧痛、失血、脱水、缺氧、暴冷暴热以及剧烈运动等，交感-肾上腺髓质系统的活动明显增强，儿茶酚胺（去甲肾上腺素、肾上腺素）的分泌量大大增加。儿茶酚胺作用于中枢神经系统，提高其兴奋性，使机体处于警觉状态，反应灵敏；呼吸加强加快，肺通气量增加；心跳加快，心肌收缩力增强，心输出量增加，血压升高，血液循环加快，内脏血管收缩，骨骼肌血管舒张同时血流量增多，全身血液重新分配，以利于应急的重要器官得到更多的血液供应；肝糖原分解增加，血糖升高，脂肪分解加强，血中游离脂肪酸增多，葡萄糖与脂肪酸氧化过程增强，以适应机体在应急情况下对能量的需要。总之，上述一切变化都是在紧急情况下，通过交感-肾上腺髓质系统发生的适应性反应，称之为应急反应。

实际上，引起应急反应的各种刺激，也是引起应激反应的刺激，当机体受到相应刺激时，同时引起应急反应与应激反应，两者既有区别又有联系，相辅相成，共同维持机体的适应能力。

2. 髓质激素分泌的调节

（1）交感神经的作用　肾上腺髓质受交感神经胆碱能节前纤维支配。交感神经兴奋时，节前纤维末梢释放乙酰胆碱，作用于髓质嗜铬细胞上的 N 受体，引起肾上腺素与去甲肾上腺素的释放。

（2）ACTH 与糖皮质激素的作用　ACTH 可通过糖皮质激素间接刺激肾上腺髓质使髓质激素分泌增加，也可直接作用于髓质内分泌细胞，促进肾上腺素和去甲肾上腺素的分泌。

（3）儿茶酚胺合成的反馈性调节　当细胞内儿茶酚胺浓度增加到一定量时，可抑制某些合成酶的活性，使儿茶酚胺的合成减少；反之，当细胞质内儿茶酚胺减少时，则可解除上述负反馈抑制作用，使儿茶酚胺的合成增加。

第五节　胰　岛

胰岛是散在于胰腺外分泌细胞之间的内分泌细胞群。人类的胰岛细胞主要有四类：A 细胞，约占胰岛细胞的 20%，分泌胰高血糖素；B 细胞，约占胰岛细胞的 75%，分泌胰岛素；D 细胞，占胰岛细胞的 5%左右，分泌生长抑素；PP 细胞，数量很少，分泌胰多肽（pancreatic polypeptide，pp）。

一、胰岛素

胰岛素是含有 51 个氨基酸的小分子蛋白质。胰岛 B 细胞先合成大分子的前胰岛素原，以后加工成胰岛素原，再经水解成为胰岛素与连接肽（C 肽），释放入血。胰岛素在血中的半衰期只有 5min，主要在肝内灭活，肌肉与肾等组织也能使胰岛素失活。

1965 年，我国生化学家首先人工合成了具有高度生物活性的胰岛素，成为人类历史上第一次人工合成蛋白质的创举。

1. 胰岛素的生物学作用

胰岛素是促进合成代谢、调节血糖稳定的主要激素，对机体能源物质的贮存和人体生长发育有重要作用。

（1）对糖代谢的调节　胰岛素促进组织细胞对葡萄糖的摄取和利用，加速葡萄糖合成为糖原，贮存于肝和肌肉中，并抑制糖异生，促进葡萄糖转变为脂肪酸，贮存于脂肪组织，导致血糖水平下降。

胰岛素缺乏时，血糖浓度升高，当超过肾糖阈，尿中将出现糖，引起糖尿病。

（2）对脂肪代谢的调节　胰岛素促进肝合成脂肪酸，然后转运到脂肪细胞贮存。在胰岛素的作用下，脂肪细胞也能合成少量的脂肪酸。胰岛素还促进葡萄糖进入脂肪细胞，除了用于合成脂肪酸外，还可转化为α-磷酸甘油，脂肪酸与α-磷酸甘油形成甘油三酯，贮存于脂肪细胞中，同时，胰岛素还抑制脂肪酶的活性，减少脂肪的分解。

胰岛素缺乏时，出现脂肪代谢紊乱，脂肪分解增强，血脂升高，加速脂肪酸在肝内氧化，生成大量酮体，由于糖氧化过程发生障碍，不能很好地处理酮体，以致引起酮血症与酸中毒。

知识链接

糖尿病和低血糖综合征

糖尿病是指由遗传因素、内分泌功能紊乱或膳食不平衡等各种致病因子作用，导致胰岛功能减退、胰岛素抵抗等而引发的糖、蛋白质、脂肪、水和电解质等一系列代谢紊乱综合征。临床上以高血糖为主要特点，分为胰岛素绝对缺乏的1型糖尿病、胰岛素相对缺乏的2型糖尿病、妊娠糖尿病以及其他特殊类型糖尿病四种类型。

糖尿病的急性并发症包括糖尿病酮症酸中毒、高血糖高渗状态等；慢性并发症大血管病变如动脉粥样硬化、冠心病、高血压、脑血管疾病、周围血管疾病等，以及微血管病变如糖尿病肾病变、糖尿病视网膜病变、糖尿病神经病变等。糖尿病是失明、肾衰竭、心脏病发作、中风和下肢截肢的主要病因。

糖尿病分原发性和继发性两类。前者占绝大多数，有遗传倾向，其基本病理生理为绝对或相对胰岛素分泌不足和胰高血糖素活性增高所引起的代谢紊乱，包括糖、蛋白质、脂肪、水及电解质等，严重时常导致酸碱平衡失常；其特征为高血糖、糖尿、葡萄糖耐量降低及胰岛素释放试验异常。临床上早期无症状，至症状期才有多食、多饮、多尿、烦渴、善饥、消瘦或肥胖、疲乏无力等症群，久病者常伴发心脑血管、肾、眼及神经等病变。严重病例或应激时可发生酮症酸中毒、高渗昏迷、乳酸性酸中毒而威胁生命，常易并发化脓性感染、尿路感染、肺结核等。

低血糖综合征是一组由多种病因引起的综合征。血糖浓度常低于3.36mmol/L（60mg/dL），严重而长期的低血糖症可发生广泛的神经系统损害与并发症。常见的有功能性低血糖与肝源性低血糖，其次为胰岛素瘤及其他内分泌性疾病所致的低血糖症。本病常被误诊为癔症、癫痫、脑瘤与脑炎等，经过恰当治疗后，症状可迅速好转。

早期识别本病甚为重要，可达治愈目的，延误诊断与治疗会造成永久性的神经病变而不可逆转，后果不佳。低血糖若不能缓解，血糖浓度持续降低超过6h，可引起脑细胞发生不可逆转的形态学改变，如充血、多发性点状出血、脑组织受损，如果不能及时做出正确的诊断和处理，可发生脑水肿、缺血性点状坏死、脑软化、痴呆、昏迷、休克甚至死亡。低血糖不是一个独立的疾病，许多原因可引起低血糖，确诊之后还应检查低血糖的病因。

（3）对蛋白质代谢的调节　胰岛素促进蛋白质合成过程，其作用可在蛋白质合成的各个环节上：①促进氨基酸通过膜的转运进入细胞；②可使细胞核的复制和转录过程加快，增加DNA和RNA的生成；③作用于核糖体，加速翻译过程，促进蛋白质合成；另外，胰岛素还可抑制蛋白质分解和肝糖异生。

由于胰岛素能增强蛋白质的合成过程，所以，它对机体的生长也有促进作用，但胰岛素单独作用时，对生长的促进作用并不很强，只有与生长素共同作用时，才能发挥明显的效应。

2. 胰岛素分泌的调节

（1）血糖的作用　血糖浓度是调节胰岛素分泌的最重要因素。当血糖浓度升高时，胰岛素分泌明显增加，从而促进血糖降低。当血糖浓度下降至正常水平时，胰岛素分泌也迅速恢复到基础水平。血糖浓度对胰岛素分泌的负反馈作用是维持血浆中胰岛素以及血糖正常水平的重要机制。

（2）氨基酸和脂肪酸的作用　许多氨基酸都有刺激胰岛素分泌的作用，其中以精氨酸和赖氨酸的作用最强。在血糖浓度正常时，血中氨基酸含量增加，只能对胰岛素的分泌有轻微的刺激作用，但如果在血糖升高的情况下，过量的氨基酸则可使血糖引起的胰岛素分泌加倍增多。此外，脂肪酸和酮体大量增加时，也可促进胰岛素分泌。

（3）激素的作用　影响胰岛素分泌的激素主要有：①胃肠激素，如胃泌素、促胰液素、胆囊收缩素和抑胃肽都有促进胰岛素分泌的作用，但前三者是在药理剂量时才有促进胰岛素分泌作用，只有抑胃肽对胰岛素的分泌起调节作用。②生长素、皮质醇、甲状腺激素以及胰高血糖素等均可通过升高血糖浓度而间接刺激胰岛素分泌，因此长期大剂量应用这些激素，有可能使B细胞衰竭而导致糖尿病；③胰岛D细胞分泌的生长抑素可通过旁分泌作用，抑制胰岛素和胰高血糖素的分泌，而胰高血糖素也可直接刺激B细胞分泌胰岛素。

（4）神经调节　胰岛受迷走神经与交感神经支配。迷走神经可通过乙酰胆碱作用于M受体直接促进胰岛素的分泌，还可通过刺激胃肠激素的释放，间接促进胰岛素的分泌。交感神经则通过去甲肾上腺素作用于α受体，抑制胰岛素的分泌。

二、胰高血糖素

人胰高血糖素是由29个氨基酸组成的直链多肽，在血浆中的半衰期为5～10min，主要在肝内灭活，肾也有降解作用。

1. 胰高血糖素的主要作用

胰高血糖素与胰岛素的作用相反，是一种促进分解代谢的激素。胰高血糖素具有很强的促进糖原分解和糖异生作用，使血糖明显升高。胰高血糖素还可激活脂肪酶，促进脂肪分解，同时又能加强脂肪酸氧化，使酮体生成增多。另外，胰高血糖素可促进胰岛素和胰岛生长抑素的分泌。药理剂量的胰高血糖素可使心肌细胞内cAMP含量增加，心肌收缩力增强。

2. 胰高血糖素分泌的调节

影响胰高血糖素分泌的因素很多，血糖浓度是重要的因素。血糖降低时，胰高血糖素分泌增加；血糖升高时，则胰高血糖素分泌减少。氨基酸的作用与葡萄糖相反，能促进胰高血糖素的分泌。

胰岛素可通过降低血糖间接刺激胰高血糖素的分泌，但B细胞分泌的胰岛素和D细胞分泌的生长抑素可直接作用于邻近的A细胞，抑制胰高血糖素的分泌。

第六节 甲状旁腺激素、降钙素和维生素 D_3

甲状旁腺分泌甲状旁腺激素（parathyroid hormone，PTH）。甲状腺滤泡旁细胞（C细胞）分泌降钙素（calcitonin，CT）。维生素 D_3 属于类固醇的衍生物，可由肝、乳、鱼肝油等含量丰富的食物中摄取，也可在体内由皮肤合成。在体内，甲状旁腺激素、降钙素以及1,25-二羟维生素 D_3 共同调节钙磷代谢，维持血浆中钙、磷水平的相对稳定（图13-10）。

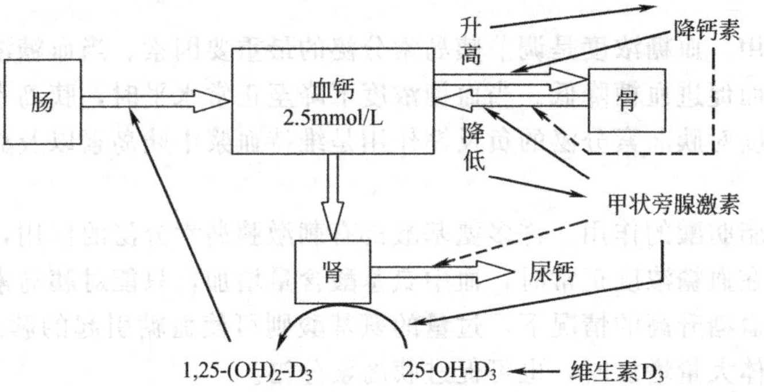

图 13-10 血钙的调节示意图

一、甲状旁腺激素

甲状旁腺激素是调节血钙水平最重要的激素，主要靶器官为骨和肾。它有升高血钙和降低血磷的作用。主要是通过下列途径实现：

（1）对骨的作用 促进破骨细胞活动，抑制成骨细胞活动，增加骨盐溶解、动员骨钙入血，使血钙升高。

（2）对肾的作用 抑制肾近球小管对磷的重吸收，使尿磷增加，降低血磷。促进远球小球对 Ca^{2+} 的重吸收，尿钙减少。

（3）对肠的作用 促进1,25-二羟维生素 D_3 的生成，间接促进钙在肠道的吸收。

甲状旁腺激素的分泌主要受血浆钙浓度变化的调节。血浆钙浓度轻微下降时，就可直接刺激甲状旁腺细胞分泌PTH增加；血钙浓度升高时，PTH分泌减少。这种负反馈调节是维持甲状旁腺激素分泌和血钙浓度相对稳定的重要机制。长时间的高血钙，可使甲状旁腺发生萎缩，而长时间的低血钙，则可使甲状旁腺增生。

二、降钙素

降钙素的主要作用是降低血钙和血磷。降钙素一方面抑制破骨细胞活动，减弱溶骨过程，另一方面增强成骨细胞活动，增强成骨过程，使骨组织释放的钙磷减少，钙磷沉积增加，因而血钙与血磷含量下降；降钙素也抑制肾小管对钙、磷、钠及氯的重吸收，使这些离子从尿中排出增多；另外，降钙素还抑制小肠对钙、磷的吸收。

降钙素的分泌主要受血钙浓度的调节。当血钙浓度升高时，降钙素的分泌亦随之增加，反之则分泌减少。进食也可刺激降钙素的分泌，这可能与胃肠激素（如胃泌素、促胰液素以及胰高血糖素）的分泌有关。甲状旁腺激素通过升高血钙间接促进降钙素的分泌。

三、维生素 D_3

维生素 D_3 又称胆钙化醇。人体内的维生素 D_3 主要由皮肤中7-脱氢胆固醇经日光中紫外线照射转化而来，也可由动物性食物中获取。维生素 D_3 无生物活性，它首先需在肝内转化成有活性的 25-羟维生素 D_3，这是维生素 D_3 在血液中存在的主要形式。25-羟维生素 D_3 在肾内进一步转化成活性更高的 1,25-二羟维生素 D_3。

1,25-二羟维生素 D_3 的主要作用是升高血钙、血磷浓度。它一方面可促进小肠黏膜上皮细胞对钙、磷的吸收，使血钙、血磷浓度升高；另一方面是既通过增加破骨细胞的数量、增强骨的溶解，释放骨钙、骨磷入血，升高血钙、血磷浓度，也通过刺激成骨细胞的活动促进骨钙沉积和骨的形成，是参与骨更新重建的重要因素。此外，它可促进肾小管对钙、磷的重吸收，减少尿中钙、磷的排出量。1,25-二羟维生素 D_3 还可增强甲状旁腺激素的作用。如果缺乏 1,25-二羟维生素 D_3，甲状旁腺激素对骨的作用明显减弱，在儿童期会引起佝偻病，在成人会导致骨质疏松症。

血钙和血磷浓度降低是促进 1,25-二羟维生素 D_3 生成的主要因素，甲状旁腺激素、催乳素、生长素等能促进 1,25-二羟维生素 D_3 的生成，而糖皮质激素则抑制其生成。

目标练习

一、选择题

（一）单项选择题

1. 下列属于含氮激素的是（　　）。

A. 1,25-二羟维生素 D_3　　B. 雌二醇

C. 睾酮　　D. 醛固酮　　E. 促甲状腺激素

2. 不是腺垂体合成、分泌的激素是（　　）。

A. 促甲状腺激素　　B. 促肾上腺皮质激素

C. 生长素　　D. 催产素　　E. 黄体生成素

3. 对脑和长骨的发育最为重要的激素是（　　）。

A. 生长素　　B. 性激素　　C. 甲状腺激素

D. 促甲状腺激素　　E. 1,25-二羟维生素 D_3

4. 调节血钙浓度最主要的激素是（　　）。

A. 生长素　　B. 降钙素　　C. 甲状腺激素

D. 甲状旁腺激素　　E. 肾上腺皮质激素

5. 关于糖皮质激素对代谢的影响，错误的是（　　）。

A. 促进肝外组织蛋白质分解　　B. 促进肾保钠、排钾、排水

C. 促进糖异生　　D. 减少外周组织对葡萄糖利用

E. 促进全身各部位的脂肪分解

6. 刺激胰岛素分泌最主要的因素是（　　）。

A. 胃泌素释放　　B. 迷走神经兴奋

C. 血糖浓度升高　　D. 血氨基酸浓度升高

E. 胰高血糖素释放

7. 成年后生长素分泌过多，可导致（　　）。

A. 呆小症　　B. 巨人症　　C. 侏儒症

D. 黏液性水肿　　E. 肢端肥大症

8. 幼儿甲状腺功能低下，可导致（　　）。

A. 呆小症　　B. 巨人症　　C. 侏儒症

D. 黏液性水肿　　E. 肢端肥大症

（二）多项选择题

1. 在下列器官或组织中，能产生激素的有（　　）。

A. 性腺　　B. 胃肠道　　C. 下丘脑　　D. 肾脏　　E. 腺垂体

2. 甲状腺功能减退时可能出现哪些表现。（　　）

A. 血液胆固醇水平增高，且可导致动脉粥样硬化

B. 在婴儿时甲状腺功能减退，若不及时补充甲状腺激素可出现呆小症

C. 黏液性水肿

D. 性功能增强

E. 感觉迟钝，行动迟缓，记忆力减退

3. 引起血糖升高的激素有（　　）。

A. 糖皮质激素　　B. 胰岛素　　C. 肾上腺素　　D. 盐皮质激素　　E. 生长激素

4. 腺垂体分泌的激素有（　　）。

A. 血管升压素　　B. 促卵泡激素　　C. 催乳素

D. 催产素　　E. 生长素释放激素

5. 盐皮质激素对细胞外液中哪些物质有较强的调节作用。（　　）

A. 钙　　B. 钠　　C. 钾　　D. 磷　　E. 镁

6. 降钙素的靶器官是（　　）。

A. 肾脏　　B. 甲状旁腺　　C. 腺垂体　　D. 骨　　E. 胃肠道

7. 成人甲状腺功能低下时，对机体的影响有（　　）。

A. 基础代谢升高，产热量增加　　B. 皮下黏液性水肿

C. 血糖升高、出现糖尿　　D. 基础代谢降低

E. 智力低下

8. 产生血管升压素的部位有（　　）。

A. 神经垂体　　B. 腺垂体　　C. 视上核　　D. 室旁核　　E. 致密斑

9. 释放到血液中的甲状腺激素有（　　）。

A. MIT　　B. DIT　　C. T_3

D. 甲状腺球蛋白　　E. T_4

10. 引起醛固酮分泌的因素有（　　）。

A. 细胞外液渗透压升高　　B. 严重失血后

C. 垂体功能低下　　D. 垂体功能亢进

E. 血浆钾浓度升高

二、名词解释

1. 激素　2. 下丘脑调节肽　3. 允许作用　4. 应激反应

三、简答题

1. 简述生长素与甲状腺激素对机体生长发育影响的区别。

2. 简述糖皮质激素对物质代谢的主要作用。

3. 简述体内影响糖代谢的激素及其对血糖的影响。

（王　涛）

参考答案扫一扫

第十四章

生殖系统

生殖是指有机体生产后代的全部过程，生殖医学就是与生殖相关的医学研究，生殖医学的研究对于生物体的繁衍、生命的延续、人类的优生优育都有重要意义。

思维导图扫一扫

第一节　概　　述

一、生殖的概念与意义

生殖是生物体生长发育到一定阶段后，能够产生与自己相似的子代个体，并保持种族延续的生理功能。高等动物的生殖是通过两性生殖器官的活动实现的。生殖过程包括生殖细胞（精子和卵子）的形成过程、交配和受精过程以及胚胎发育等重要环节。生殖器官包括主性器官和附性器官，对于不同的性别有其不同的主性器官和附性器官。

任何生物个体的寿命是有限的，必然要衰老、死亡。一切生物都是通过新个体来延续种系的，所以生殖是生物绵延和繁殖种系的重要生命活动，也是区别于非生物的基本特征之一。在较高等动物中，生殖过程是经过两性生殖系统的共同活动实现的。这些活动过程的能力受到神经和内分泌系统的调控。

二、生殖的调控

生殖活动的维持离不开下丘脑-垂体-性腺（卵巢或睾丸）三级结构形成的一个功能中心，既下丘脑-垂体-性腺轴。这个系统的主线是下丘脑分泌的促性腺激素释放激素（GnRH），通过垂体门脉系统到达腺垂体，控制着垂体促性腺激素的分泌，后者经血液循环到达性腺，调节性腺的活动。相反，性腺分泌的激素也经血液循环到达下丘脑-垂体发挥调节作用；垂体促性腺激素也作用于下丘脑，这种调节作用称为反馈作用。

第二节　男性生殖系统

男性的主性器官是睾丸，附性器官有附睾、输精管、前列腺、精囊腺、阴茎等。睾丸具有双重功能：它既有产生男性生殖细胞的功能，又有内分泌功能。

一、睾丸

睾丸属男性内生殖器官（图 14-1）。正常男性有两个睾丸，分别位于阴囊左右侧。

1. 睾丸的形态和位置

睾丸位于阴囊内，左右各一，以阴囊中隔相隔。睾丸呈卵圆形，色灰白。一般左侧略低于右侧 1cm。睾丸呈微扁的椭圆形，表面光滑，分内、外侧两面，前、后两缘和上、下两端。其前缘游离，后缘有血管、神经和淋巴管出入，并与附睾和输精管的睾丸部相接触。上端和后缘为附睾头贴附，下端游离。外侧面较隆凸，内侧面较平坦。睾丸随性成熟而迅速生长，至老年随着性功能的衰退而萎缩变小。睾丸表面被覆鞘膜，分为脏、壁两层，两者在睾丸后缘相互移行，形成鞘膜腔，内含少量浆液，起润滑作用。

2. 睾丸的结构

睾丸表面有一层坚厚的纤维膜，称为白膜，白膜在睾丸后缘增厚，凸入睾丸内形成睾丸纵隔。由睾丸纵隔发出许多结缔组织小隔，将睾丸实质分成许多睾丸小叶。睾丸小叶内含有数条盘曲的曲细精管和填充于小管间的睾丸间质，曲细精管的上皮能产生精子，睾丸间质则具有分泌男性激素的功能。曲细精管结合成直细精管，进入睾丸纵隔交织成网，称为睾丸网。从睾丸网发出数条睾丸输出小管，出睾丸后缘的上部进入附睾（图 14-2）。

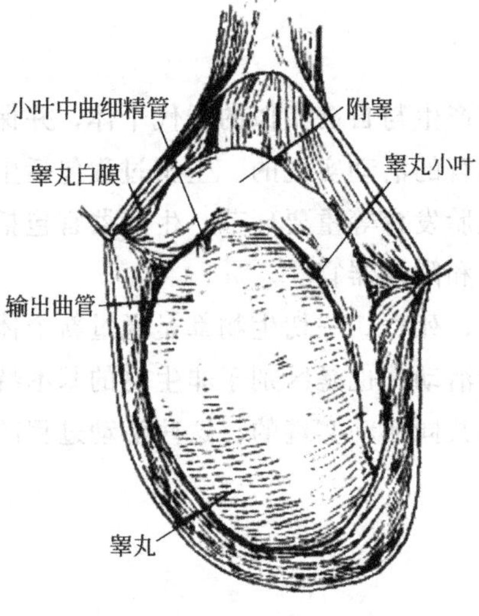

图 14-1 男性生殖器官

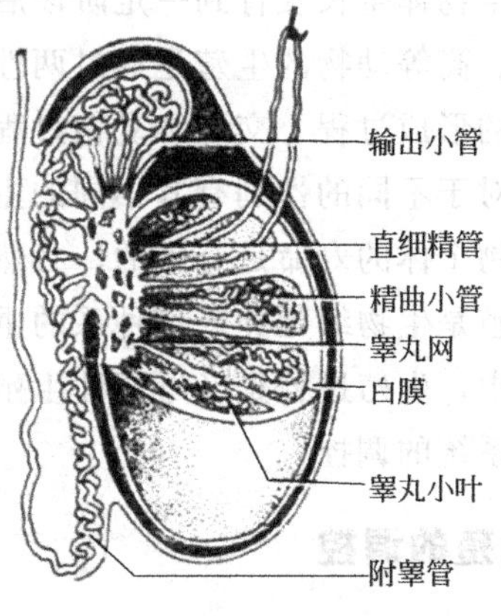

图 14-2 睾丸和附睾的结构

3. 睾丸的生精功能

睾丸的生精作用是在其曲细精管上皮生精细胞进行的，曲细精管上皮由生精细胞和支持细胞构成。原始的生精细胞称为精原细胞，精原细胞有多种类型，紧贴曲细精管的基底膜分布。青春期开始，在卵泡刺激素（FSH）和黄体生成素（LH）的作用下，睾丸生精细胞减数分裂，经历初级精母细胞、次级精母细胞、精子细胞、精子等阶段，最终发育为成熟精子。各发育阶段的生精细胞均贴附着支持细胞，在曲细精管管壁中顺次排列，由基膜至管腔依次排列为精原细胞、初级精母细胞、次级精母细胞、精子细胞和精子。曲细精管上皮的支持细胞在精子生成的过程中，为各发育阶段的生精细胞提供营养、支持和保护作用。相邻的支持细胞形成紧密连接，是形成“血睾屏障”的主要结构，限制血中大分子物质进入曲细精管，确保微环境的稳定，有利于精子的生成，还可防止精子的抗原物质逸出曲细精管外而发生自体免疫反应。

精子发育成熟后最终脱离支持细胞进入管腔中。从精原细胞发育成为精子约需两个半月，此为一个生精周期。成年男性的睾丸每天产生大约1.2亿个精子。

精子的生成需要适宜的温度。通常睾丸内的温度约保持在32℃，低于腹腔温度，是精子生成的适宜温度。阴囊具有调节睾丸温度的作用，主要与阴囊周围空气的循环及其内部动静脉的逆流热交换结构有关。在胚胎发育期间，由于某种原因睾丸未降入阴囊内而是停留在腹腔内或腹股沟内，此称为隐睾症。该症患者睾丸的曲细精管不能正常分化发育，也无精子产生。增殖活跃的生精细胞易受多种理化因素的影响，如射线、微波、药物、高温、内分泌失调等，都直接或间接影响精子的生成。

新生的精子进入曲细精管后，本身并无运动能力，而是靠曲细精管周围肌样细胞的收缩和管腔液的移动被输送至附睾。在附睾内精子进一步发育成熟，并获得运动能力。附睾内可贮存少量的精子，大量的精子则贮存于输精管中。在性交的过程中，随着输精管的蠕动，精子被输送至后尿道，与附睾、精囊、前列腺及尿道球腺的分泌物混合形成精液。

在交配过程中，将精液排出体外的过程称为射精。正常男子每次射精射出精液3～6mL，每毫升精液中含精子0.2亿至4亿个，少于0.2亿个则不易使卵子受精。

4. 睾丸的内分泌功能

睾丸主要分泌雄激素，还能分泌抑制素和雌激素。雄激素由睾丸间质细胞分泌，主要有睾酮（T）、双氢睾酮（DHT）、脱氢异雄酮（DHIA）、雄烯二酮四种。

（1）睾酮的合成、运输和代谢 睾丸的内分泌功能是由间质细胞和曲细精管的支持细胞完成的。间质细胞分泌雄激素，主要成分为睾酮，支持细胞能分泌抑制素。除睾丸外，肾上腺皮质和女性的卵巢也可分泌少量睾酮，以上物质均进入血液。正常成年男性每日分泌睾酮为4～9mg，有日夜周期性波动，早晨醒来时最高，傍晚最低，但波动范围较小。

血液中98%的睾酮与血浆蛋白结合，其中65%与血浆中的性激素结合球蛋白。睾酮主要在肝内灭活，代谢产物大部分经尿排出，少量经粪便排出。循环中少量的睾酮还可转变为雌二醇。甲睾酮不被肝脏破坏，故口服有效。

（2）睾酮的生理作用 睾酮的生理作用有以下几个方面：①促进男性生殖器官的生长发育。睾酮能刺激前列腺、阴茎、阴囊、尿道等附性器官的生长和发育，并维持它们处于成熟状态。②维持生精作用。睾酮自间质细胞分泌后，可经支持细胞与生精细胞相应的受体结合，促进精子的生成过程。③维持男性第二性征和性欲。青春期开始，男性出现一系列有别于女性的特征，称为男性第二性征。主要表现为胡须长出、喉结突出、嗓音低沉、毛发呈男性型分布、骨骼粗壮、肌肉发达、肩膀明显增宽等。睾酮能刺激产生并维持这些特征，还与男性的性行为和正常性欲的维持有关。④对代谢的影响。促进蛋白质的合成，特别是肌肉及生殖器官的蛋白质合成；参与水和电解质的代谢，引起水、钠、钾在体内适度潴留；促进骨质钙、磷沉积；促进红细胞的生成，这也是男性红细胞数较女性多的原因之一。⑤调节腺垂体促性腺激素的分泌。血液中的睾酮浓度升高时，可反馈性抑制腺垂体促性腺激素细胞分泌黄体生成素，从而维持血液中睾酮水平的稳态，在大剂量时还能抑制卵泡刺激素的分泌。

此外，抑制素是由睾丸曲细精管支持细胞分泌的一种糖蛋白激素，分子量约为32000，由α亚单位和β亚单位构成。生理剂量的抑制素对腺垂体卵泡刺激素的分泌有很强的抑制作用，而对黄体生成素的分泌却无明显影响。实际测定精子生成障碍的患者血液抑制素水平低于正常男子，而且障碍程度越重，抑制素水平降低也越明显，因此不少学者将男性血液抑制素水平作为评价睾丸生精功能的指标。在性腺还存在与抑制素作用相反的一类物质，称为激活素，其作用为促进腺垂体分泌卵泡刺激素。

5. 睾丸功能的调节

（1）精子发生功能的调节　睾丸的生精功能既受卵泡刺激素的调节，又受黄体生成素的调节，两者对生精功能都有促进作用，但 LH 对生精的调节是通过睾酮间接实现的。

实验表明，卵泡刺激素对生精过程有始动作用，睾酮则有维持生精的效应。两者相互配合，共同调节生精过程。另外，在卵泡刺激素作用下，睾丸的支持细胞分泌的抑制素可通过负反馈作用抑制腺垂体分泌卵泡刺激素，使卵泡刺激素的分泌稳定在一定水平，保证睾丸生精功能的正常进行。

（2）激素分泌的调节　睾丸的生精作用和内分泌功能均受下丘脑-垂体的调节，而睾丸分泌的激素能反馈调节下丘脑-垂体的分泌活动，它们在功能上互相联系、互相影响，称为下丘脑-垂体-睾丸轴。此外，睾丸还存在复杂的局部调节机制。

下丘脑分泌的促性腺素释放激素（GnRH）经垂体门脉系统到达腺垂体，调控卵泡刺激素和黄体生成素的分泌和释放。在男性，黄体生成素主要作用于睾丸的间质细胞，调节睾酮分泌；卵泡刺激素主要作用于曲细精管，包括各级生精细胞和支持细胞，调节生精过程。

① 腺垂体对睾丸生精作用的调节　睾丸的生精作用既受卵泡刺激素的调节，又受黄体生成素的调节（图 14-3），两者对生精作用都有促进作用，只是黄体生成素的作用是通过睾酮实现的。另外，在卵泡刺激素的作用下，睾丸支持细胞还可产生抑制素，抑制素可抑制腺垂体分泌卵泡刺激素，从而使卵泡刺激素的分泌稳定在一定水平，保证睾丸生精作用的正常进行。

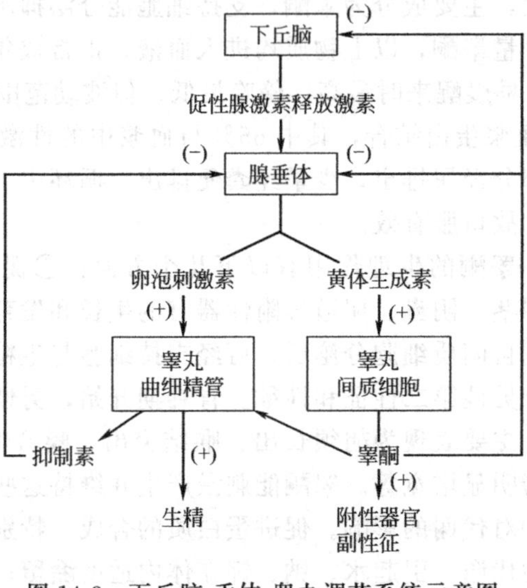

图 14-3　下丘脑-垂体-睾丸调节系统示意图

② 腺垂体对睾丸内分泌功能的调节　睾丸的内分泌功能直接接受黄体生成素的调节，腺垂体分泌的 LH 经血液运输到睾丸，可促进间质细胞分泌睾酮。血液中睾酮浓度达到一定水平后，可作用于下丘脑和腺垂体，通过负反馈机制抑制 GnRH 和 LH 的分泌，从而使血液中睾酮浓度保持在机体所需的相对稳定水平。实验表明，FSH 对生精作用有始动作用，睾酮则有维持生精的作用，两者相互配合，共同调节生精过程。另外，支持细胞产生的抑制素对垂体 FSH 的分泌有负反馈调节作用。

③ 睾丸内的局部调节 近年的实验研究表明，睾丸的支持细胞与生精细胞之间、间质细胞与支持细胞之间，存在着错综复杂的局部调节机制。例如，FSH 可激活支持细胞内的芳香化酶，促进睾酮转变为雌二醇，它可降低垂体对 GnRH 的反应性，并能直接抑制间质细胞睾酮合成。此外，睾丸可产生多种肽类、GnRH、胰岛素样生长因子及细胞介素等，这些物质可能以旁分泌或自分泌的方式，在局部调节睾丸的功能。

除体内激素调节外，睾丸的功能还受其他因素的影响，如前所述，睾丸的温度可影响精子的生成过程，对于动物来说，光照对睾丸功能有一定的调节作用。

二、输精管道

输精管道包括附睾、输精管和射精管。

1. 附睾

附睾呈新月形，紧贴睾丸的上端和后缘，附睾表面也有一层白膜。附睾可分为头、体、尾三部分：上端膨大称为附睾头；中部扁圆，称附睾体；下端较细，称附睾尾。附睾头由睾丸输出小管弯曲盘绕而成，经输出小管与睾丸相接，是男性输精管道的起始部，各输出小管的末端汇入一条附睾管。附睾管很长，向下方迂回曲折，构成附睾体和附睾尾。附睾尾的末端向后上方弯曲，则成为输精管。

附睾有贮存精子、分泌液体的功能，还供给精子营养，促进精子继续发育成熟，并增强其活动力。

2. 输精管

输精管是成对的肌性管道，是附睾的直接延续，输精管起源附睾管末端，向上穿腹股沟管进入盆腔，长约 50cm。两侧输精管于膀胱底部后面逐渐接近形成膨大，称为输精管壶腹。

精索是柔软的圆索，由腹股沟管深环延至睾丸上端。精索由输精管、睾丸动脉、蔓状静脉丛、输精管血管、神经丛和淋巴管组成，其外面有被膜包裹。

3. 射精管

由输精管末端与精囊腺排泄管汇合而成，行程较短，约为 2cm。从前列腺底穿入前列腺实质，开口于尿道前列腺部。

三、附属腺

附属腺包括精囊腺、前列腺和尿道球腺。

1. 精囊腺

精囊腺又称精囊，是长椭圆形囊性器官，左右各一，位于膀胱底的后面、输精管壶腹的下方，分泌的腺液参与构成精液，提供精子营养。精囊的排泄管与输精管壶腹末端汇合形成射精管。

2. 前列腺

前列腺为单一的实质性器官，由肌肉纤维和腺体组成，腺体约占 70%，肌肉组织约占 30%，为前列腺支架组织。前列腺是一个最大的附属性腺。其形态像栗子样大小，重约 15g。

前列腺分为前、后、中、左、右5叶，左右为侧叶，两个射精管及尿道之间称为中叶，后为后叶，两侧叶于尿道之前的肌肉纤维组织为前叶，实际上各叶之间并无明显的界线。

前列腺能分泌一种乳状液体，射精的时候前列腺液、精囊液、附睾和输精管里的精子随尿道球腺的分泌液，一同经尿道射出体外，其中前列腺液占一次射精量的15%~30%。前列腺的分泌液是精液的组成部分，它对于促进精子的活动能力与正常受精极其重要。当老年时，由于体内激素水平的改变，会出现不同程度的增生，造成前列腺肥大。严重的会压迫尿道，表现为排尿障碍，如尿频、尿急、尿失禁、排尿困难等症状。这是临床上常见的老年男性泌尿系统疾病之一。

3. 尿道球腺

尿道球腺又称之为“尿道旁腺”，为包埋在尿生殖膈内的一对球状腺体，形似豌豆，排泄管开口于尿道球部，在性兴奋时分泌出尿道旁腺液，为做润滑预备。

四、阴囊和阴茎

男性的外生殖器官包括阴囊和阴茎。

1. 阴囊

阴囊是位于阴茎根部下方的囊袋状结构，中央以阴囊中隔分为左右两部分，内有睾丸、附睾和精索下部。阴囊由多层组织所构成。自外向内分别为皮肤、肉膜（会阴浅筋膜）、精索外筋膜、提睾肌（筋膜）、精索内筋膜及睾丸固有鞘膜。阴囊皮肤薄而柔软，肤色较深，有少许阴毛，富有汗腺、皮脂腺。肉膜内含平滑肌组织，平滑肌组织收缩和舒张可调节阴囊内温度，为精子的发育提供适宜的内环境。

阴囊的血供很丰富，动脉主要来自股动脉的分支（阴部外动脉）、会阴动脉的分支（阴囊后动脉）和腹壁下动脉的分支（精索外动脉）。阴囊的动脉与静脉平行，流入阴部内静脉和阴茎背静脉。阴囊的血管走向大都是纵行和斜行，阴囊淋巴引流至腹股沟淋巴结。

阴囊神经为腰丛和会阴神经的分支。

2. 阴茎

阴茎又称阳具，为男性的性交器官。阴茎可分为头、体和根三部分。阴茎前端的膨大部分为阴茎头，头的尖端有矢状较狭窄的尿道外口。头后较细的部分为阴茎颈。中部为阴茎体，呈圆柱形，以韧带悬于耻骨联合的前下方，为可动部。后端为阴茎根，藏于阴囊和会阴部皮肤的深面，固定于耻骨下支和坐骨支，为固定部。阴茎主要由位于阴茎背侧的两个阴茎海绵体和位于阴茎海绵体腹侧的一个尿道海绵体组成，外面包以筋膜和皮肤。阴茎海绵体为两端细的圆柱体，左右各一，左、右两者紧密结合，向前伸延，尖端变细嵌入阴茎头，后端左、右分离，称为阴茎脚，分别固定于两侧的耻骨下支和坐骨支。尿道海绵体内贯穿男性尿道的海绵体部，前端膨大为阴茎头，中部呈圆柱形，后端膨大为尿道球，位于两阴茎脚之间，固定在尿生殖膈的下面。三个海绵体外面都被覆浅、深阴茎筋膜和皮肤。阴茎的皮肤薄而柔软，富有伸展性，皮下无脂肪组织。阴茎皮肤在阴茎头处向内反折形成包绕的双层环形皮肤皱襞，称为阴茎包皮。包皮的前端围成包皮口，在阴茎头腹侧中线上，连于尿道外口下端与包皮之间的皮肤皱襞，称为包皮系带。做包皮环切时，应注意勿伤及包皮系带，以免影响阴茎的正常勃起。阴茎的主要功能有排尿、勃起以便在性交时插入阴道、将精液射入阴道。

知识链接

人工授精技术

人工授精（AI）技术是通过非性交的方法将精子置于女性生殖道内，以期精子与卵子自然结合，达到妊娠目的而采用的一种辅助生殖技术。人类早在2世纪即提出人工授精的可能性。1844年，William Pancoast报道首例供精人工授精成功。我国1983年湖南医科大学人类生殖工程研究室开始人工授精的临床应用，用冷冻精液进行人工授精并获得成功。

体外授精-胚胎移植（IVF-ET）是将患者夫妇的卵子与精子取出体外，于培养基内受精，发育成胚胎后移植入患者宫腔内生长，获得正常妊娠分娩。1978年世界上首例经IVF-ET而出生的婴儿诞生，成为人类辅助生育技术（ATR）发展的转折点。此后，由IVF-ET衍生出多种技术：①配子输卵管内移植术（GIFT），是直接将卵母细胞和洗涤后的精子移植到输卵管壶腹部的一种助孕技术。②卵浆内单精子注射（ICSI），即在显微镜下将单个精子直接注射到卵细胞胞浆内，达到受精的目的。

五、男性尿道

男性尿道为排尿、排精的通道，起于膀胱的尿道内口，止于阴茎头的尿道外口，兼有排尿和排精的功能。成人长16～22cm，管径平均为5～7cm。根据尿道的走行，全长可分为三部，即前列腺部、尿道膜部和海绵体部。临床上把前列腺部和尿道膜部称为后尿道，海绵体部称为前尿道。

1. 前列腺部

前列腺部为尿道穿行于前列腺的部分，管腔最宽，长约2.5cm。前列腺部的后上部有射精管和前列腺排泄管的开口。

2. 尿道膜部

尿道膜部为尿道穿过尿生殖膈的部分，是三部中最短的一段，平均长1.2cm，位置比较固定。周围有尿道膜部括约肌环绕，管腔狭窄，此肌肉收缩有控制排尿的作用。

3. 海绵体部

海绵体部位于尿道海绵体内，长13～17cm。其中以尿道球内的尿道管径最大，叫尿道球部，尿道球腺开口于此。在阴茎头处的尿道扩大成尿道舟状窝。尿道黏膜下层内有许多黏液腺称为尿道腺，其排泄管开口于黏膜。

男性尿道全长可见三个狭窄、三个扩大和两处弯曲。三个狭窄分别在尿道内口、尿道膜部和尿道外口。三个扩大在前列腺部、尿道球部和尿道舟状窝。两处弯曲分别为：一处在耻骨联合下方2cm处的耻骨下弯，凹弯向上，包括前列腺部、尿道膜部和海绵体部的起始段，此弯曲恒定；另一处弯曲为在耻骨联合前下方的耻骨前弯，凹弯向下，在阴茎根与体之间，如将阴茎向上提起，此弯曲即可变直，向尿道内插入器械时应采取此位置。

第三节 女性生殖系统

女性的主性器官是卵巢，附性器官有输卵管、子宫、阴道、外生殖器等。卵巢也具有双重功能，即生卵功能和内分泌功能。

一、女性生殖器官

1. 卵巢

（1）卵巢的形态位置和结构　卵巢（图 14-4）是女性的生殖腺。卵巢左右各一，灰红色，质较韧硬，呈扁平的椭圆形，表面凸隆，幼女者表面平滑，性成熟后，由于卵泡的膨大和排卵后结瘢，致使其表面往往凹凸不平。卵巢一般位于子宫的两侧，盆腔侧壁、髂总动脉分叉处的卵巢窝内。在同一人，左右卵巢并不一致，一般左侧大于右侧。成年女性的卵巢长为 2～3cm，宽约为 2cm，厚为 1～1.5cm。卵巢的大小和形状，也因年龄不同而异，35～45 岁卵巢开始逐渐缩小，到绝经期以后，卵巢可逐渐缩小到原体积的 1/2。

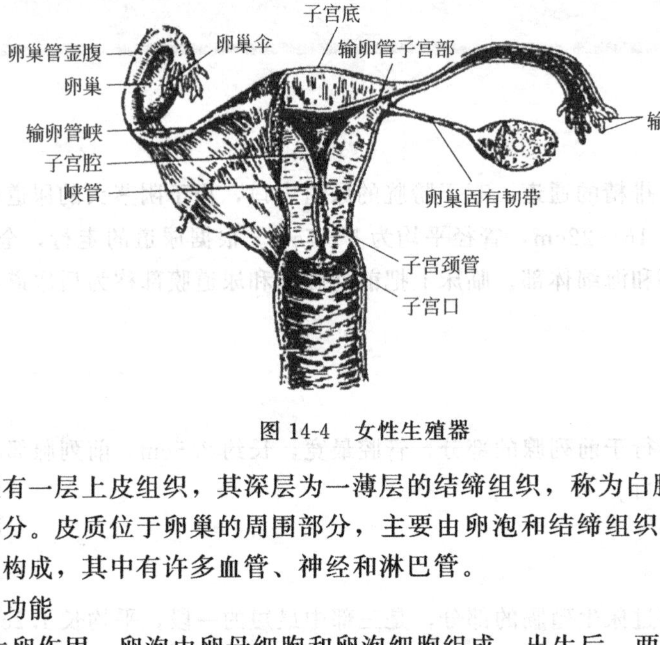

图 14-4　女性生殖器

卵巢的外表有一层上皮组织，其深层为一薄层的结缔组织，称为白膜。卵巢的实质可分为皮质和髓质两部分。皮质位于卵巢的周围部分，主要由卵泡和结缔组织构成；髓质位于中央，由疏松结缔组织构成，其中有许多血管、神经和淋巴管。

（2）卵巢的功能

① 卵巢的生卵作用　卵泡由卵母细胞和卵泡细胞组成。出生后，两侧卵巢中有 30 万～40 万个原始卵泡，青春期减至 4 万个。自青春期起，一般每月有 15～20 个卵泡同时生长发育，但通常只有 1 个卵泡发育成优势卵泡并成熟，排出其中的卵细胞，其余的卵泡退化为闭锁卵泡。成熟女性的卵泡生长发育、排卵与黄体形成呈现周期性变化，卵巢的这种规律性变化呈现周期性变化，称为卵巢周期。一般将卵巢周期分为卵泡期（从月经来潮的第一天至排卵为止，相当于月经期和增生期）与黄体期。

② 卵巢的内分泌功能　卵巢主要分泌雌激素和孕激素，还可分泌抑制素和少量的雄激素。

a. 雌激素的生理作用　雌激素的主要作用是促进女性生殖器官的发育和第二性征的出现，并维持其在正常状态。此外，它对机体的代谢也有明显的影响。Ⅰ. 对生殖器官的作用：雌激素可促进子宫平滑肌增生，肌层变厚，提高子宫平滑肌对催产素的敏感性，促使子宫内膜发生增生期变化，内膜逐渐增厚、血管和腺体增生；使子宫颈分泌稀薄的黏液，有利于精子的通过；使宫颈口松弛，宫颈黏液分泌增加，质变稀薄，易拉成丝状；雌激素使阴道上皮细胞增生，糖原含量增加，表层细胞角化，黏膜增厚并出现皱襞。糖原分解产物使阴道分泌物成酸性（pH 4～5），有利于阴道乳酸杆菌的生长，抑制其他微生物繁殖，从而增强了阴道的抵抗力，此称为阴道的“自洁作用”；雌激素可促进输卵管上皮细胞增生，促进输卵管的节律性收缩，使分泌细胞和纤毛细胞的活动增强，有利于精子与卵子的运送。雌激素促进卵巢内的卵泡发育成熟，诱导排卵。Ⅱ．对乳腺和第二性征的作用：雌激素刺激乳腺导管和结缔组织的增生，乳头、乳晕着色，促进乳腺发育；使全身的脂肪和毛发分布呈现女性特征，如骨盆宽大，臀部肥厚等，发音声调变高。Ⅲ．对代谢的作用：雌激素对代谢的作用比较广泛，如增强成骨细胞的活动，促进钙、磷在骨质沉积，加速骨的生长，促进骨骺软骨的愈合。因此在青春期女性身高的增长较男性快；降低血浆中胆固醇与β脂蛋白的含量，有人认为这是生育期妇女较少患冠心病的原因之一；促进醛固酮分泌，从而促进肾小管对水和钠的重吸收，引起体内水、钠潴留；可促进肌肉蛋白质的合成，对青春期的生长和发育发挥重要作用。

b. 孕激素的生理作用　孕激素的作用必须在雌激素作用的基础上才能发挥。孕激素主要作用于子宫内膜和子宫平滑肌，为受精卵的着床和妊娠的维持提供基本保障。Ⅰ．对生殖器官的作用：孕激素在雌激素作用的基础上，进一步促进子宫内膜中的腺体、血管增生并引起腺体分泌。若排出的卵子受精，则可为受精卵的生存和着床提供适宜的环境。孕激素能降低子宫平滑肌对催产素的敏感性；使宫颈黏液分泌减少，黏度增大，不利于精子通过。孕激素抑制输卵管细胞的增生、分泌，减弱输卵管的节律性收缩；使阴道上皮细胞角化减少，上皮细胞脱落增加。Ⅱ．对乳腺的作用：促进乳腺腺泡发育及成熟，为分娩后泌乳做准备。Ⅲ．产热作用：孕激素能促使机体产热，使女性的基础体温在排卵后可升高 0.3～0.5℃，亦即排卵前基础体温低，排卵后由于孕激素作用基础体温升高，这与其对体温调节中枢的作用有关。临床上可依此作为判断排卵日期的标志之一。Ⅳ．对平滑肌的作用：孕激素能使消化管和血管平滑肌紧张性降低。在妊娠期，孕激素浓度较高，是孕妇较易发生便秘和痉挛的原因之一。另外，孕激素能抑制输卵管的运动，容易导致宫外孕。

c. 其他激素的作用　女性体内有少量的雄激素，是由卵泡的内膜细胞和肾上腺皮质网状带细胞分泌的。适量的雄激素可刺激阴毛及腋毛的生长和女性肌肉和全身的发育，并能维持性欲。女性雄激素过多，可引起男性化和多毛症，由于雄激素能抑制下丘脑对 GnRH 的分泌，并有对抗雌激素的作用，使卵巢功能受到抑制，可出现闭经。

2. 输卵管

输卵管为成对的肌性管道，位于子宫阔韧带的上缘，连于卵巢与子宫之间，内侧与宫角相连通，外端游离，与卵巢接近，全长为 8～15cm。根据其构造和功能，由前向后依次分为四部分：输卵管漏斗部、输卵管壶腹、输卵管峡部和输卵管子宫部。

3. 子宫

子宫（图 14-4）是产生月经和孕育胎儿的器官，位于骨盆腔中央，在膀胱与直肠之间。子宫大小与年龄及生育有关，未产者约长 7.5cm、宽 5cm、厚 3cm。

(1) 形态位置　子宫呈倒置扁梨形，前面扁平，是壁厚腔小的肌性器官，两侧连接输卵管，向下经子宫口开口于阴道。子宫由上至下可分为子宫底、子宫体与子宫颈三个部分，其上端钝圆隆起，位于两侧输卵管子宫口以上的部分为子宫底；下段缩窄成圆柱状的部分为子宫颈，是炎症和肿瘤的多发部位，子宫颈突入阴道的部分称为子宫阴道部，其上未突入阴道的部分称为子宫阴道上部；子宫底与子宫颈之间的部分为子宫体；子宫体的下部与子宫颈之间的狭窄部分为子宫峡，该部位在妊娠期会增长为子宫下段，临床上常在此处进行剖腹取胎。子宫两侧缘的上部与输卵管相接处，称子宫角。

子宫的内腔狭小，上方为倒三角形的子宫腔，下方为梭形的子宫颈管。子宫腔的上部有输卵管的开口，子宫颈管向下以子宫口开口于阴道。未产妇的子宫口为圆形，经产妇的子宫口呈横裂状。

子宫的位置可随膀胱与直肠的充盈程度或体位而有变化。直立时，子宫体几乎与水平面平行，子宫底伏于膀胱的后上方，子宫颈保持在坐骨棘平面以上。正常成年未孕女子子宫呈前倾前屈位，前倾即子宫长轴与阴道长轴之间形成的向前开放的钝角，前屈为子宫体与子宫颈之间的弯曲形成的向前开放的钝角。子宫位置异常是女性不孕原因之一。

(2) 子宫的构造　子宫壁由外向内依次为外膜、肌层及黏膜（即内膜）三层。外膜大部分为浆膜，是腹膜的脏层；肌层由平滑肌组成；子宫内膜较厚，可随着月经周期发生显著的变化。

(3) 固定结构　正常成年未孕女子子宫呈前倾前屈位，子宫的固定装置主要依靠子宫四对韧带的牵引和毗邻器官的承托固定。四对韧带是子宫阔韧带、子宫圆韧带、子宫主韧带、骶子宫韧带。

4. 阴道

阴道位于小骨盆中央，前方有膀胱和尿道，后与直肠相邻。它是女性的性交器官，也是排出月经和娩出胎儿的管道。阴道的上端宽阔，包绕子宫颈阴道部，两者之间形成环形凹陷，称为阴道穹，根据部位不同可分为前部、后部及两侧部。以阴道穹后部最深，后上方紧邻子宫直肠凹陷，临床上可隔直肠壁触诊直肠子宫陷凹、子宫颈和子宫口的情况，以辅助诊断。阴道的下部较窄，以阴道口开口于阴道前庭。处女的阴道口周围有处女膜附着，其形态可呈环形、半月形、伞状或筛状。处女膜破裂后，阴道口周围留有处女膜痕。

5. 女阴

女阴即女性的外生殖器，包括阴蒂、阴阜、大阴唇、小阴唇、阴道前庭等结构。

阴蒂位于两侧小阴唇的顶端，在阴道口和尿道口的前上方。它富有感觉神经末梢，感觉特别敏锐，是女性最敏感的性器官，能像阴茎一样充血勃起，对触摸尤其敏感。阴阜是耻骨联合前方的皮肤隆起，皮肤上附有阴毛，用以保护女性内生殖器。大阴唇为一对长圆形隆起的皮肤皱褶，前连阴阜，后连会阴；由阴阜起向下向后伸张开来，前面左、右大阴唇联合成为前联合，后面的二端会合成为后联合，后联合位于肛门前，但不如前联合明显。小阴唇位于大阴唇的内侧，是一对柔软黏膜皱褶皮肤，表面湿润，两侧小阴唇所圈围的零形区称阴道前庭。

阴道前庭前方有女性尿道外口，后方为阴道口，阴道口两侧有前庭大腺的开口。前庭大腺又称巴氏腺，是女性生殖器官中的附属腺体，位于阴道下端，大小如蚕豆，左右成对，位于阴道口两侧的深面，性兴奋时分泌黄白色黏液，起滑润阴道口作用，正常检查时摸不到此腺体。

6. 乳房和会阴

(1) 乳房　乳房是女性重要的性器官，在男性不发达。女性于青春期后开始发育生长，妊娠和哺乳期的乳房有分泌活动。

① 位置和形态　乳房在儿童和男性不发达，青春期未授乳女性的乳房呈半球形。乳房固定于胸前壁的浅筋膜内，向后与胸大肌筋膜相邻，两者之间有一间隙，称乳房后隙，为临床隆胸术植入假体的常用部位。乳房中央有乳头，有输乳管的开口。乳头周围有色素较多的皮肤区，称为乳晕，乳晕表面的有许多点状小隆起是深部乳晕腺开口部位，其深面为乳晕腺，它们

可分泌脂性物质滑润、保护乳头。乳头和乳晕的皮肤比较薄弱，容易损伤导致感染。妊娠和哺乳期乳腺增生，乳房明显增大。停止哺乳以后，乳腺萎缩，乳房变小。老年妇女乳房萎缩更加明显。

② 结构与固定装置 乳房主要由皮下脂肪、纤维组织、乳腺组织、大量血管和神经等组织构成，表面被覆皮肤。脂肪组织包裹整个乳腺组织（乳晕除外），脂肪组织层厚则乳房大，反之则小。纤维组织包绕乳腺，成年女性乳腺组织由15～20个乳腺叶组成，每个腺叶的导管汇集为一条输乳管，输乳管在近乳头处膨大，合并为输乳管窦。由于输乳管围绕乳头呈放射状排列，故在乳腺脓肿切开引流时，宜做放射状切口，以免切断输乳管，并注意分离结缔组织间隔，以利引流。乳房的固定装置主要为连于胸大肌筋膜和乳腺间的结缔组织束，称为乳房悬韧带，起支撑和固定乳房的作用。由于韧带两端固定，无伸展性，乳腺癌时，该处皮肤出现凹陷，形似“橘皮”，临床上称为橘皮样变，为乳腺癌早期的特有体征。乳房含丰富的血管和神经，血管和淋巴管的主要功能是供给养分和排除废物。神经与乳房皮肤的感觉器相连，感知外边刺激。

(2) 会阴 有狭义和广义之分。狭义的会阴仅指肛门和外生殖器之间的软组织。广义的会阴是指盆膈以下封闭骨盆下口的全部软组织，呈菱形，可分为前部的尿生殖三角和后部的肛门三角。尿生殖三角在女性有尿道和阴道开口，在男性有尿道通过，肛门三角有肛门通过。

二、月经周期

女性从青春期开始，除妊娠外，子宫内膜发生每月一次的脱落出血，经阴道流出的现象，称为月经，是女性生殖功能成熟的标志之一。在女性的生殖周期变化中，最显著的表现就是子宫内膜每月一次剥脱出血经阴道流出的现象，月经来潮的第一天开始至下一次月经来潮的前一天所经历的时间，称为一个月经周期，月经周期的长短因人而异，平均为28天，在20～40天范围均属正常，但每个女性自身的月经周期相对稳定。通常，女孩子成长到12～14岁可出现第一次月经，称为初潮。初潮后一段时间，月经周期可能不规则，约1～2年后才趋向规律，逐渐进入性成熟期。到更年期（45～50岁），月经周期又不规则，而后月经周期停止，进入绝经期。

1. 月经周期中子宫内膜的变化

每个月经周期可分为增生期、分泌期和月经期三个时期（图14-5）。

(1) 增生期 增生期为月经周期第5～14天。在月经周期的卵泡期雌激素作用下，子宫内膜上皮与间质细胞呈增生状态称为增生期，即从月经停止到排卵为止，也称排卵前期。此期间，在生长卵泡分泌的雌激素作用下，子宫内膜显著地增殖，此期内，卵巢中的卵泡处于发育和成熟阶段，并不断分泌雌激素。雌激素可促使月经后的子宫内膜修复增殖，其中的血管、腺体增生，但腺体尚不分泌，卵泡要到此

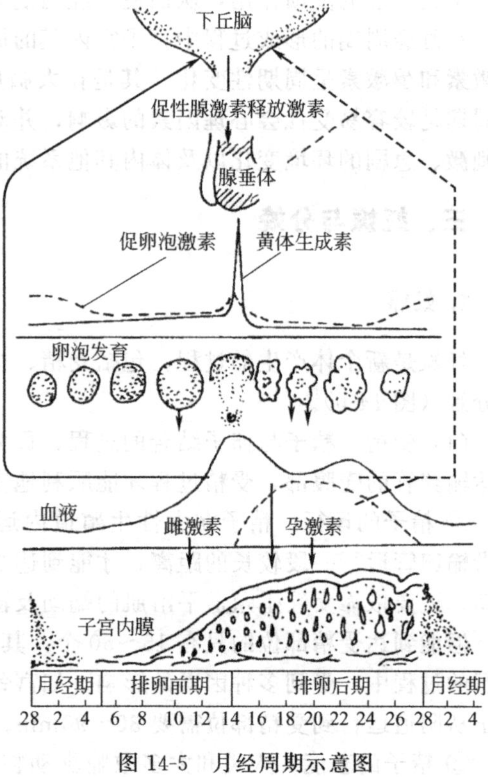

图14-5 月经周期示意图

期末才发育成熟并排卵。

(2) 分泌期　黄体形成后，在孕激素作用下子宫内膜呈分泌反应，称分泌期，分泌期为月经周期第15～28天。此时卵巢内黄体形成，故此期又称黄体期或排卵后期。本期的主要特点是子宫内膜的腺体出现分泌现象。在此期内，排卵后的残留卵泡细胞增殖形成黄体，分泌雌激素和孕激素。孕激素使子宫内膜进一步增生变厚，其中的血管生长，腺体增大，并分泌含糖原的黏液。子宫内膜变得松软，血供充足并富含营养物质，子宫平滑肌活动相对静止，为胚泡着床和发育做好准备。

(3) 月经期　月经期为月经周期第1～4天，即月经开始到出血停止。由于卵巢黄体退化，雌、孕激素水平下降，内膜中前列腺素合成增多，刺激子宫肌层收缩而引起内膜功能层的螺旋小动脉持续痉挛，内膜血流减少，从而使内膜缺血，功能层发生萎缩坏死。继而螺旋动脉又突然短暂地扩张，致使功能层的血管破裂，血液流出与内膜一起剥脱并经阴道排出，即为月经。坏死的组织不断脱落，直到暴露出基底层。月经血的主要特点是不凝固，因为子宫内膜组织中含有丰富的纤溶酶原激活物，使经血中的纤溶酶原被激活成纤溶酶，故月经血不凝固，从而使月经血变成液体状态排出。月经期内，子宫内膜脱落形成的创面易感染，应注意保持外阴清洁和避免剧烈运动。在月经期末，内膜基底层残留的子宫腺上皮就开始增生，使子宫内膜表面上皮逐渐修复并转入增生期。

2. 月经周期的调节

人体的月经周期是由下丘脑-垂体-卵巢轴相互高度协调作用下发生的。子宫内膜是卵巢分泌的雌激素和孕激素的靶器官。下丘脑被称为是月经周期的始动者，其产生的促性腺激素释放激素是以脉冲形式释放的，这一脉冲式的分泌方式是垂体对其发生适时反应并分泌促性腺激素的基本条件，而卵巢产生的雌、孕激素经血液循环又对下丘脑的脉冲分泌和垂体促性腺激素分泌产生关键性的反馈作用，从而使月经周期规律发生。

在月经周期的形成过程中，子宫内膜的周期性变化是卵巢分泌的激素引起的，而卵巢分泌雌激素和孕激素呈周期性变化，其是在大脑皮层控制下有下丘脑-腺垂体调节的结果。因此月经周期是较容易受社会心理因素的影响，并对身体健康状况较敏感的一种生理过程，强烈的精神刺激、急剧的环境变化以及体内其他系统的严重疾病，往往能引起月经失调。

三、妊娠与分娩

1. 妊娠

妊娠是新个体产生的过程，包括受精、植入（又称着床）、妊娠的维持、胎儿的生长发育和分娩（图14-6）。

(1) 受精　精子与卵子结合的过程，称为受精。正常情况下，只有精子和卵子都能适时地到达输卵管的壶腹部，受精过程才能顺利地实现。

① 精子的运行　精子在女性生殖道内运行的过程比较复杂，需要穿过子宫颈、子宫腔，并沿输卵管运行一段较长的距离，才能到达受精部位。精子的运行除了依靠其自身尾部鞭毛的摆动，还要依靠女性生殖道平滑肌的蠕动及输卵管纤毛的摆动。一次射精能排出数以亿计的精子，但能到达受精部位的只有15～50个，其中只有一个精子可使卵子受精。这是因为精子在运行的过程中，受到多种因素的影响，如宫颈黏液的黏度、阴道内的酸性液体（pH为4）等。精子从阴道运行到受精部位需要30～90min。

② 精子的获能　人类和大多数哺乳动物，精子必须在女性（或雌性动物）生殖道内停留

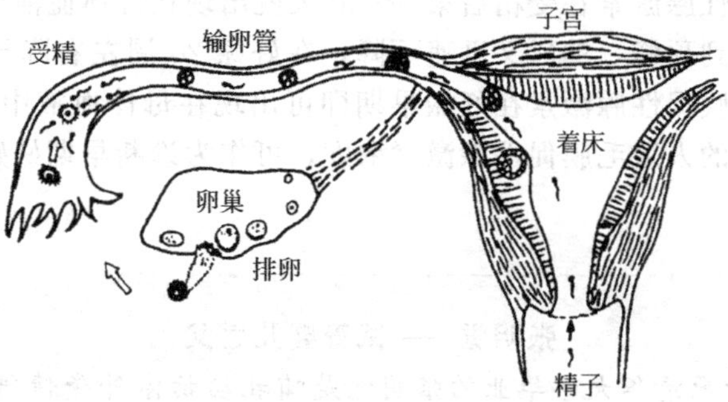

图 14-6 排卵、受精与着床示意图

一段时间，才能获得使卵子受精的能力，称为精子获能。精子在附睾内虽已发育成熟，但尚不能使卵子受精。但在附睾与精浆中存在去获能因子，它与精子结合后，妨碍精子和卵子的识别，阻止顶体反应的发生，使精子与卵子不能结合，该现象称为精子去能。在正常情况下，精子只有进入女性生殖道后，去获能因子被去除，才能获得受精能力。获能的主要部位是子宫和输卵管。

③ 受精 卵子由卵泡排出后，很快被输卵管伞摄取，依靠输卵管平滑肌的蠕动和上皮细胞纤毛的摆动将卵子运送到受精部位。精子与卵子在女性生殖道中保持受精能力的时间很短，精子为 1～2 天，卵子仅为 6～24 小时。精子与卵子在输卵管壶腹部相遇后，精子的顶体破裂，释放出顶体酶，以溶解卵子外周的放射冠和透明带，这个过程称为顶体反应。顶体酶包含多种蛋白水解酶，如放射冠穿透酶、透明质酸酶、顶体素。当一个精子穿越透明带后，精子与卵细胞膜接触，卵细胞发生相应的变化，封锁透明带，使其他的精子难以再穿越透明带进入卵细胞内，因此，一般只有一个精子能与卵子结合成受精卵。

受精卵在输卵管的蠕动和纤毛的摆动作用下，边向子宫腔移动，边进行细胞分裂，经胚球和桑椹胚阶段，发育为胚泡。约在受精后第 4、5 天，桑椹胚或早期胚泡进入子宫腔，桑椹胚在子宫腔内继续分裂变成胚泡。胚泡在子宫腔内停留 2～3 天，胚泡外面的透明带变薄，继而消失。胚泡可以直接从子宫内膜分泌的液体中汲取营养。

(2) 着床 胚泡通过与子宫内膜相互作用而种植于子宫内膜的过程，称为着床，也称为植入。着床必须具备的条件：①透明带必须消失；②胚泡的滋养层细胞迅速增殖分化，形成合体滋养层细胞；③胚泡与子宫内膜必须同步发育和相互配合；④体内必须有足够数量的孕激素，并在雌激素的配合下，使子宫出现一个极短的敏感期，能接受胚泡着床。

一般约在排卵后第 8 天胚泡吸附于子宫内膜上，第 10～13 天着床完成。着床的部位大多在宫腔上部的前壁或后壁，以后壁更为多见。

(3) 妊娠的维持与激素调节 正常妊娠的维持有赖于垂体、卵巢和胎盘分泌的各种激素的相互配合。在受精和着床前，腺垂体分泌卵泡刺激素和黄体生成素，促使卵巢黄体分泌大量的雌激素和孕激素，维持子宫内膜的分泌期变化，为妊娠做准备。如果受孕，在受精后第 6 天左右，胚泡滋养层细胞开始分泌人绒毛膜促性腺激素，并随妊娠进展逐渐增多，刺激卵巢的月经黄体转变为妊娠黄体，继续分泌孕激素和雌激素。胎盘形成后，胎盘成为妊娠期间重要的内分泌器官，分泌大量的蛋白质激素、肽类激素和类固醇激素，以适应妊娠的需要和促进胎儿的生长发育。

① 人绒毛膜促性腺激素 人绒毛膜促性腺激素（HCG）是一种糖蛋白，其生理作用主要是：a. 在妊娠早期刺激母体月经黄体转变为妊娠黄体，并使其继续分泌大量雌激素，以维持妊娠过程能正常顺利进行。b. 可抑制淋巴细胞活力，防止母体产生对胎儿的排斥反应，具有

安胎作用。人绒毛膜促性腺激素在受精后第 8～10 天就出现在母体血液中，随后其浓度迅速升高，至妊娠 8～10 周达到顶峰，然后又迅速下降，在妊娠 20 周左右降至较低水平，并一直维持至分娩。由于人绒毛膜促性腺激素在妊娠早期即可出现在母体血液中，并由尿排出。因此，检测母体血液或尿液中的人绒毛膜促性腺激素浓度，可作为诊断早期妊娠的指标。

知识链接

张明觉——试管婴儿之父

美籍华裔学者原清华大学毕业的张明觉是哺乳动物体外受精研究的先驱，是国际著名的生殖生物学家。在 20 世纪 50 年代初期，他在研究哺乳动物受精问题时惊奇发现，哺乳动物从小白鼠、大白鼠直到兔，以至猿和人，从受精到受精卵的着床所用的时间，几乎都是 5～7 天。结合他当时正困惑不解的一个问题，即进行体外受精时，用刚射出的精子不能使卵子受精，因而试验无法进行下去，这时，他忽然灵机一动，心想：精子是否需要在雌性生殖道内停留一段时间，发生一些变化，才能受精成功？

基于以上想法，他立即开始试验，结果果然证实了他的想法（1951 年），也就是说精子要在阴道、子宫或输卵管至少要待几小时，才有受精能力，如兔精子至少要 6 小时，这个现象称为“精子的获能”，是生殖生理中一个极重要现象，从而打开了哺乳动物体外受精的门扉，为试管婴儿的诞生奠定了基础。1979 年英国两位医生曾应用这一方法，诞生出了世界上第一个“试管婴儿”，名为露易丝·布朗，震动了全世界。为纪念张氏的功绩，人们把这个女孩称为“张明觉的女儿”。

② 人绒毛膜生长素　人绒毛膜生长素（HCS）是一种糖蛋白，它的化学结构、生物活性、生理作用以及免疫特性与生长素基本相似，具有生长素的作用，能调节母体与胎儿的糖、脂肪与蛋白质代谢，促进胎儿生长。

妊娠第 6 周母体血中可测出 HCS，以后逐渐增多，到第 3 个月开始维持在高水平，直到分娩。HCS 分泌与胎盘重量成正比，可作为监测胎盘功能的指标。

③ 孕激素　孕激素由胎盘合体滋养层细胞分泌。胎盘内 3β-羟脱氢酶活性很强，能把来自胎儿和母体中的孕烯醇酮转变为孕酮。在妊娠期间，母体血中孕酮的浓度随孕期的增长而稳步上升。胎盘在妊娠 10 周后代替卵巢持续分泌孕酮，血中孕酮含量迅速增加，妊娠末期达高峰，平均浓度可达 60nmol/L。

孕酮的主要作用是维持子宫内膜及蜕变，并抑制 T 淋巴细胞，防止母体排斥反应。此外，孕酮可刺激乳腺腺泡的发育，为泌乳做准备。

④ 雌激素　雌激素胎盘分泌的雌激素主要是雌三醇，还有少量的雌酮和雌二醇。雌三醇是在胎儿和胎盘的共同参与下合成的。胎儿肾上腺的脱氢异雄酮硫酸盐在胎儿肝中羟化，形成 16α-羟脱氢异雄酮硫酸盐后，随血液进入胎盘，在胎盘内脱去硫酸基，成为 16α-羟脱氢异雄酮，经芳香化酶作用转化为雌三醇。因此，检测母体血中或尿中雌三醇的含量，可了解胎儿的存活状态，然而，在正常妊娠情况下，尿中雌三醇水平变异较大，仅靠雌三醇水平的测定反映胎儿情况是不可靠的。

在整个妊娠期，血中的雌激素、孕激素都保持高水平。一方面，使子宫内膜继续增厚以维持妊娠；另一方面，对下丘脑-腺垂体起负反馈作用，卵巢内没有卵泡发育、成熟及排卵，故妊娠期不会来月经。

想一想

受孕2周后，促性腺激素已停止刺激黄体产生雌激素和孕激素，为什么不发生流产？

2. 分娩

成熟的胎儿及其附属物从母体子宫产出体外的过程，称为分娩。人类的妊娠期约为280天(从末次月经周期的第一天算起)。在妊娠末期，子宫平滑肌兴奋性逐渐提高，最后引起子宫的节律性收缩，其节律性收缩可受多种因素调节，如催产素、雌激素、前列腺素、肾上腺素等，驱使胎儿离开母体。分娩过程是一个正反馈调节。整个分娩过程分为三期，第一期长达数小时，频繁发生的由子宫底部向子宫颈的收缩波推动胎儿头部紧抵子宫颈；第二期持续1～2h，胎儿由子宫腔排出，经子宫颈和阴道到达母体外；第三期约10min，胎盘与子宫分离并排出体外。随后子宫肌强烈收缩压迫血管，防止子宫过量出血。在胎盘排出母体后2～3天，体内分娩有关的激素迅速恢复到正常水平。

3. 避孕

避孕是指采取一定方法使妇女暂不受孕。目前使用或研究的避孕方法很多，大致可分为以下几类。①抑制精子和卵子的生成：如使用抗雄性激素药物，使精子不能在附睾成熟；女性口服避孕药，包括雌激素和孕激素，可抑制排卵；②阻止受精：如“安全期”避孕，排出的卵子或精子，在女性生殖道维持受精能力的时间很短，卵子仅6～24h，精子1～2d。故射入女性生殖道内的精子，只在排卵前后2～3d，才有受精机会。避免在这段时间内过性生活，即为“安全期”避孕。但排卵受体内外多种因素影响，可提前或推迟，甚至额外排卵。因此，“安全期”避孕并不十分可靠。另外还有如女性口服避孕药，使子宫颈黏液变稠，不利于精子通过；使用安全套、子宫帽；男性输精管或女性输卵管结扎术等；③影响胚泡着床：宫腔内放置避孕环(又称上环)，使子宫内的环境不适于胚泡的着床与生长。女性口服避孕药，使子宫内膜的发育不利于胚泡的着床；④使胚胎排出子宫：是在前几种早期避孕方法失效后不得已而采取的补救措施，如早期人工流产（即吸宫术）和早期药物流产以及钳刮术等。

总之，避孕的环节和方法很多，但理想的方法应该是安全、有效、简便和经济，又不严重影响人体的身心健康和正常功能。因此，应在医生的指导下，根据不同的情况选择合适的避孕方法。

知识链接

宫腔内丈夫精液人工授精

将精液经洗涤处理，去除精浆及精液中的死精子、白细胞、抗体等成分，选出质量好的精子在女方排卵期内通过导管注入宫腔内，有优选精子的作用；主要适合下列病人：①中度少精、弱精症的患者；②精液不液化；③宫颈黏液或精液中有抗体；④不明原因不孕；⑤阳痿、早泄的病人；⑥女方输卵管需通畅并有排卵。

目标练习

一、选择题

(一) 单项选择题

1. 睾酮主要由何种细胞分泌。( )

A. 睾丸间质细胞　B. 睾丸生殖细胞

C. 睾丸支持细胞　D. 精子　E. 精原细胞

2. 关于睾酮的叙述，错误的是 ( )。

A. 刺激雄性器官发育并维持成熟状态　B. 刺激男性副性征出现

C. 促进蛋白合成、钙磷沉积、骨骼肌肉生长

D. 刺激骨髓造血，使红细胞增多　E. 与性欲无关

3. 卵巢分泌的雌激素主要是 ( )。

A. 雌二醇　B. 雌三醇　C. 孕酮　D. 雌酮　E. 己烯雌酚

4. 血中哪种激素出现高峰可作为排卵标志。( )

A. 人绒毛膜促性腺激素　B. 孕激素

C. 黄体生成素　D. 人绒毛膜生长素

E. 雌激素

5. 排卵后形成的黄体可分泌 ( )。

A. LH　B. FSH　C. GnRH

D. 人绒毛膜生长素　E. 孕激素和雌激素

6. 月经血不发生凝固的原因是 ( )。

A. 雌激素可阻止血凝　B. 孕激素可阻止血凝

C. 子宫内有大量的肝素　D. 子宫内有丰富的纤溶酶原激活物

E. 子宫内膜分泌大量抗凝血酶抑制血凝

7. 月经的发生是由于 ( )。

A. 雌激素急剧下降　B. 孕激素急剧下降

C. 雌激素和孕激素均急剧下降　D. 前列腺素 F2α 下降

E. 催乳素下降

8. 用于诊断早孕的重要激素是 ( )。

A. 雌激素　B. 孕激素　C. 人绒毛膜促性腺激素

D. 人胎盘促乳素　E. 人绒毛膜生长素

9. 关于雌激素作用的说法不正确的是 ( )。

A. 促进女性生殖器官的发育　B. 促进女性第二性征的产生

C. 促进女性性欲的产生　D. 升高基础体温

E. 加速蛋白质合成，促进生长发育

10. 女性基础体温在排卵后升高 0.5℃左右，并在黄体期维持在此水平，基础体温的升高与下列哪种激素有关。( )

A. 雌激素　B. 孕激素　C. 卵泡刺激素

D. 黄体生成素　E. 甲状腺激素

(二) 多项选择题

1. 体内活性较强的雄激素有 ( )。

A. 睾酮　　B. 双氢睾酮　　C. 脱氢异雄酮
D. 雄烯二酮　　E. 醛固酮
2. 睾酮的主要生理作用有（　　）。
A. 维持生精过程　　B. 刺激男子生殖器官的生长发育
C. 维持男子正常的性欲　　D. 促进蛋白质合成与骨骼生长
E. 促进脂肪合成
3. 雌激素的生理作用有（　　）。
A. 促进卵泡发育　　B. 促进子宫发育
C. 增强阴道的抵抗力　　D. 促进乳腺泌乳
E. 促进乳腺排乳
4. 能大量合成与分泌孕激素的细胞有（　　）。
A. 月经黄体细胞　　B. 卵泡颗粒细胞
C. 妊娠黄体细胞　　D. 胎盘合体滋养层细胞
E. 肾上腺皮质球状带细胞
5. 受精卵在子宫内膜成功着床有赖于（　　）。
A. 胚泡与母体相互识别，母体排斥反应抑制
B. 胚泡发育与母体子宫内膜变化同步
C. 母体有足够的雌激素与孕激素
D. 胚泡产生绒毛膜促性腺激素
E. 子宫内膜足够光滑
6. 在正常的月经周期中，（　　）。
A. 排卵与血液中 LH 水平突然升高有关　　B. 排卵后，子宫颈分泌稀薄的黏液
C. 子宫内膜的增生依赖于雌激素的分泌　　D. 每次月经大约失血 300mL
E. 孕激素与雌激素无关
7. 有关卵巢功能正确的是（　　）。
A. 从青春期开始产生卵母细胞　　B. 在每个月经周期排出 5～10 个卵
C. 对于子宫内膜周期性变化是必须的　　D. 一侧卵巢切除后，不影响女性副性征的维持
E. 两侧卵巢不可能同时排卵
8. 与月经周期的第 7 天相比较，第 21 天时（　　）。
A. 血中孕激素水平升高　　B. 阴道上皮细胞角化程度增加
C. 体温升高　　D. 子宫内膜增厚
E. 体温不变
9. 人绒毛膜促性腺激素（　　）。
A. 是一种糖蛋白类激素　　B. 在妊娠 1～4 周分泌量最高
C. 可以用免疫学技术在孕妇尿中检验
D. 在妊娠早期对维持子宫内膜的完整是必需的
E. 受精后立即分泌
10. 胎盘可以产生的激素是（　　）。
A. 雌激素　　B. 孕激素　　C. 人绒毛膜促性腺激素
D. 促卵泡激素　　E. 黄体生成素

二、名词解释

1. 生殖　2. 月经　3. 妊娠　4. 分娩

三、简答题

1. 简述睾酮的生理作用。
2. 简述雌激素和孕激素的生理作用。
3. 试述月经周期的形成机制及调节。

（孔凡琳　王　涛）

参考答案扫一扫

第十五章 项目实践

项目实践是高等职业教育的特色，是学好人体解剖生理学的关键环节，是真正掌握本课程理论，并且使之与实际进行联系的唯一途径，也是专业人才培养的核心要素之一。通过项目化的实践，围绕项目目标，在教师的指导和帮助下，利用书本、网络和其他途径获得的知识，认识和理解项目目标的各个环节，加以实践操作，进行总结分析，达到项目目标。

实践过程中应关注以下三个方面：

（1）专业知识的验证与运用　教材所述的知识，是经过众多前人一次又一次地实践得来的真理。如何将知识内化到读者自身，将理性的知识回归到感性的实际，必须通过实践才能得以实现。只有通过切身的实践，对部分关键性的理论知识加以验证和运用，才能体会理论与实际相结合的巨大力量，才能在今后的专业学习和工作中自觉地将理论与实际结合起来。

（2）专业技能的培养与熟练　人体解剖生理学的实践项目，需要一定的专业技能才能圆满完成；同时，这些项目又能很好地培养学生的专业技能。学生在教师的指导下，按要求操作，达到项目目标，掌握相应的专业技能。特别应该注意的是，专业技能不仅仅是指具体的操作能力，还包括对相关专业知识的运用能力、总结归纳和分析能力甚至涉及专业相关的组织协调能力。

（3）人文素养的培养　尽管人体解剖生理学的研究范畴主要是生物医学的内容，但是随着医学模式的变革，医药行业的最终服务对象从“病”回归到了“人”。因此，在理论学习和各项目实践的过程中，学生应自觉地认识到人文素养和人文关怀的重要意义，并且在各实践项目制定计划充分考虑这些因素，并在具体项目实施过程中落实到实际行动。

在项目实践过程中，既要实现具体的掌握知识、运用知识，完成动手操作的目标；同时还要达成相应的能力目标和情感目标。围绕这些目标，在具体的实践操作前后，要求学生做到：

（1）操作前　了解实践项目目标，理解相关的原理，复习相关的理论知识；通过网络等途径收集相关资料，规划实践操作步骤，并熟悉操作步骤流程，预测操作产生的结果并提出合理的解释；注意和估计操作过程中可能发生的问题及应对措施；熟悉相关的注意事项，并能理解其意义。

（2）操作时　物品准备、安置妥当，按照预定的步骤进行操作实践，有条不紊，客观记录结果，特别是非预期结果；正确使用仪器设备；注意用电、用火和生物安全。

（3）操作后　整理实践操作用品，清洁清点器械；整理记录，结合理论知识和操作实际情况，对结果进行分析讨论，得出结论并撰写实践报告。

项目报告是学生开展项目实践的重要文书资料，也是评价学生项目实践的重要依据。根据实践项目内容不同，项目报告可分为以观察形态结构为主要任务的观察性实践项目报告，和以测定测量机体机能状态为主要操作任务的测定测量性实践项目报告。

观察性项目实践一般以观察挂图、模型和标本为主要内容，报告一般格式应包括：项目名称、观察对象、观察计划（步骤）、观察结果（文字描述和照片）、讨论。

测定测量性实践项目报告一般以测定测量被测对象某几项生理指标为主要内容，报告一般格式应包括：项目名称、受测试对象、观察计划（步骤）、所需器材及物品、测定数据表（图）、数据统计分析及结果、讨论。

为培养学生自主学习的主动性和能力，采取项目教学的形式，对药学等医药卫生类专业密切相关的人体解剖生理学实践教学内容进行了组织编排，供具体教学参考使用。

实践项目一　观察基本组织

【项目目标】

根据基本组织形态描述的相关理论知识，操作显微镜，观察下列组织，找到其特征性的结构。

（1）上皮组织　单层柱状上皮、假复层纤毛柱状上皮。

（2）结缔组织　疏松结缔组织。

（3）肌组织　骨骼肌、心肌。

（4）神经组织　神经元。

【制订观察计划】

在课前观看教学录像后，学生课前制订观察计划，应注意：

（1）围绕项目目标，列出观察流程，明确操作步骤的顺序。注明不同组织的特点和特征性结构，并注意显微镜物镜的选择等操作要点及注意事项。

（2）根据观察流程，列出所需实验器材。

教师检查观察并同意观察计划后，方能进入下一步实施。

【项目实施】

学生根据观察计划，按照操作步骤，实施观察计划。

【检查效果】

（1）学生是否找到各组织及其特征性结构，如果没有找到或发生差错，必须说明原因（含主观和客观两方面原因）。

（2）学生能否脱离书本，对照镜下观察的结构，对其以专业术语进行描述。

（3）挑选部分观察目标绘图，条件允许时，拍摄镜下观察标本的照片后，作为项目报告组成部分和评价依据之一。

【学习评价】

（1）对观察计划的评价：科学性、可操作性、全面性。

（2）对实施过程的评价：观察是否仔细认真，是否按照预定的计划认真实施，过程记录是否完备。

（3）对结果的评价：是否完成了观察任务，即是否找到了各组织的特征性结构，并用术语对其进行描述。

（4）是否完成项目报告。项目报告的讨论部分十分有独创性内容。

（5）是否能脱离说明，自行在切片上找到项目目标所述结构。

实践项目二 ABO血型的鉴定

【项目目标】

根据ABO血型系统的抗原、抗体和分型依据等理论，检测受试者的ABO血型。

【制订观察计划】

课前观看教学录像后，学生课前制订项目计划，应注意：

(1) 围绕项目目标，运用理论知识，列出观察流程，明确操作步骤及其要点、注意事项。

(2) 根据观察流程，列出所需实验器材、用品。

教师检查观察并同意项目计划后，方能进入下一步实施。

【项目实施】

学生根据观察计划，按照操作步骤，进行操作。

条件允许时，拍摄观察到的凝集阳性和阴性对比照片，作为项目报告组成部分和评价依据之一。

【检查效果】

学生是否完成操作，并正确判读了凝集阴性和阳性结果。

【学习评价】

(1) 对项目计划的评价：科学性、可操作性、全面性。

(2) 对实施过程的评价：观察是否仔细认真，是否按照预定的计划认真实施，过程记录是否完备。

(3) 对结果的评价：是否完成了鉴定任务，即正确判读了受试者的血型。

(4) 是否完成项目报告。报告讨论部分是否提出对实施步骤中1～2个环节的改进意见及其原因。

实践项目三 测量记录和分析人体体温

【项目目标】

描记受试者的体温，验证体温波动日周期。

【制订项目计划】

复习影响体温的因素、机体产热散热等相关理论知识后，学生制订人体体温观察记录项目计划，要求：

(1) 列出测量时间点，设计记录图表。

(2) 列出每个时间点测量和记录体温的详细步骤。

(3) 列出项目所需的物品。

(4) 列出注意事项，如测量部位、测量时受试者的机能状态等。

教师检查观察并同意项目计划后，进入下一步实施。

【项目实施】

学生按照项目计划，测定并记录受试者的体温。建议记录同一受试者至少连续3天的体温。

【检查效果】

(1) 学生是否按照项目计划，完成了测量和记录任务。

(2) 学生记录的体温曲线，与理论描述是否一致。如果不一致，是否有相应的解释、推测等说明。

【学习评价】

(1) 对项目计划的评价：是否充分考虑了影响体温的各种因素，对策是否有效。

(2) 对实施过程的评价：是否按照计划，按时无误地测量和记录。

(3) 对结果的评价：学生自行设计的记录的表达方式是否直观、全面。

(4) 项目报告的讨论部分是否将体温变化的现象抽象到机体动态平衡的稳态，或运用负反馈等机理解释了部分时段的体温波动。

实践项目四 观察运动系统

【项目目标】

根据运动系统各部形态描述的相关理论知识，观察下列器官的挂图、模型和标本，找到其特征性的和重要的结构，并在活体找到打下划线的结构：

骨：椎骨（椎体、椎弓、椎孔、各突起），胸骨（胸骨角），肋，肩胛骨（肩胛冈、肩峰、关节盂），肱骨（肱骨头），尺骨（鹰嘴），桡骨（茎突），髋骨（髂嵴、闭孔），股骨（股骨头、股骨颈、大转子），胫骨（内踝），腓骨（外踝），额骨，枕骨（枕骨大孔），蝶骨，颞骨，上颌骨，颧骨，下颌骨（下颌角），颅前窝，颅中窝，颅后窝。

骨连接：胸廓，脊柱（整体观、椎管、椎间孔），椎骨的连接（椎间盘、关机突关节），肩关节（组成、结构特点），肘关节，髋关节（组成、结构特点与肩关节对比），膝关节（组成和结构特点）。

骨骼肌：斜方肌，背阔肌，胸锁乳突肌，胸大肌，肋间内肌，肋间外肌，膈（中心腱），腹直肌（腱划），腹股沟管，枕额肌，咬肌，三角肌，肱二头肌，肱三头肌，鱼际，臀大肌，股四头肌，小腿三头肌（腓肠肌、比目鱼肌、跟腱）。

【制订观察计划】

按照项目目标要求，制订观察计划。

注意一般观察顺序为：挂图＞模型＞标本（＞活体）注意突出观察要点。

【项目实施】

学生根据观察计划，按照操作步骤，实施观察计划。

【检查效果】

(1) 学生是否按要求，顺次找到各结构及其特征性结构。

(2) 学生能否脱离书本，找到特征性结构，对其以专业术语进行描述，条件允许时可拍摄照片。

(3) 学生能否做到爱护模型标本。

【学习评价】

(1) 对观察计划的评价：按照项目目标制订而无缺漏。

(2) 对实施过程的评价：观察是否仔细认真，是否按照预定的计划认真实施而无缺漏。是否爱护挂图模型，尊敬标本。

(3) 对结果的评价：是否完成了观察任务，即是否找到了各器官的特征性结构，并用术语对其进行描述。

(4) 是否完成项目报告。

(5) 是否脱离说明，在模型或标本上指出项目目标要求的各种结构。

实践项目五 观察心和全身主要血管

【项目目标】

根据脉管系统各部形态结构描述的相关理论知识，观察下列器官的挂图、模型和标本，找到其特征性的和重要的结构。

(1) 心 心尖，冠状沟，左心房（左心耳、肺静脉口、左房室口），左心室（二尖瓣、腱索、乳头肌、主动脉瓣），右心房（上、下腔静脉口，冠状窦口，右房室口），右心室（三尖瓣）。

(2) 动脉 肺动脉干，升主动脉，主动脉弓，降主动脉，头臂干，颈总动脉，颈内动脉，颈外动脉，锁骨下动脉，腹主动脉，髂总动脉。

(3) 静脉 肺静脉，上腔静脉，无名静脉，锁骨下静脉，颈内静脉，静脉角，下腔静脉，肝门静脉。

(4) 淋巴管道 胸导管，右淋巴导管。

【制订观察计划】

按照项目目标要求，制订观察计划。

注意一般观察顺序为：挂图＞模型＞标本注意突出观察要点。

【项目实施】

学生根据观察计划，按照操作步骤，实施观察计划。

【检查效果】

(1) 学生是否按要求，顺次找到各结构及其特征性结构。

(2) 学生能否脱离书本，找到特征性结构，对其以专业术语进行描述，条件允许时可拍摄照片，作为项目报告的资料。

(3) 学生能否做到爱护模型标本。

【学习评价】

(1) 对观察计划的评价：按照项目目标制订而无缺漏。

(2) 对实施过程的评价：观察是否仔细认真，是否按照预定的计划认真实施而无缺漏。

(3) 对结果的评价：是否完成了观察任务，即是否找到了各器官的特征性结构，并用术语对其进行描述。

(4) 是否完成项目报告。

(5) 是否脱离说明，在模型或标本上指出项目目标要求的各种结构。

实践项目六 分析影响实验动物动脉血压的因素

【项目目标】

测定、记录并分析实验动物在不同条件下的血压变化，分析影响动脉血压的因素。

【制订实践计划】

复习影响动脉血压的因素等相关理论知识，观看示教录像后，学生分组制订分析影响动脉血压的因素项目计划，要求：

(1) 围绕项目目标，运用理论知识，列出操作流程和步骤明细，明确操作步骤的要点和注意事项。

(2) 参考相关资料，设计项目实施过程中各步操作及产生现象的记录用表格。

(3) 根据观察流程，列出所需实验器材、用品。

(4) 列举可能出现的情况及应对措施。

(5) 考虑到实验动物等条件限制，安排一组学生不同成员完成不同操作步骤。每一位学生根据自己的任务，将操作步骤细化、优化，并对其他组员的操作提出要求和配合意见。

教师检查观察并同意项目计划后，方能进入下一步实施。

【项目实施】

学生按照项目计划，实施项目。

负责某一步骤的学生主要承担操作任务，其他学生负责记录、辅助等配合工作。

【检查效果】

(1) 学生是否按照项目计划，完成了手术操作和记录任务。

(2) 学生记录的各种影响动脉血压的因素，与理论描述是否一致。如果不一致，是否有相应的解释、推测等说明。

(3) 学生是否开展有效的协作、合作。

【学习评价】

(1) 对项目计划的评价：是否充分考虑了操作中的各种可能发生的情况，对策是否有效；设计的记录表格是否合理可操作。

(2) 对实施过程的评价：是否按照计划进行操作和记录。其他组员操作时，是否有配合。

(3) 对结果的评价：记录的数据是否正确、全面；解释是否合理，配合其他组员的工作是否被认可。

(4) 完成各项目后，是否采取了最小的痛苦处死实验动物。

实践项目七　观察消化、呼吸、泌尿和生殖系统器官的大体结构

【项目目标】

根据消化、呼吸、泌尿和生殖系统各部器官的形态结构描述，观察下列器官的挂图、模型和标本，找到其特征性的和重要的结构。

(1) 消化系统　牙（切牙、尖牙、磨牙），舌，咽，食管，胃，小肠（十二指肠、空肠、回肠），大肠，唾液腺（腮腺、下颌下腺、舌下腺），肝，胰，腹膜腔。

(2) 呼吸系统　鼻，喉，气管，肺，胸膜腔。

(3) 泌尿系统　肾，输尿管，膀胱，尿道。

(4) 生殖系统　睾丸，附睾，输精管，前列腺；卵巢，输卵管，子宫，阴道。

【制订观察计划】

按照项目目标要求，制订观察计划。

注意一般观察顺序为：挂图＞模型＞标本，注意突出观察要点。

【项目实施】

学生根据观察计划，按照操作步骤，实施观察计划。

【检查效果】

(1) 学生是否按要求，顺次找到各结构及其特征性结构。

(2) 学生能否脱离书本，找到特征性结构，对其以专业术语进行描述，条件允许时可拍摄照片，作为项目报告的资料。

（3）学生能否做到爱护模型标本。

实践项目八 测定受试者的肺通气功能

【项目目标】

测定、记录并分析受试者肺通气的功能。

【制订实践计划】

复习肺容积和肺容量等相关理论知识，了解肺活量计的一般工作原理后，学生制订肺通气功能测定计划，要求：

（1）常用的肺容积和肺容量概念及其相关指标。

（2）根据列出的主要使用物品清单（肺活量计），选择能够实现的肺容积和肺容量指标，并列出测定步骤，设计好记录表格。

（3）列出完成上述测定目标所需的其他物品。

（4）列出注意事项，如被测量者的配合要求等。

教师检查观察并同意项目计划后，进入下一步实施。

【项目实施】

学生按照项目计划，测定并记录受试者的肺容积和肺容量相关指标。

【检查效果】

（1）学生是否按照项目计划，完成了测量和记录任务。

（2）学生记录的各指标之间的相互关系，与理论描述是否一致。如果不一致，是否有相应的解释、推测等说明。

【学习评价】

（1）对项目计划的评价：是否充分考虑了影响测定的各种因素，对策是否有效。

（2）对实施过程的评价：是否按照计划，按时无误地测量和记录。

（3）对结果的评价：学生自行设计的记录的表达方式是否直观、全面。

（4）对于计划内未能测量的指标，是否说明原因；对于未列入测量计划的指标，是否提出完成测量的解决方案。

实践项目九 测定实验动物胸膜腔内压

【项目目标】

测定、记录并分析实验动物的胸膜腔内压。

【制订实践计划】

复习胸膜腔内压及其变化规律的相关理论知识，观看示教录像后，学生制订测定实验动物胸膜腔内压的项目计划，要求：

（1）围绕项目目标，运用理论知识，列出操作流程和步骤明细，明确操作步骤的要点和注意事项。

（2）参考相关资料，设计项目实施过程中各步操作及产生现象的记录用表格。

（3）根据观察流程，列出所需实验器材、用品。

【项目实施】

学生按照项目计划，实施项目，作好记录。

【检查效果】

(1) 对项目计划的评价：是否充分考虑了影响测定的各种因素，对策是否有效（气胸可能造成的后果是否列入等）。

(2) 对实施过程的评价：是否按照计划，按时无误地测量和记录。

(3) 对结果的评价：是否完成了各操作步骤，完成了记录及分析总结。

(4) 结果是否与理论一致。

【学习评价】

(1) 对项目计划的评价：计划是否科学、可行。是否考虑了可能的影响测定的因素，对策是否科学合理。

(2) 对实施过程的评价：是否按照计划，按时无误地测量和记录。

(3) 对结果的评价：学生自行设计的记录的表达方式是否直观、全面。分析总结是否科学合理。

(4) 将各组学生测定的结果汇总后，学生是否运用统计学知识分析数据后得出结论。

实践项目十　分析影响实验动物尿生成的因素

【项目目标】

记录并分析影响实验动物尿生成的因素。

【制订实践计划】

复习影响尿生成的因素相关理论知识，观看示教录像后，学生分组制订分析影响尿生成的因素项目计划，要求：

(1) 围绕项目目标，运用理论知识，列出操作流程和步骤明细，明确操作步骤的要点和注意事项。注意各影响因素安排的先后顺序，避免先进行的操作影响后面的操作。

(2) 参考相关资料，设计项目实施过程中各步操作及产生现象的记录用表格。

(3) 根据观察流程，列出所需实验器材、用品。

(4) 列举可能出现的情况及应对措施。

(5) 考虑到实验动物等条件限制，安排一组学生不同成员完成不同操作步骤。每一位学生根据自己的任务，将操作步骤细化、优化，并对其他组员的操作提出要求和配合意见。

教师检查观察并同意项目计划后，方能进入下一步实施。

【项目实施】

学生按照项目计划，实施项目。

负责某一步骤的学生主要承担操作任务，其他学生负责记录、辅助等配合工作。

【检查效果】

(1) 学生是否按照项目计划，完成了手术操作和记录任务。

(2) 学生记录的各种影响尿生成的因素，与理论描述是否一致。如果不一致，是否有相应的解释、推测等说明。

(3) 学生是否开展有效的协作、合作。

【学习评价】

(1) 对项目计划的评价：是否充分考虑了操作中的各种可能发生的情况，对策是否有效；设计的记录表格是否合理可操作。

(2) 对实施过程的评价：是否按照计划进行操作和记录。其他组员操作时，是否有配合。

(3) 对结果的评价：记录的数据是否正确、全面；解释是否合理，配合其他组员的工作是否被认可。

（4）项目操作完成后，是否按要求完成了实践教学场所的清理卫生等外围后续工作。

实践项目十一 测定受试者的视野

【项目目标】

测定、记录并分析受试者的视野。

【制订实践计划】

复习视野的相关理论知识，网上检索相关资料后，学生分组制订测定受试者视野的项目计划，要求：

（1）围绕项目目标，运用理论知识，列出操作流程和步骤明细，明确操作步骤的要点和注意事项。

（2）参考相关资料，设计项目实施过程中各步操作及产生现象的记录用图表。

（3）根据观察流程，列出所需实验器材、用品。

（4）一组学生不同成员完成不同操作步骤。每一位学生根据自己的任务，将操作步骤细化、优化，并对其他组员的操作提出要求和配合意见。最终合为统一的项目操作步骤。

教师检查观察并同意项目计划后，方能进入下一步实施。

【项目实施】

学生按照项目计划，实施项目。

实施过程中，可以通过搜索网络等途径，对发生的计划外情况进行解决，并记入项目报告。

【检查效果】

（1）学生是否按照项目计划，完成各自分配操作和记录任务。

（2）学生记录并描绘的视野与理论描述是否一致。如果不一致，是否有相应的解释、推测等说明。分析同一受试者的双侧视野有何异同。

（3）学生是否开展有效的协作、合作。

【学习评价】

（1）对项目计划的评价：记录图表设计是否合理并易于操作。

（2）对实施过程的评价：是否按照计划进行操作和记录。

（3）对结果的评价：记录的数据是否正确、全面；解释是否合理，配合其他组员的工作是否被认可。

（4）项目操作完成后，是否对数据结果进行了分析比较，是否有结论和讨论。

实践项目十二 观察中枢神经系统的器官

【项目目标】

根据神经系统各部的形态结构描述，观察下列结构的挂图、模型和标本，找到其特征性的和重要的结构。

（1）脊髓 灰质（前角、后角），白质。

（2）脑 脑干（锥体、大脑脚、上丘、下丘），小脑（小脑半球、小脑蚓、小脑扁桃体），间脑（背侧丘脑、下丘脑），端脑（各主要沟和回、边缘叶、基底核）。

（3）脑和脊髓的被膜 硬脑（脊）膜，蛛网膜，蛛网膜下隙，软脑（脊）膜。

(4) 脑脊液循环途径的结构　侧脑室，室间孔，第三脑室，第四脑室，蛛网膜下隙，蛛网膜粒。

(5) 脊神经　前根，后根，脊神经节，颈丛（膈神经），臂丛（正中神经、桡神经、尺神经），腰丛，骶丛（坐骨神经）。

(6) 脑神经　十二对脑神经。

(7) 内脏神经　椎旁节，交感链。

【制订观察计划】

按照项目目标要求，制订观察计划。

注意一般观察顺序为：挂图＞模型＞标本，注意突出观察要点。

【项目实施】

学生根据观察计划，按照操作步骤，实施观察计划。

【检查效果】

(1) 学生是否按要求，找到各结构及其特征性结构。

(2) 学生能否脱离书本，找到特征性结构并对其以专业术语进行描述，条件允许时可拍摄照片，作为项目报告的资料。

(3) 学生能否做到爱护模型标本。

（各项目由其主要内容对应章节编者负责编写）

参 考 文 献

[1] 朱大年，王庭槐．生理学．8版．北京：人民卫生出版社，2013.
[2] 唐四元．生理学．4版．北京：人民卫生出版社，2017.
[3] 岳利民，崔慧先．人体解剖生理学．6版．北京：人民卫生出版社，2016.
[4] 柏树令，应大君．系统解剖学．8版．北京：人民卫生出版社，2014.
[5] 晏廷亮，王光亮．生理学．北京：人民卫生出版社，2019.
[6] 王庭槐．生理学．3版．北京：人民卫生出版社，2015.
[7] 姚泰．生理学（7年制）．2版．北京：人民卫生出版社，2011.
[8] 宋悦宁，王光亮．人体解剖生理学．北京：化学工业出版社，2013.
[9] 王光亮，张量，潘丽．生理学．武汉：华中科技大学出版社，2018.
[10] 邵水金，朱大诚．解剖生理学．2版．北京：人民卫生出版社，2016.
[11] 高英茂．组织学与胚胎学．2版．北京：人民卫生出版社，2010.
[12] 王光亮．生理学基础．2版．武汉：华中科技大学出版社，2016.
[13] 戴敏．医药学基础实验．2版．北京：化学工业出版社，2015.
[14] 马晓健．生理学．北京：高等教育出版社，2015.
[15] 楚德昌．人体解剖生理学实验．北京：化学工业出版社，2010.